护理专业教辅系列丛书

新编
妇产科护理学
考题解析

主　编　叶　萌　姚晓岚　曹雪楠
副主编　刘娟萍　秦　安
主　审　黄　群
编委会主任　陈淑英
编　者（以姓氏笔画为序）
　　　　叶　萌　上海思博职业技术学院
　　　　刘娟萍　上海思博职业技术学院
　　　　邰一苇　复旦大学护理学院
　　　　张伊倩　上海震旦职业学院
　　　　张　燕　上海思博职业技术学院
　　　　郑　麟　上海震旦职业学院
　　　　姚晓岚　上海健康医学院
　　　　秦　安　上海交通大学医学院附属
　　　　　　　　国际和平妇幼保健院
　　　　莫婵萍　复旦大学附属中山医院
　　　　曹雪楠　上海中侨职业技术学院

复旦大学出版社

总　序

近年来，我国以高职率先改革来引领整个职业教育的发展取得了较大的成果，职业教育的认可度在不断提升；护理专业教学模式和课程体系改革呈现新的亮点；以"以人为本"的护理理念为依据，以知识、能力、素质综合发展和高等技术应用型护理人才的培养目标为导向，以高职高专护理职业技能的培养为根本的培养特色颇有彰显。为适应《高等职业教育创新发展行动计划(2015—2018年)》的精神；为更好地帮助考生全面、系统、准确地掌握护理学的教学内容和要求；为让护生能较好地通过护士执业资格考试，严格地进行护士执业注册，帮助他们做好考前复习工作，由上海地区为主的护理高校教学骨干和临床护理一线的护理专家共同编写了"护理专业教辅系列丛书"。

本套丛书包括《新编内科护理学考题解析》《新编外科护理学考题解析》《新编妇产科护理学考题解析》《新编儿科护理学考题解析》《新编急危重症护理学考题解析》《新编基础护理学考题解析》《新编老年护理学考题解析》和《新编健康评估考题解析》。丛书内容涵盖了各专科、各岗位需具备的基础理论、专业知识、技能技巧和护理服务实践等知识要点，不仅凸显高职高专护理教育的特色，体现最新护士执业资格考试大纲的精神要求，同时也满足了护理学科需要、教学需要和社会需要。

本套丛书在编写过程中得到了上海健康医学院、上海思博职业技术学院、上海立达学院、上海济光职业技术学院、上海中侨职业技术大学、上海震旦职业学院、上海城建职业学院、上海东海职业技术学院，以及同济大学附属同济医院和上海市肺科医院、复旦大学附属华东医院和儿科医院、上海交通大学附属儿童医院和医学院附属国际和平妇幼保健院等学校及医院有关护理骨干教师、专家的大力支持和帮助，在此一并表示衷心的感谢！

希望我们的护士们能不断学习、更新知识、提升技能，为提高护士整体素质和护理专业服务水平做出自己的贡献。

张玉侠
复旦大学附属中山医院护理部主任
复旦大学护理学院副院长
美国护理科学院院士(FAAN)
2019年9月10日

前 言

为适应医学模式的转变及护理学迅速发展的趋势,围绕护理专业的人才培养目标,帮助广大护生把握与深入学习教学内容,做好考前复习工作,我们组织有关专家编写了《新编妇产科护理学考题解析》。

本书编写遵循妇产科护理学各层次教学大纲和考试大纲的要求,并紧扣全国卫生专业技术资格考试—护理学专业(执业护士含护士)最新考试大纲的要求;充分体现护理学专业特色,坚持"以人为本"的整体护理理念;反映"三基五性"的基本原则,帮助考生掌握和熟悉护理专业基础知识、护理专业相关知识和护理专业知识;与临床紧密联系,注重培养学生的综合素质、评判性思维能力和创新能力;突出命题的简明、清晰、准确、新颖和可信度。我们还参考了近年来国内外高等医药院校使用的《妇产科学》《妇产科护理学》等方面的新书以及各类试题集,力求在定位和内容选择上完全符合当今护理学专业的培养目标。

全书共有23章,每章后有答案,部分选择题附有解析。本书共有4种题型,包括选择题(A1型、A2型、A3型和A4型)、名词解释题、简述问答题和综合应用题,均为目前常见的护理学考试题型。本书的命题范围广,几乎涵盖考试大纲的所有知识点,是考生复习强化的必备用书,可满足各层次护生和护士读者的需求。

由于编写时间较仓促和水平有限,书中难免有疏漏之处,敬请有关专家和广大读者提出宝贵意见和建议。

叶 萌

2021年8月

题型与解题说明

本书采用的题型共有选择题、名词解释题、简述问答题和综合应用题四大类。题目的内容侧重于认知领域,包括记忆、理解、应用、分析、综合和评价6个层次能力的训练。

一、选择题

1. A1型单项选择题:即单句型最佳选择题,由1个题干和5个备选答案组成,答题时只能选择其中1个符合题意要求的最佳答案,其余4个为干扰选项。A1型单项选择题主要考核对知识的记忆、理解、应用及初步分析、综合应用能力。

2. A2型单项选择题:即病历摘要型最佳选择题,由1个叙述性题干(即1个小病例)和5个备选答案组成,经答题者运用所学的知识对题目进行分析、综合、判断后选择1个最佳答案。A2型单项选择题主要考核对知识的分析、综合应用能力。

3. A3型单项选择题:即病历组型最佳选择题。此种题型有共用题干,题干为1个病情案例,然后提出几个相关的问题。每个问题均与案例有关,但测试点不同,问题之间相互独立。每个问题有5个备选答案,要求选择出最佳答案。A3型单项选择题主要考核判断能力和应用能力。

4. A4型单项选择题:即病历串型最佳选择题。此种题型也有共用题干,与A3型相似,题干部分叙述一案例,然后提出3个以上问题。当病情展开时,可以增加新的信息,问题也随之变化。每个问题由5个备选答案组成,只有1个是最佳答案。A4型单项选择题主要考核综合分析和综合应用能力。

选择题中有"＊"号者附有解析。

二、名词解释题

名词解释题需简要答出定义、基本原理和临床意义,主要考核对知识的记忆和理解能力。

三、简述问答题

简述问答题要求答题围绕问题中心,扼要阐明,主要考核对知识的应用、分析和综合应用能力。

四、综合应用题

综合应用题的资料来自临床真实病例,具有全面性、系统性,可供推理和综合分析,主要考核理论联系实际的逻辑思维能力、用书本知识解决复杂而抽象问题的能力,以及在新情况下提出独特见解(评价)的能力。

目 录

第一章　绪论 ·· 1
　　选择题 ·· 1
　　名词解释题 ··· 2
　　简述问答题 ··· 2
　　答案与解析 ··· 2

第二章　女性生殖系统解剖与生理概述 ··· 3
　　选择题 ·· 3
　　名词解释题 ··· 10
　　简述问答题 ··· 11
　　综合应用题 ··· 11
　　答案与解析 ··· 11

第三章　病史采集与检查 ·· 16
　　选择题 ·· 16
　　名词解释题 ··· 16
　　简述问答题 ··· 16
　　答案与解析 ··· 16

第四章　妊娠期妇女的护理 ·· 17
　　选择题 ·· 17
　　名词解释题 ··· 29
　　简述问答题 ··· 29
　　综合应用题 ··· 29
　　答案与解析 ··· 30

第五章　分娩期妇女的护理 ·· 35
　　选择题 ·· 35
　　名词解释题 ··· 43

简述问答题 ··· 43
  综合应用题 ··· 43
  答案与解析 ··· 43

第六章　产褥期妇女的护理 ·· 48
  选择题 ·· 48
  名词解释题 ··· 55
  简述问答题 ··· 56
  综合应用题 ··· 56
  答案与解析 ··· 56

第七章　高危妊娠妇女的护理 ··· 63
  选择题 ·· 63
  名词解释题 ··· 67
  简述问答题 ··· 67
  综合应用题 ··· 67
  答案与解析 ··· 68

第八章　妊娠期并发症妇女的护理 ·· 72
  选择题 ·· 72
  名词解释题 ··· 83
  简述问答题 ··· 84
  综合应用题 ··· 84
  答案与解析 ··· 85

第九章　胎儿及其附属物异常 ··· 92
  选择题 ·· 92
  名词解释题 ··· 103
  简述问答题 ··· 104
  综合应用题 ··· 104
  答案与解析 ··· 104

第十章　妊娠合并疾病病人的护理 ·· 111
  选择题 ·· 111
  名词解释题 ··· 126
  简述问答题 ··· 126
  综合应用题 ··· 127
  答案与解析 ··· 127

第十一章　异常分娩妇女的护理 …… 134
- 选择题 …… 134
- 名词解释题 …… 146
- 简述问答题 …… 146
- 综合应用题 …… 146
- 答案与解析 …… 147

第十二章　分娩期并发症病人的护理 …… 155
- 选择题 …… 155
- 名词解释题 …… 160
- 简述问答题 …… 160
- 综合应用题 …… 160
- 答案与解析 …… 160

第十三章　产褥期疾病病人的护理 …… 164
- 选择题 …… 164
- 名词解释题 …… 167
- 简述问答题 …… 167
- 综合应用题 …… 168
- 答案与解析 …… 168

第十四章　女性生殖系统炎症病人的护理 …… 170
- 选择题 …… 170
- 名词解释题 …… 179
- 简述问答题 …… 179
- 综合应用题 …… 179
- 答案与解析 …… 179

第十五章　女性生殖内分泌疾病病人的护理 …… 184
- 选择题 …… 184
- 名词解释题 …… 189
- 简述问答题 …… 189
- 综合应用题 …… 190
- 答案与解析 …… 190

第十六章　妊娠滋养细胞疾病病人的护理 …… 194
- 选择题 …… 194
- 名词解释题 …… 199

简述问答题 ·· 199
  综合应用题 ·· 199
  答案与解析 ·· 199

第十七章　女性生殖器肿瘤病人的护理 ··· 203
  选择题 ·· 203
  名词解释题 ·· 210
  简述问答题 ·· 210
  综合应用题 ·· 210
  答案与解析 ·· 210

第十八章　会阴部手术病人的护理 ·· 214
  选择题 ·· 214
  名词解释题 ·· 217
  简述问答题 ·· 217
  综合应用题 ·· 217
  答案与解析 ·· 218

第十九章　妇女保健 ·· 222
  选择题 ·· 222
  名词解释题 ·· 228
  简述问答题 ·· 228
  综合应用题 ·· 228
  答案与解析 ·· 228

第二十章　不孕症病人的护理 ··· 232
  选择题 ·· 232
  名词解释题 ·· 238
  简述问答题 ·· 238
  综合应用题 ·· 238
  答案与解析 ·· 239

第二十一章　计划生育妇女的护理 ·· 242
  选择题 ·· 242
  名词解释题 ·· 264
  简述问答题 ·· 264
  综合应用题 ·· 265
  答案与解析 ·· 265

第二十二章　妇产科常用护理技术 ··· 269
　　选择题 ··· 269
　　名词解释题 ··· 275
　　简述问答题 ··· 275
　　综合应用题 ··· 275
　　答案与解析 ··· 275

第二十三章　妇产科诊疗及手术病人的护理 ··························· 279
　　选择题 ··· 279
　　名词解释题 ··· 293
　　简述问答题 ··· 293
　　综合应用题 ··· 294
　　答案与解析 ··· 295

主要参考文献 ·· 302

第一章
绪论

选择题(1-1~1-10)

A1型单项选择题(1-1~1-10)

1-1 古埃及《埃伯斯纸草文稿》(Ebers Papyrus)关于妇产科学的专论约在公元前
   A. 500年　　　　B. 1000年
   C. 1500年　　　D. 2000年
   E. 2500年

1-2 西方医学史公认古埃及《埃伯斯纸草文稿》为
   A. 详细描述妇科检查的教材
   B. 最早记述有医学内容的史书
   C. 详细记录子宫解剖特点的史书
   D. 最早记述妇产科和妇产科护理学发展的史书
   E. 记录妇产科及妇产科护理学内容的书

1-3 Rubbonla主教于公元前400年在Edssa创立了首家
   A. 儿童医院　　　B. 妇人医院
   C. 西医院　　　　D. 护士学校
   E. 卫生学校

1-4 公元500年,印度外科学家Susruta第1次报告了
   A. 产褥感染　　　B. 产褥发病率
   C. 泌尿系统感染　D. 麻醉学
   E. 产钳助产

1-5 印度外科学家分析了产褥感染的原因之后,强调助产人员在接生前需
   A. 剪指甲、戴手套
   B. 剪指甲并洗手
   C. 洗手、更衣
   D. 洗手、戴手套
   E. 穿消毒衣

1-6 1625年,由H. van Roonhyze编著的《现代妇科和产科学》主要内容是记录
   A. 尿瘘修补手术
   B. 剖宫产手术
   C. 膀胱阴道瘘修补术
   D. 剖宫产术和膀胱阴道瘘修补术
   E. 剖腹探查手术

1-7 在19世纪,通过自身实验,J. Simpson创立了
   A. 麻醉学　　　　B. 内科学
   C. 外科学　　　　D. 产科学
   E. 妇科学

1-8 在第二次世界大战之前,妇产科工作的重点是
   A. 急症、重症及妇产科传染病的预防
   B. 居家护理与社区预防保健
   C. 家庭接生和预防保健
   D. 妇女保健与计划生育宣传
   E. 战地救护及急重症护理

1-9 当代护理学的发展趋势是开展
   A. 以疾病为中心的护理
   B. 以病人为中心的护理
   C. 以家庭为中心的护理
   D. 以整体人的健康为中心的护理
   E. 以健康为中心的护理

1-10 以家庭为中心的产科护理内容中强调提供促进家庭成员的凝聚力和

A. 母婴护理
B. 维护身体安全的母婴照顾
C. 维护安全的护理
D. 家庭成员健康的护理
E. 产后护理

名词解释题(1-11~1-12)

1-11 妇产科护理学
1-12 以家庭为中心的产科护理

简述问答题(1-13~1-16)

1-13 开展"以家庭为中心的产科护理"的必要性有哪些?
1-14 为开展"以家庭为中心的产科护理",产科工作的调整有哪些?
1-15 妇产科护理学相关课程主要包括哪些?
1-16 中华人民共和国成立以后,社会主义卫生事业的三大支柱是什么?

答案与解析

选择题

A1型单项选择题

1-1	C	1-2	D	1-3	B	1-4	A
1-5	B	1-6	D	1-7	A	1-8	A
1-9	D	1-10	B

名词解释题

1-11 妇产科护理学是指诊断和处理女性现存和潜在的健康问题,实施整体护理,并为女性健康提供服务的科学。

1-12 以家庭为中心的产科护理是指确定并针对个案、家庭及新生儿在生理、心理、社会等方面的需求,向他们提供具有安全性和高质量的健康照顾,尤其是强调提供促进家庭成员的凝聚力和维护身体安全的母婴照顾。

简述问答题

1-13 开展"以家庭为中心的产科护理"的必要性:①有利于建立养育和亲密的家庭关系;②易于完成和扮演称职父母的角色;③易于建立和谐的亲子关系。

1-14 为开展"以家庭为中心的产科护理",产科工作的调整包括:①提倡早期出院,减少产妇因住院产生的分离性焦虑;②鼓励家庭成员积极参与孕妇的生育过程。

1-15 妇产科护理学相关课程主要包括医学基础科学、社会人文科学、护理学基础和临床护理学。

1-16 中华人民共和国成立以后,社会主义卫生事业的三大支柱为妇幼卫生工作、医疗工作和防疫工作。

(刘娟萍)

第二章

女性生殖系统解剖与生理概述

选择题(2-1~2-90)

A1 型单项选择题(2-1~2-46)

2-1 成年女性子宫体与子宫颈之比是
A. 2:1　　　　B. 3:1
C. 1:1　　　　D. 1:2
E. 1:3

2-2 固定子宫颈于正常位置的重要子宫韧带为
A. 阔韧带　　　B. 圆韧带
C. 主韧带　　　D. 宫骶韧带
E. 骶棘韧带

2-3 未生育过的成年女性,其子宫大小、宫腔容积分别为
A. 8 cm×6 cm×4 cm,10 ml
B. 7 cm×5 cm×3 cm,10 ml
C. 7 cm×5 cm×3 cm,5 ml
D. 5 cm×4 cm×2 cm,5 ml
E. 5 cm×6 cm×7 cm,10 ml

2-4 子宫峡部的上界称为
A. 解剖学外口　　B. 解剖学内口
C. 组织学内口　　D. 组织学外口
E. 子宫颈内口

2-5 子宫峡部的下界称为
A. 组织学内口　　B. 组织学外口
C. 解剖学内口　　D. 解剖学外口
E. 子宫颈内口

2-6 维持子宫于正常位置,主要依靠
A. 腹肌和膈肌收缩力
B. 子宫韧带及盆底组织的支托
C. 子宫韧带

D. 膀胱、直肠的支托
E. 肛提肌收缩力

2-7 由子宫颈到盆腔两侧壁的韧带为
A. 圆韧带
B. 骨盆漏斗韧带
C. 主韧带
D. 宫骶韧带
E. 阔韧带

2-8 支持盆底组织最主要靠的是
A. 坐骨　　　　B. 肛提肌及筋膜
C. 会阴深横肌　　D. 泌尿生殖膈
E. 韧带

2-9 下列关于子宫的叙述中错误的是
A. 是一个壁厚腔小的空腔器官
B. 腔内覆有黏膜
C. 受孕后,供受精卵着床、发育、成长
D. 受激素影响内膜发生周期性变化
E. 不是精子到达输卵管的通道

2-10 下列关于阴道的叙述中不正确的是
A. 阴道后穹隆较深
B. 阴道上宽下窄
C. 阴道黏膜有腺体
D. 损伤后易形成血肿
E. 受激素影响有周期性的变化

2-11 卵子受精的部位是在输卵管的
A. 间质部
B. 峡部与间质部连接处
C. 壶腹部与峡部连接处
D. 伞端
E. 峡部

2-12* 下列对女性内生殖器及其邻近器官关系的叙述中错误的是
A. 膀胱充盈影响盆腔检查
B. 尿道开口于前庭上部
C. 后穹隆穿刺易损伤膀胱
D. 阑尾炎症时可波及右侧附件
E. 阴道后壁损伤时可累及直肠

2-13 输卵管由内向外依次是
A. 间质部、峡部、伞部、壶腹部
B. 伞部、壶腹部、峡部、间质部
C. 峡部、间质部、壶腹部、伞部
D. 间质部、峡部、壶腹部、伞部
E. 峡部、壶腹部、间质部、伞部

2-14 关于骨盆的组成，下列说法中正确的是
A. 2块坐骨，1块尾骨，1块骶骨
B. 2块耻骨，1块尾骨，1块骶骨
C. 2块髋骨，1块尾骨，1块骶骨
D. 2块耻骨，2块坐骨，1块尾骨
E. 2块髂骨，1块尾骨，1块骶骨

2-15* 下列哪项与骨盆出口平面的构成无关
A. 坐骨棘   B. 坐骨结节
C. 耻骨降支   D. 骶尾关节
E. 骶结节韧带

2-16* 下列关于中骨盆的叙述中错误的是
A. 两侧界为坐骨结节
B. 其前界为耻骨联合下缘
C. 呈纵椭圆形
D. 是骨盆最狭窄的部分
E. 后界在第4、第5骶椎之间

2-17 骨盆出口横径是指
A. 髂嵴间径
B. 髂棘间径
C. 坐骨结节间径
D. 骶耻外径
E. 坐骨棘间径

2-18 入口前后径短、横径正常的骨盆属于
A. 均小骨盆   B. 漏斗骨盆
C. 男性骨盆   D. 畸形骨盆
E. 扁平骨盆

2-19* 关于非孕时成年女性的正常子宫，下列说法中不正确的是
A. 宫腔容积约5ml
B. 子宫位于骨盆中央，坐骨棘水平以下
C. 子宫长7～8cm
D. 子宫颈与子宫体相连处称为子宫峡部
E. 子宫峡部长约1cm

2-20* 下列关于子宫的叙述中正确的是
A. 子宫内膜的基底层周期性脱落
B. 子宫位于盆腔的后壁，呈梨形
C. 子宫下部较窄，呈梭形，称为子宫颈
D. 子宫体与子宫颈间最狭窄处为子宫峡部
E. 柱形的子宫颈内腔称为子宫颈腔

2-21* 关于子宫峡部，下列说法中正确的是
A. 该部位的肌细胞比宫体的丰富
B. 孕时该部位称为子宫下段
C. 位于子宫体两侧
D. 非孕时长10cm
E. 孕时该部位变肥厚

2-22 下列有关卵巢的叙述中正确的是
A. 表面有腹膜覆盖
B. 是产生卵子、分泌激素的器官
C. 正常卵巢重约50g
D. 位于阔韧带前方
E. 分为两部分，内为皮质，外为髓质

2-23 下列对成年女性卵巢的体积和重量的叙述中正确的是
A. 4cm×3cm×1cm，5～6g
B. 5cm×4cm×3cm，6～7g
C. 4cm×2cm×2cm，5～6g
D. 3cm×2cm×1cm，4～5g
E. 4cm×3cm×2cm，5～6g

2-24 卵巢合成及分泌的激素有
A. 雌激素、孕激素和少量雄激素
B. 雌激素、孕激素和少量黄体生成素（LH）
C. 雌激素、孕激素和少量卵泡刺激素（FSH）

D. 孕激素、雄激素和少量 LH

E. 雌激素、雄激素和少量孕激素

2-25 下列关于月经的叙述中错误的是

A. 经血常呈暗红色

B. 经血全是血液

C. 第 1 次月经来潮称为初潮

D. 初潮年龄一般为 13～14 岁

E. 月经期一般无特殊症状

2-26 下列关于正常月经的叙述中不正确的是

A. 经期是指每次月经持续的天数

B. 初潮是指第 1 次月经来潮

C. 月经周期是指本次月经干净到下次月经来潮的天数

D. 月经周期一般为 28～30 天

E. 月经期一般为 3～7 天

2-27 下列关于经期保健的说法中错误的是

A. 保持心情愉悦

B. 防止寒冷刺激

C. 要勤换卫生巾

D. 一般可照常参加工作和学习

E. 保持外阴清洁,每天进行阴道灌洗

2-28* 下列对月经的叙述中不正确的是

A. 正常月经持续 2～8 天

B. 正常月经量为 30～100 ml

C. 月经血不凝固

D. 月经周期一般为 21～35 天

E. 月经期一般无特殊不适感

2-29 月经来潮后子宫内膜再生来自

A. 海绵层　　B. 致密层

C. 基底层　　D. 功能层

E. 疏松层

2-30* 如果卵子排出后未受精,黄体开始萎缩是在排卵后

A. 5～6 天　　B. 9～10 天

C. 11～12 天　　D. 13～14 天

E. 7～8 天

2-31 下列属于雌激素生理作用的是

A. 使子宫颈黏液减少、变稠,拉丝度减少

B. 使子宫内膜增生

C. 降低妊娠期子宫对缩宫素的敏感性

D. 使阴道上皮细胞脱落加快

E. 使基础体温升高

2-32 下列属于雌激素生理功能的是

A. 使子宫内膜呈分泌期变化

B. 使子宫颈黏液变稠

C. 使阴道上皮细胞所含糖原减少

D. 提高子宫肌肉对缩宫素的敏感性

E. 使排卵后基础体温升高 0.3～0.5℃

2-33 下列属于孕激素生理作用的是

A. 使子宫内膜进入增殖期

B. 使子宫发育和肌层增厚

C. 使子宫颈黏液变得稀薄且容易拉丝

D. 使阴道上皮细胞脱落加快

E. 有助于卵巢储积胆固醇

2-34 关于雌激素和孕激素的周期性变化特点,下列叙述中哪项正确

A. 孕激素有 2 个高峰

B. 雌激素有 1 个高峰

C. 孕激素在排卵前 2 天出现 1 个陡直的高峰

D. 雌激素有 2 个高峰

E. 以上均不是

2-35 下列对月经的叙述中错误的是

A. 正常月经一般持续 2～7 天

B. 月经周期一般为 28～30 天,提前或延后 3 天属于正常情况

C. 多数女性经期无特殊症状,少数女性可有下腹及腰骶部下坠感,一般不影响工作和学习

D. 每次月经量一般为 30～50 ml

E. 月经血呈暗红色、血凝块状

2-36 女性卵巢功能成熟、生育能力旺盛的时期是

A. 青春期　　B. 幼年期

C. 性成熟期　　D. 老年期

E. 围绝经期

2-37* 适合受精卵着床的子宫内膜应处于下列哪期
  A. 排卵期　　　　B. 分泌期
  C. 增殖期　　　　D. 月经期
  E. 月经前期

2-38* 下列关于子宫内膜分泌期的叙述中正确的是
  A. 在月经周期的第5~14天
  B. 子宫内膜只受孕激素影响
  C. 子宫内膜持续增厚
  D. 子宫内膜腺体萎缩
  E. 在月经周期的前半期

2-39 下列哪项不是子宫的功能
  A. 拾卵作用
  B. 精子进入输卵管的通道
  C. 形成月经
  D. 孕育胎儿
  E. 胎儿娩出

2-40* 下列关于女性一生各阶段生理特点的叙述中不正确的是
  A. 幼年期卵泡不成熟、不排卵
  B. 出生4周内称为新生儿期
  C. 性成熟期有周期性的行经和排卵
  D. 青春期女性第2性征出现
  E. 围绝经期始于40岁,历时10年

2-41 雌、孕激素对下丘脑及垂体的反馈作用表现为
  A. 雌激素-正反馈,孕激素-正、负反馈
  B. 雌激素-负反馈,孕激素-正反馈
  C. 雌激素-负反馈,孕激素-正、负反馈
  D. 雌激素-正、负反馈,孕激素-负反馈
  E. 雌激素-负反馈,孕激素-负反馈

2-42* 下列对雌激素生理功能的叙述中不正确的是
  A. 使阴道上皮产生大量角化细胞
  B. 使子宫内膜呈增殖期改变
  C. 促进体内水、钠排泄
  D. 促使女性第2性征发育
  E. 使乳腺管增生

2-43 下列可使子宫内膜由增殖期转变为分泌期的激素是
  A. 卵泡刺激素
  B. 孕激素
  C. 雌激素
  D. 促性腺激素释放激素
  E. 黄体生成素

2-44 卵巢功能逐渐衰退,生殖系统开始萎缩的阶段称为
  A. 青春期　　　　B. 幼年期
  C. 老年期　　　　D. 围绝经期
  E. 性成熟期

2-45* 下列对雌激素生理功能的叙述中正确的是
  A. 促进阴道上皮细胞的脱落
  B. 促进卵泡和子宫的发育
  C. 减少子宫颈黏液的分泌
  D. 促进阴毛、腋毛的生长
  E. 促进乳腺腺泡的发育

2-46 在月经周期的第15~24天,子宫内膜处于
  A. 增殖期　　　　B. 增殖前期
  C. 分泌期　　　　D. 月经期
  E. 月经前期

A2型单项选择题(2-47~2-88)

2-47* 病人,18岁。因骑自行车与三轮车相撞,自觉外阴部疼痛难忍并肿胀就诊。根据女性外阴解剖学的特点,其最可能发生的是
  A. 小阴唇裂伤
  B. 大阴唇血肿
  C. 阴道前庭血肿
  D. 前庭大腺肿大及出血
  E. 小阴唇血肿

2-48 某女性,29岁。3年前经阴道自然分娩一健康男婴,现进行妇科体检。其子宫颈口正常形状应该是
  A. 横椭圆形　　　B. 圆形

C. 横裂状　　　　D. 纵椭圆形
E. 以上均不对

2-49 某女性,28 岁。已婚未孕,其子宫峡部长度约为
A. 1.5 cm　　　　B. 1.0 cm
C. 0.5 cm　　　　D. 2.5 cm
E. 2.0 cm

2-50 某女性,28 岁。平素月经规律,月经周期为 26～28 天,经期持续 4 天。其末次月经第 1 天是 10 月 1 日,今天是 10 月 3 日,那么其子宫内膜目前处于
A. 月经期　　　　B. 分泌期
C. 增殖期　　　　D. 初潮期
E. 月经前期

2-51 某女性,50 岁。6 个月前开始出现月经紊乱,并且有潮热的症状,情绪易激动。其可能处于
A. 生育期　　　　B. 青春期
C. 老年期　　　　D. 围绝经期
E. 性成熟期

2-52 某女性,27 岁。月经周期为 30 天。其排卵期应该是
A. 月经周期第 18 天
B. 月经周期第 16 天
C. 月经周期第 14 天
D. 月经周期前 15 天
E. 月经周期后 14 天

2-53* 某女性,28 岁。婚后 2 年未孕,行常规妇科体检。关于子宫峡部,下列叙述中错误的是
A. 是子宫体与子宫颈之间最狭窄的部分
B. 其上端是解剖学内口,下端是组织学内口
C. 其黏膜与子宫颈黏膜相同
D. 临产时可伸长至 7～10 cm
E. 其内膜可随月经周期发生周期性变化

2-54 某女性,42 岁。妇科普查时,医生在其子宫颈外口鳞状上皮与柱状上皮交接处取材做刮片。此处好发的疾病是
A. 卵巢癌　　　　B. 输卵管癌
C. 子宫体癌　　　D. 子宫内膜癌
E. 子宫颈癌

2-55 某女性,26 岁。常规做婚前检查。下列有关阴蒂位置的叙述中正确的是
A. 小阴唇顶端联合处
B. 前庭大腺内侧
C. 大阴唇外侧
D. 舟状窝内
E. 阴唇系带内

2-56* 病人,50 岁。重体力劳动时有肿物自阴道脱出,诊断为子宫脱垂。固定子宫颈于正常位置的重要韧带是
A. 阔韧带　　　　B. 圆韧带
C. 主韧带　　　　D. 宫骶韧带
E. 骨盆漏斗韧带

2-57* 病人,38 岁。反复发作前庭大腺炎。下列对于前庭大腺的叙述中错误的是
A. 位于大阴唇内
B. 感染后腺管口闭塞可形成脓肿或囊肿
C. 一般检查时不能触及
D. 又称巴氏腺
E. 大阴唇左右各 1 个腺体

2-58 病人,17 岁。第 2 性征发育不明显,阴毛稀疏。正常女性阴毛分布的特点是
A. 菱形
B. 尖端向下的三角形
C. 尖端向上的三角形
D. 四边形
E. 不规则形

2-59 病人,28 岁。婚后 3 年未孕,做常规妇科双合诊检查。女性内生殖器不包括
A. 子宫　　　　B. 阴道
C. 卵巢　　　　D. 韧带
E. 输卵管

2-60* 病人,28 岁。诊断为不孕症,B 超提示

幼稚子宫。该种子宫的子宫体与子宫颈之比是
A. 3∶1　　　　B. 2∶1
C. 1∶3　　　　D. 1∶2
E. 1∶1

2-61* 某女性,27岁。常规婚前检查。关于大阴唇,下列叙述中错误的是
A. 皮层内有皮脂腺和汗腺
B. 两侧大阴唇前端为子宫圆韧带的起点
C. 起自阴阜,止于会阴
D. 局部受伤易出血,可形成大阴唇血肿
E. 有很厚的皮下脂肪层

2-62* 某女性,25岁。常规婚前检查。下列关于外生殖器解剖的叙述中正确的是
A. 小阴唇损伤后极易形成血肿
B. 大阴唇损伤后极易形成囊肿
C. 前庭大腺分泌黏液,起润滑作用
D. 小阴唇起自阴阜,止于会阴
E. 阴蒂富含血管,故也有勃起功能

2-63* 某女性,26岁。常规婚前检查。关于阴道的作用,下列叙述中错误的是
A. 为性生活器官
B. 月经血排出的通道
C. 后穹隆是诊断疾病或手术的途径
D. 腺体能分泌黏液润滑阴道口
E. 是胎儿娩出的通道

2-64* 孕妇,26岁。孕(G)1产(P)0,妊娠39周。临产中,骨盆狭窄造成胎儿俯屈不良。骨盆3个平面中最狭窄的平面为
A. 真骨盆平面
B. 骨盆入口平面
C. 中骨盆平面
D. 假骨盆平面
E. 骨盆出口平面

2-65 某女孩,14岁。进入青春期的标志是
A. 第1次月经来潮
B. 出现周期性排卵

C. 卵泡开始发育
D. 乳房更加丰满
E. 第2性征开始出现

2-66* 某女性,27岁。婚后2年未孕,其月经周期正常。子宫内膜周期性变化顺序为
A. 月经期、增殖期、排卵期
B. 月经期、排卵期、分泌期
C. 分泌期、增殖期、月经期
D. 月经期、增殖期、分泌期
E. 月经期、分泌期、增殖期

2-67* 孕妇,24岁。G1P0,妊娠38周。产科检查:跨耻征阳性,骨盆入口平面狭窄。入口平面的后端是
A. 骶骨下端
B. 第5腰椎棘突下缘
C. 坐骨棘
D. 骶岬前缘
E. 骶尾关节

2-68* 病人,28岁。患不孕症,监测其雌激素水平。下列关于雌激素的生理作用的叙述中正确的是
A. 使子宫颈黏液减少、变稠,拉丝度减少
B. 使子宫内膜增生
C. 降低妊娠期子宫对缩宫素的敏感性
D. 使阴道上皮细胞脱落加快
E. 抑制外生殖器的发育,使色素变浅

2-69* 病人,17岁。第2性征发育不明显。可促进乳房发育、乳腺管增生的激素是
A. 雌激素
B. 雄激素
C. 孕激素
D. 催乳素抑制因子
E. 人胎盘生乳素(hPL)

2-70* 某女性,29岁。妊娠37周,医生做骨盆外测量。下列关于骨盆出口平面的叙述中最准确的是
A. 由3个不在同一平面的三角形组成
B. 由3个大小相等的三角形组成

C. 由2个不在同一平面的三角形组成
D. 由3个大小不等的三角形组成
E. 由共同底边2个不同平面的三角形组成

2-71* 某女孩,14岁。月经初潮。关于月经周期的调节,下列叙述中正确的是
A. 雌、孕激素共同作用时,正、负反馈影响显著
B. 卵巢可分泌雌、孕激素
C. 垂体可以释放促性腺激素释放激素
D. 雌激素只有正反馈而无负反馈
E. 孕激素有正、负反馈功能

2-72* 病人,27岁。患习惯性流产,监测其孕激素水平。下列关于孕激素生理作用的叙述中正确的是
A. 可使子宫内膜进入增殖期
B. 促使子宫对缩宫素的敏感性增加
C. 促进输卵管发育和蠕动
D. 促进女性第2性征发育
E. 使正常女性基础体温升高

2-73* 病人,28岁。诊断为不孕症,检测其激素水平。能使子宫颈黏液分泌量增多、稀薄透明、容易拉丝的激素是
A. 雌激素
B. 雄激素
C. 孕激素
D. 雌激素和孕激素
E. 人绒毛膜促性腺激素(hCG)

2-74* 某女性,28岁。妊娠37周,做骨盆外测量。真、假骨盆的分界线是
A. 耻骨联合上缘、髂耻缘、骶岬上缘的连线
B. 耻骨联合上缘、髂耻缘、骶岬中部的连线
C. 耻骨联合上缘、髂嵴、骶岬下缘的连线
D. 耻骨联合下缘、髂耻缘、骶岬上缘的连线
E. 耻骨联合下缘、髂耻缘、骶岬下缘的连线

2-75* 某女性,34岁。妊娠38周,做骨盆外测量。下列关于正常骨盆形态的叙述中正确的是
A. 骨盆的入口和中骨盆平面为纵椭圆形
B. 骨盆的3个假想平面均呈纵椭圆形
C. 骨盆的入口平面呈横椭圆形
D. 骨盆的入口和出口平面呈纵椭圆形
E. 骨盆的3个假想平面均呈横椭圆形

2-76* 某女性,28岁。平素月经规律,其月经周期为36天。其排卵时间大约在月经周期的
A. 第14天 B. 第10天
C. 第28天 D. 第22天
E. 第18天

2-77 某女性,24岁。妊娠30周。在妊娠期与乳腺发育无关的激素是
A. 胰岛素、肾上腺皮质激素
B. hPL
C. 孕激素
D. 卵泡刺激素
E. 雌激素

2-78 某女性,24岁。初次妊娠。胎盘最早合成的激素是
A. hCG   B. 生乳素
C. 甲状腺素 D. 缩宫素
E. 肾上腺素

2-79 某女性,34岁。结婚5年未孕,为其做卵巢功能检查。下列描述中不正确的是
A. 女性一生中有400~500个卵泡发育成熟
B. 新生儿出生时卵巢内有15万~50万个卵泡
C. 排卵一般在下次月经来潮前14天左右
D. 卵巢在女性一生中持续有周期性变化

E. 每个月经周期一般只有1个卵泡成熟

2-80 病人,19岁。因青春期第2性征发育不明显就诊。青春期年龄为
A. 10～19岁 B. 12～20岁
C. 14～17岁 D. 9～15岁
E. 10～15岁

2-81 病人,32岁。婚后3年未孕,诊断为不孕症,为其做诊断性刮宫。子宫内膜包括
A. 功能层和基底层
B. 致密层和功能层
C. 致密层和基底层
D. 致密层和海绵层
E. 海绵层和基底层

2-82* 某女性,38岁。常规妇科检查,子宫呈前倾、前屈位。维持女性子宫前倾位的子宫韧带是
A. 圆韧带、主韧带
B. 圆韧带、阔韧带
C. 圆韧带、宫骶韧带
D. 主韧带、宫骶韧带
E. 阔韧带、主韧带

2-83 某女性,31岁。首次妊娠,常规做骨盆测量。中骨盆横径是指
A. 对角径 B. 髂棘间径
C. 骶耻外径 D. 坐骨结节间径
E. 坐骨棘间径

2-84* 某女性,27岁。第1胎,妊娠38周,骨盆测量坐骨结节间径为7 cm,出口后矢状径为7.5 cm。其分娩方式应该为
A. 会阴侧切术 B. 自然分娩
C. 产钳术 D. 胎头吸引术
E. 剖宫产术

2-85 某女性,27岁。现子宫颈黏液分泌量减少且变稠厚,涂片中出现椭圆形结晶。该变化受下列哪种激素影响
A. 雌激素
B. 雌、雄激素协同

C. 泌乳素
D. 孕激素
E. 雄激素

2-86* 病人,30岁。结婚3年未孕,现做激素水平测定。下列叙述中不正确的是
A. 卵巢分泌孕激素
B. 卵巢分泌雌激素
C. 垂体分泌促性腺激素释放激素
D. 卵巢分泌促性腺激素释放激素
E. 卵巢分泌少量雄激素

2-87* 某女性,30岁。第1胎,骨盆测量结果为各径线均小于正常值2 cm。其骨盆类型是
A. 均小骨盆 B. 漏斗形骨盆
C. 类人猿型骨盆 D. 倾斜骨盆
E. 单纯扁平骨盆

2-88 某女性,28岁。初潮年龄13岁,平素月经规律,月经周期为26天。其排卵时间一般在月经周期的
A. 第5天 B. 第12天
C. 第16天 D. 第14天
E. 第19天

A3型单项选择题(2-89～2-90)
(2-89～2-90共用题干)
某女性,30岁。体格检查显示其骨盆3个平面的径线均属于正常平均值。

2-89* 该女性中骨盆平面的前后径为
A. 12 cm B. 11.5 cm
C. 11 cm D. 13 cm
E. 12.5 cm

2-90* 其骨盆入口平面的前后径为
A. 11 cm B. 13 cm
C. 12 cm D. 15 cm
E. 14 cm

名词解释题(2-91～2-98)

2-91 会阴

2-92 骨盆底
2-93 青春期
2-94 围绝经期
2-95 月经
2-96 月经初潮
2-97 月经周期
2-98 月经期

❋ 简述问答题(2-99～2-103)

2-99 女性内生殖器包括哪些器官?
2-100 子宫有几对韧带?分别有什么作用?
2-101 真骨盆的标记有哪些?
2-102 雌激素的生理作用有哪些?
2-103 孕激素的生理作用有哪些?

❋ 综合应用题(2-104～2-105)

2-104 病人,21岁。因骑自行车不慎摔倒,外阴部受到撞击就诊。检查时发现其外阴局部肿胀,无明显裂口和出血。
请解答:
(1)外阴部血肿最常见的部位是哪里?
(2)为何此处易发生血肿?

2-105 某女性,25岁。目前正在备孕,做白带检查,镜下可见呈条索状排列的椭圆形结晶。
请解答:
(1)目前该女性子宫内膜处于月经周期的哪期?
(2)现在的子宫内膜是否适合受精卵着床?

答案与解析

选择题

A1型单项选择题

2-1	A	2-2	C	2-3	C	2-4	B
2-5	A	2-6	B	2-7	C	2-8	B
2-9	E	2-10	C	2-11	C	2-12	C
2-13	D	2-14	C	2-15	A	2-16	A
2-17	E	2-18	E	2-19	B	2-20	E
2-21	B	2-22	E	2-23	A	2-24	A
2-25	E	2-26	C	2-27	E	2-28	B
2-29	C	2-30	C	2-31	B	2-32	D
2-33	C	2-34	D	2-35	E	2-36	C
2-37	B	2-38	C	2-39	A	2-40	E
2-41	D	2-42	C	2-43	B	2-44	D
2-45	B	2-46	C				

A2型单项选择题

2-47	B	2-48	C	2-49	B	2-50	A
2-51	D	2-52	B	2-53	C	2-54	E
2-55	A	2-56	C	2-57	A	2-58	B
2-59	D	2-60	D	2-61	B	2-62	C
2-63	D	2-64	C	2-65	A	2-66	D
2-67	D	2-68	E	2-69	B	2-70	E
2-71	B	2-72	E	2-73	A	2-74	A
2-75	C	2-76	B	2-77	E	2-78	E
2-79	E	2-80	A	2-81	A	2-82	C
2-83	E	2-84	E	2-85	E	2-86	D
2-87	A	2-88	B				

A3型单项选择题

2-89 B 2-90 A

部分选择题解析

2-12 解析:在盆腔中,子宫位于中间位置,前面为膀胱,后面为直肠。膀胱位于子宫与耻骨联合之间,妇科检查及手术前必须排空膀胱,避免充盈的膀胱影响盆腔检查和手术;尿道连接膀胱,开口于阴道前庭靠上的位置;阑尾通常位于右髂窝内,有的下端可达右侧输卵管及卵巢部位,女性患阑尾炎时可能累及子宫附件;阴道后壁损伤时由于离直肠较近,所以易累及直肠;后穹隆在阴道的后壁,离直肠较近,离膀胱较远。

2-15 解析:骨盆出口平面由2个不在同一平面上的三角形组成。坐骨结节间径为2个三角形共同的底边,前三角形的顶点为耻骨联合下缘,两侧边为耻骨弓;后三角形的顶点为骶尾关节,两侧边为骶结节韧带。

2-16 解析:中骨盆平面是骨盆最窄的平面,呈前后径长的纵椭圆形。前方为耻骨联合的下缘,两侧为坐骨棘,后界在第4、第5骶椎之间。

2-19 解析:子宫位于盆腔中央、膀胱与直肠之间,子宫颈下端在坐骨棘水平稍上方,下端接阴道,两侧分别有输卵管和卵巢。

2-20 解析:子宫位于盆腔的中央,呈前后略扁倒置的梨形。子宫下部较窄呈圆柱形,称为子宫颈。子宫颈内腔呈梭形,称为子宫颈腔。子宫体与子宫颈之间最狭窄的部分称为子宫峡部。子宫内膜靠近肌层的1/3无周期性变化,称为基底层;靠近宫腔内的2/3会周期性脱落,称为功能层。

2-21 解析:子宫体与子宫颈之间最狭窄部分称为子宫峡部,在非妊娠期长约1 cm,晚期妊娠时可拉长至7~10 cm,形成子宫下段。子宫峡部的肌细胞比子宫体要少,一旦妊娠后子宫峡部会变软而拉长变薄。

2-28 解析:月经周期是指两次月经第1天的间隔时间,一般为21~35天。正常月经持续2~8天,一般为4~6天。正常月经量为30~50 ml。>80 ml为病理状态。月经血呈暗红色,主要为血液,另外尚有子宫内膜碎片、子宫颈黏液及脱落的阴道上皮细胞,其主要特点是不凝固,在出血多的情况下可出现血凝块。有些女性在月经期有下腹及腰骶部坠胀感、头痛、失眠、精神抑郁、易激动、恶心、呕吐、便秘和腹泻等症状,一般不影响工作和学习,需要注意经期卫生和休息。

2-30 解析:在排卵后7~8天黄体发育成熟,9~10天黄体开始萎缩,正常排卵周期黄体的平均寿命为14天。

2-37 解析:分泌期子宫内膜厚且松软,呈海绵状,富含营养物质,有利于受精卵着床发育。

2-38 解析:分泌期在月经周期的第15~28天,黄体分泌大量孕激素和雌激素,共同作用于已增殖的子宫内膜,使之继续增厚。腺体出现高度分泌现象是分泌期的主要特征。

2-40 解析:女性一生各阶段的生理特点:出生后4周内称为新生儿期;幼年期,生殖器官为幼稚型,随着儿童体格的增长和发育,神经、内分泌的调节功能也逐渐发展,卵巢中开始有少量卵泡发育,但达不到成熟的状态,不排卵;青春期,第2性征发育,开始出现月经;性成熟期,卵巢功能已经成熟,能分泌性激素,有周期性排卵和行经;围绝经期,表现为卵巢功能逐渐减退,失去周期性排卵的能力,月经不规律,直至绝经,生殖系统开始萎缩,是女性从性成熟期到老年期的过渡时期。围绝经期开始时间和持续时间因人而异,一般发生于44~54岁,历时短者1~2年,长者10余年。

2-42 解析:雌激素可促进子宫内膜增生;促进阴道上皮增生和角化;可使乳腺管增生;促进水、钠潴留;促进第2性征发育。

2-45 解析:雌激素可促进卵泡和子宫发育,使子宫颈黏液分泌增多,促进阴道上皮细胞增生和角化,使乳腺管增生,乳头及乳晕着色,不会使乳腺腺泡发育。阴毛、腋毛的生长与雄激素有关。

2-47 解析:大阴唇有很厚的皮下脂肪层,内含丰富的血管、淋巴管和神经。当局部损伤时,易发生出血并形成血肿。

2-53 解析:子宫峡部是子宫体与子宫颈之间最狭窄的部分。子宫峡部的上端因解剖上较为狭窄,称为解剖学内口;下端因黏膜组织在此处由宫腔内膜转变为子宫颈黏膜,称为组织学内口,所以子宫峡部的黏膜与宫腔内膜相同。子宫峡部在非妊娠期长约1 cm,妊娠12周起逐步伸展拉长变薄,形成子宫下段,成为宫腔的一部分,临产时其长度可达7～10cm。

2-56 解析:主韧带横行于子宫颈两侧与骨盆壁之间,是固定子宫颈于正常位置的重要韧带。

2-57 解析:前庭大腺又称为巴氏腺,位于大阴唇后部,黄豆大小,左右各1个,开口于前庭后方小阴唇与处女膜之间的沟内。性兴奋时分泌黄白色黏液润滑阴道。正常情况下检查时不能触及此腺体。如有感染则易导致腺管口闭塞,可形成脓肿或囊肿。

2-60 解析:子宫体与子宫颈的比例在婴儿期为1:2,在成年妇女为2:1,在老年妇女为1:1。

2-61 解析:大阴唇为双股内侧一对隆起的皮肤皱襞,起自阴阜,止于会阴。两侧大阴唇前端为子宫圆韧带的终点。大阴唇有很厚的皮下脂肪层,内含丰富的血管、淋巴管和神经。局部损伤时易出血,可形成大阴唇血肿。

2-62 解析:前庭大腺又称为巴氏腺,分泌黄白色黏液,具有润滑作用。感染时管口堵塞,易形成脓肿或囊肿。

2-63 解析:阴道是性生活器官,也是月经血排出和胎儿娩出的通道。经阴道后穹隆穿刺或引流可以帮助诊断某些疾病或作为实施手术的途径。阴道内无腺体。

2-64 解析:中骨盆平面的前方为耻骨联合下缘,两侧为坐骨棘,后方为骶骨下端。此平面是骨盆最狭窄的平面。

2-66 解析:子宫内膜的周期性变化依次是:月经期,在月经周期的第1～4天;增殖期,在月经周期的第5～14天;分泌期,在月经周期的第15～28天。

2-67 解析:骨盆入口平面前方为耻骨联合上缘,两侧为髂耻缘,后面为骶岬前缘。此处是真、假骨盆的交接面,呈横椭圆形。

2-68 解析:雌激素可提高子宫平滑肌对缩宫素的敏感性;促进子宫内膜的功能层上皮细胞和腺体增生;可使子宫颈黏液分泌增多,质地变得稀薄,促进阴道上皮细胞增生和角化;促进女

性第2性征发育,如阴道外生殖器的发育和成熟,并使色素沉着。

2-69 解析:具有促进乳腺腺管细胞增生作用的是雌激素。

2-70 解析:骨盆出口平面由2个不在同一平面的三角形所组成。坐骨结节间径为2个三角形共同的底边。

2-71 解析:月经周期的调节是通过下丘脑-垂体-卵巢轴进行的,下丘脑分泌促性腺激素释放激素,垂体分泌卵泡刺激素(follicle-stimulating hormone,FSH)和黄体生成素(luteinizing hormone,LH);使卵巢中的卵泡发育,并开始分泌雌激素,在雌激素作用下子宫内膜从月经期进入增殖期;随着卵泡发育成熟,雌激素分泌出现第1次高峰,通过正反馈作用使垂体释放大量LH,在LH的作用下成熟卵泡排卵;排卵后卵巢黄体形成并分泌雌激素和孕激素,孕激素使子宫内膜从增殖期进入分泌期;在雌激素和孕激素的负反馈作用下,垂体分泌的FSH和LH减少,黄体萎缩,卵巢分泌的雌激素和孕激素减少,子宫内膜失去激素的支持发生坏死、脱落,月经来潮,子宫内膜进入月经期。在调节过程中雌激素参与正、负反馈调节,孕激素对下丘脑只有负反馈作用。

2-72 解析:孕激素可降低子宫肌肉的兴奋性,使子宫肌层对缩宫素敏感性降低,有利于受精卵在宫腔内生长发育;可使子宫内膜从增殖期转化为分泌期;可抑制输卵管肌层节律性收缩的幅度。孕激素能使正常女性在排卵后基础体温升高0.3～0.5℃。促进女性第2性征发育主要是雌激素的作用。

2-73 解析:雌激素可使子宫颈口松弛,子宫颈黏液分泌增多,质地变稀薄,易拉丝。孕激素抑制子宫颈黏膜分泌,使其质地变稠厚,易形成黏液栓。人绒毛膜促性腺激素(human chorionic gonadotropin,hCG)是由胎盘绒毛膜的合体滋养层细胞产生,其主要作用为刺激黄体,有利于雌激素和黄体酮持续分泌,以促进子宫蜕膜的形成,使胎盘生长成熟。

2-74 解析：真、假骨盆以耻骨联合上缘、髂耻缘、骶岬上缘的连线为界，分界线以上为假骨盆，以下为真骨盆。

2-75 解析：骨盆分为3个假想平面。骨盆的入口平面呈横椭圆形；中骨盆平面是最窄平面，呈前后径长的纵椭圆形；骨盆出口平面由2个不在同一水平面上的三角形组成。

2-76 解析：排卵期一般在下次月经来潮前的第14天左右，两侧卵巢交替排卵，或一侧卵巢持续排卵。

2-82 解析：圆韧带可维持子宫于前倾位，宫骶韧带可间接保持子宫于前倾位。

2-84 解析：出口后矢状径是骶尾关节到坐骨结节间径中点的距离，平均为8.5cm。如出口横径稍短，而后矢状径较长，两径之和≥15cm时，一般足月胎儿可通过后三角区娩出。如＜15cm，则应选择剖宫产。

2-86 解析：卵巢主要合成并分泌2种性激素，即雌激素和孕激素，另外也合成少量的雄激素。FSH和LH是垂体分泌的激素。

2-87 解析：骨盆入口平面、中骨盆平面及出口平面均狭窄，各平面径线均小于正常值2cm或更多，称为均小骨盆，见于身材矮小、体形匀称的女性。

2-89 解析：正常女性骨盆3个平面中，中骨盆平面最小，其前后径是耻骨联合下缘中点到骶骨下端之间的距离，平均值约为11.5cm。

2-90 解析：正常女性的骨盆入口平面呈横椭圆形，入口前后径是耻骨联合上缘中点到骶岬前缘中点之间的距离，平均值为11cm，是胎儿先露部进入骨盆入口的重要径线。

名词解释题

2-91 会阴有广义和狭义之分。狭义的会阴又称为会阴体，是指阴道口与肛门之间的软组织。广义的会阴是指封闭骨盆出口的所有软组织，前自耻骨联合下缘起，后至尾骨尖，两侧为耻骨降支、坐骨支、坐骨结节及骶结节韧带。

2-92 骨盆底由肌肉及筋膜所组成，封闭骨盆出口，为尿道、阴道和直肠所贯穿，有承托盆腔器官且保持其于正常位置的作用。

2-93 青春期是指由儿童逐渐发育成为成年人的过渡时期，是内分泌、生殖器、体格等逐渐发育成熟的阶段。世界卫生组织规定青春期为10～19岁。

2-94 围绝经期是女性卵巢功能开始衰退至绝经后1年内的时期。

2-95 月经是伴随卵巢周期性变化出现的子宫内膜周期性的脱落及出血现象。

2-96 月经第1次来潮称为月经初潮。

2-97 两次月经第1天的间隔时间称为月经周期。月经周期因人而异，一般为28～30天，提前或推后3天皆属正常。

2-98 每次月经持续的时间称为月经期。正常月经持续2～7天，一般为3～5天。

简述问答题

2-99 女性内生殖器包括阴道、子宫、输卵管和卵巢，后两者常被称为子宫附件。

2-100 子宫有4对韧带：①圆韧带，作用是维持子宫前倾位；②阔韧带，作用是保持子宫位于盆腔中央；③主韧带，作用主要是固定子宫颈位置，是保持子宫不下垂的主要韧带；④宫骶韧带，作用是间接使子宫保持前倾位。

2-101 真骨盆的标记：①骶岬，第1骶椎向前凸出形成骶岬，它是测量骨盆内数值的重要标记点；②坐骨棘，坐骨后缘中点突出的部分，阴道检查时可触及；③耻骨弓，耻骨两降支的前部相连构成耻骨弓，它们之间的夹角称为耻骨角，正常为90°～100°。

2-102 雌激素的主要生理作用：①促进卵泡的发育。②促使子宫发育、子宫内膜增生、肌层增厚；增加子宫平滑肌对缩宫素的敏感性和收缩力；能使子宫颈黏液分泌增多、质地变稀薄、易拉成丝状，以利精子通过，涂片呈羊齿植物叶状结晶。③促进输卵管发育，并加强输卵管节律性收缩，有利于受精卵的输送。④促进阴道上皮细胞增生和角化，细胞内糖原增多，保持阴道呈弱酸性。⑤促进乳腺腺管细胞增生、乳头和乳晕着色。⑥对下丘脑和垂体产生正、负反馈调节作用。⑦使水、钠潴留。⑧促进骨中钙的沉积，加速骨骺闭合。

2-103　孕激素的主要生理作用：①使子宫内膜由增殖期转为分泌期，降低子宫肌肉的兴奋性，以利受精卵植入和胚胎发育；②抑制子宫颈黏液分泌，并使之黏稠、拉丝度降低，涂片呈椭圆形结晶；③抑制输卵管平滑肌节律性收缩；④使阴道上皮细胞脱落、糖原沉积和阴道乳酸杆菌减少、酸性降低；⑤促进乳腺腺泡发育；⑥使基础体温上升0.3~0.5℃；⑦对下丘脑和垂体仅有抑制性的负反馈作用；⑧促进水、钠排泄。

综合应用题

2-104　（1）外阴部血肿最常见的部位是大阴唇。

（2）大阴唇有很厚的皮下脂肪层，内含丰富的血管、神经和淋巴组织，所以当此处碰撞受伤时，容易产生血肿。

2-105　（1）目前该女性的子宫内膜处于月经周期的分泌期（在孕激素作用下，子宫颈黏液在镜下呈椭圆形结晶）。

（2）现在的子宫内膜适合受精卵着床。分泌期为月经周期的第15~28天，相当于黄体成熟阶段，黄体分泌大量孕激素和雌激素，共同作用于已增殖的子宫内膜，使之继续增厚。腺体出现高度分泌现象是分泌期的主要特征。在此时期子宫内膜厚且松软，呈海绵状，富含营养物质，有利于受精卵着床并发育。

（刘娟萍）

第三章

病史采集与检查

✲ 选择题(3-1~3-2)

✎ A1 型单项选择题(3-1~3-2)

3-1 某女孩初潮年龄13岁。月经周期24~28天,经期4~5天。可简写为
  A. 13(4~5)/(24~28)天
  B. 13(4~5)/(24~28)/13(24~28)天
  C. 13(24~28)/(4~5)天
  D. (24~28)/(4~5)13天
  E. 13/(24~28)(4~5)天

3-2 产科4步触诊法不能了解下列哪种情况
  A. 先露是否固定
  B. 子宫底的高度
  C. 胎先露
  D. 辨别胎背及四肢位置
  E. 胎儿是男孩还是女孩

✲ 名词解释题(3-3)

3-3 双合诊检查

✲ 简述问答题(3-4~3-6)

3-4 病史采集包括哪些内容?
3-5 病人的月经史应如何表示?
3-6 病人的婚育史如何描述?

答案与解析

选择题

A1 型单项选择题

3-1　A　3-2　E

名词解释题

3-3 双合诊检查是常用的妇科检查方法。检查者洗手、戴消毒手套后,常用手的食指和中指涂擦润滑剂后深入阴道内,另一只手放在腹部向下按压配合检查,称为双合诊检查。

简述问答题

3-4 病史采集内容包括一般项目、主诉、现病史、既往史、月经史、婚育史、个人史、家族史。

3-5 应询问病人初潮年龄、月经周期、月经期、月经量以及有无痛经史;对停经的病人应询问末次月经时间,对绝经后的病人应询问绝经年龄。月经史的简单书写方式:初潮年龄(月经期)/(月经周期)绝经年龄。

3-6 足月产、早产、流产及现存子女数,可用数字简写表达。如足月产1次,早产1次,流产0次,现存子女2个,可简写为1-1-0-2。

(刘娟萍)

第四章

妊娠期妇女的护理

选择题(4-1~4-139)

A1型单项选择题(4-1~4-62)

4-1 受精卵着床后的子宫内膜称
   A. 分泌期　　　　B. 增殖期
   C. 包蜕膜　　　　D. 蜕膜
   E. 底蜕膜

4-2 早期妊娠诊断是通过放射免疫测定法测定
   A. 孕激素
   B. 雌激素
   C. 人胎盘生乳素(hPL)
   D. 人绒毛膜促性腺激素(hCG)
   E. 雄激素

4-3 适合受精卵着床和发育的是月经周期的哪期
   A. 增殖期　　　　B. 月经期
   C. 分泌期　　　　D. 月经前期
   E. 月经后期

4-4 胎盘形成的时间为妊娠后第几周末
   A. 12　　　　　　B. 16
   C. 14　　　　　　D. 20
   E. 18

4-5 第20周末胎儿发育的特征为
   A. 四肢活动多
   B. 吸吮反射良好
   C. 身长25 cm,皮下脂肪发育良好
   D. 临床上用普通听诊器可听到胎心音
   E. 指甲已超过指(趾)尖

4-6 妊娠期血容量增加达最高峰的时间是
   A. 28~30周　　　B. 28~36周
   C. 32~34周　　　D. 36~38周
   E. 34~36周

4-7 下列哪项不属于胎盘产生的激素
   A. 雌激素　　　　B. 孕激素
   C. hCG　　　　　D. hPL
   E. 缩宫素

4-8 下列关于脐带的叙述中错误的是
   A. 内有2条脐动脉,1条脐静脉
   B. 为连接胎儿与胎盘的纽带
   C. 长达或超过70 cm称为脐带过长
   D. 脐带平均长约50 cm
   E. 短至或短于25 cm称为脐带过短

4-9 下列关于胎儿发育特征的叙述中哪项不正确
   A. 妊娠16周末部分经产妇可自觉胎动
   B. 妊娠16周末,可确定胎儿性别
   C. 妊娠36周末出生后存活力良好
   D. 妊娠32周末出生后不能存活
   E. 妊娠20周末临床可听到胎心音

4-10 教孕妇做自我监测,判断胎儿在宫内安危最简单、有效的方法是
   A. 胎动计数
   B. 胎儿心电图测定
   C. 胎心听诊
   D. 胎心监护仪监护
   E. 羊膜镜检查

4-11 髂嵴间径的正常值是
   A. 18~20 cm　　B. 25~28 cm
   C. 23~26 cm　　D. 23~25 cm

E. 29～30 cm

4-12 下列哪项可以测胎儿的肺成熟度
  A. 淀粉酶的测定
  B. 胆红素的测定
  C. 缩宫素激惹试验
  D. 卵磷脂/鞘磷脂比值
  E. 脂肪细胞的测定

4-13 早期妊娠最重要的表现是
  A. 停经史   B. 尿频
  C. 早孕反应 D. 外阴着色
  E. 乳房胀痛

4-14 下列关于妊娠期保健的说法中哪项错误
  A. 血压与基础血压相比，升高超过30/15 mmHg 为异常
  B. 妊娠晚期孕妇体重每周增加不应超过0.5 kg
  C. 妊娠28周开始产前检查
  D. 在妊娠12周建立围产期保健卡
  E. 妊娠36周后每周进行1次产前检查

4-15 下列胎方位属于横产式的是
  A. 肩右前（RSCA）
  B. 骶左横（LST）
  C. 枕右横（ROT）
  D. 枕左前（LOA）
  E. 骶左前（LSA）

4-16 足月胎儿胎心率正常值范围是
  A. 140～160次/分
  B. 120～140次/分
  C. 120～160次/分
  D. 160～180次/分
  E. 120～180次/分

4-17 下列关于妊娠期保健的叙述中错误的是
  A. 妊娠中、晚期提倡坐位淋浴
  B. 妊娠期衣着应以宽松为宜
  C. 认真做好产前检查
  D. 妊娠期应禁止性生活
  E. 散步是孕妇最好的运动方法

4-18 围产期是指
  A. 自妊娠28周末至产后14天
  B. 自妊娠28周末至产后7天
  C. 自妊娠26周末至产后14天
  D. 自妊娠27周末至产后14天
  E. 自妊娠26周末至产后7天

4-19 下列哪项是确诊妊娠最可靠的方法
  A. 内诊   B. 问诊
  C. X线检查   D. 妊娠试验
  E. B超检查

4-20 有关妊娠期母体的变化下列叙述中哪项不正确
  A. 妊娠晚期易发生外阴及下肢静脉曲张
  B. 妊娠32～34周时血容量增加达高峰
  C. 妊娠后卵巢不排卵
  D. 妊娠末期孕妇血液处于低凝状态
  E. 子宫峡部在妊娠后期形成子宫下段

4-21 有关4步触诊法，下列说法中错误的是
  A. 可了解子宫的大小、胎先露、胎方位等
  B. 第1步是双手置于子宫底部了解宫高并判断是胎头还是胎臀
  C. 第2步是双手分别置于腹部两侧，分辨胎背及胎儿四肢的方向
  D. 第3步是双手置于耻骨联合上方，判断先露部是胎头还是胎臀
  E. 第4步是双手向骨盆入口方向插入，进一步检查先露部同时确定入盆程度

4-22 早孕反应一般在妊娠几周时出现
  A. 6周左右   B. 10周左右
  C. 8周左右   D. 12周左右
  E. 1周左右

4-23 诊断早孕首选的辅助检查方法是
  A. 基础体温测定
  B. 阴道脱落细胞学检查

C. 尿妊娠试验
D. 子宫颈黏液涂片检查
E. 黄体酮试验

4-24 正常孕妇产检时间以下说法中正确的是
A. 妊娠32周后每周查1次
B. 妊娠28周后每2周查1次
C. 妊娠20～36周每4周查1次,以后每周查1次
D. 妊娠40周无需检查,等待临产
E. 妊娠39周后每3天查1次

4-25 在孕妇腹壁上听诊,下列哪种声响与母体脉搏相一致
A. 脐带杂音   B. 子宫杂音
C. 胎心音   D. 肠蠕动音
E. 胎动音

4-26 下列哪种声响与胎心率相一致
A. 脐带杂音   B. 胎盘杂音
C. 子宫杂音   D. 肠蠕动音
E. 胎动音

4-27 胎产式是指
A. 胎体纵轴与母体纵轴的关系
B. 胎体纵轴与母体骨盆的关系
C. 胎儿先露部与母体纵轴的关系
D. 胎儿先露部与母体骨盆入口平面的关系
E. 胎儿先露部与母体骨盆的关系

4-28 足月妊娠时正常的羊水量约为
A. 500 ml   B. 350 ml
C. 800 ml   D. 2500 ml
E. 2000 ml

4-29 对于月经周期正常、规律的妇女,最简单易行的推算预产期的依据是
A. 初觉胎动时间
B. 末次月经开始之日
C. 末次月经干净之日
D. 胎儿大小和宫底高度
E. 早孕反应开始时间

4-30 下列妊娠期健康教育中不正确的是

A. 孕妇应该学会胎动、胎心计数和自我检测
B. 孕妇应有计划地对胎儿进行胎教
C. 孕妇在妊娠期间绝对不可用药
D. 临近预产期的孕妇需学会识别临产先兆
E. 孕妇对性生活要节制

4-31 下列妊娠期健康教育中正确的是
A. 孕妇每天应有12小时睡眠
B. 孕妇应午休1～2小时
C. 确诊妊娠即应减轻工作量
D. 孕妇应避免做家务劳动
E. 孕妇应勤洗澡,为防摔伤应盆浴

4-32 早期妊娠是指
A. 妊娠6周末以前
B. 妊娠8周末以前
C. 妊娠10周末以前
D. 妊娠12周末以前
E. 妊娠14周末以前

4-33 妊娠早期表现出的黑格征是指
A. 子宫体增大
B. 子宫前后径增宽,略饱满呈球形
C. 检查发现子宫峡部极软,子宫颈与子宫体似不相连
D. 双合诊时子宫呈前倾、前屈位
E. 双合诊时感到子宫半侧较另半侧隆起

4-34 下列哪项是妊娠早期的体征
A. 阴道黏膜呈红色
B. 妇科检查有黑格征
C. 子宫增大超出盆腔
D. 自觉胎心和胎动
E. 乳房增大明显

4-35* 下列关于胎心音听诊部位的叙述中不正确的是
A. 骶右前(RSA),母体脐下右侧
B. LSA,母体脐上左侧
C. LOA,母体脐下左侧
D. 肩先露,母体脐周围

E. 枕右前(ROA),母体脐下右侧

4-36 有关早期妊娠的诊断,下列叙述中正确的是
A. 已婚育龄妇女,平时月经规律,一旦月经过期10天应疑为妊娠
B. 哺乳期妇女月经尚未恢复,不会再次妊娠
C. 月经过期未来潮,黄体酮试验(＋),应疑为妊娠
D. 子宫增大、稍软是确诊早孕最可靠的依据
E. 停经6周左右都会出现早孕反应

4-37 妊娠24周末时宫底高度应在
A. 脐上1横指　　B. 脐下2横指
C. 脐上2横指　　D. 剑突下3横指
E. 剑突和脐之间

4-38 妊娠8周时不会出现下列哪项表现
A. 出现尿频现象
B. 有早孕反应
C. 尿妊娠试验(＋)
D. 在耻骨联合上扪及子宫底
E. 乳房增大,乳晕着色

4-39 脐带中的静脉有几条
A. 5　　　　B. 4
C. 3　　　　D. 2
E. 1

4-40 妊娠试验(＋)是因为孕妇的血和尿中含有
A. 孕激素　　　B. 雌激素
C. 免疫抑制物质　D. hPL
E. hCG

4-41 下列哪项不是妊娠早期的表现
A. 停经　　　　B. 早孕反应
C. 子宫增大　　D. 尿频
E. 孕妇自觉有胎动

4-42 妊娠晚期孕妇休息时宜采取的体位是
A. 半坐卧位
B. 仰卧位
C. 左侧卧位

D. 头、足各抬高15°
E. 自由体位

4-43 正常胎动计数每小时应为
A. 6～8次　　　B. 3～5次
C. 1～2次　　　D. 12～14次
E. 9～11次

4-44 下列对妊娠36周末胎儿的叙述中哪项是错误的
A. 体重约2500 g
B. 身长45 cm
C. 指(趾)甲已超过指(趾)尖
D. 加强护理尚可存活
E. 皮下脂肪丰富

4-45 正常孕妇妊娠晚期体重增加一般每周不超过
A. 0.75 kg　　B. 0.5 kg
C. 0.25 kg　　D. 1.0 kg
E. 0.8 kg

4-46 临床上开始称之为"胎儿"的时间应在妊娠
A. 第6周末　　B. 第5周末
C. 第3周末　　D. 第4周末
E. 第8周末

4-47 下列哪项不是胎儿的附属物
A. 胎膜　　　　B. 胎盘
C. 蜕膜　　　　D. 脐带
E. 羊水

4-48* 下列关于妊娠期母体呼吸系统生理变化的叙述中错误的是
A. 以胸式呼吸为主
B. 呼吸次数每分钟不超过20次,但呼吸较深
C. 肺活量无明显改变
D. 以腹式呼吸为主
E. 孕妇易患上呼吸道感染

4-49* 下列关于妊娠期血液循环系统生理变化的叙述中错误的是
A. 心输出量增加
B. 血液处于低凝状态

C. 血浆的增加多于红细胞增加
D. 心脏向左上移位
E. 股静脉压升高

4-50* 下列关于妊娠早期卵巢变化特征的叙述中正确的是
A. 卵巢卵泡囊肿持续存在
B. 卵巢不断增大,黄体持续发育
C. 妊娠黄体的功能在妊娠8～10周后由胎盘取代
D. 双侧卵巢黄体囊肿存在
E. 双侧卵巢妊娠黄体形成

4-51* 下列关于受精卵着床部位的叙述中错误的是
A. 子宫体上部的侧壁
B. 输卵管壶腹部
C. 子宫体上部的前壁
D. 子宫体部
E. 子宫体上部的后壁

4-52 下列关于胎盘的叙述中错误的是
A. 妊娠8～10周起合成雌激素和孕激素
B. IgG不可通过胎盘
C. 胎盘由底蜕膜、叶状绒毛膜、羊膜组成
D. 足月妊娠胎盘的母面粗糙、子面光滑
E. 胎盘合成hCG并在妊娠8～10周达高峰

4-53* 下列哪项不是正常妊娠后出现的变化
A. 心率加快
B. 心输出量增加
C. 心尖部可闻及舒张期杂音
D. 大血管扭曲
E. 膈肌上抬,心脏移位

4-54* 下列关于羊水的叙述中正确的是
A. 羊水呈弱碱性,pH为7.0
B. 羊水是静止、澄清透明的
C. 妊娠36～38周羊水量最少
D. 妊娠足月羊水量约为800ml

E. 羊水中含有胎脂、毛发等,不含激素

4-55* 正常孕妇在妊娠期出现尿频的时间是
A. 妊娠8周末
B. 妊娠26周末
C. 妊娠18周末
D. 妊娠32周末
E. 妊娠30周末

4-56* 下列不属于产前检查项目的是
A. 询问病史
B. 全身检查
C. 了解上一次检查结果
D. 推算预产期
E. 胸部X线检查

4-57 坐骨结节间径的正常值应为
A. 10 cm
B. 8.5～9.5 cm
C. 7.5 cm
D. 12.5～13 cm
E. 12 cm

4-58* 下列有关早期妊娠体征的叙述中错误的是
A. 子宫颈黏膜充血变软,呈紫蓝色
B. 阴道黏膜充血变软,呈紫蓝色
C. 出现黑加征
D. 可摸到增大的输卵管
E. 子宫增厚,略呈球形且不对称

4-59* 下列对妊娠期胎儿发育特点的叙述中正确的是
A. 妊娠12周末,X线检查可见到脊柱阴影
B. 妊娠8周末,从外观可分辨男、女
C. 妊娠32周末,胎儿体重约为2000g
D. 妊娠24周末,胎儿身长为25cm
E. 妊娠36周末,胎儿体重约为2500g

4-60* 下列关于妊娠早期临床表现的叙述中正确的是
A. 早孕反应多于妊娠8周后好转
B. 初产妇的停经史往往不明显
C. 孕妇自觉乳头和乳晕色素减退
D. 妊娠16周后尿频的症状消失
E. 妊娠12周耻骨联合上能扪及子

宫底

4-61* 下列妊娠期卫生指导中错误的是
A. 妊娠早期,激素、抗生素应禁用或慎用
B. 妊娠期饮食应多样化
C. 妊娠晚期应取仰卧位
D. 妊娠前3个月、后2个月禁止性生活
E. 妊娠最后2个月避免盆浴

4-62* 下列治疗妊娠期便秘的方法中错误的是
A. 适当运动
B. 自行服用缓泻剂
C. 定时排便
D. 避免辛辣、刺激性食物
E. 多食高纤维素食物

A2型单项选择题(4-63～4-107)

4-63 孕妇,27岁。妊娠37周。做骨盆外测量。以下径线正常值不正确的是
A. 骶耻外径18～20cm
B. 髂嵴间径24～29cm
C. 髂棘间径23～26cm
D. 耻骨弓角度正常为90°
E. 坐骨结节间径8.5～9.5cm

4-64* 孕妇,24岁。G2P1,妊娠35周。4步触诊法结果:在子宫底摸到宽而软、不规则的胎臀,于耻骨联合上方触到圆而硬的胎头,胎背位于母体腹部右前方。该孕妇的胎方位为
A. LSA   B. ROA
C. LOA   D. 肩左前(LSCA)
E. RSA

4-65* 孕妇,32岁。妊娠35周。其胎方位为ROA。听取胎心音最清楚的部位应是
A. 脐上左侧   B. 脐下右侧
C. 脐下左侧   D. 脐周
E. 脐上左侧

4-66 孕妇,30岁。刚确诊妊娠。末次月经第1天为2006年4月21日,其预产期是
A. 2007年2月6日
B. 2007年1月28日
C. 2006年12月28日
D. 2007年12月6日
E. 2007年1月6日

4-67 某女性,25岁。结婚1年,月经初潮年龄为13岁,月经周期28天,月经期3～5天,现突然停经。应首先考虑
A. 妊娠
B. 自主神经功能紊乱
C. 内分泌失调
D. 闭经
E. 卵巢功能障碍

4-68 孕妇,29岁。妊娠30周。长时间仰卧后血压下降。主要原因是
A. 脉压增大
B. 脉率增快
C. 回心血量增加
D. 脉压减少
E. 回心血量减少

4-69 孕妇,26岁。G1P0,妊娠38周。来院检查时,下列哪项不属于正常表现
A. 胎心率150次/分
B. 血压140/90mmHg
C. LOA
D. 下肢轻度水肿
E. 胎动计数3～5次/小时

4-70 孕妇,28岁。约4周前开始感到胎动,现在用胎心听筒可听到胎心。该孕妇现在的孕周数是
A. 16周   B. 12周
C. 20周   D. 28周
E. 24周

4-71* 孕妇,30岁。G1P0,宫内妊娠。关于妊娠期子宫的变化,下列叙述中不正确的是
A. 子宫底部于妊娠后期增长最快
B. 妊娠中期起子宫肌壁逐渐增厚直至

足月

C. 妊娠早期子宫略呈球形

D. 足月妊娠时子宫下段可伸长至7~10cm

E. 妊娠晚期,子宫大多有不同程度右旋

4-72* 某女性,33岁。新婚后闭经、有早孕反应、尿妊娠试验(+)。下列关于早孕反应的叙述中错误的是

A. 有恶心、呕吐、偏食等现象

B. 每个妊娠妇女均会出现

C. 约在停经6周才有

D. 反应过重、持续时间过长为异常

E. 约于妊娠12周时消失

4-73* 孕妇,24岁。妊娠30周。与妊娠期乳腺发育无关的激素是

A. 胰岛素、肾上腺皮质激素

B. hPL

C. 孕激素

D. 卵泡刺激素

E. 雌激素

4-74 孕妇,25岁。G1P0。关于胎儿发育的特征,下列叙述中错误的是

A. 妊娠16周末孕妇偶感胎动

B. 妊娠8周末B超可见胎心搏动

C. 妊娠40周末胎儿发育成熟

D. 妊娠24周末胎儿身长为35cm

E. 妊娠18~20周胎儿开始出现排尿及吞咽运动

4-75 某女性,27岁。停经42天,出现恶心、呕吐等反应,妊娠试验(+)。早孕反应可自行消失的时间一般为

A. 妊娠第10周左右

B. 妊娠第8周左右

C. 妊娠第12周左右

D. 妊娠第16周左右

E. 妊娠第14周左右

4-76 孕妇,28岁。G1P0。月经周期约28天,已停经一段时间,末次月经的日期

和出现胎动的时间记不清,无明显的早孕反应。耻骨联合上子宫长度约为26cm。听诊:胎心音良好。估计现在的孕周数为

A. 20周   B. 24周

C. 28周   D. 32周

E. 36周

4-77* 孕妇,32岁。G1P0,妊娠37^{+1}周,做常规产科检查。下列关于胎产式的叙述中错误的是

A. 两纵轴平行称纵产式

B. 两纵轴交叉称斜产式

C. 分娩中横产式可转换为纵产式

D. 胎产式是胎儿纵轴与母体纵轴的关系

E. 两纵轴垂直称横产式

4-78 孕妇,24岁。G1P0,妊娠37周。即将临产,头先露。最多见的先露部是

A. 顶先露   B. 面先露

C. 枕先露   D. 前囟先露

E. 额先露

4-79* 孕妇,33岁。G1P0,妊娠32周。做骨盆测量,测得坐骨结节间径<8cm。还应加测下列哪条径线

A. 出口前矢状径

B. 骶耻外径

C. 出口后矢状径

D. 骶耻内径

E. 耻骨弓角度

4-80 孕妇,27岁。G1P0,妊娠39周。下列关于胎先露指示点的叙述中错误的是

A. 面先露——颏骨

B. 枕先露——枕骨

C. 肩先露——肩胛骨

D. 臀先露——骶骨

E. 臀先露——尾骨

4-81* 孕妇,32岁。G2P1,妊娠20^{+6}周。产科检查时下列哪种情况不应该出现

A. 自觉胎动

B. 尿频

C. 子宫底高度在耻骨联合上 18 cm

D. 用听诊器经腹听到胎心音

E. 子宫底高度在脐下 1 横指

4-82* 孕妇,29 岁。G1P0,妊娠 38^{+2} 周。产科检查发现胎儿矢状缝在母体骨盆入口平面的左斜径上。可能的胎方位是

A. ROA、枕左横(LOT)

B. 枕左后(LOP)、ROA

C. 枕右后(ROP)、ROA

D. ROT、LOP

E. LOA、ROP

4-83* 孕妇,32 岁。妊娠 6 个月。产前检查时显示胎位为臀位。护士应指导其取下列哪种体位纠正

A. 膝胸位　　B. 头高足低位

C. 头低足高位　D. 半坐卧位

E. 膀胱截石位

4-84 孕妇,32 岁。妊娠 20 周。末次月经第1 天为 2017 年 12 月 4 日,已建立围产期保健卡,今来院做产前检查。推算其预产期为

A. 2018 年 9 月 11 日

B. 2018 年 8 月 11 日

C. 2018 年 5 月 7 日

D. 2018 年 9 月 7 日

E. 2018 年 10 月 11 日

4-85* 孕妇,35 岁。G1P0,妊娠 37^{+1} 周。来院做产科检查。下列关于胎方位的叙述中正确的是

A. ROA,胎背在母体左前方

B. LOA,胎背在母体右侧

C. RSCA,胎头在母体右侧

D. LST,胎背在母体右侧

E. 骶左后(LSP),胎背在母体右后方

4-86 孕妇,34 岁。妊娠 24^{+6} 周。胎儿发育的特征为

A. 皮下脂肪发育良好

B. 身长 30 cm

C. 体重 1000 g

D. 面部毳毛已脱落

E. 指(趾)甲已达指(趾)尖

4-87 孕妇,25 岁。G1P0,妊娠 19 周,自觉胎动。下列有关胎动的叙述中错误的是

A. 正常胎动每小时 3~5 次

B. 胎儿在子宫内冲击子宫壁的活动称为胎动

C. 腹壁薄而松弛的孕妇可在腹壁看到胎动

D. 首次胎动多在妊娠 18~20 周

E. 羊水过多者胎动明显

4-88 孕妇,29 岁。停经 60 天,尿妊娠试验(+)。下列关于妊娠期母体乳房变化的叙述中错误的是

A. 乳腺管和腺泡增生,乳房增大

B. 乳晕颜色加深,其外围出现蒙氏结节

C. 乳头增大变黑、易勃起

D. 乳头凹陷

E. 乳头、乳晕色素沉着

4-89* 某女性,31 岁。新婚后停经,尿妊娠试验(+)。临床上开始称"胎儿"的时间是

A. 妊娠第 7 周起

B. 妊娠第 6 周起

C. 妊娠第 10 周起

D. 妊娠第 9 周起

E. 妊娠第 8 周起

4-90* 孕妇,28 岁。G1P0,妊娠 34 周。B 超提示胎盘附着于子宫后壁。下列关于胎盘功能的叙述中错误的是

A. 能替代胎儿呼吸功能

B. 供给营养物质及排泄作用

C. 能合成激素和酶

D. 能阻止细菌、病毒及药物通过

E. IgG 可通过胎盘屏障,使胎儿获得抗体

4-91 孕妇,30 岁。G1P0,妊娠 37^{+4} 周。临

产后经阴道分娩,胎盘、胎膜娩出完整,脐带长48 cm。脐带内血管组成是
A. 1条动脉,2条静脉
B. 1条动脉,1条静脉
C. 动、静脉混合
D. 2条动脉,1条静脉
E. 2条动脉,2条静脉

4-92* 孕妇,27岁。G1P0。测得血hCG增高。hCG在妊娠期的主要作用是
A. 具有一定防御功能,避免胎儿受感染
B. 促进胎儿生长发育
C. 支持妊娠黄体,维持受精卵的生长发育
D. 具有一定的免疫功能
E. 促进乳腺增生

4-93 孕妇,28岁。G1P0,妊娠37^{+2}周。现已临产,检查发现胎儿的枕骨在母体骨盆左后面。可能的胎方位是
A. ROA   B. LOP
C. ROT   D. ROP
E. LOA

4-94* 孕妇,26岁。G1P0,妊娠37^{+4}周。现已临产,胎儿矢状缝在母体骨盆入口的左斜径上,前囟在母体骨盆的左后方。胎方位为
A. ROA   B. ROP
C. LOP   D. ROT
E. LOA

4-95 孕妇,26岁。G1P0,妊娠36周。下列不属于胎儿附属物的是
A. 羊水   B. 子宫肌壁
C. 胎盘   D. 胎膜
E. 脐带

4-96 孕妇,29岁,G1P0。在其腹壁最早可听到胎心音的时间约是
A. 妊娠12周末
B. 妊娠8周末
C. 妊娠24周末

D. 妊娠20周末
E. 妊娠16周末

4-97* 孕妇,34岁。G1P0,妊娠38^{+1}周。经阴道分娩,胎盘娩出顺利。下列关于胎盘防御功能的叙述中正确的是
A. 弓形体、螺旋体不能进入胎儿体内
B. 胎盘的屏障功能很强
C. 药物不能通过胎盘传给胎儿或致畸
D. 流感、风疹等病毒不能感染胎儿
E. IgG可以通过胎盘传给胎儿

4-98 某女性,30岁。停经6周,尿妊娠试验(+)。临床上计算妊娠开始的时间是
A. 末次月经前14天
B. 受精之日
C. 夫妻同房之日
D. 末次月经第1天
E. 末次月经干净之日

4-99* 孕妇,25岁。G1P0,妊娠38周。常规产科检查。下列指标哪项不能通过B超观察
A. 胎儿数目   B. 胎盘位置
C. 双顶径   D. 子宫收缩
E. 胎心搏动

4-100* 孕妇,29岁。月经(5~6)/(40~44)天,末次月经:2010年10月9日。B超显示胎儿较胎龄小2周左右。推算该孕妇的预产期为
A. 2011年7月18日
B. 2011年7月12日
C. 2011年7月6—10日
D. 2011年7月26—30日
E. 2011年7月16日

4-101* 孕妇,30岁。妊娠36周。来院做常规产检。必查的项目是
A. 胸部X线   B. 骨盆外测量
C. 血hCG   D. 子宫底高度
E. 内诊

4-102* 孕妇,32岁。G1P0,妊娠37^{+1}周。该

孕妇下列哪种症状与缺钙有关
A. 腓肠肌痉挛 B. 下肢水肿
C. 腰骶部疼痛 D. 失眠
E. 便秘

4-103* 孕妇,40岁。妊娠36周。胎心音于脐上右侧听得最清楚。其胎方位可能为
A. LSP B. RSA
C. LSA D. LOA
E. ROA

4-104 孕妇,28岁。产科检查显示子宫体大于停经月份。为鉴别正常妊娠、异常妊娠或多胎妊娠,最佳检查方法为
A. AFP B. 超声多普勒
C. B超 D. 胎儿心电图
E. 腹部X线

4-105* 孕妇,29岁。妊娠32周。4步触诊法检查:耻骨联合上是圆而硬、有浮球感的胎儿部分,左腹部可触及平坦而饱满的胎体部分。听诊胎心音在脐下左侧最明显。该孕妇的胎位是
A. RSA B. LOA
C. ROA D. ROP
E. LSA

4-106* 孕妇,41岁。妊娠27周。产检发现其血红蛋白偏低,需要补充铁剂。正确的服药时间是
A. 空腹时 B. 餐后20分钟
C. 餐前半小时 D. 晨起后
E. 睡前

4-107 孕妇,26岁。妊娠24周。产检时发现血红蛋白较低,诊断为妊娠期贫血。护士应告诉孕妇在口服铁剂的同时服
A. 维生素B B. 维生素A
C. 维生素C D. 维生素E
E. 维生素D

✐ **A3型单项选择题(4-108~4-132)**

(4-108~4-111共用题干)

孕妇,34岁。妊娠38周。末次月经是2004年2月20日。4步触诊法检查:宫底是圆而硬、有浮球感的胎儿部分,耻骨联合上方为软而宽、形态不规则的胎儿部分,胎背在母体腹部的右侧。

4-108* 该孕妇的胎方位是
A. ROA B. LOA
C. RSCA D. RSA
E. LSA

4-109 胎心音听诊最清楚的部位应是
A. 脐左下方 B. 脐右上方
C. 脐右下方 D. 脐周
E. 脐左上方

4-110 下列哪条径线的长度低于正常值
A. 髂嵴间径 27 cm
B. 髂棘间径 26 cm
C. 出口后矢状径 9 cm
D. 骶耻外径 21 cm
E. 坐骨结节间径 7 cm

4-111 该孕妇的预产期是
A. 2004年10月5日
B. 2004年11月27日
C. 2004年9月29日
D. 2004年11月23日
E. 2004年12月5日

(4-112~4-113共用题干)

孕妇,32岁。妊娠20周。其末次月经第1天为2010年12月4日,已建立围产期保健卡,今来院做产前检查。

4-112* 产前检查的时间正确的是
A. 自妊娠20周起每2周1次
B. 自妊娠20周起每4周1次
C. 妊娠20~36周期间每4周1次,自妊娠36周起每2周1次
D. 妊娠28~36周期间每2周1次,自妊娠36周起每周1次
E. 妊娠20~36周期间每2周1次,自妊娠36周起每周1次

4-113* 该孕妇为初产妇,其自觉胎动的时间是

A. 妊娠 14～16 周
B. 妊娠 16～18 周
C. 妊娠 18～20 周
D. 妊娠 20～22 周
E. 妊娠 24～26 周

(4－114～4－116 共用题干)

孕妇,28 岁。妊娠 20 周。产前检查做骨盆外测量。

4－114 测骶耻外径时应选择的体位是
A. 右侧卧位,左腿伸直,右腿屈曲
B. 仰卧位,双腿伸直
C. 左侧卧位,左腿伸直,右腿屈曲
D. 左侧卧位,右腿伸直,左腿屈曲
E. 仰卧位,双手抱膝

4－115 骶耻外径正常值为
A. 20～22 cm B. 18～20 cm
C. 16～18 cm D. 24～26 cm
E. 22～24 cm

4－116 坐骨结节间径正常值为
A. 7～8.5 cm B. 6～7.5 cm
C. 8.5～9.5 cm D. 10～10.5 cm
E. 9.5～10 cm

(4－117～4－120 共用题干)

孕妇,30 岁。末次月经日期不详,首次来院产检,发现子宫底在脐与剑突之间。

4－117 该孕妇可能的孕周是
A. 24 周末 B. 26 周末
C. 28 周末 D. 30 周末
E. 32 周末

4－118 此时胎儿身长约
A. 30 cm B. 25 cm
C. 45 cm D. 40 cm
E. 35 cm

4－119 该孕妇向护士咨询,整个妊娠期孕妇的体重平均增加多少。正确的回答是
A. 10.5 kg B. 8.5 kg
C. 12.5 kg D. 16.5 kg
E. 14.5 kg

4－120 护士对其进行健康宣教,告知休息时最适宜的体位是
A. 胸膝卧位 B. 左侧卧位
C. 平卧位 D. 半坐卧位
E. 头低足高位

(4－121～4－122 共用题干)

孕妇,25 岁。现妊娠 30 周。平素身体健康。昨晚平卧于床上看书时,感觉到头晕、心悸、出汗。

4－121 该孕妇出现的问题是
A. 妊娠合并高血压
B. 妊娠合并心脏病
C. 妊娠合并肾炎
D. 仰卧位低血压综合征
E. 妊娠期高血压疾病

4－122 正确的处理方法是
A. 改为左侧卧位
B. 立即坐起
C. 给予口服升压药
D. 起身进行户外活动
E. 改为右侧卧位

(4－123～4－124 共用题干)

孕妇,29 岁。现妊娠 30 周。小腿下半部和踝部出现水肿,休息后可消退,无其他异常。

4－123 该孕妇水肿程度为
A. (－) B. (＋)
C. (＋＋) D. (＋＋＋)
E. (＋＋＋＋)

4－124 下列护理措施中正确的是
A. 严格限制水的摄入
B. 严格限制盐的摄入
C. 适当限制盐的摄入
D. 适当限制水的摄入
E. 可不做任何限制

(4－125～4－126 共用题干)

孕妇,30 岁。末次月经日期不详,今天初感胎动,首次来院检查。

4－125 该孕妇的孕周为
A. 15～17 周 B. 13～14 周
C. 18～20 周 D. 24～26 周

E. 21～23周

4-126 护士对其进行宣教,告知最简便又可准确地测定胎儿安危的方法是
A. 胎动计数
B. 羊膜镜检查
C. 缩宫素激惹试验
D. 胎心监测
E. 测定孕妇尿雌三醇值

(4-127～4-129 共用题干)

孕妇,43 岁。现妊娠 35 周。因其为高危孕妇,提早住院观察待产。

4-127 下列哪项检查可了解胎儿肺成熟度
A. 卵磷脂/鞘磷脂比值测定
B. 胎动计数
C. 胎儿电子监护
D. 尿雌三醇测定
E. 盆腔 B 超

4-128 下列哪项检查可以了解该孕妇的胎盘功能
A. 肌酐值
B. 卵磷脂/鞘磷脂比值测定
C. 胆红素测定
D. 脂肪细胞计数
E. hPL 测定

4-129 护士指导其数胎动,应告知提示胎儿窘迫的是 12 小时胎动总数
A. 10 次以下   B. 20 次以下
C. 15 次以下   D. 30 次以下
E. 25 次以下

(4-130～4-132 共用题干)

孕妇,27 岁。末次月经日期不详,自述停经半年多,子宫底的高度位于脐与剑突之间。

4-130 该孕妇可能的孕周是
A. 26 周末   B. 24 周末
C. 30 周末   D. 28 周末
E. 32 周末

4-131 该孕妇应优先做的检查是
A. hCG 测定   B. MRI
C. B 超   D. X 线胸部透视

E. 脑电图

4-132 测量下列哪条径线可间接推测骨盆入口前后径长度
A. 髂嵴间径
B. 髂棘间径
C. 骶耻外径
D. 出口后矢状径
E. 出口前矢状径

✎ **A4 型单项选择题(4-133～4-139)**

(4-133～4-136 共用题干)

某女性,28 岁。自述平素月经规律,28 天 1 次,每次可持续 3～4 天。末次月经第 1 天是 2 月 11 日,距今已有 8 周,现自觉疲乏且乳房触痛明显。

4-133 若考虑该妇女妊娠,一般不可能有的症状或体征是
A. 爱吃酸的东西
B. 妊娠纹
C. 恶心、呕吐
D. 常想睡觉
E. 排尿次数增多

4-134 报告提示尿妊娠试验(+),此试验是查体内的
A. 黄体酮水平
B. 缩宫素水平
C. 黄体生成素水平
D. hCG 水平
E. 雌激素水平

4-135 为进一步确诊其是否妊娠,下列哪项检查可以提供依据
A. 胎动计数
B. 多普勒听胎心音
C. 检查血中激素水平
D. B 超显示胎心搏动
E. 放射检查脊柱轮廓

4-136 其预产期应该是
A. 11 月 5 日   B. 10 月 18 日
C. 11 月 18 日   D. 12 月 18 日

E. 12月5日

(4-137~4-139共用题干)

孕妇,24岁。现妊娠43周。平素月经规律,自觉胎动减少2天,血压110/70mmHg。产科检查:胎方位为LOA,无头盆不称。

4-137 目前可以忽略的检查项目是
A. 测量宫高和腹围
B. B超监测
C. 超声多普勒测胎心率
D. 子宫颈成熟度评分
E. 胎心监护仪监测胎心变化

4-138 为进行正确处理,目前最重要的检查项目是
A. 测羊水胆红素类物质值
B. 测羊水卵磷脂/鞘磷脂比值
C. 测孕妇尿中雌激素/肌酐比值
D. 测羊水脂肪细胞百分率
E. 测羊水肌酐值

4-139 经以上检查证实胎盘功能减退,此时正确的处理应是
A. 左侧卧位,吸氧,等待自然分娩
B. 行剖宫产术结束分娩
C. 静脉滴注缩宫素促使其经阴道分娩
D. 静脉滴注维生素C,吸氧,等待自然分娩
E. 刺激乳头诱发宫缩

名词解释题(4-140~4-151)

4-140 妊娠
4-141 子宫下段
4-142 早期妊娠
4-143 中期妊娠
4-144 晚期妊娠
4-145 早孕反应
4-146 黑加征
4-147 胎动
4-148 胎产式
4-149 胎先露
4-150 胎方位
4-151 围产期

简述问答题(4-152~4-160)

4-152 胎儿附属物有哪些?
4-153 胎盘的功能有哪些?
4-154 简述不同孕周的子宫底高度及子宫平均长度。
4-155 简述产前检查的时间间隔。
4-156 简述4步触诊法。
4-157 骨盆外测量有哪几项内容?分别写出各自的正常值范围。
4-158 简述胎心监护中"加速"和"减速"的意义。
4-159 简述胎动计数的方法及意义。
4-160 如何判断分娩先兆?

综合应用题(4-161~4-162)

4-161 某女性,28岁。平时月经规律,月经周期为28天,每次持续3~5天。末次月经第1天是2019年3月16日,距今已有60天,现感觉晨起想吐、尿频。

请解答:
(1)应首先做哪项检查?
(2)计算其预产期。
(3)产检时间如何安排?

4-162 产妇,30岁。G1P0。4步触诊法检查,宫底部为宽而软的胎儿部分,腹壁左侧触诊宽而平坦,右侧则小而不规则,耻骨联合上方为圆而硬、有浮球感的胎儿部分。

请解答:
(1)胎心音应在哪个位置听取?
(2)应如何数胎动?

答案与解析

选择题

A1 型单项选择题

4-1	D	4-2	D	4-3	C	4-4	A
4-5	D	4-6	C	4-7	E	4-8	E
4-9	D	4-10	A	4-11	B	4-12	D
4-13	A	4-14	C	4-15	A	4-16	C
4-17	D	4-18	B	4-19	E	4-20	D
4-21	A	4-22	A	4-23	C	4-24	D
4-25	B	4-26	A	4-27	A	4-28	C
4-29	B	4-30	C	4-31	C	4-32	C
4-33	C	4-34	B	4-35	A	4-36	A
4-37	A	4-38	D	4-39	E	4-40	E
4-41	E	4-42	C	4-43	C	4-44	C
4-45	B	4-46	E	4-47	C	4-48	D
4-49	C	4-50	C	4-51	B	4-52	B
4-53	C	4-54	C	4-55	A	4-56	E
4-57	B	4-58	C	4-59	E	4-60	E
4-61	C	4-62	B				

A2 型单项选择题

4-63	B	4-64	B	4-65	B	4-66	B
4-67	A	4-68	E	4-69	B	4-70	C
4-71	B	4-72	C	4-73	D	4-74	D
4-75	C	4-76	C	4-77	C	4-78	C
4-79	C	4-80	E	4-81	B	4-82	B
4-83	A	4-84	A	4-85	C	4-86	B
4-87	E	4-88	B	4-89	C	4-90	D
4-91	B	4-92	C	4-93	C	4-94	A
4-95	B	4-96	C	4-97	D	4-98	D
4-99	D	4-100	D	4-101	D	4-102	A
4-103	B	4-104	C	4-105	D	4-106	B
4-107	C						

A3 型单项选择题

4-108	D	4-109	B	4-110	E	4-111	B
4-112	D	4-113	C	4-114	D	4-115	B
4-116	C	4-117	E	4-118	D	4-119	C
4-120	B	4-121	D	4-122	A	4-123	B
4-124	E	4-125	C	4-126	A	4-127	A
4-128	E	4-129	A	4-130	E	4-131	C
4-132	C						

A4 型单项选择题

4-133	B	4-134	D	4-135	D	4-136	C
4-137	D	4-138	C	4-139	B		

部分选择题解析

4-35 解析： 胎心音听得最清楚的位置是胎背部靠近胎头一侧。根据胎方位即可判断胎背和胎头的位置。骶右前(RSA)，胎头在宫底，即脐部以上，胎背和胎儿骶骨在同一方向，即母体右侧，因此胎心音听诊部位应为母体脐上右侧；骶左前(LSA)，胎头也在宫底，即脐部以上，胎背和胎儿骶骨在同一方向，即母体左侧，因此胎心音听诊部位应为母体脐上左侧；枕左前(LOA)，胎头在耻骨联合上方，即脐部以下，胎背和胎儿枕骨在同一方向，即母体左侧，因此胎心音听诊部位应为母体脐下左侧；肩先露为横产式，胎心音听诊部位为母体脐周围；枕右前(ROA)，胎头在耻骨联合上方，即脐部以下，胎背和胎儿枕骨在同一方向，即母体右侧，因此胎心音听诊部位应为母体脐下右侧。

4-48 解析： 妊娠后期子宫增大，使膈肌活动幅度减小，因此孕妇以胸式呼吸为主，气体交换无明显变化。呼吸次数在妊娠期变化不大，每分钟不超过 20 次，但呼吸较深。呼吸道黏膜易充血、水肿，发生上呼吸道感染。妊娠后期，因横膈上升，平卧后有呼吸困难感，睡眠时稍微垫高头部可减轻症状。

4-49 解析： 妊娠 6 周起循环血容量开始增加，血浆增加多于红细胞增加，因而使血液稀释，易

第四章 妊娠期妇女的护理

出现生理性贫血。妊娠期由于膈肌升高,心脏可向左、向上、向前移位。心输出量约自妊娠10周开始增加。因妊娠子宫压迫盆腔静脉,使下肢血液回流受阻,股静脉压升高,妊娠后期常出现足踝及小腿水肿。

4-50 解析: 卵巢在妊娠期略增大,停止排卵。一侧卵巢可见妊娠黄体。妊娠黄体在妊娠8~10周前产生雌激素及孕激素以维持妊娠。在妊娠8~10周后黄体功能则由胎盘取代,黄体开始萎缩。

4-51 解析: 受精卵正常的着床部位为子宫体上部的前壁、侧壁或后壁。

4-53 解析: 妊娠期由于膈肌升高,心脏向左、向上、向前移位,妊娠晚期心率每分钟增加10~15次。血流加速及心脏移位使大血管轻度扭曲,多数孕妇的心尖区及肺动脉瓣区可闻及Ⅰ~Ⅱ级柔和吹风样收缩期杂音。心输出量约自妊娠第10周开始增加。

4-54 解析: 妊娠36~38周时羊水量约为1000ml,此后羊水量逐渐减少。正常足月妊娠时羊水量约为800ml,呈中性或弱碱性,pH约为7.2,略浑浊,不透明。羊水内悬有小片状物,包括胎脂、毛发等,羊水中还含有大量激素。

4-55 解析: 妊娠早期增大的子宫压迫膀胱而引起尿频,一般从妊娠6周左右开始,到妊娠12周左右,增大的子宫进入腹腔,尿频的症状自然消失。

4-56 解析: 产前检查应询问既往史、孕产史,做预产期推算、全身检查,观察发育、营养状态,做产科检查。

4-58 解析: 早期妊娠妇科检查可见子宫增大变软呈球形,于妊娠6~8周,阴道黏膜和子宫颈充血,呈紫蓝色。子宫随停经月份延长而逐渐增大,子宫峡部极软,感觉子宫颈与子宫体似不相连,称黑加征。由于妊娠早期生殖系统的变化主要为阴道和子宫的变化,输卵管在妊娠期会逐渐伸长、变软,但不会增大。

4-59 解析: 胎儿发育及其生理特点:妊娠12周末时外生殖器已发育,部分可分辨性别;妊娠16周末时X线检查可见到脊柱阴影;妊娠24周末时胎儿身长约30cm,体重约700g;妊娠32周末时胎儿身长约40cm,体重约1700g;妊娠36周末时胎儿身长约45cm,体重约2500g。

4-60 解析: 妊娠12周时子宫增大到约非孕子宫的3倍,此时可以在耻骨联合上方扪及子宫底。生育年龄有过性生活史的健康妇女,平时月经规律,此次月经过期10天以上即为停经,考虑是否早孕。停经是妊娠最早和最重要的症状,初产妇停经史一般较明显。孕早期乳头和乳晕着色加深。

4-61 解析: 妊娠晚期子宫增大,容易压迫下腔静脉,从而引起仰卧位低血压综合征,应尽量侧卧位。

4-62 解析: 妊娠期便秘不宜自行服用缓泻剂,以防引起流产。

4-64 解析: 根据4步触诊法的结果,子宫底为胎臀,耻骨联合上方为胎头,可以确定胎儿为纵产式、头位,头位以枕先露多见;胎背在母体右前方,则枕骨与其同一方向,也在右前方,所以该孕妇的胎方位为枕右前(ROA)。

4-65 解析: 听胎心音最清楚的部位为胎背的位置,根据其胎位为ROA,可判断胎儿枕骨的位置为右侧,胎背和枕骨在同一侧,因此,胎背的位置也在右侧,再根据胎位为ROA可判断胎儿为头先露。听胎心应在胎儿背部靠近胎头的一侧,因此听取胎心音最清楚的位置应在脐下右侧。

4-71 解析: 妊娠早期子宫呈球形且不对称,妊娠晚期子宫多呈不同程度的右旋。妊娠中期子宫肌壁逐渐增厚,妊娠晚期又渐薄。子宫底于妊娠后期增长最快。子宫峡部被拉长成为宫腔的一部分,形成子宫下段,临产时其长度可达到7~10cm。

4-72 解析: 约半数妇女于妊娠早期(约停经6周左右)出现头晕、乏力、嗜睡、流涎、食欲缺乏、喜食酸物或厌恶油腻、恶心、晨起呕吐等表现,称为早孕反应。恶心、晨起呕吐可能与体内hCG增多、胃酸分泌减少及胃排空时间延长有关,多于妊娠12周左右自行消失。

4-73 解析:胰岛素、肾上腺皮质激素与hPL协同作用,共同促进乳腺腺泡发育;hPL和孕激素、雌激素相互作用,可使乳腺细胞和乳腺小叶增生发育。FSH的主要作用为促进卵泡成熟,与妊娠期乳腺发育无关。

4-77 解析:胎纵轴与母体纵轴之间的关系称为胎产式。两轴平行称纵产式,两轴垂直称横产式,两轴交叉称斜产式。在分娩过程中多数可转为纵产式,偶尔转成横产式。

4-79 解析:当出口横径稍短,出口后矢状径较长时,若两径之和>15cm,一般足月的胎儿可通过后三角经阴道娩出。

4-81 解析:妊娠早期出现尿频,是增大的子宫在盆腔内压迫膀胱所致,一般在妊娠12周左右消失。妊娠20周末,子宫底高度约在耻骨上18cm,脐下1横指;孕妇一般于妊娠16~20周开始自觉胎动,胎动一般每小时3~5次;妊娠18~20周可用听诊器经孕妇腹壁听到胎心。

4-82 解析:骨盆入口平面的左斜径是由左侧骶髂关节至右侧髂耻隆突之间的连线,胎儿的矢状缝在左斜径上,其枕骨可能在母体骨盆的右前方,也可能在母体骨盆的左后方,若胎头枕骨在右前方则为ROA,若胎头枕骨在左后方则为LOP。

4-83 解析:胎儿臀位属于胎位不正,膝胸位可用于矫正子宫后倾或胎位不正。

4-85 解析:胎方位是指胎儿先露部的指示点与母体骨盆的关系,指示点与母体骨盆左、右、前、后、横的关系不同而有不同的胎位。胎儿的枕骨、背部、骶骨在同一个方向,因而LOA时,胎背在母体的左侧;ROA时,胎背在母体的右前方;RSCA时,胎头在母体的右侧;LSP时,胎背在母体的左后方;骶左位时,胎背在母体的左侧。

4-89 解析:在妊娠8周末之前称胚胎,为主要器官分化发育的时期;从妊娠第9周起称胎儿,是各器官进一步发育成熟的时期。

4-90 解析:胎盘有一定的屏障功能,但是很弱,许多药物、有害物质可通过胎盘进入胚胎,影响其发育。

4-92 解析:hCG是指人绒毛膜促性腺激素,在受精后10天左右即可通过放射免疫法自母体血清中测出,妊娠8~10周时分泌达高峰,持续1~2周后逐渐下降。其作用是维持妊娠、营养黄体,使子宫内膜变为蜕膜,维持受精卵的生长发育。

4-94 解析:骨盆入口左斜径是指由左侧骶髂关节至右侧髂耻隆突之间的连线,胎头矢状缝在骨盆入口左斜径上,前囟在骨盆左后方,提示枕骨在母体骨盆的右前方,即ROA。

4-97 解析:母体血中的免疫物质如IgG可通过胎盘传给胎儿,使胎儿得到抗体,起到保护作用。但各种病毒、细菌、衣原体、弓形体、螺旋体、支原体等可在胎盘形成病灶,容易破坏绒毛结构,从而感染胎儿。

4-99 解析:B超能显示胎儿的数目、胎方位、胎盘位置和胎心搏动,能测量双顶径,观察胎儿有无体表畸形。

4-100 解析:预产期计算公式:月份减3或加9,日期加7。该孕妇预产期为2011年7月16日,但B超检查胎儿较胎龄小2周左右,综合判断,预产期往后推2周。

4-101 解析:妊娠36周时产科检查项目有子宫底高度、腹围、胎位、胎心、体重、血压等。

4-102 解析:下肢肌肉痉挛的诱因包括缺钙、寒冷刺激等,于妊娠后期多见,发生于小腿腓肠肌,常在夜间发作。妊娠期间关节韧带松弛,增大的子宫向前突可使躯体重心后移,腰椎向前突可使背肌处于持续紧张状态,因而常出现轻微腰背痛。妊娠期间肠蠕动、肠张力减弱,可发生便秘。

4-103 解析:胎心在脐上表明胎头在宫底部,胎儿为臀位,先露部指示点为骶骨,在右侧听得最清楚说明胎背在右侧,骶骨与胎背在同一方向,所以骶骨也在右侧,胎方位为RSA。

4-105 解析:4步触诊耻骨联合上是圆而硬、有浮球感的胎儿部分,表明胎儿为头位,先露部指示点为枕骨,左腹部触及胎背,枕骨与胎背在同一方向,表明为 LOA。

4-106 解析:餐后 20 分钟服用铁剂,可以减轻对胃肠道的刺激。

4-108 解析:根据 4 步触诊法的结果,子宫底为胎头,耻骨联合上方为胎臀,可判断为臀位,先露部指示点多为骶骨。另外胎背在母体腹部的右侧,骶骨与胎背在同一个方向,因此,胎儿的骶骨在母体右侧,所以为 RSA。

4-112 解析:产前检查的时间为妊娠 12～28 周期间每 4 周 1 次,妊娠 28～36 周每 2 周 1 次,妊娠 36 周起每周 1 次。

4-113 解析:妊娠 18～20 周孕妇可自觉胎儿在子宫内活动,称为胎动,3～5 次/小时。部分经产妇在 16 周末时已能自觉胎动。

名词解释题

4-140 妊娠是指胚胎和胎儿在母体内发育生长的过程。卵子受精即为妊娠开始,胎儿及其附属物自母体排出是妊娠的终止。临床上将末次月经第 1 天作为妊娠的开始,全程约 40 周。

4-141 子宫峡部在非孕时长约 1 cm,妊娠后变软并不断伸展,至妊娠末期可达 7～10 cm,分娩时,峡部继续伸展,成为软产道的一部分,称为子宫下段。

4-142 妊娠 12 周以内为早期妊娠。

4-143 妊娠 13～27 周末为中期妊娠。

4-144 妊娠 28～40 周为晚期妊娠。

4-145 约半数以上妇女停经 6 周左右出现畏寒、嗜睡、食欲缺乏、挑食、喜欢吃酸食、怕闻油腻味、早起恶心,甚至呕吐,严重者还有头晕、乏力、倦怠等症状,称为早孕反应。一般从妊娠 6 周开始,妊娠 8～10 周达高峰,妊娠 12 周消退。

4-146 妊娠 6～8 周内双合诊触及子宫峡部极软,子宫颈与宫体似不相连,称为黑加征。

4-147 胎儿在宫腔里的活动冲击到子宫壁的动作称为胎动,一般 3～5 次/小时。

4-148 胎体纵轴与母体纵轴的关系称为胎产式。

第四章 妊娠期妇女的护理

4-149 最先进入骨盆入口的胎儿部分称为胎先露。

4-150 胎儿先露部的指示点与母体骨盆的关系称为胎方位。

4-151 从妊娠满 28 周(即胎儿体重≥1 000 g 或身长≥35 cm)至产后 1 周为围产期。

简述问答题

4-152 胎儿附属物是指胎儿以外的组织,包括胎盘、胎膜、脐带和羊水。

4-153 胎盘的功能:①气体交换。包括简单扩散,氧气和二氧化碳的交换。②营养物质供应。通过主动转运、易化扩散将来自母体的葡萄糖、氨基酸、脂肪酸、水、电解质、水溶性维生素等物质供给胎儿。③排出胎儿代谢产物。胎儿代谢产物如尿素、尿酸、肌酐、肌酸等可经胎盘进入母血,由母体排出体外。④防御功能。母血中免疫球蛋白如 IgG 能通过胎盘,胎盘的屏障作用极有限。⑤合成功能。主要合成激素与酶,如 hCG、hPL、雌激素、孕激素。

4-154 不同孕周的子宫底高度及子宫长度见表 4-1。

表 4-1 不同孕周的子宫底高度及子宫长度

妊娠周数(周)	手测子宫底高度	尺测耻骨联合上方子宫底平均长度(cm)
12	耻上 2～3 横指	
16	脐耻之间	
20	脐下 1 横指	18
24	脐上 1 横指	24
28	脐上 3 横指	26
32	脐和剑突之间	29
36	剑突下 2 横指	32
40	剑突水平或略高	33

4-155 产前检查的时间间隔:妊娠 12 周开始产检;妊娠 12～28 周,每 4 周检查 1 次;妊娠 28～36 周,每 2 周检查 1 次;妊娠 36～40 周,每周检查 1 次;妊娠 40 周以后还未分娩的 3 天检

查1次。产检时间依次为妊娠第12周、16周、20周、24周、28周、30周、32周、34周、36周、37周、38周、39周、40周。

4－156 用4步触诊法检查子宫大小、胎产式、胎先露、胎方位以及胎先露是否固定。做前3步时,检查者面向孕妇,做第4步时,则应面向孕妇足端。第1步:了解子宫底高度及宫底部为胎儿哪个部分;第2步:了解胎背及胎肢位于母体腹壁哪侧;第3步:了解胎先露是胎头或胎臀,并判断是否固定,以及判断胎先露的胎儿部分,了解胎先露有无入盆;第4步:进一步核对第3步,并确定先露部入盆的程度,即再次判断先露部的诊断是否正确,确定先露部入盆的程度。

4－157 骨盆外测量包括:①髂棘间径,两侧髂前上棘之间的距离,正常值为23～26 cm。②髂嵴间径,两侧髂嵴之间的距离,正常值为25～28 cm。③骶耻外径,第5腰椎棘突下凹陷处至耻骨联合上缘中点的距离,正常值为18～20 cm。④出口后矢状径,坐骨结节间径中点至骶骨尖端的长度,正常值为8.5～9.5 cm。

4－158 胎心监护中"加速"是指子宫收缩后胎心率暂时增加15次/分以上,持续时间＞15秒,是胎儿良好的表现。减速是指随宫缩出现的短暂性胎心减慢,分为3种:①早期减速,特点为减速与宫缩同时开始,宫缩后胎心率即恢复正常,下降幅度＜50次/分,为宫缩时胎头受压、脑血流量一过性减少的表现,不受孕妇体位或吸氧改变。②变异减速,特点是宫缩开始后胎心率不一定减慢,减速与宫缩无恒定关系,为子宫收缩时脐带受压兴奋迷走神经所致。③晚期减速,特点是子宫收缩高峰后出现胎心率减慢,但下降缓慢,下降幅度＜50次/分,持续时间长,恢复缓慢,为胎儿缺氧的表现,出现时应予以高度重视。

4－159 胎动计数的方法及意义:从妊娠32周起,每天数3次胎动并记录下来,每次1小时,尽量在每天相同的时段计数。计数时注意:胎儿连续的活动仅视为1次胎动。一般用这3小时的胎动次数之和乘以4即为12小时总胎动数的估计值。胎动数＞30次/12小时为正常,若＜10次/12小时或明显多于平时的胎动数,提示有胎儿缺氧的可能,应及时就诊。

4－160 临近预产期的孕妇,若出现阴道血性分泌物或规律宫缩(间歇5～6分钟,持续30秒)则为临产,应尽快到医院就诊。若阴道突然有大量液体流出,可能是胎膜早破,嘱孕妇平卧,由家属送往医院,以防脐带脱垂。

综合应用题

4－161 (1)应首先做血或尿妊娠试验,来判断其是否早孕。

(2)预产期为2019年12月23日。

(3)产检时间安排:妊娠12周开始产检;妊娠12～28周,每4周检查1次;妊娠28～36周,每2周检查1次;妊娠36周起每周检查1次。产检时间依次为妊娠第12周、16周、20周、24周、28周、30周、32周、34周、36周、37周、38周、39周、40周。如有异常适当增加产检次数。

4－162 (1)胎心音应在脐下左侧听取。

(2)每天数3次胎动并记录下来,每次1小时,尽量在每天相同的时段计数,计数时注意:胎儿连续的活动仅视为1次胎动。一般用这3小时的胎动次数之和乘以4即为12小时总胎动数的估计值。胎动数＞30次/12小时为正常,若＜10次/12小时或明显多于平时的胎动数,提示有胎儿缺氧的可能,应及时就诊。

(刘娟萍)

第五章

分娩期妇女的护理

选择题(5-1～5-86)

A1型单项选择题(5-1～5-37)

5-1 下列哪项不属于产力
A. 腹肌收缩力
B. 子宫收缩力
C. 肛提肌收缩力
D. 坐骨海绵体肌收缩力
E. 膈肌收缩力

5-2 临产的主要标志是
A. 见红
B. 胎膜早破
C. 腹痛
D. 不规律的子宫收缩
E. 规律的子宫收缩

5-3 判断胎先露高低的标志是
A. 骨盆入口平面
B. 骨盆出口平面
C. 中骨盆平面
D. 坐骨棘
E. 耻骨联合上缘

5-4 缝合会阴的时间应在
A. 胎儿下肢娩出后
B. 胎儿上肢娩出后
C. 胎盘娩出后
D. 阴道流血停止
E. 胎头娩出后

5-5 胎头俯屈后通过产道的径线是
A. 枕下前囟径   B. 枕颏径
C. 枕额径   D. 前后径

E. 双顶径

5-6 观察产程进展主要看
A. 胎动
B. 产妇一般情况
C. 羊水性状有无改变
D. 胎位
E. 子宫颈扩张程度及胎头下降情况

5-7 正常初产妇胎头衔接多发生在
A. 预产期前3～4周内
B. 预产期前1～2周内
C. 预产期前2～4天内
D. 分娩时
E. 临产时

5-8 潜伏期延长是指
A. 从子宫颈口扩张3cm开始至子宫颈口开全所需时间超过8小时
B. 从临产规律宫缩开始至子宫颈口扩张3cm所需时间超过16小时
C. 从临产规律宫缩开始至子宫颈口扩张3cm所需时间超过8小时
D. 从子宫颈口开全至胎儿娩出所需时间超过16小时
E. 从子宫颈口扩张3cm开始至子宫颈口开全所需时间超过16小时

5-9 胎儿娩出后应立即给予的处理是
A. 清理呼吸道
B. 断脐并结扎脐带
C. 刺激使其大声啼哭
D. 阿普加(Apgar)评分
E. 检查有无畸形

5-10 下列哪项是分娩即将开始的可靠征象
  A. 子宫底下降   B. 假临产
  C. 规律宫缩   D. 胎先露下降
  E. 见红

5-11 下列哪项不是胎盘剥离的征象
  A. 阴道口外露的脐带自行下降延长
  B. 子宫缩小,子宫底下降
  C. 子宫收缩变硬呈球形
  D. 轻压子宫下段时,宫底上升而外露的脐带不回缩
  E. 阴道少量流血

5-12 会阴创口的拆线时间为术后
  A. 5~7 天   B. 3~5 天
  C. 1~2 天   D. 10 天
  E. 7~9 天

5-13 正常初产妇第 1 产程所需的时间是
  A. 6~8 小时   B. 5~6 小时
  C. 12~16 小时   D. 11~12 小时
  E. 9~10 小时

5-14 下列关于第 3 产程的叙述中错误的是
  A. 提起胎盘,看胎膜是否完整
  B. 平铺胎盘,看胎盘母体面小叶有无缺损
  C. 若疑有副胎盘或部分胎盘残留,可手入宫腔取出
  D. 若疑有少许小块胎膜残留,立即手入宫腔取出
  E. 平铺胎盘,看胎盘胎儿面边缘有无断裂的血管

5-15 临产后的主要产力是
  A. 膈肌收缩力   B. 腹肌收缩力
  C. 子宫收缩力   D. 肛提肌收缩力
  E. 骨骼肌收缩力

5-16 下列关于子宫下段的叙述中正确的是
  A. 子宫下段来自非妊娠期的子宫峡部
  B. 临产后子宫下段可主动扩张
  C. 子宫下段是在临产后形成的
  D. 子宫下段在临产后无伸展性
  E. 子宫下段在临产前已达 10 cm

5-17 下列哪项不是软产道的组成部分
  A. 子宫下段   B. 骨盆软组织
  C. 阴道   D. 子宫颈
  E. 子宫体

5-18 以下关于子宫收缩特点的叙述中正确的是
  A. 宫缩时胎盘血液循环不受影响
  B. 每次收缩由强到弱,逐渐消失
  C. 收缩时肌纤维缩短,舒张时恢复原来的长度
  D. 上段收缩力强,向下逐渐减弱
  E. 宫缩起点在子宫底部

5-19 下列有关分娩临床经过的叙述中错误的是
  A. 宫口扩张分潜伏期和活跃期
  B. 规律宫缩有收缩期和间歇期
  C. 活跃期平均 4 小时
  D. 潜伏期约需 8 小时
  E. 胎膜多在临产前破裂

5-20 为了避免膀胱过度充盈而影响宫缩及胎先露下降,临产后,应鼓励产妇每隔多长时间排尿 1 次
  A. 1 小时   B. 半小时
  C. 2~4 小时   D. 8 小时
  E. 6 小时

5-21 第 3 产程一般不超过
  A. 15 分钟   B. 10 分钟
  C. 25 分钟   D. 20 分钟
  E. 30 分钟

5-22 枕先露分娩时,仰伸一般发生于
  A. 胎头着冠时
  B. 胎头先露时
  C. 胎头额骨在耻骨弓后时
  D. 胎头枕骨在耻骨联合下缘时
  E. 胎头顶骨在耻骨联合后时

5-23 第 2 产程开始的标志是
  A. 宫口开全
  B. 产妇屏气,肛门放松
  C. 胎头着冠

D. 胎先露降至坐骨棘水平
E. 宫缩时会阴膨出,肛门放松

5-24 临产后进行胎心监护,下列哪项叙述不正确
A. 应在宫缩间歇时听胎心音
B. 胎心率正常值为110～160次/分
C. 听诊部位在脐下
D. 听诊时间为每次1分钟
E. 破膜后应立即听胎心音

5-25 关于分娩期的护理,下列哪项不妥
A. 每2小时在宫缩间歇时测血压
B. 测体温、脉搏,每天2次
C. 注意补充能量和水分
D. 胎头已入盆,宫缩不强者,可在室内活动
E. 每2～4小时排尿1次,若小便不能自解,即行导尿

5-26* 足月妊娠是指妊娠
A. 满30周至不满37周
B. 满28周至不满37周
C. 满40周至不满42周
D. 满37周至不满42周
E. 满36周至不满42周

5-27* 胎头的最大径线是
A. 枕额径   B. 枕下前囟径
C. 枕颏径   D. 双颞径
E. 双顶径

5-28* 在分娩机制中,胎头双顶径进入骨盆入口平面称为
A. 外旋转   B. 内旋转
C. 俯屈   D. 下降
E. 衔接

5-29* 正常情况下,分娩后需继续留在产房观察的时间是
A. 5小时   B. 2小时
C. 1小时   D. 3小时
E. 4小时

5-30 潜伏期是指从临产规律宫缩至宫口扩张

A. 2 cm   B. 1 cm
C. 3 cm   D. 5 cm
E. 4 cm

5-31 宫缩时胎头暴露于阴道口,宫缩间歇时又缩回阴道内,称为
A. 胎头俯屈 B. 胎头拨露
C. 胎头着冠 D. 胎头下降
E. 胎头仰伸

5-32 新生儿Apgar评分的项目包括心率、呼吸、喉反射、肌张力和
A. 脉搏   B. 膝跳反射
C. 皮肤颜色 D. 皮肤温度
E. 皮肤弹性

5-33 下列我国关于早产的叙述中正确的是
A. 妊娠不满28周分娩
B. 妊娠不满24周分娩
C. 妊娠不满32周分娩
D. 妊娠不满30周分娩
E. 妊娠不满37周分娩

5-34* 产妇自然分娩后2小时内观察内容不包括
A. 子宫收缩情况 B. 血压及脉搏
C. 膀胱充盈情况 D. 体重变化
E. 阴道流血量

5-35 临产的标志不包括
A. 宫口扩张   B. 规律宫缩
C. 胎先露下降 D. 子宫颈管消失
E. 见红

5-36* 下列哪项不属于接产准备内容
A. 经产妇宫口扩张5 cm送产房
B. 接产物品准备
C. 给产妇会阴清洁、消毒
D. 为窒息儿准备复苏物品
E. 接生者刷手准备

5-37* 对于第3产程的产妇,下列评估内容中最重要的是
A. 生命体征
B. 宫缩情况,阴道流血的量及颜色
C. 乳汁分泌的情况

D. 会阴伤口情况

E. 疼痛

A2型单项选择题(5-38～5-66)

5-38 产妇,29岁。自然分娩,产后2小时内观察的内容不包括

　　A. 子宫收缩情况

　　B. 血压及脉搏

　　C. 膀胱充盈情况

　　D. 乳汁分泌情况

　　E. 阴道流血量

5-39 孕妇,34岁,G2P1,妊娠39周。现阵发性腹痛5小时,宫缩持续时间50秒,胎心率152次/分,宫口扩张5 cm,羊膜囊明显膨出,骨盆各径线均正常。最佳的处理是

　　A. 破膜后再住院

　　B. 用电子监护仪监测宫缩与胎心

　　C. 灌肠以减少污染

　　D. 急送产房消毒接产

　　E. 立即住院待产

5-40* 孕妇,24岁。G1P0,妊娠37周。宫口开全1小时胎头着冠,是指

　　A. 胎头最低点到骨盆出口

　　B. 阴道口见到胎头

　　C. 胎头已出阴道口

　　D. 宫缩间歇胎头不回缩

　　E. 宫缩时胎头露出阴道口

5-41* 孕妇,30岁。G1P0,妊娠38周临产。宫口开全以后,胎儿娩出的重要辅助力量是

　　A. 子宫下段收缩力

　　B. 子宫体收缩力

　　C. 肛提肌收缩力

　　D. 会阴深横肌的收缩力

　　E. 腹肌及膈肌收缩力

5-42* 孕妇,33岁,G1P0,妊娠40周经阴道分娩。关于正常分娩,下列说法中错误的是

　　A. 产妇向下屏气即表示宫口开全

　　B. 经产妇一般子宫颈管消失与宫口扩张同时进行

　　C. 生理性缩复环在腹部不易看到

　　D. 初产妇一般子宫颈管先消失而后宫口扩张

　　E. 胎膜破裂多见于第1产程末

5-43* 孕妇,29岁。G1P0,妊娠39周。出现不规律宫缩,胎膜破裂。下列处理中错误的是

　　A. 记录破膜时间

　　B. 破膜后立即听胎心

　　C. 胎头高浮者,需抬高床尾

　　D. 观察羊水性质

　　E. 破膜超过24小时,需给予抗生素

5-44* 孕妇,28岁。G1P0,妊娠39周经阴道分娩。新生儿四肢青紫,清理呼吸道时有恶心表现,四肢稍屈曲,心率90次/分,呼吸浅慢、不规则。Apgar评分为

　　A. 3分　　　　B. 2分

　　C. 8分　　　　D. 6分

　　E. 4分

5-45* 孕妇,26岁。G1P0,妊娠37周临产。胎方位为LOA,胎头进入骨盆入口的衔接径线是

　　A. 枕下前囟径　　B. 枕额径

　　C. 枕颏径　　　　D. 双颞径

　　E. 双顶径

5-46* 孕妇,31岁。G1P0,妊娠37周临产。关于第1产程的护理措施,下列叙述中错误的是

　　A. 产科检查

　　B. 询问病史

　　C. 指导产妇合理进食

　　D. 观察产程进展

　　E. 指导产妇正确运用腹压

5-47* 孕妇,28岁。G1P0。对于妊娠期子宫下段的变化,下列叙述中错误的是

　　A. 临产后子宫下段为被动扩张部分

B. 子宫下段是在临产后才形成的
C. 子宫下段来自非妊娠期的子宫峡部
D. 生理性缩复环位于子宫上、下段之间
E. 子宫下段为软产道的一部分

5-48 孕妇,28 岁,G1P0,妊娠 40 周经阴道分娩。胎儿娩出后,对新生儿进行 Apgar 评分,评分依据不包括
A. 呼吸　　　　B. 心率
C. 体温　　　　D. 喉反射
E. 皮肤颜色

5-49* 孕妇,25 岁。G1P0,妊娠 37 周临产。分娩机制中俯屈时胎头遇到阻力以枕额径转为
A. 枕颏径　　　B. 双顶径
C. 枕下前囟径　D. 双颞径
E. 双肩径

5-50* 孕妇,32 岁,妊娠 9 个月。宫口已开全,急诊入院。住院处的护士首先应做的工作是
A. 进行卫生处置
B. 办理入院手续
C. 用平车送入产房
D. 立即给产妇吸氧
E. 通知住院医生

5-51 孕妇,26 岁,妊娠 38 周入院待产。夜间呼唤护士,自述感觉胎动过频。此时的处理不包括
A. 通知值班医生
B. 立即听胎心
C. 左侧卧位
D. 吸氧
E. 立即做好剖宫产的术前准备

5-52* 孕妇,30 岁,初产妇。因宫缩出现腹痛,其宫口扩张活跃期一般不超过
A. 4 小时　　　B. 2 小时
C. 12 小时　　 D. 8 小时
E. 6 小时

5-53* 孕妇,30 岁。G1P1,妊娠 36 周经阴道分娩。下列关于第 3 产程的处理中错误的是
A. 胎儿娩出后即牵拉脐带
B. 检查胎膜是否完整
C. 检查胎盘小叶有无缺损
D. 检查软产道有无裂伤
E. 检查有无副胎盘

5-54 孕妇,24 岁。G1P1,妊娠 37 周见红。规律宫缩,宫口开全,接产前进行外阴消毒。下列叙述中正确的是
A. 用聚维酮碘按顺序消毒外阴
B. 用肥皂水棉球擦洗、温开水冲净后再用聚维酮碘按顺序消毒外阴
C. 先用 2.5% 碘酊消毒,再用 75% 乙醇脱碘
D. 单用 0.1% 苯扎溴铵(新洁尔灭)消毒外阴即可
E. 用 1:5000 高锰酸钾溶液消毒外阴

5-55* 孕妇,27 岁。G1P1,妊娠 39 周。宫口开全,进入第 2 产程,准备接产。下列会阴切开的指征中错误的是
A. 第 2 产程延长
B. 会阴过紧,弹力差
C. 产妇患有心脏病
D. 活跃期延长
E. 早产儿

5-56 孕妇,27 岁。G1P0,妊娠 39 周临产。观察产程进展的标志为
A. 胎心音正常
B. 规律宫缩
C. 产妇精神、心理状态良好
D. 胎位为枕左前(LOA)
E. 胎头下降及宫口扩张情况

5-57 孕妇,30 岁,初产妇,足月临产入院。宫口扩张 6cm,胎方位为 ROA,胎心率正常,其他无异常。下列护理措施中错误的是
A. 外阴清洁,备皮
B. 嘱产妇卧床休息

C. 给予温肥皂水灌肠
D. 不能自解小便者给予导尿
E. 鼓励进食

5-58* 孕妇,28岁,妊娠39^{+6}周。晨6点自觉阴道流出大量水样液体,于当天上午10点入院。正确的护理措施是
A. 陪孕妇步行去病房
B. 以轮椅送入病房
C. 孕妇取头低足高位,以平车送往病房
D. 嘱孕妇如厕排便后,平车送病房
E. 孕妇取头高足低位,以平车送往病房

5-59* 孕妇,26岁。G1P0,妊娠37周临产。临产的标志是
A. 有规律而逐渐增强的宫缩,子宫颈管消失,宫口扩张,胎先露下降
B. 不规则宫缩,有少量阴道流血,子宫颈管消失,宫口扩张,胎先露下降
C. 无宫缩,有少量阴道流血,子宫颈管消失,宫口扩张,胎先露下降
D. 每10~20分钟1次宫缩,子宫颈管消失,宫口扩张,胎先露下降
E. 不规则宫缩,子宫颈管消失,宫口扩张,胎先露下降

5-60* 孕妇,29岁。G1P0,妊娠37周临产。观察胎头下降程度的标志是
A. 坐骨结节　　B. 坐骨棘
C. 骶岬　　　　D. 坐骨切迹
E. 耻骨联合

5-61 孕妇,30岁,G1P0,妊娠37周临产。为枕先露,S=+2,正确的解释为
A. 胎儿枕部最低点在坐骨棘平面下2cm
B. 胎儿顶部最低点在坐骨棘平面下2cm
C. 胎儿枕部最低点在坐骨结节平面下2cm
D. 胎儿顶部最低点在坐骨结节平面上2cm
E. 胎儿顶部最低点在坐骨棘平面上2cm

5-62 某女婴出生时,Apgar评分9分,身体健康,出生5天后查体发现阴道有少量血性分泌物似月经样,这种现象是
A. 月经
B. 假月经
C. 出生时阴道损伤
D. 阴道细菌感染
E. 阴道病毒感染

5-63 孕妇,25岁。G1P0,妊娠36周。胎方位为ROA,现少量阴道流血,无宫缩,胎心率136次/分。最恰当的处理方法是
A. 期待疗法
B. 立即行人工破膜
C. 缩宫素静脉滴注引产
D. 行剖宫产术
E. 立即静脉滴注止血药物

5-64 孕妇,23岁。妊娠38周。现规律宫缩11小时。阴道检查:宫口扩张8cm。目前的情况为
A. 正常活跃期
B. 活跃期延长
C. 潜伏期延长
D. 第1产程延长
E. 正常第2产程

5-65* 孕妇,33岁。今天自然分娩一女婴。下列产后指导哺乳的措施中正确的是
A. 按需哺乳
B. 若乳汁不够,加补奶粉
C. 两次哺乳间可添加糖水
D. 哺乳后给予仰卧
E. 哺乳后立即换尿布

5-66* 孕妇,25岁,初孕妇,妊娠36^{+2}周。规律宫缩6小时,阴道流液2小时入院。产科检查:宫口扩张5cm,试纸由红色变为蓝色,胎头尚未入盆。下列护理措

施中正确的是

A. 每4小时听1次胎心

B. 肥皂水灌肠

C. 让产妇沐浴

D. 注意观察羊水的性状

E. 每4小时观察1次宫缩

A3型单项选择题(5-67~5-78)

(5-67~5-68共用题干)

孕妇,32岁,初产妇,妊娠39周。昨晚感觉腹部一阵阵发紧,每半小时1次,每次持续3~5秒。今早感觉腹部疼痛,每5~6分钟1次,每次持续45秒左右。

5-67 昨晚该孕妇的情况属于

A. 孕妇紧张造成的宫缩,尚未临产

B. 规律宫缩

C. 临产先兆

D. 进入第2产程

E. 进入第1产程

5-68 今早孕妇的情况属于

A. 规律宫缩

B. 临产先兆

C. 孕妇紧张造成的宫缩,尚未临产

D. 进入第3产程

E. 进入第2产程

(5-69~5-70共用题干)

孕妇,24岁,妊娠40周。因宫缩痛收住入院。产科检查:宫缩规律,宫口扩张1cm,胎心率140次/分。

5-69 目前该孕妇处于下列哪个阶段

A. 第2产程　　B. 第1产程

C. 未进入产程　D. 第4产程

E. 第3产程

5-70 关于分娩的分期,下列叙述中错误的是

A. 总产程是指规律性宫缩开始至胎儿娩出为止

B. 第2产程初产妇需1~2小时

C. 第1产程初产妇需11~12小时

D. 第2产程经产妇需1小时或数分钟

E. 第3产程不超过30分钟

(5-71~5-72共用题干)

孕妇,30岁,妊娠37周。常规产检,向护士咨询临产先兆。

5-71 护士告知其临产最可靠的先兆是

A. 不规则宫缩

B. 宫底下降

C. 见红

D. 阴道分泌物增多

E. 胎动活跃

5-72 该先兆距临产的时间大约为

A. 5~8小时　　B. 1~2小时

C. 12~20小时　D. 10~12小时

E. 24~48小时

(5-73~5-74共用题干)

孕妇,26岁,妊娠39^{+4}周。胎动减少半天入院。产科检查:胎心率120次/分,宫口扩张1cm,胎头位置S=-1,宫缩不规律。

5-73 下列与预防胎儿窘迫无关的措施是

A. 妊娠晚期、分娩期多取侧卧位

B. 积极防治妊娠期高血压、贫血等

C. 第2产程不宜超过2小时

D. 妊娠晚期应注意休息,预防胎膜早破、脐带脱垂

E. 少运动,保证休息

5-74* 此时首选的检查是

A. 无应激试验(NST)

B. 缩宫素激惹试验(OCT)

C. B超

D. 胎儿心电图监测

E. 连续测定雌三醇

(5-75~5-76共用题干)

孕妇,31岁,初产妇。经阴道分娩一胎儿后,阴道出现一阵鲜红色出血,胎盘娩出完整,阴道持续有少量鲜红色出血,约200ml。产科检查:子宫底在脐下2指,轮廓清,血压130/90mmHg。

5-75* 出血可能的原因首先考虑是

A. 阴道、子宫颈裂伤

B. 子宫颈水肿
C. 弥散性血管内凝血(DIC)
D. 子宫收缩乏力
E. 胎膜残留

5-76* 此时首选的护理措施是
A. 阴道填塞纱条
B. 输血
C. 补液、继续观察
D. 肌内注射宫缩剂
E. 阴道探查术前准备

(5-77～5-78共用题干)

孕妇,25岁,妊娠39周。规律宫缩4小时入院。检查:宫口扩张6 cm,S=0,羊膜囊张力较大,胎头矢状缝与骨盆横径相一致,后囟在时钟9点位置。宫缩持续30~40秒,间隔2~3分钟。

5-77* 此时最恰当的处理措施是
A. 静脉滴注地西泮
B. 静脉滴注缩宫素
C. 人工破膜
D. 肌内注射哌替啶100 mg
E. 子宫颈封闭

5-78* 此时的胎方位是
A. LOT   B. LOA
C. ROP   D. ROT
E. ROA

A4型单项选择题(5-79～5-86)

(5-79～5-80共用题干)

孕妇,27岁。G1P0。妊娠期产检均正常,临产发动入院待产,现已临产4小时。产科检查:血压正常;宫缩持续时间30秒,间歇4~5分钟,胎心率140次/分;宫口扩张2 cm,胎膜未破,头先露,S=0。

5-79* 此时下列护理措施中不妥的是
A. 创造温馨待产环境
B. 给予半流质饮食
C. 劝导产妇绝对卧床休息
D. 在宫缩间歇时听胎心1次/(0.5~

1)小时
E. 每4小时指导产妇排尿1次

5-80 临产12小时后,进入第2产程,产科检查:宫缩持续45秒,间歇1分钟。这时听胎心应每隔多少分钟听1次
A. 10分钟   B. 20分钟
C. 15分钟   D. 30分钟
E. 25分钟

(5-81～5-84共用题干)

孕妇,31岁,妊娠38周。规律宫缩2小时入院。

5-81 护士做关于分娩知识的健康宣教,下列叙述中错误的是
A. 宫缩随产程进展逐渐增强
B. 子宫收缩力是分娩的主要产力
C. 软产道是由子宫体、子宫颈、阴道及盆底软组织构成
D. 自然破膜多发生在宫口近开全时
E. 初产妇第1产程时间平均为11~12小时

5-82 入院后9小时,宫缩好,宫口扩张8 cm,S=2,诊断为
A. 正常活跃期
B. 活跃期延长
C. 潜伏期延长
D. 第1产程延长
E. 正常第2产程

5-83 12小时后,产妇顺利娩出一女婴,下列哪项处理是错误的
A. 对新生儿进行Apgar评分
B. 新生儿娩出后立即清理呼吸道
C. 产后2小时留在产房继续观察
D. 胎儿娩出后,立即按摩宫底,娩出胎盘,减少产后出血
E. 处理脐带时注意给新生儿保暖

5-84 新生儿出生后,心率98次/分,呼吸浅慢且不规则,全身皮肤青紫,清理呼吸道时有轻微反射,四肢肌张力稍有抵抗。Apgar评分应为

A. 3分 B. 0分
C. 5分 D. 7分
E. 6分

(5-85~5-86共用题干)

孕妇,40岁。G1P0,妊娠36^{+4}周。宫缩每3~4分钟1次,每次持续30~40秒,宫口扩张1cm,S=0,已破膜,羊水Ⅲ度污染,胎心监护OCT(+)。

5-85* 对该产妇应采取的措施是
A. 立即进行剖宫产
B. 静脉滴注缩宫素
C. 继续严密观察
D. 吸氧后继续观察
E. 鼓励产妇屏气用力

5-86 新生儿出生后,Apgar评分4分,首选措施是
A. 维持正常循环 B. 清理呼吸道
C. 建立呼吸 D. 保暖
E. 药物治疗

名词解释题(5-87~5-93)

5-87 分娩
5-88 骨盆轴
5-89 骨盆倾斜度
5-90 分娩机制
5-91 总产程
5-92 胎头拨露
5-93 胎头着冠

简述问答题(5-94~5-101)

5-94 早产、足月产、过期产如何划分?
5-95 简述影响分娩的因素。
5-96 简述子宫收缩力的特点。
5-97 分娩机制包括哪几个步骤?
5-98 简述临产的诊断标准。
5-99 产程如何划分?
5-100 简述胎盘剥离的征象。
5-101 简述新生儿Apgar评分的方法及意义。

综合应用题(5-102)

5-102 孕妇,32岁。G1P0,宫内妊娠39周。于8月1日晚感觉腹部一阵阵发紧,每半小时1次,每次持续3~5秒。8月2日早上6点感觉腹部疼痛,每5~6分钟1次,每次持续45秒左右。8月2日晚上5点30分产妇大叫"胎儿快要出来了"。检查发现阴道外口可见胎头,但宫缩消失后胎头也不见了。于8月2日晚上7点产下一女婴。

请解答:
(1)8月1日晚上、8月2日早上6点及8月2日晚上5点30分分别属于什么情况?
(2)8月2日早上6点这个阶段的临床表现有哪些?

答案与解析

选择题

A1型单项选择题

5-1	D	5-2	E	5-3	D	5-4	C
5-5	A	5-6	E	5-7	B	5-8	B
5-9	A	5-10	E	5-11	B	5-12	B
5-13	D	5-14	D	5-15	C	5-16	A
5-17	E	5-18	D	5-19	E	5-20	C
5-21	E	5-22	B	5-23	A	5-24	C
5-25	E	5-26	B	5-27	C	5-28	E
5-29	B	5-30	C	5-31	B	5-32	C
5-33	E	5-34	D	5-35	E	5-36	A
5-37	B						

A2 型单项选择题

5-38	D	5-39	D	5-40	D	5-41	E
5-42	A	5-43	E	5-44	D	5-45	B
5-46	E	5-47	B	5-48	C	5-49	C
5-50	C	5-51	E	5-52	D	5-53	A
5-54	B	5-55	D	5-56	E	5-57	C
5-58	C	5-59	A	5-60	A	5-61	A
5-62	B	5-63	A	5-64	A	5-65	A
5-66	D						

A3 型单项选择题

5-67	C	5-68	A	5-69	B	5-70	A
5-71	C	5-72	E	5-73	E	5-74	B
5-75	A	5-76	E	5-77	C	5-78	D

A4 型单项选择题

5-79	C	5-80	A	5-81	C	5-82	A
5-83	D	5-84	C	5-85	A	5-86	B

部分选择题解析

5-26 解析： 妊娠满 37 周至不满 42 周间分娩称为足月产。妊娠满 28 周至不满 37 周间分娩称为早产。妊娠满 42 周及以后分娩称为过期产。

5-27 解析： 临床上常测量的胎头径线：①双顶径是指两顶骨隆突间的距离，是胎头最大横径，临床上常通过超声测量双顶径的长度来判断新生儿的大小。足月胎儿的双顶径平均为 9.3cm。②枕额径，为鼻根上方到枕骨隆突间的距离，足月胎儿为 11.3cm，胎头以此径衔接。③枕下前囟径（小斜径），为前囟中央至枕骨隆突下方相连接处之间的距离，胎头俯屈后以此径线通过产道，足月胎儿平均为 9.5cm。④枕颏径，又称大斜径，为颏骨下方中央至后囟顶部间的距离，足月时平均为 13.3cm，是胎头的最大径线。⑤双颞径，一般不测量，是胎头最小的径线。

5-28 解析： 胎头双顶径进入骨盆入口平面，胎头颅骨最低点接近或达到坐骨棘水平，称为衔接（入盆）。胎头进入骨盆入口时以枕额径衔接。初产妇一般在预产期前 1~2 周内胎头衔接，经产妇一般在分娩开始后衔接。

5-29 解析： 产后 2 小时内，产妇最易发生产后出血，应在产房留观 2 小时。

5-34 解析： 产后 2 小时内观察的内容包括生命体征、阴道出血量、子宫收缩情况、膀胱充盈情况，体重变化不是此时观察的重点。

5-36 解析： 经产妇子宫口扩张 3cm，须送产妇至产房准备接生。

5-37 解析： 对于第 3 产程的产妇，评估的内容有生命体征、疼痛情况，最重要的是评估阴道出血的量及颜色，有助于判断是否出现产后出血以及是否存在软产道裂伤等。乳汁分泌和会阴伤口情况一般在产后需要观察。

5-40 解析： 胎头拨露是指胎头在宫缩时露于阴道口，宫缩间歇时又缩回阴道内。胎头着冠是指随着产程的进展，宫缩间歇时，胎头不再回缩，此时胎头的双顶径已越过骨盆出口。

5-41 解析： 腹肌和膈肌收缩力（腹压）是第 2 产程胎儿娩出的主要辅助力量。宫口开全以后，宫缩时胎先露或前羊水囊压迫盆底组织和直肠，反射性地引起排便感，此时产妇屏气向下用力，腹肌和膈肌收缩可使腹压增高，辅助胎儿娩出。产妇正确使用腹压，可顺利娩出胎儿和胎盘。若用力过早，则易使其疲劳，造成子宫颈水肿，从而延长产程。

5-42 解析： 初产妇一般子宫颈管先消失，然后子宫口扩张；经产妇一般子宫颈管消失与宫口扩张同时进行。破膜多发生在子宫口接近开全时。子宫口开全需要阴道检查确定，子宫口接近开全时，宫缩持续时间可长至 1 分钟或更长，间隙时间缩短为 1~2 分钟，可伴有排大便感觉，这时产妇易向下屏气，但不代表宫口已开全。临产后，由于子宫肌纤维的缩复作用，子宫上段肌壁越来越厚，子宫下段肌壁被牵拉，越来越薄，在两者间的子宫内面形成环形隆起，称为生理性缩复环，因其出现在子宫内面，所以在腹部不易看到。一般在临产后，随着宫缩，先露下降，子宫口扩张，先露前部的羊膜腔内压力增加到一定程度时,引起胎膜自然破裂,多发生在子宫口接近开全时,也就是第1产程末。

5-43 解析:破膜后应立即卧床并抬高臀部,听胎心,同时注意观察有无脐带脱垂的征象,记录破膜的时间、羊水的量和性状。破膜时间>12小时尚未分娩者,应给予抗生素预防感染。若羊水中混有胎粪,呈黄绿色,则表示胎儿宫内缺氧,应积极处理。

5-44 解析:Apgar 评分以出生后新生儿的心率、呼吸、肌张力、喉反射及皮肤颜色 5 项体征为依据,每项 0~2 分,满分 10 分。出生后 1、5、10 分钟各评估 1 次。1分钟评估可判断新生儿有无缺氧、窒息等情况,评分 8~10 分,只需常规处理;评分 4~7 分,轻度窒息,应清理呼吸道、人工呼吸、吸氧、用药;评分 0~3 分,重度窒息,严重缺氧,应紧急抢救、气管插管、吸氧等。5、10 分钟评估则是判断复苏效果。

该新生儿出生后,四肢青紫得 1 分,清理呼吸道时有恶心表现得 2 分,四肢稍屈曲得 1 分,心率 90 次/分得 1 分,呼吸浅慢、不规则得 1 分,所以 Apgar 评分为 6 分。

5-45 解析:枕额径为鼻根至枕骨隆突之间的距离,胎头入盆时多以此径衔接,妊娠足月时平均值为 11.3 cm。

5-46 解析:第1产程又称为子宫颈扩张期,从临产到宫口开全,初产妇 11~12 小时,经产妇 6~8 小时。在此过程中,可询问病史,了解相关信息,需要通过产科检查判断宫口扩张的程度,观察产程的进展,指导产妇合理进食以补充能量。而指导产妇正确运用腹压属于第2产程的护理内容,子宫口开全之后才需指导产妇在宫缩时屏气,以增加腹压协助子宫收缩。若过早运用腹压屏气则会过早消耗体力,而且过长时间屏气容易导致呼吸性酸中毒,还有可能引起子宫颈水肿等问题,反而影响产程进展。

5-47 解析:子宫下段由子宫峡部(非妊娠期时长约1cm)伸展形成,子宫峡部在妊娠12周时成为宫腔的一部分,到妊娠末期逐渐被拉长而形成子宫下段。临产后规律宫缩进一步使子宫下段拉长,可达 7~10 cm,同时肌壁变薄,成为软产道的一部分。子宫上段的肌层则越来越厚,子宫下段被牵拉伸展变薄,在两者之间的子宫内面形成一环状隆起,称为生理性缩复环。

5-49 解析:胎头在下降过程中,遇到肛提肌阻力时发生进一步俯屈,以枕额径转为枕下前囟径,以最小的径线通过产道。

5-50 解析:孕妇宫口已开全,所以应立即用平车送入产房。

5-52 解析:第1产程宫口扩张分为潜伏期和活跃期。潜伏期是从临产出现规律宫缩到宫口扩张 3cm,此期内宫口扩张速度较慢,平均 2~3 小时扩张 1cm,共约需 8 小时,超过 16 小时为潜伏期延长。活跃期是从宫口扩张 3 cm 到宫口开全(10 cm),此期内宫口扩张速度显著加快,共约需 4 小时,超过 8 小时为活跃期延长。

5-53 解析:第3产程的护理措施:胎儿娩出后应协助胎盘娩出,先确定胎盘完整剥离,然后在宫缩时左手握住宫底轻压子宫,嘱产妇稍向下用力,右手轻轻牵拉脐带,协助胎盘娩出。接着,检查胎盘、胎膜,及时发现有无副胎盘。若发现有胎盘或胎膜残留应刮宫。检查软产道是否有裂伤,若有裂伤应立即缝合。

5-55 解析:胎头过大或会阴过紧、估计会阴撕裂不可避免者,或因母儿有病理情况如早产儿、第2产程延长、患有心脏病急需结束分娩者,应做会阴切开。

5-58 解析:对于胎膜早破的孕妇,为防止逆行感染和脐带脱垂,应嘱病人平卧、垫高臀部,取头低足高位。

5-59 解析:临产的标志:有规律且逐渐增强的宫缩,持续 30 秒或以上,间歇 5~6 分钟,同时伴有进行性子宫颈管消失、宫口扩张和胎先露下降。

5-60 解析:临床上观察胎头下降的程度作为判断产程进展的重要标志。通过阴道检查颅骨最低点与坐骨棘的关系来确定胎头下降程度。若颅骨最低点在坐骨棘水平时以 S=0 表示,在坐骨棘上 1 cm 为 S=-1,在坐骨棘下 1 cm 为

S=+1,依此类推。

5-65 解析: 按需哺乳有助于乳汁分泌,新生儿的吸吮和乳房排空是促进泌乳的两大要素。哺乳后不建议仰卧位,以免溢乳时引起呛咳。应在哺乳前换尿布,若哺乳后立即换尿布易导致吐奶。

5-66 解析: 试纸由红色变为蓝色,考虑胎膜早破,此时的护理措施为嘱病人卧床休息,胎先露尚未固定者禁起床、灌肠,同时注意观察羊水的性状,随时观察宫缩情况,破膜时需立即听胎心,5分钟后复听。

5-74 解析: 预测胎儿宫内储备能力的方法包括无应激试验(none-stress test,NST)和缩宫素激惹试验(oxytocin challenge test,OCT)。

NST:做胎心监护,胎动时应伴有一过性的胎心率加快。正常情况一般连续记录20分钟,在此期间至少有3次以上胎动伴胎心率加速≥15次/分、持续≥15秒。胎动数与胎心率加速数少于上述情况或胎动时无胎心率加速则为异常。此法较简单、安全,可作为OCT前的筛选试验。

OCT:又称为缩宫素应激试验(contraction stress test,CST),是用缩宫素诱导引起规律性宫缩并用胎心监护仪记录胎心率变化。若多次宫缩后重复出现晚期减速,胎心率变异减少,胎动后无胎心率增快为阳性,提示胎盘功能减退。若胎心率有变异或胎动后胎心率加快,无晚期减速,提示胎盘功能尚佳。该孕妇胎动减少,考虑可能有胎儿宫内窘迫的情况,所以OCT可判断胎盘功能情况如何,进一步判断胎儿宫内窘迫的情况。

5-75 解析: 软产道裂伤的表现为胎儿娩出后立即出现阴道流血,血液鲜红且能够自凝。若阴道壁血肿,产妇会有尿频或肛门坠胀感,且排尿疼痛。子宫轮廓清说明子宫收缩良好。

5-76 解析: 阴道出血为鲜红色,约200 ml,子宫轮廓清,首先考虑分娩过程中软产道裂伤,有效的止血措施是及时准确地修复缝合。所以要及时行阴道探查。

5-77 解析: 中骨盆及骨盆出口平面狭窄,临产后先露部入盆困难,常不能顺利转为枕前位,形成持续性枕横位或枕后位,导致产程进入活跃晚期后进展缓慢(宫口扩张6 cm说明已进入活跃期,S=0,产程进展较慢)。处理的原则:若子宫颈扩张≥3 cm,无头盆不称,胎头已衔接,可行人工破膜。

5-78 解析: 胎方位是指胎儿先露部的指示点与母体骨盆的关系,根据指示点与母体骨盆左、右、前、后、横的关系而有不同的胎位。枕先露以枕骨作为指示点,有枕左前(LOA)、枕左横(LOT)、枕左后(LOP)、枕右前(ROA)、枕右横(ROT)、枕右后(ROP)。后囟在时钟9点提示枕骨在母体骨盆的右侧横位,即ROT。

5-79 解析: 第1产程的护理措施:待产室应环境安静、空气新鲜且温、湿度适宜。宫缩不强且胎膜未破的待产妇可以走动,有助于加速产程进展。有并发症(如头晕、眼花、阴道流血多等)的待产妇则应侧卧休息。对于胎位异常或胎头未衔接的孕妇,胎膜破裂时,应立即卧床,抬高臀部以防脐带脱垂,同时听胎心音,记录破膜时间及羊水的性状和量等。待产时鼓励产妇少量多次进食,尽量吃高热量、易消化的食物,同时注意补充水分,从而保证精力和体力充沛。临产后应每2~4小时排尿1次,预防尿潴留。勤听胎心:用胎心听诊器或胎心监护仪均可,每0.5~1小时1次。

5-85 解析: 羊水Ⅲ度污染说明胎儿已有宫内缺氧,此时应立即进行剖宫产。

名词解释题

5-87 分娩是指妊娠28周及以后,从临产发动到胎儿及其附属物从母体内全部娩出的过程。

5-88 骨盆轴是指连接骨盆各平面中点的曲线,是一假想曲线,其上段向下向后、中段向下、下段向下向前,分娩时胎儿沿此轴完成一系列分娩机制各动作。

5-89 骨盆倾斜度是指站立时骨盆入口平面与地面所形成的角度,一般为60°,倾斜度过大会影响胎头的衔接和娩出。

5-90 分娩机制是指胎儿的先露部随着骨盆

的各个平面的不同形态,被动进行一连串适应性转动,以最小径线通过产道的全过程。

5-91　总产程是指从有规律的宫缩开始到胎儿和胎盘娩出的过程,一般初产妇14～16小时,经产妇6～8小时。

5-92　胎头拨露是指宫缩时胎头露于阴道口,露出部分不断增大,宫缩间隙时胎头反缩回阴道内。

5-93　当胎头的双顶径达到骨盆出口时宫缩间隙胎头不回缩,此时称为胎头着冠。

简述问答题

5-94　早产是妊娠满28周至不满37足周分娩;足月产是妊娠满37周至不满42周分娩;过期产是妊娠满42周后分娩。

5-95　影响分娩的因素:①产力,是将胎儿及其附属物从子宫内逼出的力量,包括子宫收缩力,腹肌、膈肌收缩力,肛提肌收缩力;②产道,分为骨产道和软产道;③胎儿胎位;④产妇的精神心理状态。

5-96　子宫收缩力的特点:①节律性,子宫收缩有规律、阵发性并伴有疼痛,逐渐加强,反复出现直至分娩结束。②对称性,正常的子宫收缩从两侧宫角开始向宫底中线集中,左右对称,并逐渐向子宫下段扩散,再均匀协调地扩展至整个子宫。③极性,子宫收缩以宫底部最强、最持久,向下逐渐减弱,宫底部的收缩力强度接近子宫下段宫缩的2倍。④缩复作用,子宫收缩时子宫肌纤维缩短变宽,宫缩间隙肌纤维不能恢复到原来的长度。如此反复,肌纤维越来越短,也越来越宽,使宫腔内容积逐渐缩小,迫使胎儿先露部下降,子宫颈管逐渐缩短直至消失,宫口扩张。

5-97　以枕先露为例,分娩机制的步骤分为衔接、下降、俯屈、内旋转、仰伸、复位及外旋转、胎儿娩出。

5-98　临产的诊断标准:①规律且逐渐增强的宫缩,持续30秒以上,间歇5～6分钟;②进行性子宫颈管消失,宫口扩张,胎先露下降。

5-99　产程的划分:第1产程又称子宫颈扩张期,从临产到宫口开全,初产妇11～12小时,经产妇6～8小时;第2产程又称胎儿娩出期,从宫口开全到胎儿娩出,初产妇1～2小时,经产妇可能数分钟完成;第3产程又称胎盘娩出期,从胎儿娩出到胎盘娩出,历时5～15分钟,不超过30分钟。

5-100　胎盘剥离的征象:①子宫底上升,宫体变硬呈球形;②阴道少量流血;③阴道口外露脐带自行下降延长;④在耻骨联合上方向下深压子宫下段,宫体上升而外露的脐带不回缩。

5-101　新生儿Apgar评分的方法及意义见表5-1。

表5-1　新生儿Apgar评分的方法及意义

体征	分数		
	0	1	2
心率(次/分)	0	≤100	≥100
呼吸	0	浅慢,不规则	佳
肌张力	松弛	四肢稍屈曲	四肢屈曲,活动好
喉反射	无反射	有些动作	咳嗽,恶心
皮肤颜色	全身苍白	躯干红,四肢青紫	全身粉红

意义:评分8～10分,只需常规处理;评分4～7分,轻度窒息,应清理呼吸道、人工呼吸、吸氧用药等;评分0～3分,重度窒息,严重缺氧,应紧急抢救、气管插管、吸氧等。出生后1分钟评分用于判断新生儿是否有缺氧及其程度,出生后5分钟和10分钟再次评估用于判断复苏效果。

综合应用题

5-102　(1)8月1日晚是假临产(不规律宫缩),8月2日上午6点是规律宫缩,8月2日晚5点30分是胎头拨露。

(2)8月2日早上6点这个阶段的临床表现:规律宫缩,宫口扩张,胎头下降,胎膜破裂。

(刘娟萍)

第六章

产褥期妇女的护理

选择题(6-1～6-79)

A1型单项选择题(6-1～6-36)

6-1 产褥期是指
A. 从胎儿娩出到生殖器官恢复正常的一段时期
B. 从胎盘娩出到生殖器官恢复正常的一段时期
C. 从第2产程到生殖器官恢复正常的一段时期
D. 从胎儿娩出到全身(除乳腺)恢复正常的一段时期
E. 从胎盘娩出到全身(除乳腺)恢复正常的一段时期

6-2 下列对于正常产褥期妇女的叙述中正确的是
A. 子宫体恢复到未孕大小需要4周
B. 产后3天子宫颈外形恢复到正常状态
C. 产后2周子宫颈完全恢复至正常状态
D. 产后10天腹部检查扪不到子宫底
E. 胎盘附着部位的子宫内膜修复需至产后2周

6-3 产褥期一般为
A. 1～2周 B. 2～3周
C. 3～4周 D. 4～5周
E. 6周

6-4 下列关于正常产褥期的叙述中正确的是
A. 产后宫缩痛多见于初产妇
B. 子宫复旧因授乳而加速
C. 血性恶露持续2周
D. 产后初期产妇脉搏增快
E. 哺乳期月经未复潮前不可能妊娠

6-5 下列产褥期生理变化中哪项不正确
A. 肠蠕动减弱,易发生便秘
B. 尿量减少
C. 常发生排尿不畅或尿潴留
D. 出汗较多
E. 白细胞可暂时升高

6-6* 下列不属于产褥期生理变化的是
A. 分娩后2～3天乳汁开始分泌
B. 产后24小时内体温38.5℃
C. 产后脉搏60～70次/分
D. 子宫体产后6周恢复到正常大小
E. 产褥期白细胞计数10×10^9/L

6-7 某产妇足月顺产后1天,评估其身体状况时,可能异常的项目是
A. 体温:37.7℃
B. 脉搏:96次/分
C. 血压:120/76 mmHg
D. 宫底脐下1指
E. 恶露如月经量

6-8 产褥期禁止性生活的时间是产后
A. 2周 B. 4周
C. 6周 D. 8周
E. 10周

6-9 下列产褥期的护理措施中正确的是
A. 提倡定时哺乳

B. 绝对卧床48小时
C. 产后12小时后鼓励排尿
D. 产后伤口红肿者可坐浴
E. 多吃蔬菜、水果,防便秘

6-10 下列关于产褥期会阴护理的叙述中错误的是
A. 保持外阴清洁
B. 每天用消毒液擦洗外阴
C. 嘱产妇健侧卧位
D. 会阴伤口红肿者可局部紫外线照射
E. 会阴伤口愈合不佳者可行坐浴

6-11 产褥期血性恶露一般持续约
A. 3~4天   B. 7天
C. 10天   D. 14天
E. 20天

6-12 产后多长时间应鼓励产妇排尿
A. 2小时   B. 3小时
C. 4小时   D. 5小时
E. 6小时

6-13 产后首次健康检查的时间是
A. 产后3周   B. 产后4周
C. 产后5周   D. 产后6周
E. 产后8周

6-14 下列关于正常恶露的描述中正确的是
A. 血性恶露约持续2周
B. 浆液性恶露含大量白细胞、坏死蜕膜组织等
C. 白色恶露持续约1周
D. 恶露含血液、胎盘绒毛碎片、坏死蜕膜组织等
E. 胎盘或胎膜残留时恶露增多

6-15* 初产妇产后第14天(顺产),下列子宫复旧情况中哪项不正常
A. 耻骨联合上方可触及子宫底
B. 白色恶露
C. 子宫颈内口关闭
D. 脉搏70次/分
E. 子宫内膜尚未充分修复

6-16 产后腹部检查时,若在耻骨联合上方扪不到子宫底,此时在产后的
A. 第1天   B. 第2~3天
C. 第4~6天   D. 第8~9天
E. 第10~14天

6-17 正常情况下,会阴侧切切口拆线的时间为产后
A. 1~2天   B. 2~3天
C. 3~5天   D. 5~6天
E. 7~9天

6-18* 子宫收缩乏力引起产后出血,首选的止血措施为
A. 按摩子宫
B. 应用止血药
C. 无菌纱布条填塞宫腔
D. 结扎盆腔血管止血
E. 切除子宫

6-19 妊娠合并心脏病的产妇生产后,腹部需加1~2kg重的沙袋持续多长时间
A. 6小时   B. 8小时
C. 12小时   D. 24小时
E. 36小时

6-20 导致产褥期感染的常见病原体有
A. 革兰阴性菌   B. 葡萄球菌
C. 大肠埃希菌   D. 衣原体
E. 链球菌

6-21 在哺乳中,下列做法中错误的是
A. 可取坐姿或卧姿
B. 每次哺乳不一定要吸空
C. 乳头皲裂轻者可继续哺乳
D. 乳汁淤积应报告医生
E. 乳胀者哺乳前热敷、按摩乳房

6-22 某初产妇剖宫产,产后乳汁少。下列鼓励母乳喂养的措施中哪项是错误的
A. 母婴同室
B. 多进营养丰富的汤汁饮食
C. 两次哺乳间给婴儿加少量糖水
D. 增加哺乳次数
E. 精神愉快、睡眠充足

6-23 产后乳汁分泌主要依赖于

A. 哺乳时吸吮刺激
B. 营养
C. 睡眠
D. 情绪
E. 健康状况

6-24 产褥期乳房护理的主要作用不包括
A. 帮助乳房分泌乳汁
B. 防止乳房下垂
C. 不利于产后体形恢复
D. 促进产妇的子宫复旧
E. 增加乳房组织的弹性

6-25 关于凹陷乳头的护理,下列措施中正确的是
A. 挤出乳汁喂养   B. 乳头按摩练习
C. 增加哺乳次数   D. 停止哺乳
E. 乳头伸展练习

6-26 关于乳头皲裂的护理措施中下列哪项是错误的
A. 哺乳前,湿热敷乳房和乳头3~5分钟,并按摩乳房以刺激泌乳反射
B. 指导产妇先在损伤重的一侧乳房哺乳,以减轻对另一侧乳房的吸吮力
C. 指导产妇挤出少许乳汁涂在乳头和乳晕上,短暂暴露和干燥乳头
D. 若乳头疼痛剧烈,可停止母乳喂养24小时,挤出乳汁用小杯喂养
E. 指导产妇喂哺时取正确的含接姿势,把乳头和大部分乳晕送到新生儿口中

6-27 关于催乳护理,下列叙述中正确的是
A. 规定时间哺乳
B. 夜间停止哺乳
C. 禁忌使用中药
D. 乳头涂抗生素
E. 针刺合谷、外关等穴位

6-28* 关于退乳护理,下列操作中错误的是
A. 停止哺乳   B. 少进汤汁
C. 排空乳房   D. 生麦芽煎服
E. 芒硝敷乳房

6-29* 关于乳房胀痛的护理,下列操作中错误的是
A. 产后尽早哺乳
B. 哺乳前热敷乳房
C. 两次哺乳之间热敷乳房
D. 按摩乳房
E. 婴儿吸吮力不足时,可借助吸奶器吸引

6-30 下列哪项是母乳喂养的最大优点
A. 最适合婴儿的消化吸收
B. 含有大量的抗体、补体,增强抵抗力
C. 有利于婴儿情绪、性格健康发育
D. 促进产妇的子宫复旧
E. 减少产妇乳腺癌和卵巢癌的发生率

6-31 正常足月新生儿的胎龄和出生体重是
A. 37周≤胎龄<42周,2 500 g≤出生体重<4 000 g
B. 37周≤胎龄<40周,2 000 g≤出生体重<3 000 g
C. 37周≤胎龄<40周,1 500 g≤出生体重<2 500 g
D. 35周≤胎龄<40周,3 000 g≤出生体重<3 500 g
E. 35周≤胎龄<42周,3 500 g≤出生体重<4 000 g

6-32 新生儿出生2天后的呼吸和心率为
A. 40~60次/分,140~160/次
B. 35~60次/分,140~160/次
C. 30~60次/分,140~160/次
D. 25~60次/分,140~160/次
E. 20~40次/分,140~160/次

6-33 新生儿哺乳后易发生溢乳的原因是
A. 胃呈水平位,胃贲门括约肌松弛
B. 胃呈水平位,胃贲门括约肌发达
C. 胃呈水平位,胃肠道肌肉不发达
D. 胃呈左方变位,胃肠道肌肉不发达
E. 胃呈右方变位,胃贲门括约肌不发达

6-34 入院10小时后,某产妇顺利娩出一男

婴,下列处理中哪项是错误的
A. 新生儿娩出后立即清理呼吸道
B. 对新生儿进行 Apgar 评分
C. 处理脐带时注意给新生儿保暖
D. 胎儿娩出后,立即按摩子宫底,娩出胎盘,减少产后出血
E. 产后 2 小时留在产房继续观察

6-35 新生儿沐浴的护理要求是
A. 室温应控制在 18～22℃
B. 水温应控制在 26～28℃
C. 沐浴前需哺乳,以防低血糖
D. 沐浴过程中要接触并保护婴儿
E. 新生儿体温不稳定时可以沐浴

6-36* 足月正常新生儿接种的疫苗有
A. 百白破混合制剂、麻疹疫苗
B. 卡介苗、乙型肝炎疫苗
C. A 群流行性脑脊髓膜炎疫苗、乙型脑炎疫苗
D. 风疹疫苗、腮腺炎疫苗
E. 脊髓灰质炎疫苗

A2 型单项选择题(6-37～6-52)

6-37 产妇,27 岁。接受产褥期保健知识宣教后,下列向护士复述的内容中错误的是
A. 饮食营养丰富、易消化
B. 产后 10 小时内排尿
C. 产后 24 小时可下床活动
D. 经常擦浴、勤换衣裤
E. 卧室清洁,注意通风

6-38 产妇,29 岁。G1P1。足月顺产后 6 小时,未解小便。首选的措施为
A. 针灸
B. 肌内注射新斯的明 1mg
C. 诱导
D. 热敷膀胱区
E. 导尿

6-39 产妇,30 岁。产后 3 天,诉会阴部疼痛难忍。检查结果:会阴部肿胀,切口处红肿,有触痛。以下哪项处理是正确的
A. 该产妇切口愈合不佳,应延期拆线
B. 给予 50% 硫酸镁湿热敷会阴处,减轻肿胀
C. 每天擦洗外阴 1～3 次,保持清洁、干燥
D. 指导产妇取健侧卧位
E. 指导产妇用 1:5000 高锰酸钾溶液坐浴

6-40 产妇,26 岁。阴道分娩后发生产后出血。下列疾病中易发生 DIC 并导致产后出血的是
A. 死胎滞留
B. 过期妊娠
C. 羊水栓塞
D. 重度妊娠期疾病
E. 妊娠合并再生障碍性贫血

6-41 产妇,25 岁。妊娠 39 周。于下午 2 点半正常分娩,次日清晨 6 点半主诉下腹胀痛,检查发现膀胱高度膨胀。下列对该产妇的护理中错误的是
A. 立即施行导尿术
B. 协助其坐起排尿
C. 用温水冲会阴
D. 用手轻轻按摩下腹部
E. 让其听流水声

6-42 产妇,31 岁。分娩后第 2 天起,持续 3 天体温在 37.5℃ 左右,子宫收缩好、无压痛,会阴伤口红肿、疼痛,恶露淡红色、无臭味,双乳软、无硬结。发热的原因最可能是
A. 会阴伤口感染
B. 乳腺炎
C. 产褥感染
D. 上呼吸道感染
E. 乳头皲裂

6-43 产妇,28 岁。产后几个小时精神一直很兴奋,不断重复谈到分娩的过程,但没有提到新生儿。此时,应采取的措

施是

A. 劝其不要再说话了,以免太累影响身体健康
B. 告诉其新生儿的情况,以促进母子关系的建立
C. 耐心倾听,分享其经验
D. 教导其照顾新生儿的知识和技巧
E. 告诉其新生儿需要照顾

6-44 产妇,30岁。产后2小时测量体温为37.9℃,并有颤抖、畏寒等表现。可能性较大的原因是

A. 轻度发热
B. 产后感染
C. 分娩时太用力,出汗太多
D. 乳房要开始泌乳的生理反应
E. 宫腔感染

6-45 产妇,29岁。产后20天,恶露为鲜红色、量多、有腥臭味。最好采取下列哪种措施

A. 使用缩宫素,必要时用抗生素
B. 应用止血药物
C. 输液、供给营养
D. 保证睡眠、适当活动
E. 正常生理现象,不用干预

6-46 产妇,32岁。妊娠 38^{+1} 周,G1P1。于13:30娩出一男婴,出生体重 3 500 g,胎儿娩出后产妇24小时出血量达 800 ml,无腹痛。检查发现体温正常,子宫大而软,宫口松弛,医生诊断为宫缩乏力引起的产后出血。该产妇可能的护理问题有

A. 组织灌注量不足的风险
B. 感染的风险
C. 乏力
D. 疼痛
E. 紧张

6-47 产妇,28岁。5天前顺产一男婴。现产妇低热,恶露多、有臭味。检查结果:子宫底位于耻骨联合上1横指,有明显压

痛。B超检查提示宫腔内有残留组织,宫口有血块堵塞。对该产妇正确的处理是

A. 监测各项生命体征
B. 按压子宫,促进恶露排出
C. 静脉滴注抗生素
D. 使用缩宫素促进宫缩
E. 立即刮宫清除残留组织

6-48 产妇,28岁。双胎妊娠。38周分娩,产后1小时内阴道出血 200 ml,挤压子宫底排出含血块的血液约 100 ml。检查结果:子宫轮廓不清,血压 110/70 mmHg,首先需给予的处理是

A. 输血、补液
B. 检查软产道
C. 应用宫缩剂
D. 阴道填塞纱条
E. 查血小板计数和出、凝血时间

6-49* 产妇,29岁,G1P1。自然分娩一男婴,体重 3 600 g,胎盘娩出后1小时内阴道出血 500 ml,色红。查看胎盘完整,有血管中断于胎膜边缘。其出血原因最可能的是

A. 胎膜残留　　B. 子宫收缩乏力
C. 胎盘剥离不全　D. 软产道损伤
E. 子宫颈裂伤

6-50 产妇,27岁,G2P1。剖宫产一女婴,产后第3天来到月子会所,宝宝体重比出生时下降,产妇很担心。护士应告之,新生儿体重下降一般不超过出生时体重的多少

A. 2%　　　　B. 4%
C. 6%　　　　D. 8%
E. 10%

6-51* 产妇,40岁。未足月剖宫产一男婴,体重 2 000 g,头围 29 cm,留在医院暖箱观察。下列哪项为该早产儿的外观特点

A. 头发分条清楚
B. 皮肤毳毛少

C. 足底纹理少

D. 乳腺有明显结节

E. 指(趾)甲达到指(趾)尖

6-52* 产妇,30岁。顺产,足月儿,出生后第2天,面部出现黄染,医生诊断为生理性黄疸。家长十分担心,询问护士黄疸何时能退,护士的回答是:一般情况下

A. 3天后消退

B. 5天后消退

C. 10天后消退

D. 1个月后消退

E. 不会消退

A3型单项选择题(6-53~6-65题共用题干)

(6-53~6-54共用题干)

产妇,29岁。会阴侧切,顺产一男婴,母儿无特殊,母乳喂养。

6-53 产后第1天,护士为其做产后乳房护理指导,下列指导中不正确的是

A. 哺乳前可按摩乳房

B. 哺乳结束后,挤出乳汁涂抹于乳头上

C. 可用湿毛巾清洁乳房

D. 可用75%乙醇清洁乳头

E. 使用大小合适的哺乳内衣

6-54 关于该产妇的产褥期护理,下列叙述中错误的是

A. 产后1小时进流质饮食或清淡半流质饮食

B. 休息时避免患侧卧位

C. 鼓励多饮水,产后7小时内及时排尿

D. 保持外阴清洁,勤换会阴垫

E. 会阴伤口可用红外线照射,以利愈合

(6-55~6-56共用题干)

产妇,30岁。于妊娠39周时顺产一男婴。有妊娠期糖尿病。

6-55 下列对该孕妇的产褥期护理中错误的是

A. 注意有无心悸、出冷汗等低血糖表现

B. 保持外阴清洁,预防产后感染

C. 该男婴按正常新生儿护理

D. 严密监测产妇血糖变化

E. 指导产妇适度运动,合理饮食

6-56 该新生儿出生后30分钟开始需定时喂服下列哪种溶液

A. 15%葡萄糖溶液

B. 20%葡萄糖溶液

C. 25%葡萄糖溶液

D. 0.9%氯化钠溶液

E. 母乳

(6-57~6-58共用题干)

产妇,40岁。胎儿娩出后24小时出血量达800ml。检查结果:子宫软,按摩后子宫变硬,阴道出血量减少。诊断为产后出血。

6-57* 造成该产妇产后出血最可能的原因是

A. 子宫收缩乏力

B. 胎盘残留

C. 软产道裂伤

D. 凝血功能障碍

E. 胎膜残留

6-58 首要的处理原则是

A. 检查凝血功能   B. 抗感染

C. 检查软产道   D. 应用宫缩剂

E. 清理宫腔

(6-59~6-61共用题干)

产妇,31岁。足月产后5天,出现下腹痛,低热,恶露多且有臭味。检查结果:子宫底脐上1指,子宫体软。

6-59 首先考虑的诊断为

A. 急性子宫内膜炎

B. 急性子宫颈炎

C. 急性输卵管炎

D. 急性盆腔结缔组织炎

E. 盆腔腹膜炎

6-60 该产妇宜采取的体位是
　　A. 侧卧位　　　B. 仰卧位
　　C. 半坐卧位　　D. 头低足高位
　　E. 俯卧位

6-61 该产妇不存在以下哪项护理问题
　　A. 营养失调　　B. 体温升高
　　C. 焦虑　　　　D. 疼痛
　　E. 知识缺乏

(6-62～6-63 共用题干)

产妇,27岁。7天前顺产一男婴。今天清晨突然感到阴道流血增多。检查结果：低热,血压 82/50 mmHg；子宫大而软,宫口松弛,有残留组织堵塞。B超检查提示宫腔内有残留组织。

6-62 导致该产妇出现目前状况最直接的原因可能是
　　A. 子宫复旧不全
　　B. 子宫胎盘附着面感染
　　C. 蜕膜残留
　　D. 感染
　　E. 胎盘、胎膜残留

6-63 该病人最主要的护理诊断是
　　A. 焦虑
　　B. 知识缺乏
　　C. 外周组织灌注无效
　　D. 急性疼痛
　　E. 气体交换障碍

(6-64～6-65 共用题干)

产妇,37岁。顺产一女婴。产后10天,血性恶露持续不断,入院前3小时突然阴道流血量增多,约200ml。检查结果：子宫底耻骨联合上3横指,轻压痛,子宫颈口容2指,有血块堵塞。

6-64 该产妇为晚期产后出血,关于其定义,下列叙述中正确的是
　　A. 胎儿娩出后至产褥期内发生的子宫大量出血
　　B. 分娩24小时后至产褥期内发生的子宫大量出血
　　C. 胎儿娩出后至产后11天内发生的子宫大量出血
　　D. 分娩24小时后至产褥期内发生的子宫大量出血
　　E. 胎盘娩出后至产后5周内发生的子宫大量出血

6-65 下列处理措施中不正确的是
　　A. 子宫切除　　B. 应用抗生素
　　C. 清宫术　　　D. 支持疗法
　　E. 应用缩宫剂

A4型单项选择题(6-66～6-79)

(6-66～6-69 共用题干)

产妇,37岁。昨天经阴道顺产一男婴,目前主诉乳房胀痛,下腹阵发性轻微疼痛。检查结果：乳房胀痛、无红肿；子宫硬,宫底在腹正中,脐下2指；阴道出血同月经量。

6-66 可以告知该产妇下腹疼痛是由于
　　A. 产后宫缩痛
　　B. 疼痛是不正常的
　　C. 一般1周后消失
　　D. 需要用止痛药
　　E. 与应用宫缩剂无关

6-67 目前该产妇最突出的护理诊断是
　　A. 焦虑
　　B. 知识缺乏
　　C. 排尿异常
　　D. 组织灌注量改变
　　E. 疼痛：乳房胀痛、下腹痛

6-68 对于该产妇乳房胀痛,首选的护理措施是
　　A. 用吸奶器吸乳
　　B. 生麦芽煎汤喝
　　C. 少喝汤水
　　D. 让新生儿多吸吮
　　E. 芒硝外敷乳房

6-69 让产妇尽早哺乳的主要目的是
　　A. 促进乳汁分泌
　　B. 减轻乳房肿胀
　　C. 促使乳晕变软

D. 乳头皲裂愈合
E. 保持乳头干燥

(6-70～6-74共用题干)

产妇,42岁。G1P1,妊娠39周。近日顺产分娩一男婴,会阴皮肤及阴道入口黏膜撕裂,有水肿,局部红肿和疼痛。产妇平素体健。

6-70* 造成该产妇会阴皮肤及阴道入口黏膜撕裂的主要原因是
A. 胎位异常 B. 高龄
C. 妇科炎症 D. 滞产
E. 骨盆发育不良

6-71 估计该产妇会出现下列哪一病变的可能
A. 会阴伤口感染
B. 外阴部创伤
C. 外阴部血肿
D. 大量阴道出血
E. 阴道发育异常

6-72* 该产妇会阴撕裂伤属于分度标准的哪度
A. 0度 B. Ⅰ度
C. Ⅱ度 D. Ⅲ度
E. Ⅳ度

6-73 列出该产妇目前最突出的护理诊断
A. 疼痛:会阴部
B. 体温升高:发热
C. 生活自理能力丧失
D. 皮肤、黏膜完整性受损
E. 潜在并发症:伤口感染

6-74* 下列该产妇会阴部的护理措施中错误的是
A. 每天用1:5 000高锰酸钾或1:2 000的苯扎溴铵溶液冲洗会阴
B. 使用消毒的会阴垫、卫生纸或卫生巾,并且要勤更换
C. 会阴有水肿,可用33%的硫酸镁溶液湿敷,每天1~2次
D. 会阴有侧切者应尽量向患侧卧位
E. 指导产妇保持良好的心态,积极主动地配合治疗

(6-75～6-79共用题干)

产妇,43岁。足月剖宫产一女婴。丈夫工作很忙,经常出差,无暇照顾产妇,公婆时常责怪产妇,导致其心情压抑。

6-75 下列哪项因素和该产妇压抑情绪的产生关系最大
A. 婴儿性别 B. 分娩经历
C. 伤口愈合 D. 体态恢复
E. 哺乳情况

6-76 该产妇易患下列哪种疾病
A. 反应性精神病
B. 感染性精神病
C. 偏执型精神病
D. 产后抑郁症
E. 精神分裂症

6-77 此类产妇一般不会出现下列哪种身心问题
A. 饮食规律紊乱
B. 常常发怒哭泣
C. 极端疲乏无力
D. 睡眠型态紊乱
E. 产生轻生念头

6-78 产妇心理问题诱发生理疾病的主要机制是
A. 神经系统和内分泌系统产生相关反应
B. 神经系统和生殖系统产生相关反应
C. 神经系统和运动系统产生相关反应
D. 神经系统和肌肉产生相关反应
E. 神经系统和应激产生相关反应

6-79 做好心理疏导的原则一般不包括
A. 交往的原则 B. 启迪的原则
C. 领导作用原则 D. 针对性的原则
E. 自我护理的原则

名词解释题(6-80～6-90)

6-80 产褥期

6-81 催乳素释放抑制因子

6-82 产褥期抑郁症
6-83 子宫复旧
6-84 恶露
6-85 褥汗
6-86 产褥感染
6-87 晚期产后出血
6-88 产后宫缩痛
6-89 产褥期保健
6-90 牙龈粟粒点

简述问答题(6-91~6-103)

6-91 简述产妇产褥期的生理变化。
6-92 简述产褥期抑郁症的诊断标准以及护理内容。
6-93 简述产妇产褥期的护理评估内容。
6-94 简述产后2小时内的护理措施。
6-95 怎样做好会阴及会阴伤口的护理?
6-96 如何指导产妇母乳喂养时间及方法?
6-97 简述不宜或暂停母乳喂养的指征。
6-98 怎样指导产妇把握产后减重的正确时机?
6-99 简述产褥中暑的原因、临床表现和治疗原则。
6-100 简述新生儿人工喂养的要求。
6-101 成功促进母乳喂养的措施有哪些?
6-102 如何做好新生儿脐带的护理?
6-103 简述婴儿抚触的目的和注意事项。

综合应用题(6-104~6-105)

6-104 产妇,30岁。5天前顺产一女婴,出院后反复体温升高,最高达38℃,伴多汗、口干、烦躁、食欲不佳,会阴部疼痛,坐位困难。对此产妇忧心忡忡。

体格检查:体温37.5℃,脉搏80次/分,呼吸18次/分,血压110/70 mmHg;神志清楚,情绪低落;会阴伤口红肿、有硬结,阴道内有少量分泌物流出。

实验室及其他检查:红细胞计数 3.0×10^{12}/L,血红蛋白103 g/L,白细胞计数 15.0×10^9/L,中性粒细胞百分比0.78,淋巴细胞百分比0.16,嗜酸性粒细胞百分比0.04;凝血酶原时间11.3秒。

请解答:
(1) 列出主要的护理诊断。
(2) 简述护理要点。

6-105 产妇,35岁。G3P1。顺产一足月男婴,羊水清,出生后立刻进行Apgar评分,评分为8分,产妇和新生儿在产房留观了2小时左右,无异常后进入休养室。

请解答:
(1) Apgar评分8分属于正常吗?为什么?
(2) 简述Apgar评分的具体标准。

答案与解析

选择题

A1型单项选择题

6-1	E	6-2	D	6-3	E	6-4	B
6-5	B	6-6	B	6-7	D	6-8	D
6-9	E	6-10	E	6-11	A	6-12	C
6-13	D	6-14	D	6-15	A	6-16	E
6-17	B	6-18	A	6-19	D	6-20	E
6-21	D	6-22	C	6-23	A	6-24	C
6-25	E	6-26	B	6-27	E	6-28	C
6-29	C	6-30	B	6-31	A	6-32	E
6-33	A	6-34	B	6-35	D	6-36	B

A2型单项选择题

6-37	B	6-38	C	6-39	B	6-40	C
6-41	A	6-42	A	6-43	B	6-44	C

第六章 产褥期妇女的护理

| 6-45 | E | 6-46 | A | 6-47 | E | 6-48 | C |
| 6-49 | C | 6-50 | E | 6-51 | C | 6-52 | C |

A3型单项选择题

6-53	D	6-54	C	6-55	C	6-56	C
6-57	A	6-58	D	6-59	A	6-60	C
6-61	A	6-62	E	6-63	C	6-64	D
6-65	A

A4型单项选择题

6-66	A	6-67	E	6-68	D	6-69	A
6-70	B	6-71	A	6-72	B	6-73	A
6-74	D	6-75	A	6-76	D	6-77	E
6-78	A	6-79	C

部分选择题解析

6-6解析: 产褥期生理变化:分娩后2~3天乳汁开始分泌;产后脉搏在正常范围内,略慢,为60~70次/分;子宫体产后6周恢复到正常大小;正常产褥期白细胞计数是$(4\sim10)\times10^9/L$;产妇产后24小时内体温可稍升高,但一般不超过38℃。

6-15解析: 产后第1天子宫底略上升至脐平,以后每天下降1~2cm,至产后1周在耻骨联合上方可触及,于产后10天子宫降至盆腔内,腹部检查触不到子宫底。

6-18解析: 子宫收缩乏力引起产后出血,首选的止血措施为按摩子宫,因为可以有效地刺激子宫,使其出现收缩,从而有效地止血。这种方法不仅可以快速地帮助产妇止血,而且还可以继续接产。其次也可以应用宫缩剂或宫腔内填纱布等方法。

6-28解析: 因疾病或其他原因暂不哺乳或终止哺乳者应尽早退乳。产妇限进汤类食物,停止哺乳,不排空乳房,按医嘱给予己烯雌酚。可用芒硝退乳,方法:芒硝250g碾碎,装布袋分敷于两乳房上并固定。芒硝受湿后应更换再敷,直至乳房不胀。同时可用生麦芽50g泡茶饮,每天3次,连服3天,配合退乳。也可用维生素B_6 200mg口服,每天3次,共5~7天。

6-29解析: 乳房胀痛的护理:①协助产妇尽早开奶,勤哺乳,或者用吸奶器把乳房内的乳汁排空。②轻轻从四周向乳头方向按摩、挤捏,使乳汁排出。③两次哺乳间冷敷乳房,减轻充血;哺乳前热敷乳房,可促使乳腺管通畅。④乳房过胀哺乳时,应先挤出少许乳汁,待乳晕变软时再开始哺乳。⑤乳房肿胀时佩戴合适的具有支托性的哺乳内衣可减轻沉重感。⑥可口服维生素B_6或散结通乳的中药(常用方剂为柴胡、当归、王不留行、木通、漏芦各15g,水煎服)。

6-36解析: 足月正常新生儿接种的疫苗有卡介苗和乙型肝炎疫苗。百白破混合制剂要在出生后3、4、5、18个月接种,麻疹疫苗要在出生后8、18个月接种,A群流行性脑脊髓膜炎疫苗要在出生后6、9个月接种,乙型脑炎疫苗要在出生后8、24个月接种,风疹疫苗要在出生后8、18个月接种,腮腺炎疫苗要在出生后18个月接种,脊髓灰质炎疫苗要在出生后2、3、4、48个月接种。

6-49解析: 产妇的临床表现为产后出血,但无子宫收缩乏力、产道损伤,查看胎盘完整,有血管中断于胎膜边缘,考虑出血原因是胎盘剥离不全。

6-51解析: 早产儿的特点:①皮肤鲜红发亮、水肿和毳毛多。②头发细、乱而软。③耳壳软、缺乏软骨和耳舟不清楚。④指(趾)甲未达到指(趾)尖。⑤足底纹理少。⑥乳腺无结节或结节直径<4mm。⑦男婴睾丸未降至阴囊,阴囊皱纹少;女婴大阴唇不能遮盖小阴唇。

6-52解析: 生理性黄疸是指单纯因胆红素代谢特点引起的暂时性黄疸,足月儿出生后2~3天出现黄疸,4~6天达高峰,可持续至4~10天,随后开始消退,最迟不超过2周。早产儿黄疸多于出生后3~5天出现,5~7天达高峰,7~9天消退,最长可延迟到3~4周。

6-57解析: 引起产后出血的原因比较多,子宫收缩乏力是产后出血最常见的原因,占70%。其次是胎盘因素[如胎盘剥离不良、胎盘滞留胎盘粘连及部分胎盘和(或)胎膜残留均可影响宫缩]、软产道损伤、凝血功能障碍和子宫内翻。造成该产妇产后出血的最可能原因是子宫收缩乏力,主要依据是检查产妇子宫软,按摩后子宫变硬,阴道出血量减少。

6-70 解析:造成产妇会阴皮肤及阴道入口黏膜撕裂的原因:①年龄,如果是35岁以上首次生育的高龄产妇,由于会阴弹性不大,骨盆活动量较小,分娩时可因会阴体无法自如扩张而出现裂伤。②骨盆因素,骨盆出口后三角区是分娩胎儿时的重要关卡,如果产妇骨盆没有发育好,出口狭窄,耻骨弓窄而低,难以超负荷压力伸展,可导致会阴裂伤。③妇科炎症,产妇有阴道炎、外阴炎等,部分会阴组织相对脆弱,分娩过程中容易充血,胎儿娩至阴道口时,容易发生会阴撕裂。④滞产,由于产妇分娩中常出现神经紧绷,脑部皮质功能失调,体力不支等情况,此时胎儿压迫软产道过久,导致产道出现水肿、淤血、坏死。当产妇分娩时,局部组织不强韧引发会阴裂伤。⑤胎位异常,如果产妇出现胎位异常、头盆不称,在分娩过程中容易出现子宫收缩乏力、胎先露下降费力,产程延长甚至停滞。若胎先露压迫产道时间过长,可出现产道水肿、坏死,分娩过程中,脆弱的局部组织会发生裂伤。

6-72 解析:会阴撕裂伤分度标准:Ⅰ度,指仅会阴皮肤及阴道入口黏膜撕裂;Ⅱ度,指撕裂已达会阴体筋膜及肌层,累及阴道后壁黏膜,可自后壁两侧沟向上撕裂,出血较多,解剖结构不易辨认;Ⅲ度,指撕裂向下扩展,肛门外括约肌已撕裂;Ⅳ度,指撕裂累及直肠阴道隔,直肠壁及黏膜,直肠肠腔暴露,为最严重的阴道会阴撕裂伤,但出血量可不多。

6-74 解析:会阴部的护理措施:①每天用1:5000高锰酸钾或1:2000的苯扎溴铵溶液冲洗会阴,也可每天用温开水冲洗外阴部,要注意自前向后冲洗,让水流向肛门处,每次大便后最好加洗1次。尽量保持会阴部清洁及干燥。②会阴垫应当要使用消毒的卫生纸、卫生巾或卫生会阴垫,并且要勤更换。③若会阴有明显水肿,可用33%的硫酸镁溶液湿敷,每天1~2次,每次20~30分钟,可加快水肿的消除。④会阴有侧切者应尽量向健侧卧位,避免恶露流入切口。⑤指导产妇保持良好的心态,积极、主动地配合治疗。

名词解释题

6-80 从胎盘娩出至产妇全身各器官除乳腺外恢复至正常未孕状态所需的一段时期,称为产褥期(puerperium),通常为6周。产褥期为女性一生生理及心理发生急剧变化的时期之一,多数产妇恢复良好,少数可能发生产褥期疾病。

6-81 催乳素释放抑制因子是由下丘脑的神经内分泌细胞合成,在正中隆起处从轴突末梢向垂体门脉系统中的初级毛细血管丛释放,作用于腺垂体的催乳素分泌细胞,具有抑制催乳素分泌的作用。

6-82 产褥期抑郁症(postpartum depression)是产褥期精神障碍的一种常见类型,主要表现为产褥期持续和严重的情绪低落以及一系列症候,如动力减低、失眠、悲观等,甚至影响对新生儿的照料能力。其发病率国外报道约为30%,通常在产后2周内出现症状。

6-83 妊娠子宫自胎盘娩出后逐渐恢复至未孕状态的过程称为子宫复旧。一般情况下,在产后10天左右子宫即可缩回到原来的状态,4~6周后子宫得到完全恢复。妊娠过程中增大的子宫在分娩后不能顺利收缩的情况称为子宫复旧不全。

6-84 产后随子宫蜕膜脱落,含有血液、坏死蜕膜等组织经阴道排出,称为恶露(lochia)。恶露有血腥味,但无臭味,持续4~6周,总量为250~500 ml。

6-85 分娩后最初几天,产妇出汗特别多,尤其在饭后、活动后、睡觉时和醒后出汗更多,被称为"褥汗",在夏天甚至会大汗淋漓,湿透衣裤、被褥。产后出汗多,主要是皮肤排泄功能旺盛,将妊娠期间积聚在体内的大部分水分通过皮肤排出体外,这是产后身体恢复,进行自身调节的生理现象,不属病态。

6-86　产褥感染(puerperal infection)指分娩及产褥期生殖道受病原体侵袭,引起局部或全身感染,其发病率约6%。

6-87　分娩24小时后,在产褥期内发生的子宫大量出血,称晚期产后出血(late puerperal hemorrhage)。以产后1~2周发病最常见,亦有迟至产后2个月余发病者。阴道出血多为少量或中等量,持续或间断;亦可表现为大量出血,同时有血凝块排出。产妇可伴有寒战、低热,且常因失血过多导致贫血或失血性休克。

6-88　在产褥早期因子宫收缩引起下腹部阵发性剧烈疼痛,称为产后宫缩痛(after-pains)。于产后1~2天出现,持续2~3天自然消失,多见于经产妇。哺乳时反射性缩宫素分泌增多使疼痛加重,不需特殊用药。

6-89　产褥期保健是指加强妊娠期卫生宣传,临产前2个月避免性生活及盆浴,加强营养,增强体质;保持外阴清洁;及时治疗外阴阴道炎及子宫颈炎症;避免胎膜早破、滞产、产道损伤与产后出血;接产时,严格无菌操作,正确掌握手术指征;消毒产妇用物;必要时给予广谱抗生素预防感染。

6-90　牙龈粟粒点指新生儿或婴儿牙龈上长的小白点,俗称"马牙"。这些小白点摸起来质硬,大小如粟粒或米粒,为白色珠状物。这是由于牙板上皮在形成牙胚时多余的上皮角化成团所形成的,部分可被吸收,部分游离于口腔黏膜下,一般不影响吸吮,可自动脱落,不需处理。

简述问答题

6-91　产妇产褥期的生理变化:①子宫的变化,主要表现为子宫复旧和产后宫缩痛。②阴道和外阴的变化,分娩后阴道和外阴轻度水肿,2~3天自行消退,会阴伤口一般3~5天愈合。③乳房的变化,催乳素促进乳汁合成和分泌。妊娠晚期和产后2~3天可分泌初乳,以后在垂体前叶催乳素的作用下,乳腺充血肿胀,产妇可感觉乳房胀痛,局部灼热1~2天后即开始分泌乳汁,开始量较少,以后逐渐增多。乳汁畅流后,局部胀痛即消失。婴儿吸吮刺激垂体也能合成与释放催乳素,促进泌乳。④生命体征的变化,有低热,但多不超过38℃;产后脉搏缓慢,60~70次/分;呼吸由妊娠时的胸式呼吸转为腹式呼吸;血压在正常范围,产前患妊娠期高血压疾病者产后血压明显降低,并逐渐恢复。⑤消化系统的变化,分娩时能量消耗、体液流失,使产后口渴,食欲不良。因卧床时间长、活动少,产后腹肌和盆底肌松弛导致肠蠕动减弱,出现便秘。⑥泌尿系统的变化,分娩过程中膀胱受压,导致黏膜水肿、充血、肌张力下降,加上会阴裂伤、肿痛以及不习惯床上排尿等原因,易造成产后排尿困难和尿潴留。⑦内分泌系统的变化,产后雌、孕激素水平急剧下降,产后1周恢复正常。产褥期恢复排卵和月经复潮的时间因人而异。哺乳产妇平均在产后4~6个月经复潮,恢复排卵。不哺乳产妇一般在产后6~10周月经复潮,平均10周恢复排卵。

6-92　产褥期抑郁症,又称产后抑郁症,是指产妇在分娩后出现抑郁症状,是产褥期精神综合征中最常见的一种类型,多于产后2周发病,于产后4~6周症状明显。产褥期抑郁症的诊断标准:①情绪抑郁;②对全部或多数活动明显缺乏兴趣;③体重显著下降或增加;④失眠或睡眠过度;⑤精神运动性兴奋或阻滞;⑥疲劳或乏力;⑦遇事均感毫无意义或有自罪感;⑧思维能力减退或注意力不集中;⑨反复出现想死亡的念头。须具备5条或5条以上的症状,但第1和第2条必须具备。

护理措施:①心理疏导;②加强沟通;③增强产妇自信心;④做好基础护理工作;⑤得到家庭支持;⑥出院指导并定期随访。

6-93　产褥期妇女的护理评估内容:(1)健康史:了解产妇此次妊娠及分娩的情况、有无妊娠期并发症、分娩的方式、是否难产、有无产后出血、既往健康状况等。

(2) 身体状况：①生命体征；②子宫复旧；③恶露：血性恶露、浆液性恶露、白色恶露；④产后宫缩痛；⑤褥汗；⑥乳房情况；⑦其他：尿潴留、便秘、会阴肿痛等异常。

(3) 心理及社会反应。

(4) 实验室及其他检查：血、尿常规检查，药敏试验，B超检查等。

6-94 产后2小时内的护理措施：产后2小时必须对产妇进行严密观察。因为这是产后严重并发症的易发期，如产后出血、产道血肿、心力衰竭、产后子痫等往往就出现在这2小时内。要密切观察子宫底高度、血压、阴道出血量、排尿情况等。协助产妇哺乳，并注意产妇的保暖。

6-95 会阴及会阴伤口的护理：①适当活动。产后，产妇应尽早下床活动，可预防子宫后倾和感染，有利于子宫的复旧和恶露的排出。产后第1天，轻微活动正常生活自理。第2、第3天就可以逐渐恢复正常起居活动。但要避免久站、久坐、长期下蹲或提取重物，预防子宫脱垂。②基础护理。选择透气舒适的护理垫及棉质的内衣裤，并要勤换，产后1周内禁止坐浴；保持外阴清洁：每次大、小便后应用清水洗会阴，清洗过程中应避免水流入阴道内；产后产妇应进食清淡易消化的食物，预防便秘，避免大便时过度用力。③伤口护理。侧切的伤口休息时应向会阴伤口的对侧卧，一方面，可使产后恶露尽量不侵及伤口；另一方面，可以改善局部伤口的血液循环，促进伤口愈合。有会阴撕裂伤口的产妇应避免双腿过度外展，及时清洁会阴部。会阴部伤口肿胀疼痛者，可用95%乙醇纱布或33%（或50%）硫酸镁湿敷外阴。也可用红外线局部照射。④当体温升高或会阴伤口出现明显疼痛或异常会泌物时，应该及时就医，警惕伤口感染。

6-96 指导产妇母乳喂养：①时间。原则是按需哺乳。一般产后半小时内开始哺乳，此时虽然乳房内乳量少，但通过新生儿吸吮可刺激乳汁分泌。产后1周内，哺乳次数可增加，每1～3小时1次，开始每次吸吮时间3～5分钟，以后逐渐延长，但一般不超过15～20分钟，以免使乳头浸渍、皲裂而导致乳腺炎。②方法。将一手的拇指和其余4指分别放在乳房的上、下方，把乳房托起，母婴紧密相贴，婴儿头与双肩朝向乳房。哺乳时产妇身体一定要放松，身体略向前倾，用手掌根部托起婴儿颈、背部，4指支撑婴儿头部。喂乳时无论白天和夜间都要把孩子抱起来喂，吃空一侧再吃另一侧，乳汁排空了才能更好地刺激乳腺再分泌。哺乳前要将乳头洗干净，先挤出几滴，然后再哺喂。

6-97 不宜母乳喂养的指征：①产妇患精神病、肾病、心脏病、糖尿病或其他需要长期服药的慢性病；②产妇患艾滋病、乙型肝炎等传染病；③产妇因产后出血等原因造成母婴分离等情况；④符合不能母乳喂养医学指征的新生儿。需要人工喂养的新生儿，由儿科医生做出评估。

暂停母乳喂养的指征：产妇患乳腺炎及乳腺脓肿。

6-98 产后减重的正确时机：顺产的产妇产后1～2个月时，若身体复原良好，即可开始施行减重；产后3个月内就可以做重点、轻微的运动，如盆腔底的肌肉收缩，可以预防尿失禁、收缩腹部和提臀。剖宫产的产妇视其伤口复原状况而定，必须等手术后24小时或排气后，才可以下床走路，或做些轻微的活动。减重最好是等拆完线、回家静养3个月后再开始实行。

6-99 产褥期内因高温环境使体内余热不能及时散发，引起中枢性体温调节功能障碍的急性热病，称为产褥中暑（puerperal heat stroke）。临床表现为高热、水和电解质紊乱、循环衰竭及神经系统功能损害等。该病虽不多见，但起病急骤，发展迅速，若处理不当可发生严重后遗症，甚至死亡。

其常见原因是旧风俗习惯要求关门闭窗，使身体处于高温、高湿状态，导致体温调节中枢功能障碍。根据病情程度分为：①中暑先兆，发病前多有短暂的先兆症状。如口渴、多汗、心悸、恶心、胸闷、四肢无力。此时体温正常或低热。②轻度中暑，产妇体温逐渐升高达38.5℃

第六章 产褥期妇女的护理

以上,随后出现面色潮红、胸闷、脉搏增快、呼吸急促、口渴、痱子满布全身。③重度中暑,产妇体温继续升高达41~42℃,呈稽留热,可出现面色苍白、呼吸急促、谵妄、抽搐、昏迷。若处理不及时可在数小时内因呼吸、循环衰竭而死亡。幸存者也常遗留中枢神经系统不可逆的损伤。

治疗原则:立即改变高温和不通风环境,迅速降温,及时纠正水、电解质紊乱和酸中毒。其中迅速降低体温是抢救成功的关键。正确识别产褥中暑对及时正确处理十分重要。

6-100 新生儿人工喂养的要求:①配方乳喂养。掌握正确的冲调比例,奶粉和水按重量比应1:8,按容积比应是1:3。奶瓶上的刻度指的是毫升数,如将奶粉加至50 ml刻度、加水至200 ml,就冲成了200 ml的牛奶,这种牛奶又称全奶。配方乳要妥善保存,应贮存在干燥、通风、避光处,温度不宜超过15℃。②牛奶喂养。牛奶含有比母乳高3倍的蛋白质和钙,虽然营养丰富,但不适合婴儿的消化系统,尤其是新生儿。牛奶需要经过稀释、煮沸、加糖3个步骤来调整其缺点。出生后1~2周的新生儿可先喂2:1牛奶,即鲜奶2份加1份水,以后逐渐增加浓度,吃3:1至4:1的鲜奶到满月,如果婴儿消化能力好,大便正常,可直接喂哺全奶。婴儿每天需要的能量为100~120 kcal/kg,需水分150 ml/kg。100 ml牛奶加8%的糖可供给能量100 kcal。③羊奶喂养。羊奶成分与牛奶相仿,蛋白质与脂肪稍多,尤以白蛋白为高,故凝块细,脂肪球也小,易消化。由于其叶酸含量低,维生素B_{12}也少,所以羊奶喂养的孩子应添加叶酸和维生素B_{12},否则可引起营养性巨幼细胞性贫血。④混合喂养。母乳喂养的同时也使用代乳品来喂养婴儿。混合喂养比单纯人工喂养好,更有利于婴儿的健康成长。⑤添加鱼肝油。母乳喂养或人工喂养的新生儿如果出生后没有注射过维生素D,在新生儿3~4周时应及时添加鱼肝油,以防止佝偻病的发生。

6-101 成功促进母乳喂养的措施:可参照《成功促进母乳喂养的十项措施》(2018年更新版):①管理规范。完全遵守《国际母乳代用品销售守则》和世界卫生大会相关决议;制定书面的婴儿喂养政策,并定期与工作人员及家长沟通;建立持续的监控和数据管理系统;确保工作人员有足够的知识、能力和技能支持母乳喂养。②重要的临床实践。与孕妇及家属讨论母乳喂养的重要性和实现方法;分娩后立刻开始不间断的肌肤接触,帮助产妇尽快开始母乳喂养;支持产妇开始并维持母乳喂养及处理常见的困难;除非有医学上的指征,否则不要为母乳喂养的新生儿提供母乳以外的任何食物或液体;让母婴共处,并实现24小时母婴同室;帮助产妇识别和回应婴儿需要哺乳的迹象;告知产妇使用奶瓶、人工奶嘴和安抚奶嘴的风险;协调出院,以便父母与婴儿及时获得持续的支持和照护。

6-102 新生儿脐带的护理:①护理人员洗净并擦干双手。②做好脐带防水的措施,尽量注意脐带不沾水,选择优质的脐带防水贴。在脐带未脱落之前,一定要保持脐带部位透气,穿尿不湿的时候尽量避免盖住新生儿的肚脐,避免排泄物沾到伤口上。③每天清理和消毒脐带,使用专用的聚维酮碘消毒水或75%乙醇消毒。切忌使用消炎药粉,否则容易感染。④脐带脱落以后,脐窝内常常会有少量的液体渗出,此时可以用75%乙醇棉签卷清脐窝,然后盖上消毒纱布;保持脐窝干燥、透气;给新生儿穿脱衣服和尿不湿的时候要注意不要摩擦到脐窝。

6-103 婴儿抚触的目的:有利于婴儿的生长发育,增加免疫力,增进食物的吸收和利用,减少婴儿哭闹,增加睡眠,促进婴儿健康成长,同时能增进父母与婴儿之间的感情交流,促进婴儿心理健康。

注意事项:①房间温度适宜,可播放柔和的背景音乐。②一边按摩一边与婴儿说话,进行感情交流,不受外界打扰。③手法从轻开始,慢慢增加力度,以婴儿舒服、合作为宜。④按摩时间从5分钟开始,以后逐渐延长到15~20分钟,每天1~2次。⑤选择适当的时间,避开婴儿疲劳、饥渴或烦躁的时间;最好是在婴儿洗澡后或穿衣过程中进行。⑥按摩前须温暖双手,将婴儿润肤液倒在掌心,不要直接倒在婴儿身上。⑦提前预备好毛巾、尿布以及替换衣服。⑧婴儿的脐带还未脱落时,最好不要碰到。⑨抚触过程中发现婴儿有不适反应,立即停止。

综合应用题

6-104 (1)主要的护理诊断:①体温升高,与产后过度疲劳有关。②疼痛-会阴部疼痛,与分娩后伤口红肿有关。③有感染的风险,与分娩损伤、胎儿娩出以及会阴轻度撕裂细菌侵入有关。④活动无耐力,与产后身体虚弱有关。⑤睡眠型态紊乱,与环境嘈杂、婴儿哭闹、哺乳、照顾婴儿有关。⑥焦虑,与产后多处不适有关。⑦有便秘的风险,与产后肠蠕动减弱及活动减少有关。

(2)护理要点:①一般护理。卧床休息为主,指导用餐次数、给予高蛋白、高热量、高维生素饮食,饮食中可适量增加粗纤维食物和水果,如菠菜、白菜、香蕉,必要时可食少量蜂蜜,忌食过冷、刺激、辛辣的食物。②做好心理护理。向产妇耐心解答疑问,帮助产妇树立信心、稳定情绪,强调心情舒畅对产后恢复的影响;鼓励亲属和朋友多陪伴产妇,以获得情感支持;主动关心产妇。③加强皮肤护理。保持会阴清洁干净,每天用聚维酮碘擦洗会阴2次;勤换内裤,垫消毒卫生巾;产褥期内禁止盆浴;会阴水肿时用50%硫酸镁湿热敷。

6-105 (1)Apgar评分是根据新生儿出生后的皮肤颜色、心率、呼吸、肌张力及对外界刺激的反应能力5项内容进行评分。一般情况下,各项相加总分8~10分为无窒息,4~7分为轻度窒息,0~3分属重度窒息。一般8分及以上均表示正常。

(2)Apgar评分的具体标准:参见第五章表5-1。

(莫婵萍)

第七章

高危妊娠妇女的护理

选择题(7-1～7-46)

A1 型单项选择题(7-1～7-16)

7-1 判断胎儿宫内安危简单、有效的方法为
　　A. B超检查
　　B. 缩宫素激惹试验(OCT)
　　C. 胎动计数
　　D. 胎心监测
　　E. 羊水检查

7-2 高危妊娠妇女首要的产时护理措施是
　　A. 给予吸氧
　　B. 首选剖宫产
　　C. 迅速做好术前准备
　　D. 严密观察产程
　　E. 常规给予抗生素

7-3 正常胎儿头皮血的 pH 为
　　A. 7.10～7.15
　　B. 7.16～7.20
　　C. 7.21～7.24
　　D. 7.25～7.35
　　E. 7.36～7.40

7-4* 高危妊娠妇女的基础护理措施是
　　A. 预防妊娠并发症
　　B. 增加营养
　　C. 适时终止妊娠
　　D. 处理妊娠合并症
　　E. 提高胎儿对缺氧的耐受力

7-5* 过期妊娠且羊水减少、胎盘功能低下,出现胎儿缺氧的表现。此时电子胎心监护可出现
　　A. 早期减速　　B. 中期减速
　　C. 变异减速　　D. 晚期减速
　　E. 加速

7-6 胎儿缺氧时,12 小时胎动计数少于
　　A. 30 次　　B. 25 次
　　C. 20 次　　D. 15 次
　　E. 10 次

7-7 无应激试验(NST)正常是指监护时间内胎心加速出现的次数不少于
　　A. 5 次　　B. 4 次
　　C. 3 次　　D. 2 次
　　E. 1 次

7-8 NST 的目的在于
　　A. 观察子宫对缩宫素的敏感性
　　B. 观察胎动对宫缩的影响
　　C. 观察胎动对胎心率的影响
　　D. 观察宫缩对胎心率的影响
　　E. 观察胎儿宫内的储备能力

7-9 下列胎盘功能减退的原因中不正确的是
　　A. 过期妊娠
　　B. 胎儿生长受限
　　C. 胎盘退行性变
　　D. 胎盘钙化
　　E. 羊膜炎

7-10* 处理变异减速时方便有效的措施为
　　A. 立即抑制宫缩
　　B. 嘱孕妇改变体位,继续观察
　　C. 给予吸氧
　　D. 立刻终止妊娠
　　E. 迅速镇静

7-11 能较准确地了解胎儿宫内发育情况的人工监护方法是
A. B超
B. 胎动计数
C. 测量子宫底高度
D. 测量血压
E. 羊膜镜检查

7-12 妊娠图中最主要的曲线为
A. 体重   B. 血压
C. 腹围   D. 子宫底高度
E. 胎儿大小

7-13 雌三醇测定的目的是了解
A. 胎盘功能
B. 胎儿宫内发育情况
C. 胎儿肝脏成熟情况
D. 胎儿皮肤成熟情况
E. 胎儿大小

7-14 胎心电子监测仪检查结果显示,在每次宫缩后均有晚期减速的胎心率图形,说明
A. 胎盘功能不全   B. 胎头受压
C. 胎体受压   D. 脐带受压
E. 胎儿情况正常

7-15 下列哪项不属于高危妊娠的因素
A. 孕妇年龄 40 岁
B. 孕妇身高 144 cm
C. 孕妇有心脏病病史
D. 孕妇年龄 25 岁
E. 双胎妊娠

7-16 下列哪项属于高危妊娠的因素
A. 孕妇年龄 40 岁
B. 孕妇身高 164 cm
C. 孕妇无吸烟等不良嗜好
D. 孕妇年龄 25 岁
E. 单胎妊娠

A2 型单项选择题（7-17～7-27）

7-17* 孕妇,30 岁。G1P0,妊娠 41 周。平素月经周期规则,自觉近日胎动减少,行 OCT,胎心监护可见频发晚期减速。下列处理中正确的是
A. 静脉滴注缩宫素诱导规律宫缩
B. 继续观察
C. 加强营养
D. 注意休息
E. 立即终止妊娠

7-18* 孕妇,23 岁,身高 163 cm。末次月经不详,5 个月前自感胎动。产科检查:宫高 32 cm,腹围 97 cm,胎头已入盆且固定。首要的护理措施是
A. 羊水筛查
B. 羊膜镜检查
C. 胎盘功能检查
D. 胎儿遗传疾病的检查
E. 确定胎龄及胎儿情况

7-19* 孕妇,24 岁,妊娠 40 周。常规产前检查发现宫高、腹围小于妊娠月份,轻微触碰即可引起宫缩,胎心率 140 次/分。NST 异常。B 超检查羊水指数 4 cm。立即收治入院。下列处理措施中正确的是
A. 缩宫素诱导宫缩
B. 无需任何处理,等待自然分娩
C. 剖宫产终止妊娠
D. 羊膜腔灌注液体
E. 静脉补液治疗

7-20 孕妇,26 岁。G1P0,妊娠 40 周。因胎动计数减少入院。产科检查:宫高 35 cm,胎方位 LOA,先露固定,胎心率 132 次/分,无宫缩。入院后测 24 小时尿雌三醇为 6 mg。应考虑为
A. 脐带受压   B. 胎儿受压
C. 胎儿先天畸形   D. 胎盘功能不全
E. 过期妊娠

7-21 孕妇,29 岁。G2P0,妊娠 38 周。自然流产 1 次,无阴道流血及腹痛。产科检查:宫高 33 cm,胎方位 ROA,胎心率 137 次/分。NST 正常。此时恰当的处

理方法是
  A. 等待自然临产
  B. 剖宫产终止妊娠
  C. 加强宫缩
  D. 使用缩宫素引产
  E. 人工破膜

7-22* 孕妇,31岁。G1P0,妊娠40周。行OCT时胎心监护出现变异减速。此时应采取的护理措施为
  A. 不需要特殊处理
  B. 嘱孕妇改变体位,继续观察
  C. 高度重视,采取其他方法评估
  D. 行宫内复苏术
  E. 立即终止妊娠

7-23 孕妇,23岁。G1P0,妊娠41周。因胎动计数减少入院。产科检查:宫高36 cm,胎方位ROA,胎心率140次/分,无宫缩。入院后测24小时尿雌三醇为7 mg。考虑为
  A. 脐带受压   B. 胎头受压
  C. 过期妊娠   D. 胎儿入盆
  E. 胎盘功能不全

7-24 孕妇,25岁。G1P0,妊娠39周。行OCT时胎心监护出现多次晚期减速。此时应采取的护理措施为
  A. 不需要特殊处理
  B. 嘱孕妇改变体位,继续观察
  C. 高度重视,采取其他方法评估
  D. 行宫内复苏术
  E. 立即终止妊娠

7-25* 孕妇,23岁。宫内妊娠41⁺周。胎动计数减少1天。产科检查:头位,先露固定,胎心率140次/分,无宫缩。B超提示双顶径9.4 cm,胎盘Ⅲ级,有钙化点。入院后测24小时尿雌三醇为8 mg。此时应采取的护理措施为
  A. 不需要特殊处理
  B. 嘱孕妇改变体位,继续观察
  C. 高度重视,采取其他方法评估
  D. 行宫内复苏术
  E. 立即终止妊娠

7-26* 孕妇,30岁。宫内妊娠42周。平时月经正常。未临产,1周前尿雌激素/肌酐(E/C)比值15,现仅7。正确的处理措施是
  A. 缩宫素引产
  B. 人工破膜
  C. 立即剖宫产
  D. 吸氧后观察
  E. 服雌激素3天后复查

7-27 孕妇,25岁。G1P0,妊娠41周。因胎动计数减少入院。产科检查:宫高37 cm,胎方位LOA,胎心率136次/分,无宫缩。入院后测hPL为3 mg/L。考虑为
  A. 脐带受压   B. 胎头受压
  C. 过期妊娠   D. 胎儿入盆
  E. 胎盘功能不全

A3型单项选择题(7-28~7-39)

(7-28~7-30共用题干)

孕妇,25岁。G4P0,妊娠9周。身高156 cm,体重56 kg,血压120/82 mmHg。小学文化,家住农村,无工作。孕前体重55 kg,自然流产3次,均在妊娠10周左右发生。丈夫嗜酒,无固定工作。

7-28 针对该孕妇,影响妊娠的高危因素是
  A. 身高   B. 体重
  C. 血压   D. 不良嗜好
  E. 不良孕产史

7-29* 目前对该孕妇可实施的健康指导是
  A. 自己计数胎动
  B. 禁止性生活
  C. 可以进行重体力劳动
  D. 需每周B超检查
  E. 不需卧床休息

7-30 下列哪项不是该孕妇目前需要注意的事项

A. 自己计数胎动
B. 禁止性生活
C. 如有腹痛及阴道出血需来院就诊
D. 需定期产前检查
E. 多卧床休息

(7-31～7-35 共用题干)

孕妇,妊娠36周。行电子胎心监护,提示胎儿正常。

7-31 其胎心率基线不可能为
　　A. 124次/分　　B. 134次/分
　　C. 144次/分　　D. 154次/分
　　E. 164次/分

7-32 其胎心率基线的变异幅度为
　　A. 无变异　　　B. 1～3次/分
　　C. 4～5次/分　D. 6～25次/分
　　E. 26～50次/分

7-33 其胎动伴基线胎心率加速至少为
　　A. 1次　　　　B. 2次
　　C. 3次　　　　D. 4次
　　E. 5次

7-34 电子胎心监护所需时间至少为
　　A. 10分钟　　 B. 20分钟
　　C. 30分钟　　 D. 40分钟
　　E. 50分钟

7-35 下列对该孕妇的护理措施中正确的是
　　A. 每周1次 NST
　　B. 羊水检测卵磷脂/鞘磷脂比值
　　C. 胎儿头皮血 pH 测定
　　D. 每周胎动计数1次
　　E. 每周1次 OCT

(7-36～7-39 共用题干)

孕妇,25岁。妊娠38周。产科检查:宫高、腹围小于妊娠月份。B超检查示羊水指数5 cm。收治入院。

7-36 下列哪项不是入院评估内容
　　A. 健康史　　　B. 血压
　　C. 胎心率　　　D. 心理状态
　　E. 肝、肾功能

7-37* 该孕妇最需监测的项目是
　　A. 体温　　　　B. 血压
　　C. 胎心率　　　D. 心理状态
　　E. 肝、肾功能

7-38* 孕妇常偷偷哭泣,下列最不可能的原因是
　　A. 担心过期妊娠
　　B. 担心宫缩疼痛
　　C. 担心胎儿可能缺氧
　　D. 担心胎儿可能畸形
　　E. 担心不能自然分娩

7-39 对孕妇的健康指导最重要的是
　　A. 自数胎动　　B. 卧床休息
　　C. 加强营养　　D. 保持外阴清洁
　　E. 持续吸氧

✎ **A4型单项选择题(7-40～7-46)**

(7-40～7-46 共用题干)

孕妇,28岁。G2P0,妊娠34周。因头晕、脚肿4天就诊。体格检查:身高154 cm,体重87 kg,血压160/110 mmHg,双下肢水肿(＋＋＋)。产科检查:宫高30 cm,腹围85 cm,胎心率136次/分,胎方位LOA。实验室检查:血红蛋白80 g/L;尿蛋白(＋＋＋)。小学文化,无工作。孕前体重70 kg,月经周期正常,自然流产1次,非常担心胎儿健康。母亲患有高血压、糖尿病。

7-40 针对该孕妇,下列哪项不属于影响妊娠的高危因素
　　A. 体重　　　　B. 年龄
　　C. 自然流产史　D. 身高
　　E. 血压

7-41 针对该孕妇,下列哪项不属于高危妊娠的评分指标
　　A. 贫血　　　　B. 年龄
　　C. 分娩史　　　D. 高血压
　　E. 肥胖

7-42 不需要对该孕妇实施的监护是
　　A. 身高　　　　B. 胎动计数
　　C. 宫高及腹围　D. 胎盘功能

E. 胎儿成熟度

7-43* 对该孕妇最需实施的监护是
A. 血压及胎心率　　B. 胎儿大小
C. 宫高及腹围　　　D. 胎盘功能
E. 胎儿成熟度

7-44 下列评估胎儿宫内状况的检测项目中不需要的是
A. 胎动计数　　　　B. 电子胎心监护
C. 羊膜镜检查　　　D. B超检查
E. 胎儿成熟度检查

7-45* 如果测胎心率107次/分,NST异常,恰当的处理方法是
A. 等待自然临产
B. 剖宫产终止妊娠
C. 加强宫缩
D. 使用缩宫素引产
E. 人工破膜

7-46 如果此时终止妊娠,促胎肺成熟的方法是应用
A. 糖皮质激素　　　B. 维生素 K_1
C. 尼可刹米　　　　D. 山梗菜碱
E. 碳酸氢钠

名词解释题(7-47~7-58)

7-47 高危妊娠
7-48 高危孕妇
7-49 电子胎心监护
7-50 胎心率基线
7-51 胎儿心动过速
7-52 胎儿心动过缓
7-53 胎心加速
7-54 早期减速
7-55 变异减速
7-56 晚期减速
7-57 无应激试验(NST)
7-58 缩宫素激惹试验(OCT)

简述问答题(7-59~7-64)

7-59 简述高危妊娠的有关因素。
7-60 简述高危妊娠妇女的监护措施。
7-61 简述应用NST预测胎儿宫内储备能力的方法。
7-62 简述OCT图形结果判断。
7-63 简述胎盘功能检查项目。
7-64 简述高危妊娠妇女的产科护理要点。

综合应用题(7-65~7-67)

7-65 孕妇,36岁。G4P0,妊娠8周。身高156 cm,体重58 kg,血压120/82 mmHg。小学文化,家住农村,无工作。孕前体重57 kg,自然流产3次,均在妊娠10周左右发生,既往无特殊疾病。此次妊娠后很焦虑,忧心忡忡,担心不能顺利妊娠到足月,担心将来孩子是不是健康。

请解答:
(1) 该孕妇的高危妊娠评分。
(2) 列出主要护理诊断。
(3) 简述护理要点。

7-66 孕妇,38岁。G2P0,妊娠33周。因头晕、视物模糊4天就诊。小学文化,无工作。孕前体重60 kg,月经周期正常,自然流产1次,非常担心胎儿健康。母亲患有高血压、糖尿病。

体格检查:体温37.1℃,脉搏89次/分,呼吸24次/分,血压160/110 mmHg,身高154 cm,体重70 kg;神志清;两肺无异常,心界不扩大,心率89次/分,律齐,未闻及病理性杂音;肝、脾肋下未及、无压痛;双下肢水肿(+++);神经系统检查未见异常。

产科检查:宫高30 cm,腹围85 cm,胎心率136次/分,胎方位LOA,头先露,未入盆。

实验室及其他检查:红细胞计数 2.54×10^{12}/L,血红蛋白80 g/L,白细胞计数 3.0×10^9/L,中性粒细胞百分比0.72,淋巴细胞百分比0.25,嗜酸性粒细胞百分比0.03;尿蛋白

(+++);肝、肾功能正常;心电图正常。

请解答:
(1) 该孕妇存在哪些妊娠高危因素?
(2) 该孕妇的高危妊娠评分。
(3) 对该孕妇,如何评估胎儿成熟度?
(4) 列出主要的护理诊断。
(5) 针对上述护理诊断,主要的护理措施有哪些?

7-67 孕妇,23岁。G1P0,妊娠40周。因胎动计数减少1天入院。既往无特殊疾病史,产前检查无异常。

体格检查:体温37.0℃,脉搏82次/分,呼吸20次/分,血压130/80 mmHg;神志清楚,情绪低落;心肺等无异常。

产科检查:宫高35 cm,腹围95 cm,胎方位LOA,头先露,已入盆,胎心率132次/分,无宫缩。

实验室及其他检查:NST胎心率基线120次/分,基线变异0~5次/分,监护40分钟无胎动及未见胎心加速。

请解答:
(1) 如何评估胎儿宫内安危?
(2) 列出主要的护理诊断。
(3) 针对上述护理诊断,主要的护理措施有哪些?

答案与解析

选择题

A1 型单项选择题

7-1	C	7-2	A	7-3	D	7-4	B
7-5	D	7-6	E	7-7	D	7-8	E
7-9	B	7-10	B	7-11	A	7-12	D
7-13	A	7-14	A	7-15	D	7-16	A

A2 型单项选择题

7-17	E	7-18	E	7-19	C	7-20	D
7-21	A	7-22	E	7-23	E	7-24	E
7-25	E	7-26	C	7-27	E		

A3 型单项选择题

7-28	E	7-29	B	7-30	A	7-31	E
7-32	D	7-33	B	7-34	B	7-35	A
7-36	E	7-37	C	7-38	A	7-39	A

A4 型单项选择题

| 7-40 | B | 7-41 | C | 7-42 | A | 7-43 | B |
| 7-44 | C | 7-45 | B | 7-46 | A | | |

部分选择题解析

7-4 解析: 高危妊娠妇女的护理措施:①一般预防与处理,增加营养及卧床休息。②病因预防与处理,预防妊娠并发症,处理妊娠合并症及预防遗传性疾病。③产科疾病的预防与处理,提高胎儿对缺氧的耐受力,间歇吸氧,预防早产,适时终止妊娠及分娩时缩短产程等。题中问的是基础护理措施,在选项中只有"增加营养"符合。

7-5 解析: 电子胎心监护可出现加速、早期减速、变异减速、晚期减速等几种表现。加速提示胎儿情况良好。早期减速可能由胎头受压引起。变异减速可能由脐带受压引起。晚期减速提示胎盘功能不良,胎儿宫内缺氧。

7-10 解析: 变异减速可能为脐带受压引起,可以嘱孕妇改变体位后继续观察。

7-17 解析: 行OCT,胎心监护可见频发晚期减速,提示胎盘功能不良,胎儿宫内缺氧。该孕妇妊娠41周,已经足月,可立即终止妊娠。

7-18 解析: 该孕妇末次月经不详,无法计算预产期及孕周,故首要的护理措施是根据胎动出现的时间及宫高、腹围等情况,确定胎龄及胎儿情况。

7-19 解析：该孕妇宫高、腹围小于妊娠月份，轻微触碰即可引起宫缩，结合B超检查羊水指数4cm，提示可能羊水量少，而NST异常提示胎盘功能不良，胎儿宫内缺氧。现孕妇妊娠已经足月，可立即终止妊娠。

7-22 解析：变异减速可能为脐带受压引起，可以嘱孕妇改变体位后继续观察。

7-25 解析：胎动减少，B超提示胎盘Ⅲ级，有钙化点，24小时尿雌三醇为8mg均提示胎盘功能不良，现孕41^+周，B超提示双顶径9.4cm，胎儿已经成熟，可以立即终止妊娠。

7-26 解析：1周前尿E/C比值15，现仅7，下降>50%，提示胎盘功能不良，孕妇已经妊娠42周，为过期妊娠，尚未临产，应该选择的处理是立即终止妊娠，如自然分娩则胎儿发生宫内窘迫可能性大，故选择立即剖宫产。

7-29 解析：该孕妇有复发性流产，自然流产3次，均在妊娠10周左右发生。故需保胎治疗，禁止性生活，卧床休息，禁止重体力劳动，但无需每周B超检查，现仅妊娠9周，无需计数胎动。

7-37 解析：该孕妇宫高、腹围小于妊娠月份，B超检查示羊水指数5cm，提示羊水过少。羊水过少最可能引起的问题是胎儿宫内窘迫。胎心率是判断胎儿宫内安危情况的一种简便方法，故针对该孕妇最需监测的项目是胎心率。

7-38 解析：该孕妇可能因为担心宫缩疼痛，担心胎儿可能缺氧、畸形，担心不能自然分娩而常偷偷哭泣，但高危妊娠常需提前终止妊娠，所以最不可能担心的是过期妊娠。

7-43 解析：该孕妇主要的护理问题是高血压、潜在的并发症"胎儿宫内窘迫"，胎心率是判断胎儿宫内安危情况的一种简便方法，故该孕妇最需实施的监护是血压及胎心率。

7-45 解析：胎心率107次/分，NST异常，提示胎盘功能不良，胎儿宫内缺氧可能。该孕妇妊娠34周，有高血压及蛋白尿，为"重度子痫前期"，可考虑剖宫产终止妊娠。

名词解释题

7-47 凡有可能危害母儿健康或可能导致难产的妊娠称为高危妊娠。

7-48 具有高危妊娠因素的孕妇称为高危孕妇。

7-49 电子胎心监护是指通过连续观察和记录胎心率的动态变化，观察胎心率与胎动、宫缩之间的关系，及时、客观地监测胎心率和预测胎儿宫内储备能力。

7-50 胎心率基线是在无宫缩或宫缩间歇期记录的胎心率平均值，需持续观察10分钟以上。

7-51 胎儿心动过速是指无宫缩与胎动时，胎心率>160次/分，持续10分钟以上。

7-52 胎儿心动过缓是指无宫缩与胎动时，胎心率<110次/分，持续10分钟以上。

7-53 胎心加速是指在胎动或宫缩时胎心率增加≥15次/分，持续时间≥15秒，是胎儿情况良好的表现。

7-54 早期减速一般发生在第1产程后期，因宫缩使胎头受压引起，不受孕妇体位或吸氧的影响而改变。特点是胎心率下降与宫缩上升同时开始，胎心率最低点与宫缩峰值一致，下降幅度<50次/分，持续时间<50秒，宫缩后迅速恢复正常。

7-55 变异减速的特点是胎心率减速与宫缩的关系不固定，下降迅速，幅度大（>70次/分），持续时间长短不一，但恢复快。一般认为是子宫收缩时脐带受压后迷走神经兴奋所致。

7-56 晚期减速是指胎心率在子宫收缩开始后一段时间（多在宫缩高峰后）开始出现减速，下降缓慢，下降幅度<50次/分，持续时间长，恢复也缓慢。一般认为是胎盘功能不良、胎儿宫内缺氧的表现。

7-57 无应激试验（non-stress test，NST）是指在无宫缩状态下观察胎动时胎心率变化。正常情况下，一般监测20分钟，有2次或2次以上胎动且伴胎心率加速≥10次/分，持续时间

≥10秒,提示胎儿情况良好;如胎动计数与胎心率加速少于前述或胎动时无胎心率加速,提示胎儿宫内缺氧。

7-58 缩宫素激惹试验(oxytocin challenge test,OCT)的原理为用缩宫素诱导宫缩或自然宫缩时用胎心监护仪记录胎心率变化。宫缩要求:宫缩≥3次/10分,每次持续时间≥40秒。

简述问答题

7-59 高危妊娠的因素:①社会及个人因素。职业不稳定、收入低、居住环境差、未婚或独居;年龄<16岁或>35岁;受教育时间不到6年;家属中有明显的遗传疾病;不良嗜好(如吸烟、饮酒等);未做过或未正规做过产前检查等。②疾病因素。流产、异位妊娠及异常分娩史;各种妊娠合并症;各种妊娠并发症;可能造成难产的因素。③焦虑、抑郁等心理因素。

7-60 高危妊娠妇女的监护措施:①确定胎龄;②监测宫高及腹围;③计数胎动;④B超检查;⑤监测胎心;⑥胎盘功能检查;⑦胎儿成熟度检查;⑧胎儿缺氧程度检查;⑨胎儿先天性(遗传性)疾病检查。

7-61 应用NST预测胎儿宫内储备能力的方法:正常情况下,在无宫缩、无外界负荷刺激下持续监测胎心率,一般监测20分钟有2次或2次以上胎动且伴胎心率加速≥10次/分,持续时间≥10秒,提示胎儿情况良好;如监测超过40分钟胎动计数与胎心率加速少于前述或胎动时无胎心率加速,提示胎儿宫内缺氧。

7-62 OCT图形结果判断:用缩宫素诱导宫缩或自然宫缩时用胎心监护仪记录胎心率变化。若多次(50%)宫缩后重复出现晚期减速,胎心率基线变异减少,胎动后无胎心率加快,为OCT阳性,提示胎盘功能减退。若胎心率基线有变异或胎动后胎心率加快,无晚期减速,为OCT阴性,提示胎盘功能良好。

7-63 胎盘功能检查项目:①孕妇尿雌三醇测定,测孕妇24小时尿雌三醇量,24小时尿雌三醇≥15mg为正常,10~15mg为警戒值,<10mg为风险值。②取孕妇任意尿测雌激素/肌酐比值,>15为正常,10~15为警戒值,<10为风险值。③测定孕妇血清hPL,妊娠足月时该值为4~11mg/L,在妊娠足月若该值<4mg/L或突然降低50%,表示胎盘功能低下。④OCT阳性者为胎盘功能减退。⑤孕妇血清妊娠特异性β1糖蛋白测定,妊娠足月时<100mg/L,提示胎盘功能障碍。⑥脐动脉血流S/D值,S/D<3为正常,S/D≥3提示异常。

7-64 高危妊娠妇女的产科护理要点:①提高胎儿对缺氧的耐受力。用10%葡萄糖溶液500ml+维生素C2g,静脉缓慢滴注。②间歇吸氧。对胎盘功能减退的孕妇尤为重要,2次/天,每次30分钟。③预防早产。避免剧烈运动,用硫酸镁抑制宫缩。④适时终止妊娠。对有剖宫产术指征者,及时做好术前准备并配合医生进行手术。⑤产程的处理。密切观察产程进展及胎心率的变化,配合医生行阴道助产手术,尽量缩短产程。做好新生儿窒息的抢救准备,并预防产后出血及感染。⑥产褥期,对产妇、高危儿仍需加强监护、用药治疗。

综合应用题

7-65 (1)该孕妇的高危妊娠评分:50分(总分100分,年龄-10分,产次-10分,过去分娩史-30分)。

(2)主要护理诊断:①有流产的风险;②焦虑。

(3)护理要点:①一般护理。应卧床休息,加强营养,禁止性生活等。保胎时间应超过以往流产的妊娠月份。②做好心理护理。解释流产的相关知识,使孕妇积极配合治疗,减轻焦虑。③做好健康宣教。若阴道流血增多,腹痛加重,应及时到医院就诊。

7-66 (1)该孕妇存在的妊娠高危因素:①年龄>35岁;②母亲患有高血压、糖尿病;③血压160/110mmHg,头晕、视物模糊4天,双下肢水肿(+++);④尿蛋白(+++),血红蛋白80g/L。

(2) 该孕妇的高危妊娠评分：10 分（总分 100 分，年龄－10 分，产次－10 分，过去分娩史－5 分，高血压－15 分，糖尿病－30 分，贫血－20 分）。

(3) 评估胎儿成熟度可从以下几方面：①胎龄 33 周，胎龄＜37 周为早产儿。②通过宫高、腹围预测胎儿大小，胎儿体重(g)＝30(cm)×85(cm)＋200＝2750g，基本符合。③B 超检查，胎头双顶径＞8.5 cm，提示胎儿已成熟。④检测羊水中卵磷脂(鞘磷脂)，若卵磷脂/鞘磷脂＞2，提示胎儿肺成熟。

7-67 (1) 评估胎儿宫内安危：胎儿存在宫内窘迫，有缺氧风险。主要依据：胎动减少 1 天，NST 检查胎心率基线 120 次/分，基线变异 0～5 次/分，监护 40 分钟无胎动及未见胎心加速。

(2) 主要的护理诊断：①有胎儿受损伤的风险：胎儿存在宫内窘迫，有缺氧窒息风险。②焦虑。

(3) 针对上述护理诊断的主要护理措施：①吸氧，左侧卧位。②密切监测胎心率变化。③协助医生做好剖宫产的术前准备。④缓解焦虑，鼓励病人说出心理感受，并对其表示理解。⑤做好新生儿窒息抢救准备。

(姚晓岚)

第八章

妊娠期并发症妇女的护理

选择题(8-1～8-122)

A1型单项选择题(8-1～8-45)

8-1 对于不全流产孕妇,一经确诊,下列护理措施中正确的是
  A. 让孕妇做B超检查
  B. 让孕妇休息
  C. 及时做好清除宫内残留组织的准备
  D. 减少刺激
  E. 加强心理护理,增强孕妇保胎信心

8-2* 关于难免流产,下列叙述中正确的是
  A. 子宫颈口扩张
  B. 子宫颈口关闭
  C. 阴道流血量少
  D. 有组织排出阴道
  E. 由先兆流产发展而来,经休息和治疗后流产可以避免

8-3 引起输卵管妊娠最主要的原因是
  A. 输卵管发育不良
  B. 输卵管炎
  C. 输卵管功能异常
  D. 内分泌失调
  E. 受精卵游走

8-4 输卵管妊娠最常见的部位是
  A. 输卵管壶腹部   B. 输卵管峡部
  C. 输卵管伞部   D. 输卵管间质部
  E. 输卵管残端

8-5* 对输卵管妊娠病人进行护理评估时,下列描述中正确的是
  A. 阴道流血量不多,说明腹腔内出血量也不多
  B. 血压下降、腹痛加剧、肛门坠胀感明显是病人病情发展的表现
  C. 病人一般无停经史
  D. 阴道出血多才会出现休克
  E. 阴道后穹隆穿刺术阴性说明不存在输卵管妊娠

8-6* 子痫病人发生抽搐时,首要的护理措施是
  A. 观察病情,详细记录
  B. 置病人于安静、明亮的房间
  C. 使病人取平卧位
  D. 按压住病人以控制抽搐
  E. 防止舌咬伤及舌后坠,保持呼吸道通畅

8-7 记录"水肿(++)"是指
  A. 水肿延及大腿
  B. 水肿达外阴部及腹部
  C. 全身水肿
  D. 踝部及小腿有凹陷性水肿
  E. 踝部有凹陷性水肿,经休息后消退

8-8 治疗子痫前期病人首选药物是
  A. 强镇静药   B. 解痉药
  C. 降压药   D. 扩容药
  E. 利尿药

8-9 用硫酸镁治疗时,其中毒反应中最早出现的是
  A. 心率减慢   B. 膝跳反射消失
  C. 呼吸次数减少   D. 尿量减少
  E. 心率加快

8-10* 先兆流产最先出现的症状是
  A. 有组织排出阴道
  B. 子宫停止增大
  C. 尿妊娠试验由阳转阴
  D. 停经后少量阴道流血
  E. 剧烈腹痛

8-11 先兆流产与难免流产的主要鉴别点是
  A. 子宫颈口扩张与否
  B. 出血时间长短
  C. 早孕反应是否存在
  D. 妊娠试验是否阳性
  E. 是否有组织排出阴道

8-12 异位妊娠最常见的着床部位是
  A. 输卵管   B. 子宫颈
  C. 卵巢   D. 腹腔
  E. 子宫角

8-13 先兆流产最重要的护理措施是
  A. 定期查尿妊娠试验
  B. B超监护
  C. 注射黄体酮
  D. 用镇静剂
  E. 积极保胎,卧床休息

8-14 异位妊娠病人就诊的主要症状是
  A. 腹痛   B. 停经
  C. 阴道流血   D. 晕厥与休克
  E. 腹部发现包块

8-15* 输卵管妊娠破裂,下列抢救病人的护理措施中关键的是
  A. 保守治疗,继续观察
  B. 观察生命体征
  C. 开通静脉通路,做好术前准备
  D. 做好心理护理
  E. 让病人好好休息

8-16 妊娠期高血压疾病的基本病理生理变化是
  A. 全身小动脉痉挛
  B. 子宫血管痉挛
  C. 全身动脉痉挛
  D. 全身血管痉挛

  E. 静脉痉挛

8-17 预防和控制子痫的首选药物是
  A. 阿托品   B. 硝苯地平
  C. 冬眠合剂   D. 降压药
  E. 硫酸镁

8-18 硫酸镁过量或中毒时的解毒药是
  A. 阿托品   B. 硝苯地平
  C. 冬眠合剂   D. 降压药
  E. 10%葡萄糖酸钙溶液 10 ml

8-19* 下列关于先兆流产的处理中不妥的是
  A. 多运动,保持心情愉快
  B. 必要时给予对胎儿危害小的镇静剂
  C. 卧床休息
  D. 禁止性生活
  E. 黄体功能不足的孕妇,每天肌内注射黄体酮保胎

8-20 为避免药物中毒,硫酸镁静脉滴注的速度最快不得超过
  A. 1 g/h   B. 1.5 g/h
  C. 2 g/h   D. 2.5 g/h
  E. 3 g/h

8-21 妊娠期肝内胆汁淤积症对胎儿的危害主要是因为
  A. 胆汁酸的毒性作用
  B. 游离胆红素的毒性作用
  C. 结合胆红素的毒性作用
  D. 天冬氨酸转氨酶的毒性作用
  E. 丙氨酸转氨酶的毒性作用

8-22* 输卵管妊娠阴道流血时可伴随排出
  A. 胎膜   B. 羊膜
  C. 绒毛膜   D. 滋养细胞
  E. 蜕膜

8-23 硫酸镁过量引起的中毒表现不包括
  A. 呼吸抑制
  B. 尿量增加
  C. 心搏停止
  D. 膝跳反射迟钝或消失
  E. 肌张力减退

8-24 早期诊断妊娠期肝内胆汁淤积症最敏

感的辅助检查方法是
A. 血清胆汁酸测定
B. 肝功能测定　　C. 病理检查
D. B超　　　　　E. CT

8-25 为判断孕妇是否有发生子痫前期的倾向,在为孕妇测量血压时可以做的试验是
A. 仰卧试验　　B. 侧卧试验
C. 翻身试验　　D. 镇静试验
E. 加强试验

8-26 通过阻止钙离子进入肌细胞而抑制宫缩的药物是
A. 利托君　　　B. 硫酸镁
C. 硝苯地平　　D. 吲哚美辛
E. 阿司匹林

8-27 在翻身试验中,若仰卧位较左侧卧位时舒张压变化幅度≥20 mmHg,提示孕妇
A. 有发生子痫前期的倾向
B. 有发生产前子痫的倾向
C. 有发生产时子痫的倾向
D. 有发生产后子痫的倾向
E. 有转变成慢性高血压的倾向

8-28 区分妊娠期高血压和子痫前期的标准是
A. 血压高低
B. 是否有头痛
C. 是否有蛋白尿
D. 是否有上腹部不适
E. 妊娠周数

8-29 稽留流产是指
A. 复发性流产　　B. 难免流产
C. 不全流产　　　D. 流产合并感染
E. 胚胎或胎儿已经死亡但未排出宫腔

8-30 早期自然流产最主要的病因是
A. 母儿血型不合
B. 子宫畸形
C. 孕妇身体受创伤
D. 孕妇内分泌失调
E. 胚胎染色体异常

8-31* 用于判断输卵管妊娠药物保守治疗是否有效的辅助检查方法为
A. 血常规
B. 血β-hCG测定
C. 诊断性刮宫
D. 经阴道后穹隆穿刺
E. 大便隐血试验

8-32 子宫颈内口松弛的孕妇易发生
A. 早期流产　　B. 晚期流产
C. 稽留流产　　D. 前置胎盘
E. 胎盘早剥

8-33 正常妊娠时,受精卵着床于
A. 宫腔内膜　　B. 子宫肌层
C. 子宫颈黏膜　D. 输卵管间质部
E. 羊膜

8-34 妊娠期高血压疾病可导致
A. 过期妊娠
B. 胎膜早破
C. 妊娠期肝内胆汁淤积症
D. 脐带先露
E. 胎盘早剥

8-35 子痫前期的处理原则不包括
A. 抑制宫缩　　B. 解痉
C. 降压　　　　D. 镇静
E. 合理扩容

8-36 在使用硫酸镁治疗子痫前期过程中,要保证病人尿量每24小时不少于
A. 300 ml　　B. 400 ml
C. 600 ml　　D. 700 ml
E. 800 ml

8-37 在使用硫酸镁治疗子痫前期病人过程中,要保证病人的呼吸频率每分钟不少于
A. 12次　　B. 14次
C. 16次　　D. 18次
E. 20次

8-38 控制子痫病人抽搐的首选药物是
A. 硫酸镁　　B. 硝苯地平
C. 肼屈嗪　　D. 冬眠合剂

E. 卡托普利

8-39* 下列有关早产的预防措施中错误的是
  A. 指导孕妇加强营养
  B. 指导孕妇保持平静的心情
  C. 高危孕妇休息时以左侧卧位为主
  D. 高危孕妇应增加阴道检查的频率以早期发现早产迹象
  E. 子宫颈内口松弛者应于妊娠14~16周或之前做子宫内口缝合术

8-40 妊娠期肝内胆汁淤积症最先出现的症状是
  A. 黄疸   B. 水肿
  C. 腹痛   D. 皮肤瘙痒
  E. 高血压

8-41* 易发生凝血功能障碍的流产是
  A. 先兆流产   B. 难免流产
  C. 不全流产   D. 完全流产
  E. 稽留流产

8-42* 下列不属于早产临产诊断依据的是
  A. 妊娠满28周至不满37足周
  B. 妊娠晚期子宫规律收缩（20分钟内超过4次）
  C. 子宫颈管缩短≥75%
  D. 阴道分泌物增多
  E. 进行性子宫颈口扩张2cm以上

8-43 下列关于子痫病人的护理措施中不正确的是
  A. 减少刺激
  B. 严密监护
  C. 病室明亮
  D. 专人护理，防止受伤
  E. 协助医生控制抽搐

8-44 过期妊娠是指
  A. 妊娠超过28周
  B. 妊娠超过37周
  C. 妊娠超过40周
  D. 妊娠达到或超过42周
  E. 妊娠超过43周

8-45 早产是指

A. 妊娠不足28周
B. 妊娠超过28周且不足37周
C. 妊娠不足38周
D. 妊娠不足39周
E. 妊娠不足40周

✎ A2型单项选择题（8-46~8-85）

8-46 病人，25岁。初孕妇。妊娠31周时产前检查正常，妊娠34周时出现头痛、眼花等自觉症状。血压180/110 mmHg，尿蛋白（++），水肿（++），眼底A：V＝1：2，视网膜水肿。对该病人的诊断应考虑为
  A. 妊娠期高血压
  B. 子痫前期
  C. 重度子痫前期
  D. 妊娠合并慢性高血压
  E. 子痫

8-47* 病人，28岁，已婚。停经60天，阴道少量流血2天，色鲜红，伴轻度下腹阵发性疼痛。妇科检查：宫颈口未开，子宫大小如妊娠2个月，既往自然流产1次。对该病人应诊断为
  A. 先兆流产   B. 难免流产
  C. 不全流产   D. 稽留流产
  E. 完全流产

8-48* 病人，26岁，已婚。停经48天，下腹痛及阴道大量流血5小时。妇科检查：子宫稍大，宫颈口有胚胎组织堵塞。下列哪项止血措施最有效
  A. 肌内注射止血药物
  B. 肌内注射或静脉滴注缩宫素
  C. 纱布堵塞阴道压迫止血
  D. 立刻行清宫术
  E. 止血海绵堵塞阴道压迫止血

8-49 病人，28岁，已婚。现停经52天，阴道少量流血4天。今晨突发下腹剧痛，伴晕厥。血压53/30 mmHg。妇科检查：子宫稍大、稍软，右附件区有明显触痛，宫

颈举痛（＋），阴道后穹隆饱满，触痛（＋）。下列哪项处置恰当
A. 输液输血，观察病情进展
B. 立即行刮宫术
C. 输液输血同时行剖腹探查术
D. 立即行剖腹探查术
E. 卧床休息，观察生命体征

8-50 病人，23 岁，已婚。停经 56 天，阴道中等量流血 2 天，伴阵发性下腹痛并逐渐加重。妇科检查：子宫稍大，宫颈口可通过 1 指，宫颈口可见胎囊。下列哪项处置是正确的
A. 肌内注射黄体酮 20 mg
B. 检测尿 hCG 值
C. 紧急做凝血功能检查
D. 立刻行清宫术
E. 输液输血，观察病情进展

8-51* 病人，24 岁，已婚。停经 42 天，下腹剧痛 2 小时。体格检查：腹部移动性浊音（＋）。妇科检查：子宫正常大小，宫颈举痛（＋），阴道后穹隆饱满，子宫漂浮感（＋），附件区压痛明显。下列哪种检查无法协助诊断
A. 尿妊娠试验　　B. B 超
C. 腹腔镜　　　　D. 诊断性刮宫
E. 经阴道后穹隆穿刺

8-52 病人，33 岁，已婚。停经 38 天，阴道少量流血 3 天，下腹痛 4 小时。妇科检查后考虑为输卵管妊娠可能。下列哪种辅助检查不需要
A. 基础体温测定　B. 查尿 hCG 值
C. B 超　　　　　D. 腹腔镜
E. 血常规

8-53* 病人，25 岁。妊娠 32 周，因下肢水肿前来就诊。测血压 120/85 mmHg，水肿（＋），基础血压为 90/60 mmHg，其他正常。该病人应诊断为
A. 正常妊娠　　　B. 妊娠水肿
C. 妊娠期高血压　D. 子痫前期

E. 慢性肾炎合并妊娠

8-54* 病人，24 岁，已婚。停经 50 天，下腹坠痛伴阴道大量出血 2 天。妇科检查：宫颈口松弛，子宫如妊娠 40 天大小。护士应协助医生处理的项目是
A. 给予宫缩剂
B. 给予镇静剂
C. 肌内注射维生素 K_1
D. 肌内注射黄体酮
E. 尽快做好刮宫前准备

8-55* 病人，25 岁。G2P0。现妊娠 35 周。体格检查：血压 160/105 mmHg；下肢水肿（＋＋）。尿蛋白（＋）。经硫酸镁治疗后，血压逐渐下降。检查：反应迟钝，呼吸 12 次/分，膝跳反射消失。首选下列哪种药物治疗
A. 地西泮　　　　B. 哌替啶
C. 氯丙嗪　　　　D. 盐酸异丙嗪
E. 葡萄糖酸钙

8-56 病人，31 岁，已婚。停经 80 天，阴道少量流血 3 天，大量流血 1 天。妇科检查：宫颈口有组织堵塞，子宫如妊娠 50 天大小，两侧附件未见异常。对该病人的护理措施是
A. 让病人休息
B. 减少刺激
C. 及时做好清除宫内残留组织的准备
D. 输液输血观察病情
E. 加强心理护理，增强保胎信心

8-57* 病人，30 岁，已婚。停经 4 个月，停经 2 个月查尿妊娠试验（＋），曾有阴道流血史。妇科检查：子宫如妊娠 8 周大小。应考虑为
A. 先兆流产　　　B. 难免流产
C. 不全流产　　　D. 完全流产
E. 稽留流产

8-58 病人，27 岁。初孕妇，妊娠 24 周，因少量阴道流血来诊。产科检查：无宫缩，宫口闭合。对该病人的正确处理是

A. 保胎 B. 药物引产
C. 立即人工破膜 D. 行剖宫产术
E. 行刮宫术

8-59 病人,25岁。G1P0。因阴道流血3天就诊。平时月经规则,停经43天。妇科检查:阴道内少量血液,宫颈口未开,子宫如妊娠40天大小。妊娠试验(＋)。对该病人首选的处理是
A. 立即刮宫
B. 镇静休息
C. 抗感染治疗
D. 做凝血功能检查
E. 开通静脉通路

8-60* 病人,35岁。停经2个月,尿妊娠试验(＋)。曾经发生过3次自然流产,均在妊娠3个月左右,目前无流血及腹痛。下列正确的护理是
A. 有出血情况时再处理
B. 有宫缩时卧床休息
C. 子宫颈内口缝扎术
D. 绝对卧床休息
E. 预防性口服沙丁胺醇

8-61* 病人,28岁。停经40天,腹痛伴阴道少量流血10天。因腹痛加重而就诊。尿妊娠试验(＋)。妇科检查:宫颈举痛(＋),少量出血,子宫正常大小,左侧附件区触及边界不清之物,压痛(＋)。考虑可能的疾病是
A. 难免流产 B. 附件炎
C. 流产继发感染 D. 异位妊娠
E. 卵巢囊肿继发感染

8-62 病人,20岁,未婚。有性生活史,停经6周,突发右下腹部剧痛。尿妊娠试验(＋/－)。妇科检查:子宫略大、较软,宫颈举痛(＋),右侧附件区压痛明显、拒按。对该病人最可能的诊断是
A. 正常妊娠 B. 先兆流产
C. 前置胎盘 D. 胎盘早剥
E. 异位妊娠

8-63 病人,21岁,已婚。停经17周,1个月来间断少量阴道流血。体格检查:腹部无明显压痛、反跳痛。产科检查:宫颈口未开,子宫增大如妊娠10周。最可能的诊断为
A. 先兆流产 B. 难免流产
C. 不全流产 D. 完全流产
E. 稽留流产

8-64* 病人,30岁,已婚。放宫内节育环2年,停经48天,少量阴道流血3天,突然右下腹剧烈撕裂样疼痛。体格检查:血压80/40 mmHg;右下腹压痛、反跳痛明显。妇科检查:宫颈举痛(＋),宫口未开,子宫正常大小,子宫漂浮感(＋),右侧附件区触及包块,有压痛。对该病人最可能的诊断是
A. 右侧输卵管妊娠
B. 黄体破裂
C. 难免流产
D. 急性阑尾炎
E. 先兆流产

8-65 病人,28岁。宫内妊娠33周。既往身体健康,月经规律。体格检查:脉搏88次/分,血压165/112 mmHg;双下肢水肿。随机尿蛋白(＋＋＋)。对该病人最可能的诊断是
A. 慢性肾炎合并妊娠
B. 子痫
C. 妊娠期高血压
D. 子痫前期
E. 重度子痫前期

8-66 病人,28岁。因停经52天,阴道流血2天,右下腹疼痛1天入院。否认阴道有组织排出。3年前因盆腔感染曾服药治疗,效果欠佳。体格检查:体温37℃,血压80/50mmHg;右下腹部压痛、反跳痛(＋)。妇科检查:后穹隆饱满、触痛(＋),宫颈举痛(＋),阴道后穹隆穿刺抽出10 ml暗红色不凝血液。辅助检

查:尿妊娠试验(+)。对该病人最可能的诊断是

A. 宫内妊娠流产　　B. 异位妊娠

C. 前置胎盘　　　　D. 胎盘早剥

E. 羊水栓塞

8-67* 病人,34岁。现妊娠34周。妊娠16周开始系列产前检查,今测血压(145~150)/(95~99)mmHg,随机尿蛋白(一),无明显自觉症状。该病人最可能的诊断是

A. 正常妊娠

B. 妊娠期高血压

C. 妊娠合并慢性高血压

D. 子痫前期

E. 慢性高血压并发子痫前期

8-68* 病人,28岁。初产妇。妊娠28周开始出现逐渐加重的皮肤瘙痒、轻度黄染。门诊测血清胆汁酸达到正常水平的100倍。该病人最可能出现了

A. 妊娠合并肝炎

B. 肝坏死

C. 肝脓肿

D. 妊娠期肝内胆汁淤积症

E. 妊娠合并胆囊炎

8-69* 病人,35岁。初孕妇。既往体健,妊娠后没有做系列产前检查,妊娠37周突发头痛、呕吐、抽搐3次(每次持续约1分钟)。体格检查:血压160/110 mmHg,水肿(++),尿蛋白(++)。该孕妇最可能的诊断是

A. 慢性高血压并发子痫前期

B. 妊娠合并肾小球肾炎

C. 妊娠合并慢性高血压

D. 产前子痫

E. 妊娠合并癫痫

8-70* 病人,27岁。G3P1,停经6周后于医院确诊妊娠,定期产前检查,妊娠6~20周的血压为(100~105)/(68~70)mmHg,随机尿蛋白(一)。妊娠33周的血压为136/86 mmHg,随机尿蛋白(一)。妊娠24周开始出现水肿(+),无头晕、头痛、阴道流血。对该病人最可能的诊断是

A. 正常妊娠

B. 妊娠期高血压

C. 妊娠合并慢性高血压

D. 子痫前期

E. 妊娠合并肾小球肾炎

8-71* 病人,30岁。停经42天,B超发现输卵管壶腹部妊娠,给予手术治疗。术后1周血β-hCG又缓慢上升。病人最可能发生了

A. 陈旧性异位妊娠

B. 输卵管妊娠流产

C. 持续性异位妊娠

D. 再次妊娠

E. 滋养细胞疾病

8-72* 病人,30岁。初产妇。早期妊娠阶段顺利,妊娠18周自觉胎动,妊娠30周手掌和脚掌出现瘙痒症状,1周后瘙痒范围扩大到整个肢体,昼轻夜重,2周后出现皮肤轻度黄染,无头晕头痛、阴道流血。建议该孕妇做的重点辅助检查是

A. 肾功能

B. 血常规

C. 血清胆汁酸测定

D. 病理检查

E. B超

8-73* 病人,28岁。停经6周,大量阴道流血伴下腹部疼痛,阴道有组织排出,给予清宫术。术后刮出物病理检查显示仅见蜕膜。其最可能发生的情况是

A. 完全流产　　　　B. 不全流产

C. 前置胎盘　　　　D. 稽留流产

E. 异位妊娠

8-74 病人,36岁。妊娠32周。体格检查:血压160/110 mmHg,水肿(+++)。尿

蛋白(＋＋＋),血红蛋白110 g/L,血清总蛋白50 g/L,白蛋白23 g/L。既往产前检查无异常。此时治疗首选药物为
A. 地西泮　　　　B. 哌替啶
C. 硫酸镁　　　　D. 盐酸异丙嗪
E. 葡萄糖酸钙

8-75* 病人,28岁。妊娠28周开始系列产前检查,共计产检6次,6次产检血压为(142～150)/(98～105)mmHg,随机尿蛋白(一)。妊娠40周正常分娩一男婴。产后恶露正常、子宫正常复旧,生命体征平稳。产后6周,检查血压为112/72 mmHg。该病人在妊娠期间出现了
A. 妊娠期高血压
B. 子痫
C. 妊娠合并慢性高血压
D. 子痫前期
E. 重度子痫前期

8-76 病人,27岁,已婚。妊娠34周。既往身体健康,月经规律。体格检查:脉搏92次/分,血压148/98 mmHg,轻度右侧脚踝水肿。随机尿蛋白(＋)。该病人最可能的诊断是
A. 慢性肾炎合并妊娠
B. 正常妊娠
C. 妊娠期高血压
D. 子痫前期
E. 重度子痫前期

8-77* 病人,28岁。停经8周,出现先兆流产迹象2天,给予卧床休息等保胎治疗。今天自诉有组织从阴道排出,现阴道出血不多,生命体征平稳。妇科检查:子宫正常大小,宫颈口关闭,双侧附件未见异常。目前应首选的处理措施是
A. 注意休息,无需特殊治疗
B. 肌内注射孕激素保胎
C. 静脉滴注抗生素抗感染
D. 注射缩宫素

E. 行吸宫术

8-78 病人,26岁。停经7周,出现少量阴道流血,查血β-hCG及孕激素均低于正常值。治疗首选的药物是
A. 甲状腺素　　　B. 地西泮
C. 硝苯地平　　　D. 黄体酮
E. 硫酸镁

8-79 病人,32岁,已婚。初产妇。本次妊娠后正规产前检查,无异常。现在妊娠36周,血压162/112 mmHg,24小时尿蛋白2 g。对该病人最可能的诊断是
A. 正常妊娠
B. 妊娠期高血压
C. 妊娠合并慢性高血压
D. 子痫前期
E. 慢性高血压并发子痫前期

8-80* 病人,35岁。妊娠38周。体格检查:血压162/110 mmHg,水肿(＋＋＋)。产科检查:宫底剑突下2横指,枕左前位,头先露、半入盆,骨盆大小正常,胎心率144次/分,无宫缩,宫口未开。尿蛋白(＋＋)。首选的处理措施是
A. 剖宫产　　　　B. 利尿
C. 降压治疗　　　D. 引产
E. 解痉治疗

8-81 病人,28岁。停经50天出现阴道少量出血,伴轻微下腹痛。妇科检查:宫颈口关闭,子宫增大约妊娠50天大小。尿妊娠试验(＋),对该病人最可能的诊断是
A. 难免流产　　　B. 不全流产
C. 先兆流产　　　D. 完全流产
E. 稽留流产

8-82 病人,30岁,初产妇。现妊娠39周。妊娠中期产前检查未见异常。自觉头痛、眼花1天。到医院查血压160/110 mmHg,尿蛋白(＋＋),宫缩不规律,胎心率134次/分。此时首选的处理应是
A. 门诊治疗并注意随访

B. 静脉滴注硫酸镁
C. 人工破膜并静脉滴注缩宫素
D. 行剖宫产术
E. 卧床休息

8-83 病人,29岁,已婚。停经9周,下腹阵发性剧痛6小时伴阴道多量流血,超过月经量。妇科检查:宫口扩张。最恰当的处置是
A. 等待观察
B. 肌内注射或静脉滴注缩宫素
C. 肌内注射黄体酮
D. 行负压吸引术
E. 卧床休息保胎

8-84 病人,27岁,已婚。停经48天,阴道少量流血1天。今天凌晨3点无原因出现下腹部剧痛,伴恶心、呕吐及一过性晕厥。体格检查:面色苍白,血压68/45 mmHg,脉搏120次/分。妇科检查:宫颈举痛(＋),阴道后穹隆饱满、触痛(＋)。此时最简便有价值的辅助检查方法是
A. 测尿hCG
B. B超
C. 行阴道后穹隆穿刺
D. 诊断性刮宫
E. 测血常规

8-85 病人,23岁,已婚。停经50天,阴道少量流血。今天凌晨5点无原因出现下腹部剧痛,伴恶心、呕吐及一过性晕厥。体格检查:面色苍白,血压70/40 mmHg,脉搏120次/分。妇科检查:宫颈举痛(＋),后穹隆触痛(＋),盆腔触诊不满意。此时最适宜的处理方法是
A. 住院观察病情
B. 给予止痛药物
C. 行清宫术
D. 指导进食以增加热量摄入
E. 行阴道后穹隆穿刺,并做急诊手术准备

A3型单项选择题(8-86~8-107)

(8-86~8-88共用题干)

病人,28岁。初产妇。既往体健,妊娠后进行正规产前检查。妊娠24周之前的血压为(112~120)/(78~80)mmHg,随机尿蛋白(－);妊娠24周后的血压为(145~155)/(98~105)mmHg,随机尿蛋白(－);妊娠30周后出现水肿(＋＋＋),偶感头晕。

8-86 对该病人目前最可能的诊断是
A. 妊娠期高血压 B. 子痫
C. 低蛋白血症 D. 子痫前期
E. 重度子痫前期

8-87 病人血压上升的原因最可能是
A. 循环血容量增加
B. 胎盘循环的建立
C. 增大的子宫压迫下腔静脉
D. 膈肌上抬心脏移位
E. 全身小动脉痉挛

8-88* 对该病人的主要护理措施,下列哪项不正确
A. 注意休息,充分睡眠
B. 加强营养
C. 限制饮水
D. 适当限制盐摄入
E. 左侧卧位

(8-89~8-93共用题干)

病人,27岁,已婚。停经78天,阴道中等量流血5天,伴发热1天。今晨突然大量阴道流血,阴道排出一块肉样组织。体格检查:血压75/45mmHg,体温38.2℃,脉搏116次/分。妇科检查:子宫增大如妊娠2个月,压痛(＋),宫颈口已扩张,阴道分泌物有明显臭味。白细胞计数20.5×10^9/L,血红蛋白68g/L。

8-89* 应诊断为感染合并
A. 先兆流产 B. 难免流产
C. 不全流产 D. 稽留流产
E. 完全流产

8-90 下列哪项是自然流产最常见的原因
A. 孕妇患甲状腺功能低下

B. 接触放射性物质
C. 孕妇细胞免疫调节失调
D. 母儿血型不合
E. 遗传基因缺陷

8-91* 除抗休克外,还需进行的紧急处理是
A. 大量输液、输血
B. 注射宫缩剂
C. 大剂量抗生素静脉滴注
D. 立即进行彻底清宫
E. 钳夹出宫腔内妊娠组织

8-92* 对该病人的首要护理措施是
A. 注意休息,无需特殊治疗
B. 肌内注射孕激素保胎
C. 静脉滴注抗生素抗感染
D. 注射缩宫素
E. 开通静脉通路,输液、输血补充血容量,做好清宫术前准备

8-93* 对该病人的健康教育中下列不正确的是
A. 注意休息
B. 加强营养
C. 保持外阴清洁干燥
D. 可以洗盆浴
E. 禁止性生活和盆浴

(8-94～8-96共用题干)
病人,29岁,已婚。曾连续3次发生自然流产,都是于妊娠16～18周出现胎膜破裂后而流产。本次为第4次妊娠,从妊娠第6周开始出现早孕反应,因为担心本次妊娠结局,于妊娠13周时来院就诊。入院后超声检查显示宫颈长度较正常明显缩短,呈漏斗型。

8-94 可以明确该病人存在
A. 复发性流产
B. 早孕反应过早
C. 先兆流产
D. 异位妊娠
E. 先兆早产

8-95 超声检查结果说明病人存在
A. 子宫畸形　　B. 子宫肌瘤

C. 子宫颈妊娠　　D. 子宫腔内感染
E. 子宫颈功能不全

8-96 此时最恰当的处理方法是
A. 抑制宫缩
B. 促进胎肺成熟
C. 促子宫颈成熟
D. 缝扎子宫颈内口
E. 清宫

(8-97～8-99共用题干)
病人,30岁,已婚。现妊娠22周。停经10周时于医院B超确诊宫内妊娠,近1个月来出现间断少量阴道出血,无妊娠组织排出,自诉无胎动。检查腹部无明显压痛、反跳痛,宫颈口未开,子宫增大如妊娠16周。

8-97 该病人最可能发生了
A. 先兆流产　　B. 难免流产
C. 前置胎盘　　D. 先兆早产
E. 稽留流产

8-98 目前最主要的处理原则是
A. 补充孕激素　　B. 卧床休息
C. 补充营养　　D. 抑制宫缩
E. 尽快促使胎儿排出

8-99* 在处理前需要监测的病人指标是
A. 孕激素水平　　B. 胎心率
C. 血红蛋白　　D. 凝血功能
E. 肝功能

(8-100～8-102共用题干)
病人,26岁,已婚。因输卵管妊娠、出血性休克行急诊手术。入手术室时,神志清楚,体温37.2℃,脉搏92次/分,血压100/60 mmHg,硬膜外麻醉成功后,突然出现意识丧失,面色苍白、口唇、四肢末梢严重发绀,脉搏、心音、血压均测不出,血氧饱和度迅速下降至20%。

8-100 该病人可能发生的情况是
A. 窒息　　B. 出血性休克
C. 呼吸衰竭　　D. 心源性休克
E. 心搏骤停

8-101 对该病人的诊断依据是
A. 意识丧失,脉搏、心音、血压均测

不出
B. 面色苍白
C. 口唇、四肢末梢严重发绀
D. 意识丧失
E. 血氧饱和度迅速下降至20%

8-102 应立即对该病人进行
A. 补充血容量　　B. 心肺复苏
C. 心电监护　　　D. 吸氧
E. 送医院急救

(8-103～8-107共用题干)

病人,35岁,已婚。初产妇。现妊娠32周。既往身体健康,无正规产前检查,今天突然全身抽搐,持续约2分钟,家人立即将其送往医院。体格检查:血压165/100mmHg,水肿(+++)。产科检查:胎方位LOA,头先露,胎心率145次/分,无宫缩。

8-103 对该病人目前最可能的诊断是
A. 妊娠期高血压
B. 子痫
C. 低蛋白血症
D. 子痫前期
E. 重度子痫前期

8-104 对该病人首选用药是
A. 地西泮　　　　B. 哌替啶
C. 硫酸镁　　　　D. 盐酸异丙嗪
E. 葡萄糖酸钙

8-105 对该病人的主要护理措施中下列哪项不正确
A. 减少刺激
B. 严密监护
C. 专人护理,防止受伤
D. 给病人放轻音乐放松
E. 协助医生控制抽搐

8-106* 对该病人最有必要采取的辅助检查是
A. 血常规　　　　B. 眼底检查
C. 超声心动图　　D. 尿妊娠试验
E. 血气分析

8-107* 该病人最不可能出现的护理问题是
A. 体液过多

B. 疲乏
C. 有受伤的风险
D. 皮肤完整性受损
E. 胎儿宫内窘迫

✎ A4型单项选择题(8-108～8-122)

(8-108～8-115共用题干)

病人,29岁,已婚。停经48天,阴道少量出血伴轻微下腹部疼痛1天,自测尿妊娠试验(+)。

8-108* 对该病人首选的辅助检查方法是
A. 阴道检查　　　B. 肛门检查
C. B超　　　　　D. CT
E. 腹部X线

8-109 病人入院后护士采集病史时应特别注意询问
A. 腹痛的性质、部位及阴道出血量
B. 有无尿频
C. 胎动次数
D. 有无恶心、呕吐
E. 有无高血压病病史

8-110 该病人最可能的诊断是
A. 先兆流产　　　B. 难免流产
C. 不全流产　　　D. 稽留流产
E. 完全流产

8-111* 护士给予的护理措施中下列哪项欠妥
A. 向病人及家属提供相关信息,包括医疗措施、操作过程及预期结果等
B. 密切监测病人的生命体征、阴道流血、腹痛、贫血程度等
C. 给病人安静休息环境,嘱卧床休息
D. 保持病人外阴清洁干燥
E. 做好清宫术前准备

8-112 如果在观察期间病人出现阴道出血增加,腹痛加剧,那该病人最可能出现的是
A. 先兆流产　　　B. 难免流产
C. 不全流产　　　D. 稽留流产
E. 完全流产

8-113 如果病人发现阴道有组织排出，对该病人最可能的诊断是
A. 先兆流产　　B. 难免流产
C. 不全流产　　D. 稽留流产
E. 完全流产

8-114 在阴道组织排出后，病人阴道出血少了，腹痛消失。此时对该病人最可能的诊断是
A. 先兆流产　　B. 难免流产
C. 不全流产　　D. 稽留流产
E. 完全流产

8-115 此时应首选的处理措施是
A. 注意休息，无需特殊治疗
B. 肌内注射孕激素保胎
C. 静脉滴注抗生素抗感染
D. 注射缩宫素
E. 立刻行清宫术

(8-116～8-122共用题干)

病人，23岁。初产妇。既往体健，妊娠后产前检查无异常，妊娠32周后出现水肿(＋＋＋)，偶感头晕。测血压145/100 mmHg。产科检查：胎方位LOA，头先露，胎心率145次/分，无宫缩。

8-116* 对该病人首选的辅助检查方法是
A. 阴道检查　　B. 肛门检查
C. B超　　　　D. CT
E. 测尿蛋白

8-117 如果该病人尿蛋白(＋)，此时考虑诊断为
A. 妊娠期高血压
B. 子痫
C. 低蛋白血症
D. 子痫前期
E. 重度子痫前期

8-118* 该病人的治疗原则是
A. 降压、解痉、镇静、合理扩容及利尿，立刻终止妊娠
B. 止血、解痉、降压、合理扩容及利尿，强行终止妊娠

C. 对症、保肝、止痛、合理扩容及利尿，要求终止妊娠
D. 解痉、降压、镇静、合理扩容及利尿，不需终止妊娠
E. 解痉、镇静、降压、合理扩容及利尿，适时终止妊娠

8-119 对该病人首选用药是
A. 地西泮　　　B. 哌替啶
C. 硫酸镁　　　D. 盐酸异丙嗪
E. 葡萄糖酸钙

8-120* 护士用药过程中无需密切观察下列哪项指标
A. 呼吸　　　　B. 尿量
C. 体温　　　　D. 膝跳反射
E. 血压

8-121 如果在观察期间病人出现抽搐，那该病人最可能的诊断是
A. 妊娠期高血压　B. 子痫
C. 低蛋白血症　　D. 子痫前期
E. 重度子痫前期

8-122* 此时对该病人最主要的护理诊断是
A. 体液过多
B. 疲乏
C. 有受伤的风险
D. 皮肤完整性受损
E. 知识缺乏

名词解释题(8-123～8-136)

8-123 流产
8-124 稽留流产
8-125 复发性流产
8-126 流产合并感染
8-127 异位妊娠
8-128 持续性异位妊娠
8-129 妊娠期高血压疾病
8-130 子痫
8-131 产前子痫
8-132 产时子痫

8-133　产后子痫
8-134　妊娠期肝内胆汁淤积症
8-135　过期妊娠
8-136　早产

简述问答题(8-137～8-149)

8-137　简述子痫病人的护理措施。
8-138　简述妊娠期肝内胆汁淤积症的症状。
8-139　简述子痫前期病人使用硫酸镁治疗过程中的注意事项。
8-140　简述输卵管妊娠的典型症状。
8-141　简述不同类型流产的处理原则。
8-142　简述早产的临床表现。
8-143　简述先兆流产病人的护理措施。
8-144　简述不全流产病人的护理措施。
8-145　简述输卵管妊娠破裂或流产病人的护理措施。
8-146　简述早产的预防护理措施。
8-147　简述先兆早产的护理措施。
8-148　简述早产临产的护理措施。
8-149　简述妊娠期高血压疾病的分类及临床表现。

综合应用题(8-150～8-151)

8-150　病人,21岁,已婚。G1P0。妊娠34周。因下肢水肿2周,抽搐2次就诊。病人妊娠期未行任何检查,2周前出现双下肢水肿,2天前出现头痛、眼花、视物模糊、睡眠欠佳。今天上午10点无明显诱因突然抽搐,持续约1分钟后清醒,在送医院途中又抽搐1次,现急诊入院。病人既往体健,否认高血压病、心脏病、肝、肾疾病病史;否认癫痫及神经系统疾病病史;否认外伤、手术史。

体格检查:体温36.5℃,脉搏98次/分,呼吸20次/分,血压170/110 mmHg;神志不清,昏迷;双肺(一),心界不扩大,心率98次/分,律齐,未闻及病理性杂音;肝、脾肋下未及,无压痛;双下肢水肿(++);神经系统未见异常。

产科检查:腹膨隆,子宫底高度32 cm,腹围93 cm,胎方位LOA,胎心率136次/分,无宫缩。

实验室及其他检查:血红蛋白130 g/L,全血黏度大于正常值,尿蛋白(+++),尿比重1.03。眼底检查:视网膜动脉变细。

请解答:
(1)列出该病人目前的诊断。
(2)简述诊断依据。
(3)列出主要的护理诊断(至少3个)。
(4)写出主要的护理措施。

8-151　病人,23岁,已婚。G1P0。停经50天,阴道少量流血2天。今天凌晨3点无原因出现右下腹部剧痛,伴恶心、呕吐及一过性晕厥。既往身体健康。

体格检查:体温37.1℃,脉搏120次/分,呼吸24次/分,血压70/40 mmHg;面色苍白,神志尚清;双肺无异常,心界不扩大,心率120次/分,律齐,未闻及病理性杂音;肝、脾肋下未及,无压痛;神经系统未见异常。

妇科检查:外阴无异常;阴道畅,内见少许血液;子宫颈光滑,宫颈举痛(+),后穹隆触痛(+);子宫前位、正常大小;右侧附件区可触及包块,边界不清,质软,压痛明显,左侧附件无异常。

实验室及其他检查:红细胞计数$2.54\times10^{12}/L$,血红蛋白78 g/L,白细胞计数$3.0\times10^9/L$,中性粒细胞百分比0.72,淋巴细胞百分比0.25,嗜酸性粒细胞百分比0.03;尿蛋白(一);肝、肾功能正常。心电图示窦性心动过速。尿妊娠试验(+)。

请解答:
(1)列出该病人目前最可能的疾病诊断。
(2)简述诊断依据及辅助检查项目。
(3)列出主要的护理诊断(至少3个)。
(4)列出主要的护理措施。

第八章 妊娠期并发症妇女的护理

答案与解析

选择题

1 型单项选择题

8-1	C	8-2	A	8-3	B	8-4	A
8-5	B	8-6	E	8-7	A	8-8	B
8-9	B	8-10	D	8-11	A	8-12	C
8-13	E	8-14	A	8-15	C	8-16	A
8-17	E	8-18	E	8-19	A	8-20	C
8-21	A	8-22	E	8-23	B	8-24	A
8-25	C	8-26	B	8-27	A	8-28	C
8-29	E	8-30	B	8-31	B	8-32	B
8-33	A	8-34	B	8-35	A	8-36	C
8-37	B	8-38	E	8-39	B	8-40	D
8-41	E	8-42	D	8-43	C	8-44	D
8-45	B						

A2 型单项选择题

8-46	C	8-47	A	8-48	D	8-49	C
8-50	D	8-51	D	8-52	A	8-53	A
8-54	A	8-55	B	8-56	D	8-57	E
8-58	A	8-59	B	8-60	D	8-61	D
8-62	A	8-63	B	8-64	C	8-65	B
8-66	B	8-67	D	8-68	D	8-69	D
8-70	A	8-71	C	8-72	C	8-73	A
8-74	C	8-75	A	8-76	D	8-77	A
8-78	D	8-79	B	8-80	E	8-81	C
8-82	B	8-83	D	8-84	C	8-85	E

A3 型单项选择题

8-86	A	8-87	E	8-88	C	8-89	C
8-90	E	8-91	C	8-92	B	8-93	D
8-94	A	8-95	E	8-96	D	8-97	E
8-98	E	8-99	D	8-100	E	8-101	A
8-102	B	8-103	B	8-104	C	8-105	D
8-106	B	8-107	D				

A4 型单项选择题

8-108	C	8-109	A	8-110	A	8-111	E
8-112	B	8-113	C	8-114	E	8-115	A
8-116	E	8-117	D	8-118	E	8-119	C
8-120	C	8-121	B	8-122	C		

部分选择题解析

8-2 解析：难免流产指流产已不可避免。表现为阴道流血增多，阵发性腹痛加重或出现阴道流水（破膜），但尚无组织排出。妇科检查：子宫颈口已扩张，有时在宫颈口内可见胚胎样组织或羊膜囊堵塞，子宫大小与停经周数相符或略小。

8-5 解析：输卵管妊娠病人一般有短暂停经史；输卵管妊娠破裂或流产时，主要出血在腹腔内，阴道出血并不多，阴道出血量和休克程度不成比例；血压下降、腹痛加剧、肛门坠胀感明显是病情发展的表现。阴道后穹隆穿刺术阴性只能说明腹腔内可能无出血，并不能直接确定不存在输卵管妊娠。

8-6 解析：子痫病人发生抽搐时，主要的护理措施有遵医嘱正确用药，迅速控制抽搐，防止受伤，避免刺激，以免诱发抽搐。在5个选项中，B和D是错误的，A、C、E中E最佳。

8-10 解析：先兆流产临床表现为停经后阴道少量流血，无腹痛或轻微下腹痛，可伴腰痛及下坠感。妇科检查：子宫颈口未开，子宫大小与停经周数相符。尿妊娠试验（+）。

8-15 解析：输卵管妊娠破裂，腹腔内出血，病人发生失血性休克，此时首要的护理问题是低血容量、内出血。抢救病人的护理措施关键是补充血容量及协助止血。

8-19 解析：先兆流产病人应绝对卧床休息，禁止性生活，以减少刺激，避免诱发出血增多，遵医嘱给予保胎药物治疗。

8-22 解析：输卵管妊娠是受精卵在输卵管着

床,而非着床在宫腔内膜,受精卵着床后子宫内膜转变为蜕膜,故而在输卵管妊娠时阴道流血时可伴随排出的只有可能是蜕膜。

8-31 解析:β-hCG 由妊娠滋养细胞合成,输卵管妊娠药物保守治疗是通过药物杀死滋养细胞,达到治疗目的。通过病人血β-hCG 测定可以判断滋养细胞的存活情况。

8-39 解析:预防早产的措施:①积极治疗妊娠合并症和并发症;②多取左侧卧位休息;③加强营养,避免创伤,保持身心健康;④妊娠晚期禁止性生活及重体力劳动,预防生殖道感染;⑤子宫颈内口松弛者应于妊娠14~16周或之前做子宫内口缝合术。增加阴道检查的频率无必要,且会增加刺激和创伤可能,非早产预防措施。

8-41 解析:稽留流产是指胚胎或胎儿在子宫内已死亡尚未自然排出者。若死胎稽留过久,坏死组织释放凝血活酶进入母体血液循环可引发弥散性血管内凝血(DIC)。

8-42 解析:早产临产是妊娠满 28 周至不满 37 周,20 分钟内出现 4 次或以上规律宫缩,伴有子宫颈管缩短≥75%,子宫颈口扩张≥2 cm,部分孕妇可伴有少量阴道流血或流液。阴道分泌物增多的原因很多,比如阴道炎症也可以出现阴道分泌物增多。

8-47 解析:该病人停经后阴道少量流血伴轻度下腹阵发性疼痛,检查宫口未开,子宫大小与停经时间相符。这些符合先兆流产的表现。

8-48 解析:该病人表现符合难免流产表现。难免流产阴道出血很多,止血主要通过清宫术,清理干净宫腔内妊娠组织,阴道出血就会减少并停止。

8-51 解析:该病人已婚、停经,通过尿妊娠试验判断是否妊娠。下腹剧痛 2 小时,体格检查腹部移动性浊音(+)。妇科检查:子宫正常大小,宫颈举痛(+),阴道后穹隆饱满,子宫漂浮感,附件区压痛明显。这些表现符合异位妊娠表现,后穹隆穿刺可判断有无腹腔内出血,B超和腹腔镜检查均可以协助诊断,而诊断性刮宫在异位妊娠无破裂、流产的情况下有一定的价值,但在此时异位妊娠有破裂或流产的紧急情况下就无意义了。

8-53 解析:该病人妊娠 32 周,测血压 120/85 mmHg,虽较基础血压 90/60 mmHg 高 30/25 mmHg,但仍低于 140/90 mmHg。水肿(+)亦非妊娠期高血压疾病的诊断依据,故该病人应诊断为正常妊娠。

8-54 解析:根据该病人的表现,考虑难免流产,应尽快行清宫术,故护士应协助医生尽快做好刮宫前准备。

8-55 解析:该病人应用硫酸镁后出现反应迟钝、呼吸 12 次/分、膝跳反射消失等中毒表现,此时需用解毒剂葡萄糖酸钙。

8-57 解析:该病人已婚,停经 2 个月查尿妊娠试验(+),说明已经妊娠,但现妇科检查子宫如妊娠 8 周大小,明显小于停经时间,符合稽留流产的临床表现。

8-60 解析:病人曾经发生过 3 次自然流产,属于复发性流产,确诊妊娠后应卧床休息,加强营养,禁止性生活,保胎时间应超过以往发生流产的妊娠周数。

8-61 解析:该病人停经、尿妊娠试验(+),考虑妊娠。腹痛伴阴道少量出血,妇科检查:宫颈举痛(+),少量出血,子宫无增大,左侧附件区触及边界不清之物,压痛(+),考虑异位妊娠。

8-64 解析:该病人虽放置宫内节育环,但仍有妊娠可能,现有停经及少量阴道流血,突然右下腹剧烈撕裂样疼痛,血压下降,说明有内出血。右下腹压痛、反跳痛明显,妇科检查见宫颈举痛(+),宫口未开,子宫正常大小,说明妊娠不在宫腔内,右侧附件触及包块有压痛,考虑最可能是右侧输卵管妊娠。

8-67 解析:该病人妊娠 34 周,血压(145~150)/(95~99) mmHg,高于 140/90 mmHg,随机尿蛋白(−),无明显自觉症状。符合妊娠期高血压诊断。

8-68 解析:妊娠期肝内胆汁淤积症的表现是妊娠晚期出现皮肤瘙痒、轻度黄染。特点是血

第八章 妊娠期并发症妇女的护理

清胆汁酸升高。

8-69 解析: 该病人既往体健,A、B、C、E即可排除。该病人妊娠37周血压高、尿蛋白,并出现抽搐,提示子痫,而抽搐发生在产前,故为产前子痫。

8-70 解析: 该病人妊娠6~20周之间的血压为(100~105)/(68~70)mmHg,随机尿蛋白(一)。妊娠33周血压为136/86mmHg,随机尿蛋白(一),虽较基础血压90/60mmHg高30/15mmHg以上,但仍低于140/90 mmHg,水肿(+),亦非妊娠期高血压疾病的诊断依据,故该病人应诊断为正常妊娠。

8-71 解析: 陈旧性异位妊娠,胚胎死亡或被吸收,β-hCG表现是下降;已经行手术,所以不存在输卵管妊娠流产情况。从时间上看,不符合再次妊娠和滋养细胞疾病。考虑手术中未完全清除妊娠组织,有残留存活的滋养细胞继续生长,出现术后β-hCG不下降反而上升,符合持续性异位妊娠的临床表现。

8-72 解析: 妊娠期肝内胆汁淤积症的表现是妊娠晚期出现皮肤瘙痒、轻度黄染。血清胆汁酸升高是妊娠期肝内胆汁淤积症最主要的特异性实验室证据。

8-73 解析: 该病人妊娠6周,大量阴道流血伴下腹部疼痛,阴道有组织排出,给予清宫术。术后刮出物病理检查显示仅见蜕膜,未见妊娠组织。很可能妊娠组织已经完全由阴道排出,故考虑为完全流产。

8-75 解析: 该病人产检血压为(142~150)/(98~105)mmHg,高于140/90mmHg,随机尿蛋白(一);产后6周,检查血压为112/72mmHg,恢复正常,符合妊娠期高血压的诊断。

8-77 解析: 该病人出现先兆流产迹象2天,虽给予卧床休息等保胎治疗,但今天有组织从阴道排出,现阴道出血不多,生命体征平稳。妇科检查:子宫正常大小,宫颈口关闭,双侧附件(一)。符合完全流产的表现,完全流产若无感染迹象,一般不需特殊处理。

8-80 解析: 该病人妊娠38周,血压162/110mmHg,尿蛋白(++),水肿(+++),符合重度子痫前期临床表现,子痫前期处理措施首选解痉治疗。

8-88 解析: 该病人妊娠晚期血压增高,>140/90mmHg,尿蛋白(一),符合妊娠期高血压诊断。该病人虽水肿(+++)但护理措施一般不限制饮水,可以适当限制盐摄入。

8-89 解析: 不全流产是指妊娠组织部分已排出体外,但尚有部分残留在宫腔内,因而阴道持续流血不止,甚至导致失血性休克。妇科检查:子宫颈口扩张,常有妊娠组织堵塞于宫颈口或部分组织已排到阴道内,子宫小于停经周数。该病人表现符合。

8-91 解析: 流产合并感染者,如果阴道流血不多,应待感染控制后行清宫术;阴道流血多者,应用抗生素的同时用卵圆钳伸入宫腔夹出大块残留组织,使出血量减少,然后继续应用抗生素,待感染控制后再彻底刮宫。该病人阴道出血多,故除抗休克外,还需进行的紧急处理是钳夹出宫腔内妊娠组织。

8-92 解析: 该病人目前首要的护理问题为出血、失血性休克,故对该病人的首要护理措施是开通静脉通路,输液、输血补充血容量,抗休克,做好清宫术前准备。

8-93 解析: 流产术后健康指导:①保持外阴清洁,禁止盆浴及性生活1个月;②增加营养,纠正贫血,增强机体抵抗力;③清宫术后如阴道流血淋漓不尽,流血量超过月经量,阴道分泌物浑浊、有异味,或伴有发热、腹痛,应及时到医院复诊。

8-99 解析: 该病人的表现符合稽留流产,若死胎稽留过久,坏死组织释放凝血活酶进入母体血液循环可引发DIC。故在处理前需要监测病人的凝血功能。

8-106 解析: 该病人的表现符合子痫诊断。子痫的基本病理生理学变化是全身小动脉痉挛,而眼底检查是可以通过眼底小血管中的动/静脉比最直接了解疾病严重程度的辅助检查。

8-107 解析: 该病人水肿明显,存在体液过多的问题;病人抽搐有受伤的风险;胎盘小动脉痉挛可致胎儿宫内窘迫;抽搐后病人会有疲乏。最不可能出现的是皮肤完整性受损。

8-108 解析:该病人已婚,停经 48 天,少量阴道出血伴轻微下腹痛 1 天,自测尿妊娠试验(+),考虑宫内妊娠,先兆流产可能,但确诊还需 B 超检查。

8-111 解析:先兆流产处理为保胎,故护士不需做好清宫术前准备。

8-116 解析:该病人既往体健,妊娠 32 周后出现水肿(+++),偶感头晕,血压 145/100 mmHg,高于 140/90 mmHg。妊娠期高血压与子痫前期都有高血压,但妊娠期高血压尿蛋白阴性,而子痫前期尿蛋白阳性。

8-118 解析:尿蛋白(+),考虑该病人为子痫前期。子痫前期的基本病理生理学变化是全身小动脉痉挛,故处理原则中解痉为首位。该病人的处理原则为解痉、镇静、降压、合理扩容及利尿,适时终止妊娠。

8-120 解析:应用硫酸镁过程中需密切观察病人膝跳反射、呼吸、尿量及血压,体温与此不相关。

8-122 解析:该病人目前为子痫前期,最主要的护理诊断或问题是抽搐后导致受伤的风险。

名词解释题

8-123 妊娠不足 28 周,胎儿体重不足 1000 g 而终止妊娠者称流产。

8-124 稽留流产是指胚胎或胎儿在子宫内已死亡尚未自然排出。

8-125 复发性流产是指与同一性伴侣连续发生 3 次或 3 次以上自然流产。每次流产多发生在同一妊娠月份,其临床特征与一般流产相同。

8-126 在各种类型的流产过程中,若阴道流血时间过长、有组织残留于宫腔内或非法堕胎等,可能引起宫腔内感染,称为流产合并感染。

8-127 受精卵在宫腔以外的部位着床称为异位妊娠。

8-128 输卵管妊娠保守手术中若未完全清除妊娠组织,有残留存活的滋养细胞继续生长,出现术后 β-hCG 不下降反而上升,称为持续性异位妊娠。

8-129 妊娠期高血压疾病是妊娠期特有的疾病,其表现为妊娠 20 周以后出现高血压、蛋白尿等症状,分娩后随即消失。

8-130 在子痫前期的基础上出现抽搐发作或伴昏迷称为子痫。

8-131 妊娠晚期或临产前发生的子痫称为产前子痫。

8-132 分娩过程中发生的子痫称为产时子痫。

8-133 产后 24 小时内发生的子痫称为产后子痫。

8-134 妊娠期肝内胆汁淤积症是一种在妊娠中、晚期出现以皮肤瘙痒及黄染为特点的妊娠期并发症,主要危害胎儿,使围产儿发病率、死亡率及早产率升高。

8-135 平素月经周期规则,妊娠达到或超过 42 周尚未分娩者,称为过期妊娠。

8-136 早产是指妊娠满 28 周至不满 37 足周之间分娩。

简述问答题

8-137 子痫病人的护理措施:①协助医生控制抽搐,遵医嘱正确用药。②专人护理,防止受伤,保持呼吸道通畅。吸氧、昏迷病人应禁食、禁水,取头低侧卧位,随时吸出咽喉部黏液及呕吐物,防止窒息或吸入性肺炎。抽搐发作时,床边加床档以防坠伤。③减少刺激,置病人于单间暗室,保持安静,避免声、光刺激,各项护理操作应相对集中,动作轻柔,以免诱发抽搐。④严密监护。⑤为终止妊娠做好准备。

8-138 妊娠期肝内胆汁淤积症的症状:①皮肤瘙痒,是首先出现的症状,常发生于妊娠 28~30 周,有极少数病人在妊娠 12 周左右出现瘙痒症状。瘙痒常呈持续性,白天轻,夜间加剧,一般先从手掌和脚掌开始,然后逐渐向肢体近端延伸,甚至可发展到面部,但极少侵及黏膜。大多数病人在分娩后数小时或数天内瘙痒症状迅速消失,少数在1周后消失。②黄疸,部分病人出现黄疸,常为轻、中度。通常在瘙痒发生后10天内出现,发生黄疸时,病人尿色变深,大便颜色变浅。

8-139 子痫前期病人使用硫酸镁治疗过程中的注意事项:①用药过程中注意监测血压。②应保证用药过程中呼吸≥16次/分;膝跳反射存在;尿量每小时≥25 ml,每24小时≥600 ml。③掌握解毒方法,应备好10%葡萄糖酸钙注射液以便出现毒性作用时及时予以解毒。解毒方法:10%葡萄糖酸钙注射液10 ml,静脉推注3分钟以上,必要时可每小时重复1次,直至呼吸、尿量和神经抑制恢复正常,但24小时内不超过8次。

8-140 输卵管妊娠的典型症状:①停经,病人多数有6~8周的停经史。②腹痛,是输卵管妊娠病人就诊的主要症状。输卵管妊娠未发生流产或破裂时,常表现为一侧下腹隐痛或酸胀感。当输卵管妊娠发生流产或破裂时,病人突感一侧下腹部撕裂样疼痛,常伴有恶心、呕吐。若血液局限于病变区,主要表现为下腹部疼痛;当血液积聚在子宫直肠陷凹处,可出现肛门坠胀感;若血液流向全腹,则表现为全腹痛;若血液刺激膈肌,可出现肩胛放射性疼痛和胸部疼痛。③阴道流血,胚胎死亡后导致hCG下降,卵巢黄体分泌的激素不能维持蜕膜生长而发生剥离出血,常有不规则阴道流血,色暗红或深褐,量少,一般不超过月经量。流血时常伴有蜕膜管型或蜕膜碎片排出,为子宫蜕膜剥离所致。④晕厥与休克,由于腹腔内急性出血及剧烈腹痛,轻者出现晕厥,严重者出现失血性休克。严重程度与腹腔内出血的量和速度成正比。⑤腹部包块,当输卵管妊娠流产或破裂后所形成的血肿时间过久,血液凝固与周围组织器官发生粘连后可形成包块。

8-141 不同类型流产的处理原则:①先兆流产的处理原则。卧床休息,禁止性生活;减少刺激;必要时给予对胎儿危害小的镇静剂;对于黄体功能不足的孕妇,每天肌内注射黄体酮20 mg;及时进行超声检查,了解胚胎发育情况,避免盲目保胎。②难免流产及不全流产,应尽快清除宫腔内容物,以防大出血和感染。③完全流产若无感染征象,一般不需特殊处理。④稽留流产,应促使胎儿、胎盘尽早排出,术前检查凝血功能并用雌激素3天以提高子宫敏感性,防止并发症的发生。⑤流产合并感染者,阴道流血不多,应待感染控制后行清宫术;阴道流血多者,应用抗生素的同时用卵圆钳伸入宫腔,夹出大块残留组织,使出血量减少,然后继续应用抗生素,待感染控制后再彻底刮宫。⑥复发性流产,应查明原因,针对病因进行治疗。

8-142 早产的临床表现:主要表现为子宫收缩,最初为不规则宫缩,常伴有少许阴道血性分泌物或出血,继之可发展为规律有效宫缩,与足月临产相似,使子宫颈管消失和宫口扩张。

8-143 先兆流产病人的护理措施:病人应绝对卧床休息,禁止性生活以减少刺激,避免诱发出血增多,遵医嘱给予保胎药物治疗。随时评估病人的病情变化,如是否腹痛加剧、阴道流血增加。还应观察病人的情绪反应,加强心理护理。

8-144 不全流产病人的护理措施:①应立即测血压、脉搏,遵医嘱肌内注射缩宫素促进子宫收缩,减少出血,同时迅速建立静脉通路,及时补充血容量。②及时做好清宫术或引产术的术前准备,术中密切观察病人生命体征,术后注意观察阴道流血量及子宫收缩情况,组织物送病理检查。③各项检查和手术应严格无菌操作。消毒液擦洗外阴每天2次,保持外阴清洁。严密监测体温、血常规、阴道出血及分泌物的性质、颜色、气味等,发现感染征象及时报告医生。合并感染者嘱其半坐卧位以防炎症扩散,并注意床边隔离。遵医嘱应用抗生素。④同情和理解病人失去胎儿的悲伤心情,加强心理支持,帮助其接受事实,尽早恢复正常心态。⑤做好健康指导。保持外阴清洁,禁止盆浴及性生活1个月;增加营养,纠正贫血,增强机体抵抗力;清宫术后如阴道流血淋漓不尽,流血量超过月经量,阴道分泌物浑浊、有异味,或伴有发热、腹痛,应及时到医院复诊;注意消除流产诱因,为再次妊娠做好准备;有习惯性流产史的病人,妊娠前应积极接受病因治疗,确诊妊娠后应卧床休息,加强营养,禁止性生活,保胎时间应超过以往发生流产的妊娠周数。

8-145　输卵管妊娠破裂或流产病人的护理措施:①对严重内出血并发休克的病人,立即去枕平卧,吸氧,建立静脉通路,交叉配血,按医嘱输血、输液、补充血容量。②遵医嘱迅速做好手术前准备。③严密监测病人生命体征并记录,若出现血压下降、脉搏细速、面色苍白、四肢湿冷、尿量减少等休克征象,立即报告医生并配合抢救。④注意腹痛部位、性质及伴随症状,严密观察阴道出血情况,准确评估出血量。⑤加强术后观察与护理。⑥稳定病人及家属的情绪,耐心说明病情及手术的必要性,消除病人的恐惧心理,增强信心。同情、安慰、鼓励病人,告之今后仍有受孕机会,帮助度过悲伤期。⑦做好健康指导。手术治疗后应注意休息,加强营养,纠正贫血,提高抵抗力;保持外阴清洁,禁止盆浴和性生活1个月。有生育要求的,应积极消除诱因,注意卫生保健,防止发生盆腔感染,有盆腔炎症者要及时彻底治疗,在医护人员指导下做好再次妊娠的准备。

8-146　早产的预防护理措施:①积极治疗妊娠合并症和并发症;②嘱病人取左侧卧位休息;③加强营养,避免创伤,保持身心健康;④妊娠晚期禁止性生活及重体力劳动,预防生殖道感染;⑤子宫颈内口松弛者应于妊娠14~16周做子宫颈内口缝合术;⑥指导病人及家属认识早产征象,出现临产先兆及时就诊。

8-147　先兆早产的护理措施:①嘱病人绝对卧床休息,尽量采取左侧卧位,以减轻子宫颈承受的压力并改善胎盘循环;避免刺激宫缩的活动,如乳房护理、性生活等。②严密观察宫缩、胎心音及产程进展,注意破膜情况。③遵医嘱,应用宫缩抑制剂,如 β_2 受体兴奋剂(沙丁胺醇、利托君)、硫酸镁等,同时还应注意观察药物的疗效及不良反应。④对精神紧张者,遵医嘱给予镇静剂,如苯巴比妥、地西泮等。⑤介绍早产的相关知识,提供充分的心理支持,减轻病人及家属的焦虑。

8-148　早产临产的护理措施:①胎儿娩出前给予病人地塞米松,促进胎儿肺成熟,避免发生早产儿呼吸窘迫综合征。②产程中常规给病人吸氧,严密观察宫缩及胎心音,并做好抢救新生儿的准备。③分娩时协助行会阴切开术,防止早产儿颅内出血发生。④加强早产儿护理,常规给予早产儿肌内注射维生素 K_1,防治颅内出血。⑤介绍早产的相关知识,提供充分的心理支持,减轻病人及家属的焦虑,消除其内疚感,帮助病人尽快适应早产儿母亲的角色。

8-149　妊娠期高血压疾病的分类及临床表现:①妊娠期高血压。妊娠20周后出现血压≥140/90 mmHg,并于产后12周恢复正常;尿蛋白(−);可伴有上腹部不适或血小板减少,产后方可确诊。②子痫前期。妊娠20周以后出现血压≥140/90 mmHg;尿蛋白≥0.3g/24h,或随机蛋白尿(+)。或虽无蛋白尿,但合并下列任何一项:血小板减少(血小板计数<100×10^9/L);肝、肾功能损害;肺水肿;新发生的中枢神经异常或视觉障碍。③子痫,子痫前期孕妇抽搐不能用其他原因解释。④慢性高血压并发子痫前期。高血压孕妇妊娠20周以前无尿蛋白,若出现尿蛋白≥0.3g/24h;或妊娠前有蛋白尿,妊娠20周后突然尿蛋白明显增加,或血压进一步升高,或血小板计数<100×10^9/L,或出现其他肝、肾功能损害,肺水肿,神经系统异常或视觉障碍等严重表现。⑤妊娠合并慢性高血压。妊娠20周前血压≥140/90 mmHg,或妊娠20周后首次诊断高血压并持续到产后12周后。

综合应用题

8-150　(1)诊断:妊娠34周,子痫。
(2)诊断依据:①病史,生育史为G1P0,妊娠 34 周,下肢水肿 2 周,头痛眼花 2 天,抽搐 2 次。②临床表现。血压 170/110 mmHg,双下肢水肿(＋＋)。③辅助检查。血红蛋白 130 g/L,全血黏度大于正常值,尿蛋白(＋＋＋),尿比重 1.03,眼底检查见视网膜动脉变细。

(3) 护理诊断:①体液过多,与全身小动脉痉挛、增大的子宫压迫下腔静脉等有关。②潜在并发症,如胎盘早剥、脑出血、心力衰竭、凝血功能障碍等。③有母儿受伤的风险,与胎盘功能低下、抽搐时意识丧失有关。④有药物中毒的风险,与硫酸镁中毒剂量同治疗剂量接近有关。

(4) 主要护理措施:①协助医生控制抽搐,遵医嘱正确用药,在硫酸镁应用过程中注意观察有无中毒反应。②专人护理,防止受伤,保持呼吸道通畅,吸氧,应禁食、禁水,取头低侧卧位,随时吸出咽喉部黏液及呕吐物,防止窒息或吸入性肺炎。抽搐发作时,床边加床档以防坠伤。③减少刺激,置病人于单间暗室,保持安静,避免声、光刺激,各项护理操作应相对集中,动作轻柔,以免诱发抽搐。④严密监护病人的生命体征及宫内胎儿情况。⑤为终止妊娠做好准备。

8-151 (1) 疾病诊断:异位妊娠(右侧输卵管妊娠破裂或流产可能),失血性休克。

(2) 诊断依据:①病史。生育史为 G1P0,停经 50 天,阴道少量流血 2 天,无原因突发右下腹剧痛,伴恶心、呕吐及一过性晕厥。既往身体健康。②临床表现。血压 70/40 mmHg,脉搏 120 次/分,呼吸 24 次/分,面色苍白。妇科检查:外阴无异常;阴道畅,内见少许血液;子宫颈光滑,宫颈举痛(＋),后穹隆触痛(＋);子宫前位,正常大小;右侧附件区可触及包块,边界不清、质软、压痛明显,左侧附件无异常。③辅助检查。尿妊娠试验(＋),血红蛋白 78 g/L。还可做的辅助检查有:经阴道后穹隆穿刺,腹部 B 超,腹腔镜。

(3) 护理诊断:①组织灌流不足,与腹腔内出血,血容量不足等有关;②有受伤的风险,与失血性休克昏迷时意识丧失有关;③有感染风险,与阴道流血、贫血,抵抗力差有关。

(4) 主要护理措施:①立即去枕平卧,吸氧,建立静脉通路,交叉配血,按医嘱输血、输液,补充血容量。②遵医嘱迅速做好手术前准备。③严密监测生命体征并记录,若出现血压下降、脉搏细速,面色苍白、四肢湿冷,尿量减少等休克征象,立即报告医生并配合抢救。④注意腹痛部位、性质及伴随症状,严密观察阴道出血情况,准确评估出血量。⑤加强术后观察与护理。⑥稳定病人及家属的情绪,耐心说明病情及手术的必要性,消除病人的恐惧心理,增强信心。同情、安慰、鼓励病人,告之今后仍有受孕机会,帮助度过悲伤期。⑦做好健康指导。手术治疗后应注意休息,加强营养,纠正贫血,提高抵抗力;保持外阴清洁,禁止盆浴和性生活 1 个月。对有生育要求者,应积极消除诱因,注意卫生保健,防止发生盆腔感染;对有盆腔炎症者,要及时彻底治疗,在医护人员指导下做好再次妊娠的准备。

(姚晓岚)

第九章

胎儿及其附属物异常

选择题(9-1~9-123)

A1型单项选择题(9-1~9-52)

9-1 妊娠晚期羊水最大暗区垂直深度多少为羊水过少
   A. ≤5 cm   B. ≤4 cm
   C. ≤3 cm   D. ≤2 cm
   E. ≤1 cm

9-2 妊娠晚期羊水指数多少为羊水过少
   A. ≤5 cm   B. ≤4 cm
   C. ≤3 cm   D. ≤2 cm
   E. ≤1 cm

9-3 完全性前置胎盘,终止妊娠最主要的方法是
   A. 剖宫产术
   B. 阴道自然分娩
   C. 阴道分娩行会阴侧切术
   D. 阴道分娩产钳助产术
   E. 胎吸助产

9-4 新生儿出生后5分钟Apgar评分低于多少分提示神经系统受损较明显
   A. 4分   B. 5分
   C. 6分   D. 7分
   E. 8分

9-5 胎膜早破孕妇胎先露未衔接应绝对卧床,主要目的是
   A. 防止羊水过少
   B. 防止早产
   C. 防止脐带脱垂
   D. 防止胎儿窘迫
   E. 防止头盆不称

9-6 24小时胎动计数少于多少次提示胎儿缺氧
   A. 30次   B. 25次
   C. 20次   D. 15次
   E. 10次

9-7* 下列叙述中符合单卵双胎特点的是
   A. 2个胎儿遗传基因不同
   B. 2个胎儿性别不同
   C. 2个胎儿只能共用1个胎盘和羊膜囊
   D. 可形成双羊膜囊
   E. 2个胎儿血型不同

9-8* 下列哪项符合新生儿重度窒息的临床表现
   A. 心率>110次/分
   B. 对外界刺激无反应
   C. 吸痰时喉反射存在
   D. 呼吸不规律或表浅
   E. 肌张力好

9-9 急性羊水过多最有可能发生的孕周是
   A. 18~20周   B. 20~24周
   C. 24~28周   D. 28~30周
   E. 30~32周

9-10* 双胎妊娠易引起下列哪种情况
   A. 妊娠期心脏病
   B. 妊娠期糖尿病
   C. 妊娠期高血压疾病
   D. 继发性宫缩乏力
   E. 羊水过少

9-11 下列哪项不是前置胎盘预防感染的常规护理措施
   A. 保持室内空气流通
   B. 指导产妇注意个人卫生
   C. 及时更换会阴垫
   D. 抗生素预防感染
   E. 进行会阴擦洗

9-12* 关于羊水过少对产程的影响,下列叙述中正确的是
   A. 阵痛剧烈、宫缩协调、产程延长
   B. 阵痛剧烈、宫缩协调、正常产程
   C. 阵痛剧烈、胎膜早破、产程缩短
   D. 阵痛剧烈、胎膜早破、正常产程
   E. 阵痛剧烈、宫缩不协调、产程延长

9-13* 关于导致胎盘功能减退的原因,下列叙述中不正确的是
   A. 过期妊娠
   B. 妊娠期高血压疾病
   C. 胎盘退行性变
   D. 胎儿慢性缺氧
   E. 胎盘钙化

9-14 为预防胎膜早破,下列措施中最正确的是
   A. 妊娠晚期禁止性生活
   B. 妊娠晚期注意卫生,宜盆浴
   C. 妊娠晚期加强锻炼
   D. 妊娠晚期避免碰撞
   E. 对生殖道感染及时进行治疗

9-15 下列胎盘早剥对孕妇的影响中最常见的是
   A. 产后出血   B. 凝血功能障碍
   C. 羊水栓塞   D. 急性肾衰竭
   E. 肺动脉高压

9-16 关于正常胎盘附着于子宫的位置,下列叙述中正确的是
   A. 子宫底、前壁或侧壁
   B. 子宫下段、前壁或后壁
   C. 子宫颈、后壁或侧壁
   D. 子宫底、后壁或侧壁
   E. 子宫体部前壁、后壁或侧壁

9-17 Ⅱ度胎盘早剥剥离面占胎盘面积
   A. 1/5左右   B. 1/4左右
   C. 1/3左右   D. 1/2左右
   E. 全部剥离

9-18 胎盘早剥主要病理改变是
   A. 包蜕膜出血   B. 壁蜕膜出血
   C. 真蜕膜出血   D. 底蜕膜出血
   E. 羊膜出血

9-19* 下列对胎盘早剥的叙述中正确的是
   A. 胎盘早剥多发生于妊娠28周以后
   B. 分娩期不会发生胎盘早剥
   C. 胎盘早剥对胎儿无影响
   D. 胎盘早剥对孕妇无影响
   E. 正常位置胎盘在胎儿娩出前从子宫壁剥离

9-20 诊断前置胎盘较安全可靠的方法是
   A. 阴道检查   B. 肛门检查
   C. 放射线检查   D. B超检查
   E. 腹部检查

9-21 对前置胎盘病人进行产科检查,下列叙述中错误的是
   A. 胎方位清楚
   B. 先露高浮
   C. 宫颈举痛明显
   D. 子宫大小与停经周数一致
   E. 胎方位异常较多

9-22 导致胎盘早剥的孕妇引起死亡的主要病因是
   A. 高血压
   B. 胎膜早破
   C. 腹部撞击
   D. 剖宫产史
   E. 弥散性血管内凝血(DIC)

9-23 关于前置胎盘病人的护理,下列叙述中错误的是
   A. 绝对卧床休息,取左侧卧位
   B. 间歇吸氧
   C. 维持血容量

D. 可以肛门检查

E. 禁止阴道检查

9-24 重度子痫前期孕妇于妊娠晚期出现腹痛伴阴道流血,最可能的疾病是

　　A. 胎盘早剥　　　B. 前置胎盘

　　C. 子宫颈癌　　　D. 子宫破裂

　　E. 胎膜血管破裂

9-25 前置胎盘时出现阴道流血,下列叙述中哪项正确

　　A. 常发生在妊娠中期

　　B. 常伴有下腹部疼痛

　　C. 阴道流血量与贫血程度不成正比

　　D. 无腹痛

　　E. 妊娠38周出现阴道流血应考虑为完全性前置胎盘

9-26* 关于重型胎盘早剥,下列叙述中哪项正确

　　A. 多发生在妊娠中期

　　B. 孕妇不出现妊娠期高血压疾病

　　C. 出现无痛性、无诱因阴道流血

　　D. 与孕妇血管病变无关

　　E. 阴道流血量与贫血程度不成正比

9-27* 急性羊水过多时,下列叙述中哪项正确

　　A. 下肢及外阴水肿发生率不高

　　B. 自觉症状轻微

　　C. 产科检查胎心音清楚

　　D. 容易发生早产

　　E. 很少发生早产

9-28 关于重型胎盘早剥的临床表现,下列叙述中哪项错误

　　A. 阴道流血可以不多

　　B. 触诊子宫硬如板状

　　C. 胎方位摸不清,胎心音听不清

　　C. 阴道流血与贫血程度成正比

　　E. 腹痛剧烈

9-29 关于双胎妊娠,下列叙述中哪项错误

　　A. 容易并发妊娠期高血压疾病

　　B. 容易并发前置胎盘

　　C. 容易并发胎盘早剥

D. 容易发生过期妊娠

E. 容易发生早产

9-30 双胎妊娠孕妇腹部不同部位听到2个胎心音,其心率相差

　　A. 3次/分以上　　B. 8次/分以上

　　C. 10次/分以上　D. 12次/分以上

　　E. 15次/分以上

9-31 关于胎膜早破预防感染的护理措施,下列叙述中哪项错误

　　A. 监测孕妇的体温、血常规

　　B. 每天会阴擦洗2次

　　C. 勤换会阴垫

　　D. 1∶5000高锰酸钾溶液坐浴

　　E. 破膜超过12小时预防性应用抗生素

9-32 关于胎儿窘迫的病因,下列哪项除外

　　A. 母体因素　　　B. 父亲因素

　　C. 胎儿因素　　　D. 脐带因素

　　E. 胎盘因素

9-33* 关于胎儿窘迫的临床表现,下列哪项除外

　　A. 胎心率基线变异

　　B. 胎心率异常

　　C. 胎动异常

　　D. 羊水胎粪污染

　　E. 羊水过少

9-34 胎儿窘迫时主要的护理问题是

　　A. 组织灌流不足

　　B. 疲乏

　　C. 皮肤完整性受损

　　D. 知识缺乏

　　E. 气体交换障碍

9-35 羊水过多的孕妇1次放羊水量不宜超过多少毫升

　　A. 500　　　　　B. 800

　　C. 1000　　　　 D. 1500

　　E. 2000

9-36 导致羊水过少的胎儿畸形主要为

　　A. 消化系统畸形

B. 呼吸系统畸形
C. 泌尿系统畸形
D. 神经系统畸形
E. 循环系统畸形

9-37 下列哪项不属于胎膜受力不均引起的胎膜早破
A. 头盆不称 B. 胎位异常
C. 子宫颈过短
D. 子宫颈功能不全
E. 子宫内压力增加

9-38* 关于胎盘早剥,下列叙述中正确的是
A. 孕妇贫血程度与阴道出血量成正比
B. 确诊后可选择期待疗法
C. 是妊娠早期的一种严重出血性并发症
D. Ⅲ度胎盘早剥孕妇的子宫硬如板,有压痛
E. 以无诱因、无痛性反复阴道流血为特征

9-39* 关于胎膜早破的病因,下列哪项除外
A. 生殖道感染
B. 羊膜腔压力增高
C. 胎膜受力不均
D. 缺乏维生素 A
E. 细胞因子 IL-6、IL-8、TNF-α 升高

9-40 孕妇足月胎膜早破,如无剖宫产指征,给予积极引产最合适的时间是
A. 12 小时内 B. 13 小时内
C. 14 小是内 D. 15 小时内
E. 16 小时内

9-41 下列哪项不是新生儿出生后 Apgar 评分的指标
A. 心率 B. 皮肤颜色
C. 羊水 D. 呼吸
E. 肌张力

9-42 下列不属于胎儿宫内窘迫临床表现的是
A. 胎心率 140 次/分

B. 羊水胎粪污染
C. 胎盘功能减退
D. 胎动计数减少
E. 胎心率 100 次/分

9-43 抢救新生儿窒息首要的护理措施是
A. 吸氧
B. 清理呼吸道
C. 给予呼吸兴奋剂
D. 按摩新生儿后背
E. 口对口人工呼吸

9-44 临床表现与阴道出血量不成正比的是下列哪种疾病
A. 流产 B. 先兆临产
C. 前置胎盘 D. 产后出血
E. 胎盘早剥

9-45* 下列哪项结果不提示胎儿窘迫
A. 胎儿头皮血 pH 下降
B. 胎动计数 0~2 次/小时
C. 胎心率>160 次/分,不规律
D. NST 正常
E. OCT 多次出现晚期减速

9-46 胎儿急性缺氧最早期的表现为
A. 胎动减弱 B. 胎动次数减少
C. 胎动频繁 D. 胎动消失
E. 胎动正常

9-47 某孕妇因胎儿宫内窘迫决定进行剖宫产术,下列护理措施中错误的是
A. 让孕妇放心,胎儿尚不足以处于风险状态
B. 做好新生儿窒息抢救准备
C. 立即为孕妇做术前准备
D. 监测胎心
E. 告诉孕妇可能发生的情况,让其有所准备,主动配合

9-48 前置胎盘孕妇产科检查的结果是
A. 子宫大小与停经周数一致,胎方位清楚,先露高浮
B. 子宫大于停经周数,胎方位清楚,先露高浮

C. 子宫小于停经周数,胎方位清楚,先露高浮

D. 子宫小于停经周数,胎方位清楚,先露已入盆

E. 子宫大于停经周数,胎方位清楚,先露已入盆

9-49 关于胎膜早破时体位的叙述,下列正确的是

A. 左侧卧位,头高臀低

B. 左侧卧位,臀高头低

C. 半坐卧位

D. 膝胸卧位

E. 膀胱截石位

9-50 胎膜早破几小时以上未分娩需用抗生素治疗

A. 8 小时 B. 10 小时

C. 12 小时 D. 14 小时

E. 16 小时

9-51 羊水过多是指妊娠期羊水量超过

A. 1000 ml B. 1500 ml

C. 2000 ml D. 2500 ml

E. 3000 ml

9-52 羊水过少是指妊娠晚期羊水量少于

A. 100 ml B. 200 ml

C. 300 ml D. 400 ml

E. 500 ml

A2 型单项选择题(9-53～9-85)

9-53* 病人,28 岁。G2P0。本次妊娠 32 周,为双胎妊娠。病人自诉下腹部阵发性疼痛,每 7～8 分钟 1 次,胎动正常,阴道无流液,听诊胎心率分别为 132 次/分和 144 次/分。目前应首选的处理措施是

A. 卧床休息,使用利托君抑制宫缩

B. 肌内注射孕激素保胎

C. 静脉滴注抗生素抗感染

D. 剖宫产结束分娩

E. 引产

9-54* 病人,29 岁。妊娠 37 周,因自觉胎动减少 5 小时来院,初步诊断"胎儿宫内窘迫"收治入院。以下处理中欠妥的是

A. 尽快行剖宫产终止妊娠

B. 吸氧

C. 嘱左侧卧位

D. 人工破膜引产

E. 监测胎心变化

9-55* 病人,30 岁。妊娠 36 周,双胎妊娠。主诉轻微腹痛。产科检查:宫缩不规则,阴道无出血,胎心率分别为 124 次/分和 108 次/分。B 超检查提示胎盘早剥可能。关于分娩时机和方式的选择应根据

A. 年龄、是否临产、有无并发症、胎心监护、胎盘剥离严重程度

B. 孕周、胎盘剥离严重程度、有无并发症、宫口是否扩张、胎儿宫内状况

C. 阴道出血量、孕周、胎儿宫内状况、胎盘剥离严重程度、有无并发症

D. 孕周、胎盘剥离严重程度、阴道出血量、宫口是否扩张、胎儿宫内状况

E. 凝血功能、胎盘剥离严重程度、有无并发症、宫口是否扩张、胎儿宫内状况

9-56 病人,26 岁。初产妇。妊娠 39 周,感腹痛剧烈,有阴道少量出血,测血压 160/110 mmHg。尿蛋白(＋＋＋)。产科检查:无明显宫缩,子宫触之呈板状,胎心率 164 次/分。临床诊断为子痫前期合并

A. 部分性前置胎盘

B. 边缘性前置胎盘

C. DIC

D. 胎盘早剥

E. 宫缩乏力

9-57 病人,28 岁。妊娠 39 周,无诱因无腹痛阴道出血约 200 ml。产科检查:腹部软、无压痛,胎位清楚,胎心率 158 次/

分,阴道可见少量活动性出血。诊断可能性最大的是
A. 胎盘早期剥离 B. 早产
C. 前置胎盘 D. 正常临产
E. 凝血功能障碍

9-58* 病人,23 岁。妊娠 38 周,临产 4 小时,宫缩 25~35 秒,间隔 4~5 分钟,胎心率 140 次/分,头先露,胎头高浮。突然阴道流水,色清,宫口扩张 1 指。下列处理中不正确的是
A. 立即听胎心
B. 记录破膜时间
C. 鼓励病人在宫缩时运用腹压加速产程进展
D. 卧床,抬高臀部
E. 超过 12 小时未分娩,加用抗生素

9-59* 病人,25 岁。足月临产,胎方位 LOA,宫口扩张 3 cm,胎膜未破,3 小时后感肛门坠胀,流出棕黄色羊水。产科检查:宫口开全;头先露,＋4。下列处理中不正确的是
A. 立即吸氧
B. 左侧卧位,即听胎心
C. 做好新生儿窒息抢救准备
D. 胎头吸引术助产
E. 行剖宫产

9-60 病人,35 岁。妊娠 32 周,突感有较多液体自阴道流出,诊断为胎膜早破。为防止脐带脱垂,采用的卧位是
A. 半坐卧位 B. 中凹卧位
C. 屈膝仰卧位 D. 头低足高位
E. 头高足低位

9-61* 病人,28 岁。宫内妊娠 41⁺周,因胎动减少 2 天入院。产科检查:宫底于剑突下 2 指,胎方位 LOA,头先露,胎心率 108 次/分,尚规则,无宫缩。以下处理中正确的是
A. B 超
B. 破膜引产
C. 急诊行剖宫产
D. 缩宫素静脉滴注引产
E. 胎心监护

9-62* 病人,20 岁。初产妇。妊娠 34 周,出现少量阴道流血。产科检查:胎方位 ROA,无腹痛,胎心率 136 次/分。最恰当的处理方法是
A. 期待疗法
B. 缩宫素静脉滴注引产
C. 立即行人工破膜
D. 立即静脉滴注止血药物
E. 立即行剖宫产术

9-63 病人,24 岁。妊娠 32 周,因胎膜早破 14 小时入院。检查发现胎心音正常,无腹痛。错误的处理措施是
A. 严密观察病人生命体征
B. 给予抗生素
C. 监测白细胞计数
D. 监测胎儿宫内安危
E. 无需应用抗生素

9-64* 病人,30 岁。妊娠 31 周,无痛性阴道流血 4 次。检查发现胎心率在正常范围内,子宫无压痛,阴道流血少于月经量。正确的护理措施是
A. 卧床休息,左侧卧位
B. 肛门检查,了解子宫颈口情况
C. 阴道检查
D. 缩宫素引产
E. 立即剖宫产

9-65 病人,29 岁。妊娠 32 周,阴道流血 2 次,量不多。今天突然阴道流血多于月经量,无腹痛。测血压 100/80 mmHg,脉搏 96 次/分。产科检查:宫高 30 cm,腹围 85 cm,臀先露,未入盆,胎心率 140 次/分。诊断其可能是
A. 阴道静脉曲张破裂
B. 妊娠合并子宫颈癌
C. 妊娠合并子宫颈息肉
D. 前置胎盘

E. 胎盘早剥

9-66* 病人,28 岁。初产妇。妊娠 37 周,阴道出血 2 天,出血量似月经,无腹痛。为明确出血原因,应立刻做
A. B 超检查　　　B. 肛门检查
C. 阴道检查　　　D. 胎心监测
E. 胎动监测

9-67 病人,34 岁。妊娠 38 周,阴道不自主流水 8 小时,疑为胎膜早破。护士立刻给予抬高臀部是为了防止
A. 早产　　　　　B. 感染
C. 脐带脱垂　　　D. 胎位异常
E. 子宫破裂

9-68* 病人,28 岁。初产妇,妊娠 32 周。下列须告知孕妇来医院处理的情况是
A. 胎动计数 5 次/小时
B. 胎动计数 3 次/小时
C. 胎动计数少于 10 次/24 小时
D. 胎动不规则
E. 胎动下降少于 20%

9-69 病人,35 岁。初产妇。妊娠 38 周,腹部被撞 3 小时后突然下腹疼痛且阵发性加剧,伴阴道少量出血,胎方位不清,胎心率 100 次/分。对该病人最可能的诊断是
A. 前置胎盘　　　B. 胎盘早剥
C. 宫外孕　　　　D. 子痫
E. 早产

9-70* 借助产钳阴道娩出的新生儿,出生后 1 分钟 Apgar 评分 3 分。此时首要措施应是
A. 脐静脉滴注 5% 碳酸氢钠溶液
B. 面罩吸氧
C. 气管插管吸出羊水和黏液
D. 口对口人工呼吸
E. 胸外心脏按压

9-71* 病人,27 岁。妊娠 39 周,常规产前检查发现宫高、腹围小于妊娠月份,轻微触碰即可引起宫缩,胎心率 140 次/分,NST 异常。B 超检查羊水指数 4 cm,收治入院。下列处理措施中正确的是
A. 给予缩宫素,诱导宫缩
B. 静脉补液治疗
C. 行剖宫产终止妊娠
D. 羊膜腔灌注液体
E. 无需任何处理,等待自然分娩

9-72* 病人,25 岁。妊娠 38 周,阴道少量流血。B 超提示胎盘与子宫壁之间有 2 个液性暗区,胎心率 162 次/分。宫口扩张 1 cm,宫缩欠佳。下列对该病人的处理中最适合的是
A. 无需做特殊处理
B. 继续观察、吸氧
C. 静脉滴注缩宫素加强宫缩
D. 剖宫产结束妊娠
E. 绝对卧床休息,左侧卧位

9-73* 病人,27 岁。妊娠 37 周,产前检查羊水指数 7 cm。下列护理措施中正确的是
A. 指导病人摄取低盐饮食
B. 指导病人尽量卧床休息
C. 指导病人保持外阴清洁
D. 需常规抗感染治疗
E. 已足月,无特殊措施,加强胎心监护

9-74 病人,26 岁。G1P0。妊娠 40 周,因胎动计数减少入院。产科检查:宫高 32 cm,胎方位 LOA,先露固定,胎心率 132 次/分,无宫缩。入院后测 24 小时尿雌三醇为 6 mg。应考虑为
A. 脐带受压　　　B. 胎儿受压
C. 胎儿先天畸形　D. 胎盘功能不全
E. 过期妊娠

9-75 病人,27 岁。妊娠 32 周,无腹痛。常规产前检查发现子宫大于妊娠月份,腹部膨隆,腹壁皮肤发亮、变薄,腹部触诊时胎方位不清,胎心音遥远。对该病人最可能的诊断是
A. 轻度羊水过多

B. 中度羊水过多
C. 急性羊水过多
D. 慢性羊水过多
E. 重度羊水过多

9-76 病人,27岁。妊娠28周,下列产科检查最有可能与双胎妊娠不符的是
A. 不同部位听到2个胎心音
B. 腹部触及多个小肢体
C. B超提示胎儿双顶径8.4cm
D. 宫高33cm,腹围102cm
E. 听诊1分钟,2个胎心率相差>10次/分

9-77* 病人,33岁。妊娠33周,阴道流液1小时收入院。产科检查:胎心率136次/分,无宫缩及感染征象。下列处理措施中最适合的是
A. 观察24小时,如无宫缩行引产
B. 立即引产
C. 观察24小时,如无宫缩行剖宫产
D. 严密观察,等待自然分娩
E. 严密观察,保胎,延长孕周至34周

9-78 病人,31岁。妊娠38周,子痫前期,产程中阴道出血多于月经量。产后检查见胎盘母体面有凝血块及压迹。根据描述,该产妇胎盘早剥分度最有可能是下列哪项
A. Ⅰ度　　　　B. Ⅱ度
C. Ⅲ度　　　　D. Ⅳ度
E. Ⅴ度

9-79 病人,24岁。妊娠23周,近几天腹部明显增大、轻微胀痛,心悸气短。产科检查:子宫大于妊娠月份,胎心音遥远不清。B超检查示羊水指数30cm。该病人属于下列哪种情况
A. 正常羊水量　　B. 羊水过多
C. 轻度羊水过多　　D. 中度羊水过多
E. 重度羊水过多

9-80* 病人,28岁。临产过程中出现下腹剧痛,呕吐3次,面色苍白,脉搏细数。产科检查:子宫触之呈板状,宫缩间歇时子宫体不能松弛,胎方位触诊不清,胎心率78次/分。最可能的诊断是
A. Ⅰ度胎盘早剥
B. Ⅱ度胎盘早剥
C. Ⅲ度胎盘早剥
D. 先兆子宫破裂
E. 子宫破裂

9-81 病人,38岁。妊娠足月自然娩出的新生儿Apgar评分为3分。可能有下列哪项表现
A. 经口腔刺激有咳嗽、恶心
B. 心率110次/分
C. 呼吸规则,间断哭声
D. 四肢稍屈
E. 皮肤红润

9-82 病人,23岁。妊娠32周,阴道出血约50ml,诊断为前置胎盘,入院给予期待疗法。护士对该病人的饮食指导下列正确的是
A. 低热量、高蛋白、高维生素、粗纤维食物,避免生冷食物
B. 低热量、低蛋白、高维生素、粗纤维食物,避免生冷食物
C. 高热量、高蛋白、高维生素、粗纤维食物,避免生冷食物
D. 高热量、高蛋白、高维生素、粗纤维食物,夏天可适当进食生冷食物
E. 低热量、低蛋白、低维生素、粗纤维食物,避免生冷食物

9-83 病人,30岁。经产妇。妊娠38周,边缘性前置胎盘,临产后阴道出血如月经量,产程经过顺利。产后检查胎盘,结果符合下列哪项
A. 胎膜破口距胎盘边缘距离<10cm
B. 胎膜破口距胎盘边缘距离<9cm
C. 胎膜破口距胎盘边缘距离<8cm
D. 胎膜破口距胎盘边缘距离<7cm
E. 胎膜破口距胎盘距离可能查不清

9-84 病人,33岁。G1P0。妊娠41周,平素月经周期规则,自觉近日胎动减少,行OCT。胎心监护见频发晚期减速。下一步的正确处理是

A. 静脉滴注缩宫素,诱导规律宫缩
B. 继续观察
C. 加强营养
D. 注意休息
E. 立即终止妊娠

9-85* 病人,40岁。其新生儿娩出后1分钟全身皮肤颜色青紫,呼吸表浅,心率109次/分,喉反射存在,四肢稍屈。下列处理措施中不妥的是

A. 吸痰
B. 擦干全身
C. 取头低足高位
D. 保暖
E. 触觉刺激诱发呼吸

A3型单项选择题(9-86～9-103)

(9-86～9-88共用题干)

病人,28岁。经产妇。妊娠37周,阴道大量流血5小时入院。体格检查:血压90/60mmHg,脉搏102次/分。产科检查:无宫缩,宫底位于剑突下2指,臀先露,胎心率94次/分,骨盆外测量正常。

9-86 该病人最可能的诊断是

A. 先兆临产　　B. 正常产程
C. 前置胎盘　　D. 胎盘早剥
E. 子痫前期

9-87 对该病人最恰当的处理是

A. 期待疗法
B. 外倒转术
C. 人工破膜
D. 立即行剖宫产术
E. 应用缩宫素引产

9-88* 对该病人的正确护理措施为

A. 注意休息,充分睡眠
B. 加强营养

C. 开通静脉通路,尽快做好手术前准备
D. 阴道检查了解子宫颈口情况
E. 肛门检查了解子宫颈口情况

(9-89～9-93共用题干)

新生儿,男性。出生后,脐带绕颈,心率85次/分,四肢稍屈,口唇暗紫,皮肤苍白,吸痰时喉部仅有轻度反射,无呼吸。

9-89 该新生儿1分钟Apgar评分得分为

A. 1分　　B. 2分
C. 3分　　D. 4分
E. 5分

9-90 对该新生儿复苏,首要措施是

A. 吸氧
B. 清理呼吸道
C. 给予呼吸兴奋剂
D. 按摩新生儿后背
E. 口对口人工呼吸

9-91 在进行新生儿初步复苏后,评估内容包括

A. 心率、呼吸、肌张力
B. 呼吸、心率、皮肤颜色
C. 皮肤颜色、哭声、肌张力
D. 呼吸、肌张力、喉反射
E. 心率、喉反射、血氧饱和度

9-92 复苏后,新生儿心率达到多少次/分以上可以停止胸外心脏按压和正压通气,给予常规吸氧

A. 90次/分　　B. 100次/分
C. 110次/分　　D. 120次/分
E. 130次/分

9-93 新生儿出生后几分钟Apgar评分有利于评估复苏效果和预后

A. 1分钟　　B. 4分钟
C. 5分钟　　D. 6分钟
E. 10分钟

(9-94～9-96共用题干)

病人,29岁。妊娠36周,乘车时急刹车后感腹部剧烈腹痛,难以忍受。测血压135/

100 mmHg。产科检查：阴道无出血,子宫似足月妊娠大小、呈板状,压痛明显,胎方位不清,胎心率90次/分。

9-94 对该病人最可能的诊断是
A. 早产临产
B. 妊娠期高血压疾病
C. 前置胎盘
D. 胎盘早剥
E. 不完全性子宫破裂

9-95* 即使病人B超检查阴性,也不能排除下列哪个部位的胎盘早剥
A. 子宫前壁 B. 子宫底部
C. 子宫后壁 D. 子宫侧壁
E. 子宫颈

9-96 此时最恰当的处理方法是
A. 立即做好术前准备,及时终止妊娠
B. 期待疗法
C. 迅速开放静脉通路,抗休克
D. 积极降压治疗
E. 抑制宫缩

(9-97~9-99共用题干)
病人,27岁。妊娠37周,产前检查宫高、腹围小于妊娠月份。B超检查羊水指数5 cm,收治入院。

9-97 下列哪项不是护士入院评估的内容
A. 健康史
B. 身心状况
C. B超检查羊水指数
D. 测量羊水量
E. B超检查有无胎儿畸形及胎儿生长受限

9-98 病人常偷偷哭泣,最可能的原因是
A. 担心胎儿早产
B. 担心宫缩疼痛
C. 经济压力
D. 担心胎儿可能畸形
E. 担心不能正常分娩

9-99* 下列护士给予病人的健康指导中最重要的是

A. 增加蛋白质摄入
B. 增加维生素摄入
C. 多休息
D. 自数胎动
E. 增加粗纤维食物摄入

(9-100~9-103共用题干)
病人,28岁。经产妇。妊娠20周以前一切正常,随后腹部迅速膨隆,出现腹部胀痛、呼吸困难和下肢水肿,于妊娠24周来院。产科检查：宫高34 cm,腹围100 cm,胎方位触不清,胎心音听不清,隐约触到胎动。

9-100 该病人腹部迅速膨隆的原因最可能是
A. 急性羊水过多
B. 双胎妊娠
C. 巨大胎儿
D. 巨大卵巢囊肿
E. 腹水

9-101 如果进行放羊水治疗,一般每小时放的羊水量约为
A. 400 ml B. 500 ml
C. 600 ml D. 700 ml
E. 800 ml

9-102 一般每次放的羊水量不超过
A. 1000 ml B. 1500 ml
C. 1600 ml D. 1800 ml
E. 2000 ml

9-103 放羊水过程中需密切观察病人的变化,下列哪项除外
A. 血压 B. 心率
C. 呼吸 D. 胎心率
E. 体温

A4型单项选择题(9-104~9-123)
(9-104~9-110共用题干)
病人,29岁。G1P0。既往体健,有剖宫产史。妊娠21周产检时B超检查提示胎盘组织部分覆盖子宫颈内口,无阴道出血,血红蛋白105 g/L。

9-104* 该病人的诊断为

A. 边缘性前置胎盘
B. 部分性前置胎盘
C. 完全性前置胎盘
D. 胎盘早剥
E. 胎盘前置状态

9-105 下列健康指导中正确的是
A. 指导进食高蛋白、高脂、高维生素、富含铁的食物,纠正贫血
B. 告知其前置胎盘阴道出血的特点
C. 无阴道出血活动不受限
D. 定期服用抗生素预防感染
E. 定期服用抑制宫缩的药物

9-106* 该病人在妊娠33周时,夜间无诱因阴道出血约100 ml,胎心率138次/分。复查B超提示,胎盘位于前壁,覆盖原剖宫产切口及部分子宫颈内口。此时该病人的诊断为
A. 边缘性前置胎盘
B. 部分性前置胎盘
C. 完全性前置胎盘
D. 胎盘早剥
E. 胎盘前置状态

9-107* 病人入院后,对其的主要处理原则是
A. 立即做好术前准备,及时终止妊娠
B. 期待疗法
C. 迅速开放静脉通路,抗休克
D. 积极止血治疗
E. 抑制宫缩

9-108 主要的护理措施是
A. 绝对卧床休息,左侧卧位
B. 肛门检查,了解子宫颈口情况
C. 阴道检查
D. 应用缩宫素引产
E. 立即行剖宫产术

9-109 住院治疗1周后,突然出现大量阴道出血,约500 ml,无腹痛,胎心率126次/分。此时主要的处理原则是
A. 立即做好术前准备,及时终止妊娠
B. 期待疗法

C. 迅速开放静脉通路,抗休克
D. 积极止血治疗
E. 抑制宫缩

9-110* 行剖宫产术终止妊娠,术中应特别注意胎盘是否发生
A. 粘连   B. 嵌顿
C. 植入   D. 缺损
E. 卒中

(9-111~9-115 共用题干)
病人,25岁。妊娠39周,因第2产程延长行产钳术助产,胎儿娩出后1分钟Apgar评分为3分。

9-111 下列哪项与该新生儿的临床表现相符
A. 皮肤苍白   B. 口唇红润
C. 喉反射存在 D. 呼吸规律
E. 心率>100次/分

9-112 新生儿经正压通气和胸外心脏按压60秒,重新评估,心率<60次/分,医嘱用肾上腺素。下列浓度正确的是
A. 1∶100   B. 1∶1 000
C. 1∶5 000   D. 1∶10 000
E. 1∶20 000

9-113 给药途径首选
A. 外周静脉给药   B. 肌内注射
C. 气管内给药   D. 脐静脉给药
E. 脐动脉给药

9-114 用药后继续胸外心脏按压及正压通气,心率多少时可停止心脏按压,但仍继续正压通气
A. 60~100次/分
B. 80~110次/分
C. 90~120次/分
D. 100~130次/分
E. 110~140次/分

9-115* 关于该新生儿复苏后的护理,下列哪项措施欠妥
A. 保持呼吸道通畅
B. 合理喂养
C. 加压给氧,纠正缺氧状态

第九章 胎儿及其附属物异常

D. 做好重症监护记录

E. 密切观察生命体征、血氧饱和度

(9-116~9-119 共用题干)

病人,23岁。妊娠38周,今天凌晨2点左右突感较多液体自阴道流出。

9-116 关于胎膜早破的护理,下列哪项不合适
A. 破膜后立即听胎心音
B. 记录破膜时间
C. 记录羊水性状
D. 灌肠
E. 破膜超过12小时,给予抗生素控制感染

9-117* 该病人不会出现下列哪项并发症
A. 早产
B. 脐带脱垂
C. 胎儿窘迫
D. 宫腔感染
E. 产后出血

9-118 至下午2点,仍未分娩,胎心率136次/分,首选下列哪种处理
A. 应用糖皮质激素
B. 立即剖宫产
C. 继续观察,顺其自然
D. 应用抗生素
E. 应用硫酸镁

9-119 下午5点自然分娩一男活婴,Apgar评分5分,对新生儿的首要护理措施是
A. 保暖
B. 摆正体位
C. 擦干全身,撤掉湿巾
D. 清理呼吸道
E. 触觉刺激诱发呼吸

(9-120~9-123题共用题干)

病人,29岁,已婚。第1胎自然分娩,本次双胎妊娠,孕周为38周,胎方位LOA/ROA,于下午2点双胎中第1个胎儿头位自然娩出,体重2600g,Apgar评10分。

9-120 双胎中第1个胎儿娩出后首选处理措施是
A. 阴道检查了解第2个胎儿的胎方位
B. 剖宫产
C. 缩宫素5U静脉滴注
D. 人工破膜
E. 助手腹部固定第2个胎儿为纵产式

9-121 如果2点20分检查仍无宫缩,此时的处理应为
A. 查明第2个胎儿的先露部
B. 保持纵产式
C. 静脉滴注高浓度缩宫素
D. 人工破膜
E. 即刻阴道助产

9-122 假如第2个胎儿娩出后30分钟,阴道出血约400ml,有凝血块,子宫平脐,质软,说明病人发生产后出血,原因最可能是
A. 子宫收缩乏力
B. 软产道损伤
C. 凝血功能障碍
D. 胎盘部分残留
E. 产妇精神、心理因素

9-123 遵医嘱给予对症处理后,除观察阴道出血量外,还需重点观察
A. 病人对治疗的配合程度
B. 宫缩情况、宫底高度
C. 针眼有无渗血,阴道出血有无凝血块
D. 伤口有无血肿
E. 再次检查胎盘、胎膜是否完整

名词解释题(9-124~9-132)

9-124 子宫胎盘卒中

9-125 前置胎盘

9-126 羊水过多

9-127 羊水过少
9-128 胎膜早破
9-129 双胎妊娠
9-130 胎儿窘迫
9-131 新生儿窒息
9-132 胎盘早剥

简述问答题(9-133～9-140)

9-133 简述胎盘早剥的临床表现。
9-134 简述胎盘早剥的主要护理措施。
9-135 简述新生儿窒息初步复苏的步骤。
9-136 简述前置胎盘的临床表现。
9-137 简述胎膜早破的护理措施。
9-138 简述双胎妊娠阴道分娩时的护理措施。
9-139 简述胎儿窘迫的辅助检查措施。
9-140 简述胎儿窘迫的主要护理措施。

综合应用题(9-141～9-142)

9-141 病人,28岁,已婚。妊娠33周,昨晚突然无诱因阴道出血,出血量约150 ml,无腹痛。既往体健,否认高血压病、心脏病、肝肾疾病、癫痫及神经系统疾病史;否认外伤、手术史。生育史:G3P0。

体格检查:体温36.5℃,脉搏90次/分,呼吸18次/分,血压105/60 mmHg;神志清楚;双肺无异常;心界不扩大,心率90次/分,律齐,未闻及病理性杂音;肝、脾肋下未及;双下肢无水肿;神经系统未见异常。

产科检查:腹膨隆,宫高32 cm,腹围93 cm,胎方位LOA,胎心率136次/分,无宫缩。

请解答:
(1) 列出该病人目前的疾病诊断。
(2) 还需对病人做什么检查以明确诊断。
(3) 列出主要的护理诊断(至少3个)。
(4) 列出主要的护理措施。

9-142 病人,29岁。妊娠36周,今晨不慎摔倒,3小时后自觉下腹痛、不适,有少量阴道流血而入院。既往身体健康。生育史:G1P0。

体格检查:体温37.1℃,脉搏98次/分,呼吸20次/分,血压80/50 mmHg;神志清楚,面色苍白;双肺无异常,心界不扩大,心率98次/分,律齐,未闻及病理性杂音;肝、脾肋下未及;神经系统未见异常。

产科检查:宫缩不规律,宫高36 cm,子宫硬,右侧子宫体有压痛,胎心率116次/分,胎方位ROA,宫口未开,头先露(-2)。

实验室检查:红细胞计数$2.54×10^{12}/L$,血红蛋白78 g/L,白细胞计数$3.0×10^9/L$,中性粒细胞百分比0.72,淋巴细胞百分比0.25,嗜酸性粒细胞百分比0.03;尿蛋白(-)。

请解答:
(1) 列出对该病人目前最可能的疾病诊断。
(2) 列出诊断依据及还需做哪些辅助检查。
(3) 列出主要的护理诊断(至少3条)。
(4) 列出主要的护理措施。

答案与解析

选择题

A1型单项选择题

9-1	D	9-2	A	9-3	A	9-4	C
9-5	C	9-6	E	9-7	D	9-8	B
9-9	B	9-10	C	9-11	D	9-12	E
9-13	D	9-14	A	9-15	B	9-16	E
9-17	C	9-18	D	9-19	E	9-20	D
9-21	C	9-22	E	9-23	D	9-24	A
9-25	D	9-26	E	9-27	D	9-28	C

9-29	D	9-30	C	9-31	D	9-32	B
9-33	A	9-34	E	9-35	D	9-36	C
9-37	E	9-38	D	9-39	D	9-40	A
9-41	C	9-42	A	9-43	B	9-44	E
9-45	D	9-46	C	9-47	A	9-48	A
9-49	B	9-50	C	9-51	C	9-52	C

A2 型单项选择题

9-53	A	9-54	D	9-55	B	9-56	D
9-57	C	9-58	C	9-59	E	9-60	D
9-61	C	9-62	A	9-63	E	9-64	A
9-65	D	9-66	A	9-67	C	9-68	C
9-69	B	9-70	C	9-71	C	9-72	D
9-73	E	9-74	C	9-75	D	9-76	C
9-77	E	9-78	C	9-79	B	9-80	C
9-81	C	9-82	C	9-83	C	9-84	E
9-85	C						

A3 型单项选择题

9-86	C	9-87	D	9-88	C	9-89	C
9-90	B	9-91	B	9-92	B	9-93	C
9-94	D	9-95	C	9-96	A	9-97	D
9-98	C	9-99	D	9-100	A	9-101	B
9-102	B	9-103	E				

A4 型单项选择题

9-104	E	9-105	A	9-106	B	9-107	B
9-108	A	9-109	A	9-110	C	9-111	A
9-112	D	9-113	C	9-114	A	9-115	C
9-116	C	9-117	C	9-118	C	9-119	D
9-120	E	9-121	D	9-122	A	9-123	B

部分选择题解析

9-7 解析： 单卵双胎由1个卵子受精后分裂形成，约占双胎妊娠的1/3。因此，2个胎儿的基因相同，其性别、血型相同，容貌也相似。由于受精卵在早期发育阶段发生分裂的时间不同，形成双羊膜囊双绒毛膜、双羊膜囊单绒毛膜、单羊膜囊单绒毛膜、联体双胎4种类型。

9-8 解析： Apgar评分0~3分为新生儿重度窒息。临床表现：皮肤苍白；口唇暗紫；无呼吸或仅有喘息样微弱呼吸；心跳不规则；心率<80次/分，且弱；对外界刺激无反应；喉反射消失；肌张力松弛。

9-10 解析： 双胎妊娠在妊娠期易发生贫血、妊娠期高血压疾病、羊水过多、前置胎盘、胎位异常、胎膜早破、早产等情况。

9-12 解析： 羊水过少使子宫敏感度增高，轻微刺激即可引起宫缩，临产后阵痛剧烈、宫缩不协调、宫口扩张缓慢、产程延长。

9-13 解析： 过期妊娠、妊娠期高血压疾病、胎盘退行性变、胎盘钙化都会导致胎盘功能减退，胎儿慢性缺氧则不是胎盘功能减退的原因，而往往是胎盘功能减退的结果。

9-19 解析： 妊娠20周后或分娩期，正常位置的胎盘在胎儿娩出之前，部分或全部从子宫壁剥离，称胎盘早期剥离，简称胎盘早剥。胎盘早剥是妊娠晚期的严重并发症，起病急、进展快，如处理不及时可危及母儿生命。

9-26 解析： 妊娠晚期或分娩期突然发生腹部持续性疼痛，伴或不伴阴道流血是胎盘早剥的主要症状。重型胎盘早剥以内出血为主，阴道出血少或无，阴道流血量与贫血程度不成正比。孕妇血管病变，包括高血压，可以引起胎盘早剥。

9-27 解析： 急性羊水过多常发生在妊娠20~24周，由于数天内羊水快速增多，子宫急剧增大，出现明显的压迫症状。腹部检查见子宫大于妊娠月份，腹壁皮肤紧绷发亮，有液体震荡感，胎方位不清，胎心音遥远或听不清。因增大的子宫压迫下腔静脉影响血液回流，出现外阴、下肢水肿或静脉曲张。羊水过多易导致早产、妊娠期高血压疾病、胎盘早剥、胎位异常、胎膜早破、脐带脱垂、产后出血等并发症，而表现相应的症状和体征。

9-33 解析： 胎儿窘迫的临床表现：①胎心率改变，胎心加快是最早出现的症状；②胎动改变；③胎粪污染羊水，羊水过少。胎心率基线变异是胎儿宫内情况良好的表现。

9-38 解析：见9-26解析。腹部检查：宫底升高，子宫硬如板状，压痛明显，拒按，宫缩间歇期仍不减轻，胎位不清，胎心消失。处理原则：纠正休克，及时终止妊娠，控制并发症。

9-39 解析：胎膜早破的病因：①生殖道感染；②羊膜腔压力增高；③胎膜受力不均；④病人缺乏维生素C、微量元素锌和铜；⑤细胞因子IL-6、IL-8、TNF-α升高等。

9-45 解析：胎儿窘迫临床表现：①胎心率改变，胎心率>160次/分或<110次/分。②胎动计数减少，<10次/2小时。③胎粪污染羊水，羊水过少。辅助检查：电子胎心监护，在无胎动与宫缩时，胎心率>160次/分或<110次/分，持续10分钟以上，无应激试验（NST）异常，基线变异频率<5次/分，缩宫素激惹试验（OCT）频繁出现晚期减速、变异减速。④胎儿头皮血pH下降等。NST正常为胎儿宫内情况良好的表现。

9-53 解析：该病人妊娠32周，出现了先兆早产的临床表现，宫缩每7~8分钟1次，胎动正常，阴道无流液，听诊胎心音正常。此时应首选的处理措施是保胎处理，尽可能延长孕周。

9-54 解析：该病人胎动减少5小时，诊断为胎儿宫内窘迫，妊娠37周已经足月，故而考虑终止妊娠。终止妊娠方式宜选择剖宫产术。

9-55 解析：胎盘早剥处理原则：纠正休克，及时终止妊娠，控制并发症。分娩时机和方式的选择则依据孕周、胎盘剥离严重程度、有无并发症、宫口是否扩张、胎儿宫内状况决定。

9-58 解析：病人头先露、胎头高浮，一旦发生胎膜破裂，需防止脐带脱垂。应立即平卧，抬高臀部，避免任何增加腹压的动作，预防脐带脱垂。同时记录破膜时间，观察羊水颜色、性状及量，并注意监测胎心的变化。消毒外阴后置消毒垫，保持外阴清洁干燥。如超过12小时未分娩，加用抗生素。

9-59 解析：该病人宫口开全，头先露（+4），羊水棕黄色，有胎儿窘迫，此时应尽快阴道助产终

止妊娠而不是行剖宫产术。

9-61 解析：该病人胎动减少2天，胎心率108次/分，尚规则，有胎儿窘迫存在，此时妊娠41⁺周，已经足月，无宫缩，短期内不可能阴道分娩，故要进行急诊剖宫产。

9-62 解析：该病人妊娠34周，孕周尚小，无痛性阴道流血，考虑为前置胎盘，目前阴道出血不多，胎心正常，胎儿情况良好，可以期待治疗，尽可能延长孕周。

9-64 解析：该病人妊娠31周，孕周尚小，无痛性阴道流血，考虑为前置胎盘，目前阴道出血不多，胎心正常，胎儿情况良好，可以期待治疗，尽可能延长孕周。期待治疗的护理措施为绝对卧床休息，禁止阴道检查及肛门检查，腹部检查动作须轻柔，避免各种刺激，以减少出血机会；遵医嘱给予镇静、止血药物及宫缩抑制剂。

9-66 解析：该病人妊娠37周，无痛性阴道流血，考虑前置胎盘，B超检查胎盘定位准确率达95%以上，可作为首选。为明确出血原因，应立刻做B超检查。

9-68 解析：胎动计数少于10次/24小时是胎儿窘迫表现，故须告知病人此情况需来医院处理。

9-70 解析：出生后1分钟Apgar评分3分为新生儿重度窒息，此时首要措施应是清理呼吸道。

9-71 解析：该病人常规产前检查发现宫高、腹围小于妊娠月份，轻微触碰即可引起宫缩，B超检查羊水指数4cm，提示羊水过少。胎心率140次/分，NST异常，有胎儿窘迫，现妊娠39周，已足月，须尽快剖宫产终止妊娠。

9-72 解析：该病人阴道少量流血，B超提示胎盘与子宫壁之间有2个液性暗区，有胎盘早剥可能，胎心率162次/分，提示胎儿窘迫，现妊娠38周，已经足月，宫口扩张1cm，宫缩欠佳，短期内不可能阴道分娩终止妊娠，故选剖宫产结束妊娠。

9-73 解析：妊娠37周，产前检查羊水指数7cm，根据羊水指数，该孕妇属于羊水偏少，但尚未到羊水过少的程度，如无其他异常情况，加

第九章　胎儿及其附属物异常

强宫内胎儿情况监测是最主要的护理措施。

9-77 解析：该病人妊娠 33 周，阴道流液 1 小时，无宫缩，考虑胎膜早破，现孕周不足 34 周，无感染征象，胎心正常，可以考虑保胎延长孕周。

9-80 解析：该病人临产过程中出现下腹剧痛，呕吐 3 次，面色苍白，脉搏细数，子宫触之呈板状，宫缩间歇时宫体不能松弛，胎方位触诊不清，胎心率 78 次/分。符合Ⅲ度胎盘早剥的临床表现。

9-85 解析：该新生儿娩出后 1 分钟全身皮肤颜色青紫，呼吸表浅，心率 109 次/分，喉反射存在，四肢稍屈，可诊断其为新生儿窒息。新生儿窒息初步复苏的步骤：①保暖（减少氧耗）；②摆正体位（打开气道）；③清理呼吸道（畅通气道）；④擦干全身，撤掉湿巾（进一步保暖），重新摆正体位；⑤触觉刺激诱发呼吸。

9-88 解析：该病人妊娠 37 周，无痛性阴道流血，考虑前置胎盘。此时阴道出血多，胎心异常，胎儿宫内窘迫。妊娠已经足月，可尽快剖宫产，故相应的护理措施是开通静脉通路，尽快做好手术前准备。

9-95 解析：该病人妊娠 36 周，外伤后腹痛，子宫呈板状、压痛明显，胎方位不清，胎心率 90 次/分，虽阴道无出血，仍考虑胎盘早剥。B 超检查是胎盘早剥的辅助检查，但结果阴性不能排除胎盘早剥存在，尤其是位于子宫后壁的胎盘早剥。

9-99 解析：产前检查宫高、腹围小于妊娠月份，B 超检查羊水指数 5 cm，可明确诊断为羊水过少。羊水过少最主要的护理问题是胎儿窘迫，故加强宫内胎儿情况监测是最主要的护理措施。护士给病人的健康指导中最重要的是自数胎动，监测有无胎儿窘迫。

9-104 解析：妊娠 28 周后若胎盘附着于子宫下段，甚至胎盘的下缘达到或覆盖子宫颈内口，其位置低于胎儿先露部称为前置胎盘。该病人现妊娠 21 周，B 超检查提示胎盘组织部分覆盖子宫颈内口，无阴道出血，不能诊断为前置胎盘，只能称为胎盘前置状态。

9-106 解析：妊娠 33 周时，夜间无诱因阴道出血约 100 ml，符合前置胎盘的表现。复查 B 超提示胎盘位于前壁，覆盖原剖宫产切口及部分子宫颈内口，符合部分性前置胎盘的指征。

9-107 解析：该病人妊娠 33 周，孕周尚小，目前阴道出血不多，胎心正常，胎儿情况良好，可以期待治疗，尽可能延长孕周。

9-110 解析：该病人有剖宫产史，此次妊娠为前置胎盘，胎盘覆盖原剖宫产切口，发生胎盘植入的风险增加。

9-115 解析：复苏后还需要对新生儿加强护理，维持呼吸道通畅，密切观察面色、呼吸、心率、对刺激的反应、体温等，预防感染，做好重症记录，但无需加压给氧，心率＞100 次/分即可给予常压吸氧。

9-117 解析：胎膜早破、早产、脐带脱垂的发生概率增加，围产儿死亡率、宫内感染率升高。但该病人现妊娠 38 周，已经足月，虽然胎膜早破，但不存在早产风险。

名词解释题

9-124 胎盘剥离隐性出血时，胎盘后血肿不断增大，局部压力升高，使血液浸入子宫肌层，引起肌纤维分离，甚至断裂、变性。当血液浸至浆膜层时，子宫表面呈现紫蓝色淤斑，称子宫胎盘卒中。

9-125 妊娠 28 周后若胎盘附着于子宫下段，甚至胎盘的下缘达到或覆盖子宫颈内口，其位置低于胎儿先露部称为前置胎盘（placenta previa）。前置胎盘是妊娠晚期阴道出血的主要原因之一，如处理不及时可危及母儿生命，多见于经产妇或多产妇。

9-126 妊娠任何时期羊水量超过 2 000 ml，称为羊水过多。

9-127 妊娠晚期羊水量少于 300 ml，称为羊水过少。

9-128 胎膜于临产前自然破裂称为胎膜早破（premature rupture of membranes，PROM）。

9-129　一次妊娠宫腔内有2个或以上胎儿,称为多胎妊娠(multiple pregnancy)。其中有2个胎儿称为双胎妊娠(twin pregnancy),是多胎妊娠中最为常见的一种。

9-130　胎儿窘迫(fetal distress)是指胎儿在宫内缺氧,危及其健康和生命的综合表现。

9-131　新生儿窒息(neonatal asphyxia)是指胎儿娩出后1分钟,不能建立正常呼吸,引起缺氧、酸中毒,严重时导致全身多脏器损伤的一种病理生理状态,为新生儿死亡及伤残的主要原因之一。

9-132　妊娠20周后或分娩期,正常位置的胎盘在胎儿娩出之前,部分或全部从子宫壁剥离,称为胎盘早期剥离(placental abruption),简称胎盘早剥。

简述问答题

9-133　胎盘早剥的临床表现:主要为腹痛及阴道流血,根据病情严重程度将胎盘早剥分为3度。

Ⅰ度:胎盘剥离面积小,多见于分娩期;病人无腹痛或腹痛轻微;腹部检查:子宫软,大小与妊娠周数相符,胎方位清楚,胎心音正常;产后检查胎盘母体面有凝血块及压迹。

Ⅱ度:胎盘剥离面积为胎盘总面积的1/3左右;表现为突然出现持续性腹痛、腰酸及腰背痛,无阴道流血或流血量少,病人呈贫血貌,与阴道流血量不成正比;腹部检查:宫底上升,子宫大于妊娠周数,局部有压痛,宫缩有间歇,胎方位可扪及,胎儿存活。

Ⅲ度:胎盘剥离面积超过胎盘面积的1/2;症状较Ⅱ度重,可出现恶心、呕吐、面色苍白、四肢厥冷、血压下降等休克症状,程度多与阴道流血不相符;腹部检查:宫底升高,子宫呈板状、压痛明显,拒按,宫缩间歇期仍不减轻,胎方位不清,胎心音消失;病人可发生子宫胎盘卒中、DIC、产后出血、肾衰竭或希恩综合征。

9-134　胎盘早剥的主要护理措施:①密切观察病情。定时测量病人的生命体征、尿量并及时记录;密切观察阴道出血量、颜色及性状,注意出血量与失血程度是否相符;观察子宫底高度、紧张度及子宫压痛情况,判断病情严重程度。②对于大出血伴休克病人,迅速建立静脉通路,遵医嘱输血、输液,面罩吸氧,纠正缺氧状态。③及时终止妊娠。若病人一般情况好,胎盘剥离面积小,出血量不多,宫口已开全,胎心良好的情况下,行阴道分娩,做好接产及抢救新生儿的准备;若胎盘剥离面积大,外出血量与贫血程度不相符,病情危急时,应做好剖宫产术前准备。④防治并发症。⑤做好心理护理。

9-135　新生儿窒息初步复苏的步骤:①保暖(减少氧耗);②摆正体位(打开气道);③清理呼吸道(畅通气道);④擦干全身,撤掉湿巾(进一步保暖),重新摆正体位;⑤触觉刺激诱发呼吸。

9-136　前置胎盘的临床表现:主要症状是妊娠晚期或临产后发生无诱因、无痛性、反复阴道出血。完全性前置胎盘初次出血时间早(妊娠28周左右),次数频繁,量多;边缘性前置胎盘初次出血发生晚,多在妊娠37~40周或临产后,出血量也比较少;部分性前置胎盘出血情况介于两者之间。

9-137　胎膜早破的护理措施:①预防脐带脱垂及宫内窘迫。一旦发生胎膜破裂,病人应立即平卧,抬高臀部,避免任何增加腹压的动作,预防脐带脱垂;同时记录破膜时间,观察羊水颜色、性状及量,并注意监测胎心音的变化;若羊水中混有胎粪,应给予定时吸氧,每次1小时,每天3次。②预防早产,促进胎儿成熟。若胎膜早破发生于妊娠28~34周,无感染征象,应绝对卧床休息,禁止性生活及阴道检查,尽可能延长孕周至34周。③适时终止妊娠。足月妊娠破膜后未临产,无剖宫产指征者破膜12小时内积极引产;若胎头高浮、胎位异常、子宫颈不成熟,伴有胎儿宫内窘迫,应做好剖宫产术前准备、术中配合及术后护理。④预防感染。观察体温,定期复查血常规,明确是否感染;保持外阴清洁干燥,使用消毒会阴垫,每天用消毒液擦洗会阴2次;遵医嘱于破膜12小时后应用抗生素预防感染。⑤做好心理护理,减轻焦虑。

9-138 双胎妊娠阴道分娩时的护理措施:①临产后注意观察产程进展情况,定时听诊胎心音。嘱产妇注意休息,补充营养,保存体力,若出现宫缩乏力、胎儿窘迫,立即报告医生。②第1个胎儿娩出后,立即断脐;扶正第2个胎儿的胎位,使之保持纵产式,并密切观察胎心、宫缩及阴道流血情况,及时发现胎盘早剥及脐带脱垂并处理;约20分钟内,协助娩出第2个胎儿;若15分钟后无宫缩,遵医嘱人工破膜,静脉滴注缩宫素,促进宫缩。第2个胎儿前肩娩出后,遵医嘱及时注射缩宫素,加强宫缩,预防产后出血。③第2个胎儿娩出后,在病人腹部放置1kg沙袋24小时,并用腹带紧裹腹部,预防腹压骤降引起产后循环衰竭。产后注意观察子宫收缩及阴道流血情况。

9-139 胎儿窘迫的辅助检查措施:①电子胎心监护。无胎动与宫缩时,胎心率>160次/分或<120次/分,持续10分钟以上,无NST异常,基线变异频率<5次/分,OCT频繁出现晚期减速、变异减速等。②胎盘功能检查。病人24小时尿雌三醇<10mg/L或连续监测急骤减少30%~40%;尿雌三醇/肌酐比值<10;hPL<4mg/L提示胎盘功能下降。③胎儿头皮血气分析,血pH<7.20,提示酸中毒。④羊膜镜检查,可了解胎粪污染羊水程度。

9-140 胎儿窘迫的主要护理措施:①病人改变体位休息,宜左侧卧位。②给予病人吸氧,面罩或鼻导管给氧。③密切监测胎动、胎心、产程进展,做好新生儿窒息的抢救准备。④协助治疗,如纠正脱水、酸中毒、电解质紊乱等。⑤宫口开全,先露+3以下,协助医生做好阴道助产;对于需要剖宫产者,协助医生做好剖宫产术前准备。

综合应用题

9-141 (1)疾病诊断:G4P0,妊娠33周,前置胎盘。

(2)还需做B超检查以明确诊断。

(3)护理诊断:①组织灌注量无效,与大量阴道流血有关。②潜在并发症,如早产、胎儿窘迫、产后出血。③有感染的风险,与失血致病人抵抗力下降、胎盘剥离面接近子宫颈外口使细菌容易侵入有关。④焦虑,与担心母儿生命安全有关。

(4)主要护理措施:①严密观察阴道出血的量、颜色和持续时间,保留会阴垫收集血液,准确估计出血量;定时测血压、脉搏、呼吸,观察面色、精神状态,注意尿量。若发生异常及时报告医生并配合处理。②嘱病人绝对卧床休息,禁止阴道检查及肛门检查,腹部检查动作须轻柔,避免各种刺激,以减少出血;遵医嘱给予镇静、止血药物及宫缩抑制剂;若反复出血须提前终止妊娠,应用地塞米松促胎肺成熟。③定时听胎心,注意观察胎动,有条件者行电子胎心监护,确定胎儿在宫内的安危;嘱病人取左侧卧位休息,定时间断吸氧,每天3次,每次1小时,提高胎儿的血氧供应。④做好外阴护理,保持外阴清洁干燥。定时测体温,查血常规,观察恶露的性状和气味,发现感染征象及时报告医生,遵医嘱应用抗生素预防感染。⑤做好心理护理,缓解病人焦虑情绪。⑥如果出现大量阴道出血,应在补充血容量、纠正休克的同时迅速做好剖宫产手术准备。

9-142 (1)疾病诊断:G2P0,妊娠36周,胎盘早剥,失血性休克。

(2)诊断依据:①病史。生育史:G1P0。妊娠36周,今晨不慎摔倒,3小时后自觉下腹痛、不适,有少量阴道流血入院。既往身体健康。②体格检查。体温37.1℃,脉搏98次/分,呼吸20次/分,血压80/50mmHg;面色苍白,神志清楚。③产科检查。宫缩不规则,子宫底高度36cm,子宫硬,右侧子宫体有压痛,胎心率116次/分,胎方位ROA。宫口未开,先露头(-2)。④辅助检查。血红蛋白78g/L。还可做的辅助检查有腹部B超,凝血功能,肝、肾功能等检查。

(3) 护理诊断：①组织灌注无效，与胎盘剥离引起大量出血有关。②潜在并发症，如 DIC、肾衰竭、产后出血。③恐惧，与担心自身及胎儿生命安全有关。

(4) 主要护理措施：①迅速建立静脉通路，遵医嘱输血、输液，面罩吸氧，纠正缺氧状态。②密切观察病情，定时测量病人的生命体征、尿量并及时记录；密切观察阴道出血量、颜色及性状，注意出血量与失血程度是否相符；观察子宫底高度、紧张度及子宫压痛，判断病情严重程度。③做好剖宫产术前准备及抢救新生儿的准备。④防治并发症。⑤做好心理护理。

(姚晓岚)

第十章

妊娠合并疾病病人的护理

选择题(10-1~10-139)

A1型单项选择题(10-1~10-76)

10-1* 妊娠合并心脏病人最易发生心力衰竭的时期是分娩期、产后最初3天内和
　　A. 妊娠28~30周
　　B. 妊娠30~32周
　　C. 妊娠32~34周
　　D. 妊娠34~36周
　　E. 妊娠36~38周

10-2* 心脏病病人考虑妊娠,最重要的评判依据是
　　A. 心脏病的种类　B. 目前治疗情况
　　C. 家族史　　　　D. 心功能分级
　　E. 既往病史

10-3 妊娠合并下列哪种疾病,病人最高风险的时期在妊娠32~34周、分娩期及产后最初3天的是
　　A. 心脏病　　　B. 病毒性肝炎
　　C. 贫血　　　　D. 糖尿病
　　E. 肾病

10-4 妊娠合并糖尿病病人一般不会发生以下哪种情况
　　A. 血糖或高或低
　　B. 血糖代谢异常
　　C. 妊娠期高血压
　　D. 妊娠期贫血
　　E. 酮症酸中毒

10-5 对妊娠合并糖尿病病人进行血糖控制,以下做法中正确的是
　　A. 控制血糖水平稍高于或处于正常范围内
　　B. 控制血糖水平正常或接近正常范围内
　　C. 控制血糖水平低于或处于正常范围内
　　D. 控制血糖水平高于或接近正常范围
　　E. 一定要将血糖水平控制在正常范围内

10-6 妊娠合并贫血病人需要补充铁剂,应首选
　　A. 静脉推注补充　B. 静脉滴注补充
　　C. 肌内注射补充　D. 口服补充
　　E. 饮食补充

10-7* 妊娠合并重型肝炎病人在妊娠末期经过积极治疗24小时后病情不缓解,应采取下列哪种方式
　　A. 以剖宫产结束妊娠
　　B. 保胎至自然分娩
　　C. 助产分娩
　　D. 使用缩宫素催产
　　E. 使用胎头吸引术

10-8 对妊娠合并病毒性肝炎病人,下列分娩后的处理措施中正确的是
　　A. 产后常规使用雌激素回奶
　　B. 产后继续保肝治疗
　　C. 给予高脂、高蛋白、高糖饮食,促进康复
　　D. 新生儿立刻母婴同室
　　E. 新生儿可母乳喂养

10-9 关于妊娠期糖尿病的特点,以下叙述中正确的是
A. 如果 1 次筛查结果为阴性,可不必重复检查
B. 血糖筛查一般在妊娠 35 周左右进行
C. 空腹血糖≥7.0 mmol/L 即可确诊,可不用进行口服糖耐量试验
D. 妊娠期糖尿病产后均可恢复正常
E. 75 g 口服葡萄糖耐量试验服糖后 1 小时血糖≥11.1 mmol/L,即可确诊

10-10 妊娠合并心脏病病人容易发生的严重并发症是
A. 子痫   B. 呼吸衰竭
C. 胎膜早破   D. 心力衰竭
E. 产褥感染

10-11* 妊娠合并糖尿病病人治疗药物首选
A. 苯乙双胍   B. 消渴丸
C. 格列本脲   D. 阿卡波糖
E. 胰岛素

10-12* 对妊娠合并糖尿病病人,以下措施中不恰当的是
A. 妊娠期进行饮食控制
B. 必要时应用胰岛素控制血糖,不影响胎儿
C. 产后继续用胰岛素控制血糖,剂量参照产前
D. 妊娠晚期估计胎儿成熟度
E. 已有严重肾功能减退者不宜妊娠

10-13* 对妊娠早期发生重型病毒性肝炎的病人,以下处理中妥当的是
A. 立即做人工流产
B. 无需处理,继续妊娠
C. 积极治疗肝炎,病情好转后做人工流产
D. 肝炎治疗好转后继续妊娠
E. 立即给予药物治疗

10-14 在我国妊娠合并贫血的诊断标准是

A. 血红蛋白<110 g/L,红细胞比容<0.31,红细胞计数<3.4×10^{12}/L
B. 血红蛋白<110 g/L,红细胞比容<0.32,红细胞计数<3.5×10^{12}/L
C. 血红蛋白<100 g/L,红细胞比容<0.33,红细胞计数<3.5×10^{12}/L
D. 血红蛋白<110 g/L,红细胞比容<0.33,红细胞计数<3.3×10^{12}/L
E. 血红蛋白<100 g/L,红细胞比容<0.31,红细胞计数<3.3×10^{12}/L

10-15 最常见的妊娠合并贫血类型是
A. 再生障碍性贫血
B. 地中海贫血
C. 缺铁性贫血
D. 营养性巨幼细胞性贫血
E. 溶血性贫血

10-16* 妊娠合并缺铁性贫血对孕妇的影响不包括下列哪项
A. 心脏病
B. 妊娠期高血压疾病
C. 产褥感染
D. 羊水过多
E. 失血性休克

10-17* 关于妊娠期糖尿病妊娠结局的影响因素,以下叙述中不恰当的是
A. 血糖控制情况
B. 餐后 2 小时血糖水平
C. 空腹血糖水平
D. 饮食是否合理
E. 使用胰岛素可致胎儿畸形

10-18 妊娠合并风湿性心脏病病人发生早期心力衰竭的诊断依据是
A. 心尖部闻及Ⅱ级收缩期杂音
B. 肺底部闻及持续的湿啰音

C. 休息时心率>110次/分
D. 心界扩大
E. 踝部凹陷性水肿

10-19* 为避免妊娠合并心脏病病人发生心力衰竭,下列在妊娠期采取的措施中不正确的是
A. 限制体力活动,保证休息,保持情绪稳定
B. 合理饮食,建议摄入高热量、高维生素、低盐低脂饮食,少量多餐
C. 休息采取左侧卧位或半坐卧位
D. 积极防治可诱发心力衰竭的各类疾病
E. 对于合并严重心肌病的孕妇,妊娠晚期可给予营养心肌的药物,同时预防性给予地高辛

10-20 关于妊娠合并肾盂肾炎,以下叙述中正确的是
A. 为罕见的妊娠合并疾病
B. 多见于右肾
C. 左肾较右肾更易发生
D. 易导致过期妊娠
E. 首选治疗是改变尿液的酸碱度

10-21 关于妊娠和分娩对心脏病病人的影响,以下叙述中不正确的是
A. 妊娠期病人血容量可增加30%~45%
B. 分娩期孕妇血流动力学变化最显著
C. 第2产程由于子宫收缩,病人回心血量减少
D. 当胎盘循环停止,病人回心血量增加
E. 妊娠晚期子宫增大,膈肌上抬,心脏向左、向上发生移位

10-22* 关于妊娠对糖尿病病人的影响,以下叙述中正确的是
A. 妊娠期通过检测尿糖能正确反映病人血糖水平

B. 妊娠期肾血流量及肾小球滤过率降低,肾糖阈升高
C. 病人对葡萄糖的需要量较非孕时增加
D. 妊娠期胎儿摄取母体的葡萄糖增加,使母体对葡萄糖的需要量减少
E. 妊娠不会加重糖尿病病人的病情

10-23 对于妊娠合并急性肾盂肾炎病人,为减轻病人输尿管受到的压迫,保证其尿液通畅,指导病人最合适的体位是
A. 俯卧位   B. 膝胸卧位
C. 半坐卧位   D. 侧卧位
E. 仰卧位

10-24 妊娠合并心脏病病人最高风险的时期是
A. 妊娠25~28周
B. 妊娠29~31周
C. 妊娠32~34周
D. 妊娠35~38周
E. 产褥期7天之后

10-25 导致妊娠合并心脏病病人死亡的主要原因是
A. 剖宫产术
B. 羊水栓塞
C. 感染及心力衰竭
D. 产后出血
E. 合并妊娠期高血压疾病

10-26 对妊娠合并心脏病病人,诊断心功能Ⅲ级的标准是
A. 一般体力活动轻度受限
B. 体力活动明显受限或既往有心力衰竭病史
C. 休息状态下有心力衰竭症状
D. 一般体力活动不受限
E. 一般体力活动严重受限

10-27* 以下关于妊娠合并缺铁性贫血的叙述中正确的是
A. 孕妇血清铁<7.5μmol/L,可确诊

为缺铁性贫血

B. 建议病人在妊娠期采用低蛋白饮食

C. 口服铁剂后如出现黑便视为异常情况

D. 病人补充铁剂首选口服制剂

E. 对血红蛋白在 90 g/L 以下者应输血

10-28 对于妊娠合并心脏病病人,可协助诊断出现左心衰竭的征象是

A. 咳泡沫样痰,肺底部有持续性湿啰音

B. 活动时心率>110 次/分

C. 心尖部闻及Ⅱ级收缩期杂音

D. 足踝部出现凹陷性水肿

E. 心界扩大

10-29 妊娠期糖尿病的诊断标准是空腹血糖值不超过

A. 5.0 mmol/L B. 5.5 mmol/L
C. 6.0 mmol/L D. 6.5 mmol/L
E. 7.0 mmol/L

10-30 以下关于妊娠合并重度缺铁性贫血对胎儿影响的叙述中不正确的是

A. 可致胎儿窘迫

B. 可引起胎盘缺血而使胎儿发育畸形

C. 可致早产

D. 可致死胎

E. 可致胎儿生长受限

10-31 对妊娠合并心脏病病人,在其分娩时应注意的是

A. 第 2 产程及时使用吗啡

B. 宫口开全后,鼓励产妇屏气用力以尽快结束分娩

C. 胎儿娩出后,在产妇腹部放置沙袋

D. 产前使用洋地黄达饱和量,可预防分娩期心力衰竭

E. 急性心力衰竭时应立即行剖宫产结束分娩

10-32* 对妊娠期合并重型肝炎病人,以下处理中不恰当的是

A. 一经诊断立即终止妊娠

B. 妊娠期限制蛋白质摄入

C. 选择使用对肝脏损害小的药物

D. 分娩时准备新鲜血液

E. 产褥期应用广谱抗生素预防感染

10-33 下列关于妊娠期糖尿病病人应用胰岛素治疗的说法中正确的是

A. 诊断为妊娠期糖尿病的病人,必须应用胰岛素治疗

B. 胰岛素的用量随妊娠的进展而减少

C. 若选择剖宫产终止妊娠,术后不需要停用胰岛素

D. 产后胰岛素用量需根据产妇的血糖情况重新调整

E. 产后 2 小时胰岛素用量恢复至产前水平

10-34* 关于缺铁性贫血对妊娠的影响,以下说法中错误的是

A. 轻度贫血对胎儿影响不大

B. 铁可以通过胎盘双向运转,但在一般情况下胎儿摄取占主要优势

C. 重度贫血可导致孕妇发生贫血性心脏病

D. 重度贫血可导致孕妇产褥感染发生率增高

E. 重度贫血可导致孕妇妊娠期高血压疾病发生率增高

10-35 妊娠合并心脏病,心功能Ⅱ级的诊断标准是

A. 一般体力活动稍受限,休息时无自觉症状

B. 体力活动明显受限或既往有心力衰竭病史

C. 休息状态下即可出现心力衰竭症状

D. 出现劳力性呼吸困难

E. 心脏增大

10-36 关于妊娠合并糖尿病,以下说法中错误的是
A. 妊娠期胎盘分泌的激素具有抗胰岛素作用
B. 妊娠期肾糖阈降低,尿糖不能恰当反映病情
C. 妊娠期母体对胰岛素的需要量较非孕时增加,分娩后胰岛素的用量应与妊娠期相同
D. 妊娠中、晚期受胰岛素抵抗的作用,使隐性糖尿病显性化,既往无糖尿病的孕妇发生糖尿病
E. 妊娠期糖尿病易合并酮症酸中毒

10-37 以下哪种情况的病人可以妊娠
A. 一般体力活动时轻度受限,休息时无症状者
B. 既往有心力衰竭史者
C. 严重二尖瓣狭窄伴有肺动脉高压的风湿性心脏病病人
D. 患风湿性心脏病,心率快且未控制者
E. 合并严重的内科并发症病人

10-38 关于妊娠合并心脏病,以下叙述中不正确的是
A. 法洛四联症病人不宜妊娠
B. 心功能Ⅲ～Ⅳ级的病人分娩期行剖宫产终止妊娠
C. 妊娠32～34周、分娩期及产后3天内是心力衰竭的高发时期
D. 不宜妊娠者,妊娠12周后可终止妊娠
E. 产时、产后应用抗生素

10-39 妊娠晚期合并重型肝炎病人死亡的主要原因是
A. 子痫
B. 重型肝炎
C. 糖代谢异常,影响胎儿发育
D. 胎儿早产
E. 宫缩乏力,产程延长

10-40 妊娠合并糖尿病会对胎儿产生不良影响,以下说法中错误的是
A. 畸形儿发生率增高
B. 胎儿胰岛素分泌减少
C. 新生儿易出现反应性低血糖
D. 新生儿抵抗力弱,按早产儿处理
E. 围产儿病死率增高

10-41* 对妊娠期糖尿病病人进行饮食治疗,以下措施中错误的是
A. 少量多餐,建议每天进食5～6次
B. 补充足量维生素、钙和铁
C. 通过个体化饮食方案实现血糖的控制
D. 饮食治疗是糖尿病治疗的基础,大多数妊娠期糖尿病孕妇只需通过饮食治疗即可达到控制血糖的目的
E. 所有糖尿病孕妇均需要严格控制饮食,整个妊娠期体重增加不超过10 kg

10-42* 下列妊娠合并乙型病毒性肝炎病人的分娩期处理原则中不正确的是
A. 严密监测病情,防止产程延长
B. 产钳助产缩短第2产程
C. 胎儿娩出后立即注射缩宫素
D. 临产后备新鲜血
E. 产后肌内注射维生素K_1

10-43 某妊娠合并心脏病病人妊娠第8周出现急性心力衰竭,下列处理中最合适的是
A. 控制心力衰竭同时终止妊娠
B. 控制心力衰竭后继续妊娠
C. 控制心力衰竭后剖宫产终止妊娠
D. 控制心力衰竭后行人工流产术
E. 立即行人工流产术

10-44 以下关于妊娠合并急性病毒性肝炎的处理原则中不正确的是
A. 妊娠早期不宜终止妊娠,避免增加

肝脏损害

B. 妊娠晚期在积极护肝治疗下可继续妊娠

C. 分娩期应尽量缩短第2产程

D. 分娩前肌内注射维生素 K_1

E. 产褥期应用抗生素预防感染

10-45 关于妊娠合并缺铁性贫血的防治,以下措施中正确的是

A. 常规应用右旋糖酐铁或山梨醇铁

B. 铁剂的补充应首选口服制剂

C. 治疗贫血最好静脉滴注或肌内注射铁剂

D. 口服硫酸亚铁一般需1个月才能纠正贫血

E. 严重贫血有心功能代偿失调而临近分娩者,严禁输血

10-46* B超检查提示巨大胎儿,最可能考虑以下哪种情况

A. 妊娠期高血压疾病

B. 孕妇肥胖

C. 妊娠合并心脏病

D. 妊娠合并糖尿病

E. 妊娠合并贫血

10-47* 以下关于妊娠合并贫血的护理措施中不正确的是

A. 餐后20分钟服用铁剂可减少对胃肠道的刺激

B. 如病人的贫血为缺铁性贫血,摄入含铁食物即可缓解

C. 增加含铁食物的摄入量

D. 如病情需要可加服铁剂

E. 积极寻找贫血原因,对症处理

10-48 妊娠合并先天性心脏病病人最容易发生心力衰竭的时期是

A. 妊娠26～28周

B. 妊娠28～30周

C. 妊娠30～32周

D. 妊娠32～34周

E. 妊娠34～36周

10-49 妊娠合并糖尿病病人分娩后24小时内胰岛素用量应为

A. 维持原使用量不变

B. 减少至原使用量的1/3

C. 按产妇的血糖情况调整胰岛素用量

D. 在原使用量基础上增加1/3

E. 在原使用量基础上增加1/2

10-50 对妊娠晚期合并急性病毒性肝炎病人应给予积极治疗的原因主要是

A. 易合并妊娠期高血压疾病导致子痫发生

B. 易发展为重型肝炎,病人死亡率增高

C. 易发生糖代谢障碍而影响胎儿发育

D. 易发生早产,胎儿风险高

E. 易发生子宫收缩乏力,影响产程进展

10-51* 妊娠中晚期合并阑尾炎的特点是

A. 穿孔率低

B. 压痛点位置上移

C. 炎症不易扩散

D. 症状、体征与病理改变往往不一致

E. 局部体征明显

10-52 为了预防妊娠合并心脏病病人发生心力衰竭,护士给予健康指导,告知其适当限制食盐摄入量。一般每天食盐的摄入量不应超过

A. 2～3g   B. 4～5g

C. 6～7g   D. 8～9g

E. 10g

10-53* 妊娠合并病毒性肝炎病人在分娩期容易发生

A. 羊水过少   B. 糖代谢障碍

C. 产后出血   D. 前置胎盘

E. 子宫收缩过强

10-54 下列时期中,妊娠合并先天性心脏病病人易出现心力衰竭的时期是

A. 妊娠 32～36 周
B. 妊娠 35～37 周
C. 妊娠 38～40 周
D. 分娩期
E. 产后最初 7 天内

10-55 急性病毒性肝炎病人计划妊娠,建议其最好在肝炎治愈后
A. 半年　　　　B. 1 年
C. 2 年　　　　D. 3 年
E. 5 年

10-56* 给予妊娠合并营养性巨幼细胞性贫血病人的治疗主要是
A. 补充白蛋白
B. 补充维生素
C. 加强营养,多吃蔬菜水果
D. 补充叶酸或维生素 B_{12}
E. 补充铁剂

10-57* 对妊娠合并急性肾盂肾炎病人,以下处理措施中最重要的是
A. 每天监测尿量
B. 治疗后 2 天复查尿培养
C. 卧床休息
D. 长期应用抗生素
E. 严控控制饮水量

10-58 关于病毒性肝炎对妊娠的影响,下列叙述中不正确的是
A. 妊娠晚期易发生妊娠期高血压
B. 对胎儿无影响
C. 会加重早孕反应
D. 病情危重时可并发 DIC
E. 分娩期易发生产后出血

10-59* 对妊娠合并病毒性肝炎病人,下列处理措施中不恰当的是
A. 接触隔离
B. 产后不主张哺乳,使用雌激素回奶
C. 加强孕产妇营养
D. 给予保肝药物
E. 预防出血

10-60 某初产妇心功能Ⅲ级,现妊娠已足月,对其应采取的分娩方式是
A. 以产钳术阴道助产
B. 硬膜外麻醉下行剖宫产
C. 阴道分娩
D. 局麻下行剖宫产
E. 胎头吸引阴道助产

10-61 关于病毒性肝炎对妊娠的影响,以下叙述中错误的是
A. 妊娠早期可加重早孕反应
B. 妊娠中期增加糖尿病的发生
C. 妊娠晚期使妊娠期高血压疾病发生率增加
D. 分娩期易发生产后出血
E. 围产儿患病率及病死率高

10-62* 妊娠合并急性病毒性肝炎与妊娠合并心脏病均可导致的不良影响是
A. 新生儿低血糖
B. 胎儿畸形
C. 巨大儿
D. 早孕反应重
E. 产后出血

10-63* 有关病毒性肝炎母婴传播的途径,下列叙述中正确的是
A. 甲型病毒性肝炎能通过胎盘感染胎儿
B. 分娩时胎儿可通过产道接触乙型肝炎病毒阳性的母血
C. 产后接触母亲皮肤获得
D. 通过给婴儿沐浴传播
E. 通过给婴儿换尿布传播

10-64 为预防妊娠合并心脏病病人发生心力衰竭,以下措施中不合适的是
A. 缩宫素引产,终止妊娠
B. 积极防治贫血
C. 限制钠盐摄入量
D. 积极预防上呼吸道感染
E. 保证充足休息

10-65 妊娠合并病毒性肝炎病人分娩前口服或肌内注射维生素 K_1 的目的是

A. 促进胎儿成熟
B. 促进子宫收缩
C. 预防新生儿感染
D. 预防产后出血
E. 促进子宫颈成熟

10-66 妊娠合并心脏病病人早期出现心力衰竭表现，下列哪项除外
A. 休息时心率≥110次/分
B. 常常咳嗽、咳痰并少尿
C. 轻微活动后即出现胸闷、心悸、气短症状
D. 休息时呼吸≥20次/分
E. 夜间常因胸闷而坐起

10-67 诊断妊娠合并贫血的标准是
A. 血红蛋白<100 g/L,红细胞比容<0.35
B. 血红蛋白<110 g/L,红细胞比容<0.33
C. 血红蛋白<110 g/L,红细胞比容<0.30
D. 血红蛋白<110 g/L,红细胞比容<0.35
E. 血红蛋白<120 g/L,红细胞比容<0.30

10-68 评估妊娠合并心脏病病人能够继续妊娠的主要依据是
A. 生育史
B. 心脏病的类型
C. 心功能分级
D. 病人的主观感觉
E. 心脏病变的部位

10-69 下列对妊娠合并贫血病人的护理措施中错误的是
A. 为减轻对胃肠道的刺激,铁剂应在餐后20分钟服用
B. 病人的贫血均为缺铁性贫血,摄入含铁量丰富的食物和铁剂即可缓解
C. 增加含铁食物的摄入量
D. 若病情需要应加服铁剂
E. 积极寻找贫血的原因,对症处理

10-70* 对妊娠合并病毒性肝炎具有诊断意义的辅助检查是
A. 血清学检查丙氨酸转氨酶增高、总胆红素升高,尿胆红素阳性
B. 妊娠晚期上腹部疼痛伴呕吐
C. 皮肤瘙痒及皮疹
D. 蛋白尿及水肿
E. 全身瘙痒、皮肤黄染,血清直接胆红素升高

10-71* 对妊娠早期合并重型病毒性肝炎病人最好的处理是
A. 积极治疗肝炎,加强营养和休息后可继续妊娠
B. 积极保肝治疗,预防肝性脑病,可继续妊娠
C. 立即终止妊娠
D. 积极保肝治疗,预防感染,可继续妊娠
E. 积极治疗肝炎,病情好转后终止妊娠

10-72* 关于糖尿病对母婴的影响,以下说法中正确的是
A. 妊娠合并糖尿病病人易发生羊水过少
B. 病人的血糖可通过胎盘,使胎儿也处于高血糖状态
C. 新生儿受病人的影响,也一直处于高血糖状态
D. 胎儿和婴儿的发病率和病死率与高血糖无明显关系
E. 病人胰岛素可通过胎盘,抑制胎儿胰岛素分泌

10-73* 给予妊娠合并糖尿病病人分娩的新生儿口服葡萄糖的时间为出生后
A. 20分钟   B. 30分钟
C. 40分钟   D. 50分钟
E. 60分钟

10-74 为预防妊娠合并心脏病病人发生心力衰竭,必须保证其充足休息,每天睡眠时间至少是
A. 7 小时 B. 8 小时
C. 9 小时 D. 10 小时
E. 11 小时

10-75 妊娠合并心脏病病人早期出现心力衰竭的表现,除外下列哪项
A. 咯血
B. 休息时心率>110 次/分
C. 轻微活动后即出现胸闷、心悸和气短症状
D. 肺底部出现少量湿啰音
E. 夜间常不能平卧休息

10-76* 对妊娠合并重型肝炎病人,下列妊娠和分娩期的处理措施中正确的是
A. 产后 12 小时内及时应用肝素
B. 分娩前 1 周肌内注射维生素 K_1
C. 妊娠期内增加蛋白质摄入量
D. 出现便秘时可用肥皂水灌肠
E. 控制糖类的摄入量

A2 型单项选择题(10-77~10-105)

10-77 病人,26 岁,已婚未育。心功能Ⅰ~Ⅱ级,现无心力衰竭及其他并发症。目前准备妊娠,医生对她的建议应是
A. 终身不妊娠
B. 绝对不可以顺产
C. 不可以妊娠
D. 密切监护下可以妊娠
E. 可以妊娠

10-78 病人,32 岁。妊娠合并心脏病。为防止感染预防性应用抗生素,最合适的时机是
A. 入院开始
B. 产后立即
C. 分娩期开始持续至整个产褥期
D. 分娩期开始至产后 3 天
E. 分娩期开始后至产后 1 周

10-79* 病人,30 岁。有风湿性心脏病、二尖瓣狭窄病史 2 年,平素不服药,爬上 3 楼无明显不适。妊娠 5 个月时,出现活动时心慌、气促现象。今妊娠 38 周,因心悸、咳嗽、夜间不能平卧、心功能Ⅲ级急诊入院。下列方案中最佳治疗方案是
A. 积极控制心力衰竭后行剖宫产终止妊娠
B. 积极控制心力衰竭,同时行剖宫产
C. 积极控制心力衰竭,同时行引产术
D. 适量应用抗生素后继续妊娠
E. 纠正心功能,等待自然临产

10-80 病人,女性。妊娠合并心脏病,拟行产后结扎。最适宜的时间是
A. 产后 24 小时内
B. 产后 3 天左右
C. 产后 1 周左右
D. 产后 4 周左右
E. 产后 6 周左右

10-81* 病人,38 岁。妊娠合并糖尿病,分娩后母儿的下列护理措施中正确的是
A. 所生新生儿与正常新生儿一样观察
B. 产褥期卧床休息 1 个月
C. 主张母乳喂养
D. 产后胰岛素治疗同产前
E. 产后不再需要胰岛素治疗

10-82* 病人,25 岁。妊娠合并病毒性肝炎,且乙肝 e 抗原及核心抗体阳性,现分娩一男婴。下列关于母乳喂养的说法中正确的是
A. 可以母乳喂养
B. 不可以母乳喂养
C. 新生儿接受乙肝免疫球蛋白后可以母乳喂养
D. 病人接受治疗后可以母乳喂养
E. 新生儿及病人接受免疫治疗后可以母乳喂养

10-83* 病人,35 岁。妊娠 33 周合并急性病毒性肝炎。该病人最大的风险是
A. 易合并妊娠期高血压疾病
B. 易发展为重型肝炎,病死率高
C. 易发生产后出血
D. 易发生子宫收缩乏力,产程延长
E. 易发生早产,围产儿死亡率高

10-84 病人,25 岁。G1P0。目前妊娠 38^{+1} 周,既往有风湿性心脏病病史,目前心功能Ⅰ~Ⅱ级,胎儿体重估计 2 600 g,胎位正常。下列分娩期处理措施中最合适的是
A. 行剖宫产术
B. 等待自然分娩
C. 助产缩短第 2 产程
D. 忌用哌替啶
E. 产后肌内注射麦角新碱以预防出血

10-85* 病人,29 岁。妊娠 36^{+3} 周,妊娠合并糖尿病,血糖控制满意,未发生产科合并症,无先兆临产。前次妊娠于妊娠 37 周时发生不明原因死胎。此次下列产科处理中最恰当的是
A. 应在妊娠 37 周前终止妊娠
B. 应在妊娠 38 周前终止妊娠
C. 应在妊娠 40 周前终止妊娠
D. 应在妊娠 41 周前终止妊娠
E. 应在妊娠 42 周前终止妊娠

10-86* 病人,33 岁。G1P0。妊娠 34 周,现以乙型肝炎收治入院。对于该病人最合理的处理措施是
A. 继续妊娠
B. 立即隔离,行引产术终止妊娠
C. 立即行剖宫产术
D. 积极治疗肝炎的同时终止妊娠
E. 隔离和保肝治疗,若病情进展,考虑终止妊娠

10-87 病人,34 岁。G2P0。产前检查诊断缺铁性贫血。给予以下护理措施中正确的是
A. 日常饮食增加含铁食物的摄入量
B. 可适当补充铁剂
C. 服用铁剂时可搭配果汁送服
D. 铁剂应在餐前半小时服用
E. 服用铁剂后可能发生便秘

10-88 病人,28 岁。G1P0。目前妊娠 33 周,因头晕、乏力及食欲减退 2 周就诊。产科检查:胎方位、胎心率及骨盆外测量均正常。实验室检查:血红蛋白 80 g/L,红细胞比容 25%,对该病人最可能的诊断是
A. 巨幼细胞性贫血
B. 缺铁性贫血
C. 再生障碍性贫血
D. 地中海贫血
E. 以上均不是

10-89* 病人,36 岁。妊娠合并风湿性心脏病,现宫缩规律,进入产程,经阴道分娩。为预防分娩期发生心力衰竭,下列护理措施中不合适的是
A. 给病人吸氧
B. 第 2 产程助产
C. 病人采取左侧卧位,上半身抬高
D. 胎儿娩出后,立刻在病人腹部放置沙袋
E. 胎儿娩出后,立即肌内注射麦角新碱

10-90* 病人,28 岁。风湿性心脏病,目前停经 45 天,出现心力衰竭。对其的处理原则是
A. 立即行负压吸引术终止妊娠
B. 控制心力衰竭后继续妊娠
C. 边控制心力衰竭边终止妊娠
D. 控制心力衰竭后行钳刮术
E. 控制心力衰竭后行负压吸引术

10-91 病人,27 岁。G1P0。目前妊娠 9 周,合并风湿性心脏病、二尖瓣狭窄和关闭不全。需要终止妊娠的情况是

A. 心功能Ⅰ级合并急性气管炎
B. 心功能Ⅰ级合并漏斗形骨盆
C. 心功能Ⅰ级合并缺铁性贫血
D. 心功能Ⅱ级
E. 心功能Ⅲ级

10-92* 病人,30岁。因足月妊娠临产入院。分娩顺利,查乙肝五项指标,仅乙肝表面抗原阳性。关于该病人母乳喂养指导,以下说法中正确的是
A. 不宜母乳喂养
B. 不影响母乳喂养
C. 病人接受疫苗接种后可母乳喂养
D. 新生儿乙肝疫苗接种后可母乳喂养
E. 新生儿和病人同时接受疫苗接种后可母乳喂养

10-93 病人,27岁。G1P0。现妊娠37^{+2}周,既往有风湿性心脏病病史3年,轻微活动后心悸、气急,休息后能缓解。最近一次产科检查:胎方位LOA,胎心率146次/分,不规则宫缩。现入院待产,以下处理中不恰当的是
A. 做好病情解释工作,嘱病人卧床休息
B. 间断吸氧
C. 肥皂水灌肠促进产程进展
D. 避免过度劳累
E. 严格控制补液速度

10-94 病人,31岁。妊娠合并糖尿病,现妊娠40周自然临产。产程中下列哪种处理不正确
A. 血糖控制在接近正常水平
B. 及时纠正代谢紊乱,如低钾血症、酮症酸中毒等
C. 立即行剖宫产终止妊娠
D. 密切监测血糖及尿酮体
E. 在12小时内结束分娩

10-95 病人,28岁。妊娠39周,血红蛋白85g/L。对该病人的处理首选
A. 口服叶酸

B. 口服硫酸亚铁
C. 肌内注射右旋糖酐铁
D. 少量多次输血
E. 肌内注射维生素B_{12}

10-96* 病人,28岁。妊娠33周,近1个月自觉头晕、乏力及食欲缺乏。产科检查:胎方位、胎心率及骨盆外测量均正常。实验室检查:血红蛋白58g/L,红细胞比容0.2。对该病人的处理最恰当的是
A. 口服叶酸
B. 口服硫酸亚铁
C. 肌内注射右旋糖酐铁
D. 少量多次输血
E. 肌内注射维生素B_{12}

10-97 病人,28岁。G2P0。既往患先天性心脏病。胎儿娩出后应立即采取的措施是
A. 静脉使用麦角新碱
B. 腹部放置沙袋
C. 鼓励早期下床活动
D. 抗感染
E. 行绝育手术

10-98 病人,28岁。G1P0。现妊娠20周,日常活动后有心悸、气急症状。经检查确诊妊娠合并心脏病,目前心功能Ⅱ级。为防止心力衰竭发生,对该病人在妊娠期需要重点监测的时间是
A. 20~24周
B. 24~28周
C. 28~32周
D. 32~34周
E. 34~36周

10-99 病人,26岁。G1P0。妊娠12周,因厌食、恶心、呕吐就诊。体格检查:皮肤黄染,右上腹疼痛。实验室检查:肝功能检查见各项指标均高于正常;乙肝表面抗原阳性。对该孕妇可能的诊断是

A. 妊娠剧吐
B. 妊娠合并急性胆囊炎
C. 妊娠期肝内胆汁淤积症
D. 妊娠合并乙肝
E. 先兆子痫

10-100* 病人,26岁。现妊娠39周。近期因头晕无法缓解就诊。体格检查:血压94/62 mmHg,脉搏112次/分,面色苍白,皮肤、黏膜无出血点;心律齐。产科检查:未及宫缩,胎心率148次/分,胎儿体重估计2 400 g。血常规:血红蛋白55 g/L,红细胞计数 2.5×10^{12}/L,红细胞比容0.26。血涂片:红细胞形态较正常,大小不等。对该病人首先采取的治疗是
A. 口服叶酸
B. 输注红细胞
C. 口服维生素C
D. 口服维生素B_{12}
E. 口服硫酸亚铁

10-101 病人,28岁。G1P0。妊娠合并心脏病,现住院待产。给予的下列处理中正确的是
A. 胎儿娩出后应腹部放置沙袋,必要时静脉使用或肌内注射缩宫素
B. 心功能在Ⅱ级或Ⅱ级以上者,均应择期剖宫产
C. 宫口开全后,鼓励产妇屏气,腹部加压,以缩短第2产程
D. 鼓励产后早下床,促进恶露排出
E. 胎盘娩出后立即静脉给予麦角新碱,防止产后出血的发生

10-102* 病人,28岁。妊娠30周,合并心脏病,近3天来自述轻微活动后心悸不适、呼吸困难。下列处理措施中正确的是
A. 定期家庭访视
B. 指导病人高热量、高维生素、低盐、低脂饮食

C. 定期产前检查
D. 妊娠36~38周入院待产
E. 立即收治入院

10-103 病人,31岁。妊娠35周,既往有心脏病病史。轻微活动时可出现胸闷、憋气等症状。下列对该病人的治疗措施中不正确的是
A. 严密监护至分娩后
B. 卧床休息
C. 宜行剖宫产结束分娩
D. 产后应用广谱抗生素2周
E. 产后回奶

10-104 病人,26岁。初产妇。既往有风湿性心脏病病史,心功能Ⅱ级。现足月临产,宫口已开全,主诉疲劳。以下处理措施中不妥的是
A. 给予氧气吸入
B. 慎用镇静药
C. 立即行剖宫产术
D. 会阴切开,行阴道助产
E. 产后给予抗生素预防感染

10-105 病人,24岁。患先天性心脏病,心功能评估为Ⅱ级,现妊娠22周。对该病人进行健康指导,下列叙述中不恰当的是
A. 不宜妊娠,立即终止
B. 增加产检次数
C. 低盐饮食
D. 预防上呼吸道感染
E. 避免情绪激动

✎ A3型单项选择题(10-106~10-125)

(10-106~10-107共用题干)
病人,28岁。妊娠34周。幼年时发现室间隔缺损,但日常生活和工作不受影响。近2天出现活动后胸闷、气急,休息后心率为90次/分,前来医院就诊。

10-106 该病人心功能分级是
A. Ⅰ级   B. Ⅱ级

C. Ⅲ级　　　D. Ⅳ级
E. 正常

10-107 对该病人的处理原则是
A. 严密监护下可经阴道分娩
B. 立即剖宫产终止妊娠
C. 立即人工破膜引产
D. 立即静脉滴注缩宫素引产
E. 积极控制病情后,以剖宫产结束妊娠

(10-108～10-109 共用题干)

病人,33岁。G2P1。现宫内妊娠37^{+2}周,因无诱因胸闷、憋气、不能平卧3天入院。妊娠期检查均正常,3年前足月顺产一活婴。体格检查:血压130/80mmHg,脉搏136次/分,期前收缩2次/分,呼吸28次/分;半坐卧位时颈静脉轻度怒张;听诊双肺有散在细小湿啰音;肝肋下未及;双下肢轻度水肿。血红蛋白89g/L。胎心率158次/分。

10-108* 该病人最可能的诊断是
A. 肺炎
B. 上呼吸道感染
C. 心力衰竭
D. 妊娠期高血压
E. 妊娠期高血压合并心脏病

10-109* 此时正确的处理措施是
A. 立即行剖宫产终止妊娠
B. 立即人工破膜,引产
C. 立即静脉滴注缩宫素引产
D. 顺其自然,可经阴道分娩
E. 积极控制病情后,剖宫产终止妊娠

(10-110～10-111 共用题干)

病人,25岁。妊娠35周。既往有室间隔缺损病史,平时生活、工作不受影响。近3天出现活动后胸闷、气急症状,休息时心率为90次/分,现来院就诊。

10-110 该病人目前心功能分级是
A. 正常　　　B. Ⅰ级
C. Ⅱ级　　　D. Ⅲ级

E. Ⅳ级

10-111 下列对该病人的处理中合适的是
A. 立即行剖宫产终止妊娠
B. 立即人工破膜,引产
C. 立即静脉滴注缩宫素引产
D. 密切观察心功能变化,若情况稳定可经阴道分娩
E. 积极控制病情后,剖宫产终止妊娠

(10-112～10-113 共用题干)

病人,26岁。有先天性心脏病病史,心功能评估为Ⅱ级,现妊娠足月入院待产。

10-112* 在分娩前后,该病人心脏负担最重的时间是
A. 先兆临产
B. 第1产程
C. 第3产程
D. 第2产程
E. 产后3天后每次哺乳时

10-113* 对该病人进行分娩期及产褥期护理,以下措施中不正确的是
A. 第1产程注意镇静
B. 第2产程手术助产
C. 第3产程沙袋压迫腹部
D. 产褥期避免母乳喂养
E. 产后3天内注意预防心力衰竭

(10-114～10-115 共用题干)

病人,28岁。G1P0。妊娠32周。自述头晕、乏力及食欲下降10余天。产科检查:胎心率146次/分,胎方位LOA,骨盆测量正常。血红蛋白80g/L,红细胞比容0.25。

10-114 该病人的诊断最可能是
A. 营养性巨幼细胞性贫血
B. 地中海贫血
C. 再生障碍性贫血
D. 缺铁性贫血
E. 以上均不对

10-115 对该病人首选的治疗方法是
A. 口服叶酸

B. 口服硫酸亚铁
C. 肌内注射维生素 B_{12}
D. 肌内注射右旋糖酐铁
E. 少量多次输血

(10-116～10-117 共用题干)

病人,29 岁。既往有先天性心脏病病史,目前心功能Ⅱ级,妊娠 39 周入院待产。

10-116 下列给予病人的处理措施中不合适的是
A. 分娩时尽量缩短第 2 产程
B. 胎儿娩出后立即在其腹部放置沙袋
C. 产后预防性应用抗生素,如无感染征象可停药
D. 禁止母乳喂养
E. 产褥期饮食清淡,少量多餐,预防便秘,必要时应用缓泻剂

10-117* 该病人分娩后 24 小时内的护理措施中正确的是
A. 协助病人室内活动
B. 鼓励病人多下床活动
C. 指导病人学习新生儿护理
D. 鼓励病人自我护理
E. 严格控制静脉输液量及速度

(10-118～10-119 共用题干)

病人,32 岁。G1P0。既往无糖尿病病史。现妊娠 27 周,体重 94kg,其母亲患有糖尿病。

10-118* 该病人应进行的检查是
A. 测定空腹血糖
B. 50g 口服葡萄糖耐量试验
C. 75g 口服葡萄糖耐量试验
D. 常规产前检查
E. 检测 C 肽水平

10-119 若该病人被确诊为妊娠期糖尿病,以下护理措施中合适的是
A. 尽早进行人工流产终止妊娠
B. 加强产前检查,无需严格控制饮食
C. 根据体重计算每天所需热量,合理饮食,监测血糖

D. 控制饮食,主要控制糖类的摄入量
E. 加用胰岛素,不必控制饮食

(10-120～10-122 共用题干)

病人,36 岁。初产妇,妊娠 33 周。门诊口服葡萄糖耐量试验有 3 项指标异常,临床诊断为妊娠期糖尿病。经控制饮食后尿糖(±)。

10-120* 对该病人的处理首选
A. 缩宫素引产
B. 立即行剖宫产术
C. 继续饮食控制
D. 胰岛素治疗
E. 进行人工破膜引产

10-121 该病人应尽量减少食用
A. 油菜　　　　B. 南瓜
C. 鱼肉　　　　D. 冰激凌
E. 花生

10-122 该病人分娩的新生儿易发生
A. 低血镁　　　B. 低血糖
C. 低血钾　　　D. 低血钙
E. 低血钠

(10-123～10-125 共用题干)

病人,27 岁。妊娠 37^{+3} 周,有先天性心脏病病史,入院评估心功能Ⅱ级,现待产中。

10-123 护士指导其产后 24 小时内应注意的是
A. 在家人协助下做适量室内活动
B. 绝对卧床休息
C. 给新生儿按需喂母乳
D. 自己护理新生儿
E. 早期自行下床活动

10-124 该病人在分娩过程中心脏负担最重的阶段是
A. 第 1 产程
B. 第 2 产程
C. 第 3 产程
D. 3 个产程均一样重
E. 3 个产程均不加重

10-125* 下列处理措施中不正确的是

第十章 妊娠合并疾病病人的护理

A. 尽量缩短第 2 产程
B. 胎儿娩出后立即给予病人腹部沙袋加压
C. 防止便秘
D. 产房观察 1 小时后送休养室
E. 安抚其情绪

A4 型单项选择题(10－126～10－139)

(10－126～10－128 共用题干)

病人,34 岁。患先天性心脏病,妊娠 16 周,主诉心慌、气短,诊断为心功能Ⅱ级。入院后严密监测。

10－126* 妊娠 37^{+2} 周病人自然临产,此时最好的体位是
A. 平卧位
B. 右侧卧位
C. 随意卧位
D. 左侧卧位,上半身抬高
E. 仰卧位

10－127 该病人宫口扩张进入分娩期,以下护理措施中正确的是
A. 常规低流量吸氧
B. 严密观察产程进展,防止心力衰竭发生
C. 延长第 2 产程,让病人逐渐适应
D. 产后立即肌内注射麦角新碱
E. 胎盘娩出后,腹部沙袋压迫

10－128 病人顺利分娩一女婴,护士对其进行产褥期宣教,以下教育内容中正确的是
A. 产后 3 天有心力衰竭风险,注意休息
B. 积极下床活动,防止便秘
C. 因为母乳喂养,不建议应用抗生素
D. 住院观察 2 周
E. 事事亲力亲为,便于建立亲子关系

(10－129～10－131 共用题干)

病人,31 岁。既往有风湿性心脏病病史 4 年,平时不用药,走楼梯至 3 楼无明显不适。

10－129 该病人妊娠期内风险最大的时期是
A. 妊娠 28～31 周
B. 妊娠 32～34 周
C. 妊娠 35～38 周
D. 妊娠 40～42 周
E. 分娩后 2 小时内

10－130* 病人妊娠至 37 周,因突然出现心悸、咳嗽、夜间不能平卧急诊来院。下肢水肿(＋),考虑心功能Ⅲ级收入院。目前对该病人最佳的治疗方案是
A. 积极控制心力衰竭,同时行剖宫产术
B. 纠正心功能,等待自然分娩
C. 适量应用抗生素后继续妊娠
D. 积极控制心力衰竭,同时行引产术
E. 积极控制心力衰竭后终止妊娠

10－131* 该病人顺利分娩,下列处理中错误的是
A. 预防性应用广谱抗生素
B. 注意休息
C. 高流量吸氧,大量快速补液
D. 适当应用呋塞米
E. 适当应用镇静药

(10－132～10－134 共用题干)

病人,24 岁。妊娠 37^{+6} 周,妊娠合并心脏病,心功能Ⅱ级,头位,胎心率正常,血压 120/82 mmHg,目前临产。

10－132* 下列对该病人分娩处理中最恰当的是
A. 急诊剖宫产
B. 静脉应用缩宫素,加速产程进展
C. 严密监测产程进展,缩短第 2 产程,给予阴道助产
D. 缩宫素静脉滴注加强宫缩,缩短第 1 产程
E. 宫口开全后指导病人积极用力屏气,以尽快结束分娩,减轻心脏

负担

10-133* 胎儿顺利娩出后,护士给予的下列护理措施中不正确的是
A. 胎儿娩出后,腹部放置沙袋
B. 可遵医嘱注射缩宫素促进子宫收缩
C. 可注射麦角新碱促进子宫收缩
D. 可皮下注射吗啡
E. 及时做好新生儿护理

10-134 观察2小时后送病人至休养室,病区护士给予产褥期照料,以下护理措施中不正确的是
A. 可以母乳喂养,但应避免过度劳累
B. 产后72小时预防心力衰竭
C. 严密监测生命体征
D. 应用3天抗生素
E. 嘱病人注意休息

(10-135～10-137共用题干)

病人,26岁。素食主义者,现妊娠30周,今天感觉全身无力、面色苍白、头晕眼花,活动后感心悸、气短,皮肤、巩膜无黄染,无皮肤瘙痒。血常规:血红蛋白73 g/L。

10-135* 该病人最可能的诊断是
A. 正常   B. 轻度贫血
C. 中度贫血   D. 重度贫血
E. 极重度贫血

10-136 为进一步明确诊断,给予该病人首选的辅助检查是
A. 肝功能   B. 心电图
C. 血清铁测定   D. NST
E. B超

10-137* 护士针对病人情况,进行健康宣教,以下教育内容中不正确的是
A. 口服硫酸亚铁
B. 鼓励补充维生素C
C. 多摄入动物肝脏
D. 输血
E. 禁饮浓茶

(10-138～10-139共用题干)

病人,27岁。妊娠37周,半个月前出现疲乏无力,后发现全身皮肤黄染,日渐加重,有轻微痒感,胎动正常。

10-138* 该病人最可能的诊断是
A. 重型肝炎
B. 妊娠期高血压肝损害
C. 急性黄疸型肝炎
D. 妊娠合并胆汁淤积症
E. 妊娠期急性脂肪肝

10-139* 进一步检查:血压160/100 mmHg,尿蛋白(＋＋),血清胆红素176 μmol/L,丙氨酸转氨酶290 U/L,血小板计数$80×10^9$/L。胎方位、胎心率均正常。目前对该孕妇最恰当的处理措施是
A. 剖宫产
B. 严密观察,期待自然分娩
C. 静脉滴注硫酸镁,抑制宫缩
D. 静脉滴注缩宫素,加速产程
E. 人工破膜,加速产程进展

名词解释题(10-140～10-144)

10-140 孕前糖尿病

10-141 妊娠期糖尿病

10-142 妊娠期贫血

10-143 妊娠期缺铁性贫血

10-144 仰卧位低血压综合征

简述问答题(10-145～10-152)

10-145 简述妊娠合并心脏病病人心功能分级。

10-146 简述妊娠合并心脏病早期心力衰竭征象。

10-147 简述急性心力衰竭的紧急处理措施。

10-148 简述75 g口服葡萄糖耐量试验(OGTT)的方法。

10-149 简述75 g OGTT的诊断标准。

10-150 简述对妊娠合并糖尿病病人进行的母儿监护项目。

10-151 简述对妊娠合并重型肝炎病人的分娩期护理要点。

10-152 简述妊娠合并缺铁性贫血病人补充铁剂的注意事项。

综合应用题(10-153～10-155)

10-153 病人,26岁。G2P0。妊娠37^{+4}周,胎方位LOA。病人既往有先天性房间隔缺损病史。现心功能Ⅱ级,血压110/70 mmHg,脉搏98次/分,宫缩规律,宫口扩张8 cm,头先露(+3),胎心率132次/分。

请解答:
(1) 目前对该病人最适宜的治疗及护理措施是什么?
(2) 最主要的护理诊断是什么?
(3) 该病人宫口开全准备分娩,护士可给予哪些护理措施?

10-154 病人,32岁。G1P0。妊娠38周。近期有多饮、多尿、多食症状。既往无糖尿病病史。家族史:其母患2型糖尿病。体格检查:血压126/74 mmHg,脉搏88次/分。产科检查:宫高36 cm,胎心率142次/分。空腹血糖7.4 mmol/L。

请解答:
(1) 该病人的临床诊断是什么?
(2) 最可能的护理诊断是什么?
(3) 护士如何实施护理和健康保健指导?

10-155 病人,28岁。妊娠33周。近3天自感乏力,食欲下降,曾在当地医院治疗。昨天突然出现呕吐,巩膜黄染,神志欠清,急诊入院。体格检查:血压130/80 mmHg,脉搏86次/分。产科检查:胎心率148次/分。实验室检查:丙氨酸转氨酶150 U/L,胆红素174 μmol/L,凝血酶原活动度<35%,尿蛋白(++)。

请解答:
(1) 确诊的最佳辅助检查方法是什么?
(2) 分娩期护理要点有哪些?
(3) 该病人术后发生阴道出血,失血量≥1200 ml,最可能的原因是什么?
(4) 新生儿应接受的免疫治疗内容及方法是什么?

答案与解析

选择题

A1型单项选择题

10-1	C	10-2	D	10-3	A	10-4	D
10-5	B	10-6	D	10-7	A	10-8	B
10-9	C	10-10	D	10-11	E	10-12	C
10-13	C	10-14	C	10-15	C	10-16	D
10-17	E	10-18	C	10-19	E	10-20	B
10-21	C	10-22	C	10-23	D	10-24	C
10-25	C	10-26	C	10-27	D	10-28	A
10-29	C	10-30	C	10-31	D	10-32	C
10-33	D	10-34	C	10-35	A	10-36	C
10-37	A	10-38	D	10-39	B	10-40	B
10-41	E	10-42	E	10-43	D	10-44	A
10-45	B	10-46	D	10-47	D	10-48	D
10-49	C	10-50	B	10-51	B	10-52	B
10-53	C	10-54	C	10-55	C	10-56	D
10-57	A	10-58	C	10-59	C	10-60	B
10-61	C	10-62	C	10-63	C	10-64	A
10-65	C	10-66	C	10-67	B	10-68	C
10-69	C	10-70	A	10-71	E	10-72	B
10-73	B	10-74	C	10-75	A	10-76	B

A2型单项选择题

10-77	D	10-78	E	10-79	A	10-80	C
10-81	C	10-82	B	10-83	B	10-84	C

10-85	A	10-86	E	10-87	D	10-88	B
10-89	E	10-90	E	10-91	E	10-92	D
10-93	C	10-94	C	10-95	B	10-96	D
10-97	B	10-98	D	10-99	D	10-100	B
10-101	A	10-102	E	10-103	D	10-104	C
10-105	A						

A3型单项选择题

10-106	B	10-107	A	10-108	C	10-109	E
10-110	C	10-111	D	10-112	D	10-113	D
10-114	D	10-115	B	10-116	D	10-117	E
10-118	A	10-119	C	10-120	C	10-121	D
10-122	B	10-123	B	10-124	B	10-125	D

A4型单项选择题

10-126	D	10-127	B	10-128	A	10-129	B
10-130	E	10-131	C	10-132	C	10-133	C
10-134	D	10-135	C	10-136	C	10-137	D
10-138	A	10-139	A				

部分选择题解析

10-1 解析： 妊娠后血容量逐渐增加，妊娠32～34周时达高峰，比孕前增加30%～45%；分娩期是心脏负荷最重的时期；产后3天内体循环有一定量的增加。所以以上3个时期是心力衰竭的高发时期。

10-2 解析： 心脏病病人考虑妊娠，指导其休息与活动最重要的评判依据是心功能分级，因为任何一种心脏病、既往史、家族史，以及目前治疗情况，仅供心脏病妊娠后休息与活动的参考。妊娠期心脏病需要按心功能分级，正确地来指导其休息与活动。美国纽约心脏病协会根据病人所能耐受的日常体力活动将心功能分为4级。Ⅰ级：病人患有心脏病，日常活动不受限制，平时一般的活动不会引起疲乏、心悸、呼吸困难或心绞痛；Ⅱ级：体力活动受到限制，休息时不会有自觉症状，但一般活动就会出现上述症状；Ⅲ级：体力活动明显受限，小于平时一般活动就会引起上述症状；Ⅳ级：不能从事任何体力工作，休息时也可出现心力衰竭的症状，体力活动后加重。

10-7 解析： 重型肝炎病人妊娠末期，经过积极治疗24小时后病情不缓解，应以剖宫产结束妊娠。分娩期应备新鲜血液，缩短第2产程，防止母婴传播及产后出血；产褥期应用对肝脏损害较小的广谱抗生素，预防产褥期感染。

10-11 解析： 妊娠合并糖尿病病人首选胰岛素注射，因为胰岛素是大分子蛋白，不能通过胎盘屏障，不会对胎儿造成不良影响。而口服降糖药在妊娠期应用的安全性、有效性未得到足够证实，所以不推荐使用。

10-12 解析： 妊娠合并糖尿病病人分娩后24小时内胰岛素用量减至原用量的1/2，48小时减至原用量的1/3，产后需重新评估胰岛素的需要量。

10-13 解析： 肝炎病人原则上不宜妊娠，若妊娠早期合并重型病毒性肝炎则建议治疗肝炎后终止妊娠。

10-16 解析： 妊娠合并轻度缺铁性贫血对病人影响不大，严重时，可因心肌缺氧导致贫血性心脏病；贫血使胎盘缺血、缺氧，致妊娠期高血压疾病的发生概率增加；贫血时对失血耐受性降低，易发生失血性休克；贫血使免疫力下降，产褥感染的发生率增加。

10-17 解析： 妊娠合并糖尿病病人妊娠期注射的胰岛素并不会通过胎盘屏障，故不会引起胎儿畸形；产后接受胰岛素治疗，哺乳也不会对新生儿产生不良影响。

10-19 解析： 妊娠期对洋地黄类药物耐受性较差，不主张预防性用药，更不主张用药达到饱和量。

10-22 解析： 妊娠可使原有糖尿病病人的病情加重，使隐性糖尿病显性化，使既往无糖尿病的孕妇发生妊娠期糖尿病。正常妊娠时，孕妇本身代谢增强，加之胎儿从母体摄取葡萄糖增加，使葡萄糖需要量较非孕时增加；孕妇体内雌、孕激素可增加母体对葡萄糖的利用；同时，妊娠期肾血流量及肾小球滤过率增加，造成肾糖阈降低,致使尿糖不能正确反映血糖水平。

10-27 解析:孕妇血清铁<6.5μmol/L,可诊断为缺铁性贫血。妊娠期建议孕妇食用高铁、高蛋白及高维生素食物。孕妇服用铁剂后若出现黑便为正常情况。血红蛋白在60g/L以下者需要输血。

10-32 解析:妊娠期合并重型肝炎病人需保护肝脏,积极预防及治疗肝性脑病,限制蛋白质的摄入量,每天应<0.5g/kg,增加糖类的摄入量,保持大便通畅,预防DIC及肾衰竭。对妊娠末期合并重型肝炎病人,经积极治疗24小时后病情不缓解,以剖宫产结束妊娠。分娩期应备新鲜血液,缩短第2产程,并注意防止母婴传播性疾病及产后出血。产褥期应用对肝脏损害较小的广谱抗生素,预防产褥期感染。

10-34 解析:铁通过胎盘从母体运至胎儿是单向运输,不能逆向转运。孕妇和胎儿在竞争摄取母体血清铁的过程中,一般以胎儿占优势,故一般情况下胎儿缺铁程度不会太严重。

10-41 解析:妊娠合并糖尿病病人需进行饮食控制,提倡多食绿叶蔬菜、豆类、谷物、低糖水果等,并坚持低盐饮食,既要控制血糖,又要保证胎儿发育,预防低血糖。妊娠期体重增长控制在12.5kg以下,肥胖者控制在10kg以下。

10-42 解析:为预防DIC的发生,应在分娩前1周开始肌内注射维生素K_1。

10-46 解析:妊娠合并糖尿病易导致巨大儿。孕妇的血糖依赖浓度梯度通过胎盘屏障,使胎儿长期处于高血糖状态,刺激胎儿胰岛β细胞增生,产生大量胰岛素。胰岛素通过作用于受体或增强胰岛素样生长因子-1的生物活性,活化氨基酸,促进蛋白质、脂肪的合成和抑制分解,促胎儿生长。

10-47 解析:一般病人在妊娠中晚期,血浆增加会多于红细胞的增加,血液稀释,会出现生理性贫血;其他疾病等原因也可导致贫血,并非全部为缺铁性贫血,应积极寻找病因对症处理。多数病人在妊娠中晚期的铁储存量都不能满足胎儿生长发育的需求,可适当增加含铁食物的摄入以预防贫血,如动物肝脏、瘦肉、蛋黄等。若病情需要补充铁剂时,可用温水或果汁送服,以促进铁的吸收,且应在餐后20分钟服用,以减轻对胃肠道的刺激。

10-51 解析:妊娠中晚期合并急性阑尾炎的临床特点:①妊娠期盲肠和阑尾被增大的子宫推挤,向右上腹移位,压痛点随之上移;②腹壁被抬高,炎症刺激不到壁腹膜,故压痛、肌紧张和反跳痛均不明显;③大网膜不易包裹;④腹膜炎不易被局限,易在上腹部扩散;⑤炎症刺激子宫,易引起流产或早产,威胁母儿安全。

10-53 解析:妊娠合并病毒性肝炎病人分娩时因凝血因子合成功能减退,容易发生产后出血。

10-56 解析:营养性巨幼细胞性贫血是由叶酸和(或)维生素B_{12}缺乏引起的贫血,主要治疗是补充此类物质。

10-57 解析:对妊娠合并急性肾盂肾炎病人,应鼓励其多饮水,饮水量不足时可输液,每天监测尿量,保证尿量在2000ml以上,以达到对尿路冲洗和引流的作用。采用侧卧位休息,减少子宫对输尿管的压迫,使尿液引流通畅。抗感染治疗应根据药物敏感试验选用对胎儿损伤小的抗生素。治疗时间最短2~3周,完成治疗后7~10天取尿液复查尿培养。

10-59 解析:妊娠合并病毒性肝炎病人不宜哺乳,指导病人掌握回奶和人工喂养的知识和技能。雌激素对肝脏有损害,不宜用于该类病人的退乳。加强营养,给予优质蛋白质、高维生素、高糖、低脂的食物,保持大便通畅。肝炎具有传染性,医疗机构需提供隔离诊室,严格执行传染病防治的相关规定。产后观察子宫收缩情况,可使用缩宫素预防产后出血。积极进行保肝治疗,避免应用可能损害肝功能的药物。

10-62 解析:妊娠合并心脏病易导致胎儿宫内发育迟缓,而妊娠合并病毒性肝炎易出现较重的早孕反应、并发妊娠期高血压,胎儿则有发育畸形的风险。两种情况都可以引起产后出血。

10-63 解析:乙型肝炎病毒母婴传播途径:①垂直传播,即通过胎盘引起宫内传播。②产时传播,即胎儿通过产道接触母血、羊水、阴道分泌物或子宫收缩使胎盘绒毛破裂,母血进入胎儿血液循环,导致新生儿感染。③产后传播,可能与新生儿密切接触母亲的唾液和乳汁有关。甲型肝炎病毒主要经消化道传播,母婴传播罕见。

10-70 解析: 妊娠合并病毒性肝炎病人血清中的丙氨酸转氨酶增高,持续时间较长时,对肝炎有诊断价值。血清胆红素>17 μmol/L,尿胆红素阳性、凝血酶原时间延长等均有助于肝炎的诊断。

10-71 解析: 妊娠早期若患有急性肝炎,轻型者应积极治疗,可继续妊娠。慢性活动性肝炎病人妊娠后对母儿威胁较大,应适当治疗后终止妊娠。重型病毒性肝炎病人应积极治疗,病情好转后终止妊娠。

10-72 解析: 血糖依赖浓度梯度通过胎盘屏障,可使胎儿长期处于高血糖状态。高血糖刺激胎儿胰岛素分泌增加,形成高胰岛素血症,新生儿脱离母体高血糖环境后,高胰岛素血症仍然存在,若不及时补充糖,容易发生新生儿低血糖。由于高胰岛素血症的存在,胎儿需氧量增加,供氧量减少,导致胎儿缺氧,严重者可引起死胎。妊娠合并糖尿病病人羊水过多的发生率更高。

10-73 解析: 妊娠合并糖尿病病人在娩出新生儿时测定新生儿脐血血糖,30分钟后定时喂给新生儿25%葡萄糖溶液,预防发生新生儿低血糖。

10-76 解析: 对妊娠合并重型肝炎病人应严密监测其生命体征,在分娩前1周应用维生素K_1,观察病人有无出血倾向。合理饮食,不必增加蛋白质的摄入,应给予优质蛋白质、高维生素、高糖、低脂食物,防止诱发肝性脑病。保持大便通畅,可用0.9%氯化钠溶液灌肠,禁止使用肥皂水灌肠。临产期间及产后12小时内不宜应用肝素,以免发生致命性创面出血。

10-79 解析: 心功能Ⅲ级的初产妇应择期剖宫产,已有心力衰竭者应控制心力衰竭后再行手术。

10-81 解析: 由于胎盘的娩出,妊娠合并糖尿病病人体内抗胰岛素激素迅速下降,需重新评估胰岛素的需要量。病人产后即使接受胰岛素治疗,其母乳也不会对新生儿产生不良影响,应鼓励母乳喂养。

10-82 解析: 乳汁中 HBV DNA 阳性不宜哺乳。妊娠合并病毒性肝炎病人乙肝表面抗原、e抗原、核心抗体3项阳性或后2项阳性产后均不宜哺乳。

10-83 解析: 妊娠晚期合并急性病毒性肝炎使妊娠期高血压疾病的发病率增加;分娩时因凝血因子合成减少,容易发生产后出血,但都不是对产妇最大的威胁。妊娠晚期发生急性病毒性肝炎的重症率及死亡率是非孕妇女的66倍。在肝肾衰竭基础上,以凝血功能障碍所致的产后出血、消化道出血、感染等诱因,最终导致肝性脑病和肝肾综合征,可直接威胁母儿安全。

10-85 解析: 对于前次妊娠发生死胎的病人,应在死胎发生孕周前终止妊娠。

10-86 解析: 病人妊娠34周,未足月,确诊乙型肝炎,可采取隔离措施,进行保肝治疗,同时密切监测胎儿宫内情况。若病情有变化,考虑选择合理方式终止妊娠。

10-89 解析: 妊娠合并心脏病病人分娩期护理措施:①严密观察产程进展,防止心力衰竭的发生。病人可采取左侧卧位,上半身抬高;观察子宫收缩、胎头下降及胎儿宫内情况,正确识别早期心力衰竭的症状及体征。第1产程,每15分钟测血压、脉搏、呼吸、心率各1次,每30分钟测胎心率1次。第2产程每10分钟测1次上述指标,或持续监护;给予吸氧;观察用药后反应;严格无菌操作,给予抗生素治疗持续至产后1周。②缩短第2产程,减少病人体力消耗。③预防产后出血。胎儿娩出后,立即在病人腹部放置沙袋,持续24小时;为防止产后出血过多,可静脉或肌内注射缩宫素,但禁用麦角新碱;遵医嘱输血、输液,仔细调整滴速。④给予心理及情感支持,缓解病人及家属的焦虑。

第十章 妊娠合并疾病病人的护理

10-90 解析：风湿性心脏病病人不宜妊娠,若妊娠,应于妊娠12周前行人工流产。若有心力衰竭,应在心力衰竭控制后再终止妊娠。该病人目前妊娠45天,应选择的人工流产方式为负压吸引术。

10-92 解析：见10-82解析。对新生儿已接受免疫,母亲为携带者即仅乙肝表面抗原阳性,可母乳喂养。

10-96 解析：妊娠合并缺铁性贫血时,病人应多食含铁丰富的食物,如瘦肉、家禽、动物肝脏及绿叶蔬菜等。铁剂的补充应首选口服制剂,补充铁剂的同时服维生素C及稀盐酸可有助于铁剂吸收。若血红蛋白<60 g/L,接近预产期或短期内行剖宫产术者,宜少量多次输血,同时积极预防产后出血和产褥感染。

10-100 解析：该病人妊娠已足月,贫血症状严重,红细胞计数$2.5×10^{12}$/L,红细胞比容0.26,血红蛋白55 g/L,考虑为重度缺铁性贫血,治疗应多次少量输红细胞悬液或全血。妊娠合并缺铁性贫血者,轻度贫血可调整饮食,补充铁剂,常给予硫酸亚铁或琥珀酸亚铁口服,同服维生素C以促进铁的吸收。若为重度贫血,血红蛋白<60 g/L,在妊娠后期或因严重胃肠道反应不能口服铁剂者,可用右旋糖酐铁或山梨醇铁,深部肌内注射;接近预产期或短期内需行剖宫产者,应多次少量输红细胞悬液或全血。

10-102 解析：该病人妊娠合并心脏病,近日出现心悸、呼吸困难,日常活动不耐受,考虑出现了早期心力衰竭。发现早期心力衰竭表现应立即住院。无早期心力衰竭者应于妊娠36～38周提前住院待产。

10-108 解析：病人无诱因胸闷、憋气、不能平卧3天;心率136次/分,期前收缩2次/分,呼吸28次/分;双肺有散在细小湿啰音,颈静脉轻度怒张提示有心衰竭,故考虑最可能的诊断是早期心力衰竭。

10-109 解析：妊娠37^{+2}周,已经足月,故考虑控制心力衰竭后行剖宫产终止妊娠。

10-112 解析：第2产程中,除子宫收缩外,腹肌和骨骼肌的收缩使外周循环阻力增加,且分娩时病人屏气用力动作使肺循环阻力增加,心脏前后负荷最重。

10-113 解析：心功能Ⅲ级或以上者不宜哺乳。

10-117 解析：妊娠合并心脏病病人产后3天内,尤其24小时内,仍是心力衰竭发生的高危期,这期间病人应充分休息且严密监护,严格控制静脉输液量和速度,防止心力衰竭的发生。

10-118 解析：有明确糖尿病家族史的孕妇视作高危孕妇,虽然既往无糖尿病史,但应于首次产检明确是否存在糖尿病。对未诊断孕前糖尿病或妊娠期糖尿病的孕妇,医疗机构在其妊娠24～28周及28周后首次就诊时,进行75 g口服葡萄糖耐量试验。

10-120 解析：该病人妊娠33周,合并糖尿病,控制饮食后尿糖(±),表明控制良好,应继续饮食控制。血糖控制良好,可选择在妊娠38～39周终止妊娠。对有母儿并发症、血糖控制不满意者,应促进胎肺成熟,适时终止妊娠。

10-125 解析：产后2小时内,产妇需留在产房观察,80%的产后出血发生在这一时期。密切观察产妇的子宫收缩、阴道出血及会阴伤口情况。定时测量产妇的生命体征。

10-126 解析：在分娩期严密观察产程进展,防止心力衰竭的发生。给予左侧卧位,上半身抬高。观察子宫收缩、胎头下降及胎儿宫内情况,正确识别早期心力衰竭的症状及体征,持续监护给予吸氧。

10-130 解析：该病人妊娠合并心脏病,出现心悸、咳嗽、夜间不能平卧等症状,考虑出现了急性心力衰竭。对妊娠晚期病人,应在控制心力衰竭的同时,紧急行剖宫产术,以减轻心脏负担,挽救病人生命。

10-131 解析：病人在分娩前出现急性心力衰竭时,应给予高流量鼻导管吸氧,增加肺泡内压,加强气体交换,对抗组织液向肺泡内渗透。胎儿娩出后,应用抗生素预防感染直至产后1周。产妇应半坐卧位或左侧卧位,保证充足的休息,必要时遵医嘱给予镇静剂。可适当使用利尿剂减少血容量,减轻心脏负荷。

10-132 解析: 该病人分娩期心功能Ⅱ级,胎儿大小正常,胎位正常,子宫颈条件良好,在严密监护下可经阴道分娩,注意在第2产程时需助产缩短产程,减少病人体力消耗。

10-133 解析: 为防止产后出血过多,可静脉或肌内注射缩宫素,但禁用麦角新碱,以免静脉压升高,诱发心力衰竭。

10-135 解析: 血红蛋白<110 g/L及红细胞比容<0.33为妊娠期贫血,其中血红蛋白含量≤60 g/L为重度贫血。轻度贫血者多无明显症状或只有皮肤、口唇黏膜和睑结膜苍白。全身无力、头晕眼花、心悸等症状为中度贫血。

10-137 解析: 该病人为妊娠期中度贫血,不需要输血治疗。妊娠合并重度贫血者,接近预产期或短期内需行剖宫产者,应多次少量输红细胞悬液或全血。非重度者应纠正偏食、挑食等不良习惯,建议摄取含铁丰富的食物如动物血、肝脏、瘦肉等,同时多摄入富含维生素C的深色蔬菜、水果以促进铁的吸收和利用;铁剂的补充应首选口服制剂,常给予硫酸亚铁或琥珀酸亚铁口服,避免同时饮用浓茶、咖啡、牛奶,避免影响铁的吸收。

10-138 解析: 考虑该病人为妊娠合并重型肝炎。妊娠合并病毒性肝炎表现为食欲减退、恶心、呕吐、肝区疼痛、乏力等。部分严重者有皮肤、巩膜黄染,尿色深黄,若病情进行性加重,演变成重型肝炎则黄疸迅速加深。正常时血清总胆红素<17 μmol/L;重型肝炎、胆汁淤积性肝炎时,血清总胆红素均明显增高(>170 μmol/L)。妊娠期急性脂肪肝则表现为以忽然剧烈、持续的呕吐开始,有时伴上腹疼痛及黄疸,实验室检查转氨酶轻度升高。妊娠合并胆汁淤积症的黄疸一般为轻度,实验室检查转氨酶轻度增高,血清胆红素轻度增加。

10-139 解析: 妊娠合并重型肝炎病人因母儿耐受能力较差,过度的体力消耗可加重肝脏负担,甚至导致肝功能衰竭,病死率高,因此分娩方式以剖宫产为宜。

名词解释题

10-140 孕前糖尿病即糖尿病合并妊娠,是指在原有糖尿病的基础上合并妊娠。

10-141 妊娠期糖尿病是指妊娠前糖代谢正常,妊娠期才出现的糖尿病。

10-142 妊娠期贫血是指孕妇外周血红蛋白<110 g/L及红细胞比容<0.33,其中血红蛋白≤60 g/L为重度贫血,以缺铁性贫血最常见。

10-143 妊娠期缺铁性贫血是指孕妇血清铁<6.5 μmol/L(正常成年女性血清铁7~27 μmol/L)。

10-144 仰卧位低血压综合征是指孕妇因长时间处于仰卧位,引起回心血量减少,心输出量降低,血压下降。可通过侧卧位缓解症状。

简述问答题

10-145 根据病人生活能力状况,将妊娠合并心脏病病人心功能分为4级:Ⅰ级,一般体力活动不受限制;Ⅱ级,一般体力活动受限制,活动后心悸、轻度气短,休息时无症状;Ⅲ级,一般体力活动明显受限,休息时无不适,轻微日常活动即感不适、心悸、呼吸困难,或既往有心力衰竭史者;Ⅳ级,一般体力活动严重受限,不能进行任何活动,休息时有心悸、呼吸困难等心力衰竭表现。

10-146 妊娠合并心脏病早期心力衰竭征象:①轻微活动后即有胸闷、心悸、气短;②休息时心率每分钟>110次,呼吸每分钟>20次;③夜间常因胸闷而需坐起呼吸或需到窗口呼吸新鲜空气;④肺底部出现少量持续性湿啰音,咳嗽后不消失。

10-147 急性心力衰竭紧急处理措施:①半坐卧位或端坐位,双腿下垂,减少静脉回流;②高流量鼻导管吸氧,根据动脉血气分析进行氧流量调整,严重者可采用无创呼吸机持续加压给氧,增加气体交换;③开放静脉通路,遵医嘱用药,妊娠晚期合并严重心力衰竭者,在控制心力衰竭的同时,紧急剖宫产,减轻心脏负担,挽救病人生命。

10-148　75g OGTT试验方法:试验前3天正常体力活动和饮食,每天进食碳水化合物不少于150g;试验前1天晚餐后禁食至少8小时至次日晨(最迟不超过上午9点)。检查期间静坐、禁烟。检查时5分钟内口服含75g葡萄糖的溶液300ml,分别抽取服糖前、服糖后1小时和2小时的静脉血(从开始饮用葡萄糖溶液计算时间)。

10-149　75g OGTT的诊断标准:空腹及服糖后1小时和2小时的血糖值分别为5.1mmol/L、10.0mmol/L、8.5mmol/L。任何时点血糖值达到或超过上述标准即诊断为妊娠期糖尿病。

10-150　对妊娠合并糖尿病病人的监护项目:血糖监测、肾功能监测及眼底检查。对胎儿的监护项目:超声和血清学筛查胎儿畸形、胎动技术、NST、胎盘功能测定。

10-151　对妊娠合并重型肝炎病人分娩期护理要点:①密切观察产程进展,促进病人身心舒适;②监测凝血功能;③正确处理产程,防止母婴传播及产后出血;④预防感染并严格执行消毒隔离制度。

10-152　妊娠合并缺铁性贫血病人补充铁剂的注意事项:①首选口服制剂,同时服用维生素C促进铁的吸收;②饭后或餐中服用以减轻对胃黏膜刺激;③服用铁剂后会有黑便产生,预先做好解释;④若服用抗酸药物,须注意交错时间服用;⑤重度贫血或胃肠道反应明显者,可通过深部肌内注射补充。

综合应用题

10-153　(1)对该病人最适宜的治疗及护理措施:在严密监护下可经阴道分娩,在第2产程需给予阴道助产,防止心力衰竭和产后出血;密切观察子宫收缩、胎头下降及胎儿宫内情况,随时评估病人心功能状态,使用胎儿电子监护仪持续监护;遵医嘱给予高浓度吸氧,使用药物要注意用药后观察。

(2)护理诊断:①活动无耐力,与心输出量下降有关;②潜在并发症:心力衰竭、感染。

(3)病人宫口开全准备分娩,护士可给予的护理措施:缩短第2产程,指导病人宫缩时不宜用力,以呼吸及放松技术减轻不适感,必要时给予硬膜外麻醉。宫口开全后需行阴道助产缩短产程。做好抢救新生儿的各种准备工作。胎儿娩出后立即在病人腹部放置沙袋,肌内或静脉滴注缩宫素,输液时严格控制滴速和补液量,遵医嘱给予抗生素预防感染。

10-154　(1)该病人的临床诊断是妊娠期糖尿病。

(2)护理诊断:①知识缺乏,缺乏血糖监测、妊娠合并糖尿病自我管理等相关知识;②有血糖不稳定的风险,与血糖代谢异常有关。

(3)护理及健康指导要点:①指导病人正确监测血糖,提高自我监护和自我护理能力,与家人共同制订干预计划;②指导病人掌握胰岛素使用及血糖监测方法;③制订个体化的饮食方案,协助管理体重,控制能量摄入;④指导病人选择安全有效的运动方式和项目;⑤进行心理支持和心理疏导;⑥定期监测血糖情况,并根据血糖情况调整饮食及胰岛素用量。

10-155　(1)确诊的最佳辅助检查方法是血清病原学检测。

(2)分娩期护理要点:①密切观察产程进展,促进病人身心舒适;②监测凝血功能,分娩前1周肌内注射维生素K_1,备好新鲜血;③正确处理产程,防止母婴传播及产后出血;④预防感染并严格执行消毒隔离制度。

(3)最可能的原因是肝功能损害使凝血因子数量减少导致凝血功能障碍,重型肝炎易并发DIC。

(4)《慢性乙型病毒性肝炎防治指南(2019版)》规定,乙肝表面抗原阳性母亲的新生儿,在出生后12小时内注射乙肝免疫球蛋白,剂量100IU,同时在不同部位接种10μg重组酵母乙肝疫苗。婴儿在1月龄和6月龄分别接种第2和第3针乙肝疫苗。

第十一章

异常分娩妇女的护理

选择题(11-1~11-110)

A1型单项选择题(11-1~11-52)

11-1 影响分娩顺利进行的主要因素不包括
A. 产力　　　　B. 产道
C. 胎儿　　　　D. 产程
E. 孕妇的精神状态

11-2 以下哪种产力在临产后发挥主要作用
A. 子宫收缩力
B. 腹壁肌收缩力
C. 膈肌收缩力
D. 肛提肌收缩力
E. 球海绵体肌收缩力

11-3* 关于宫缩的特点,以下描述中错误的是
A. 临产后随着产程进展,宫缩持续时间逐渐延长,间歇期逐渐缩短
B. 阵发性宫缩反复出现,直至分娩全部结束
C. 正常宫缩起自两侧子宫角,向子宫底部集中后再向下扩散
D. 子宫底部收缩力最强、最持久
E. 宫缩时子宫肌纤维变短,间歇时恢复到原来长度

11-4* 以下不属于软产道的是
A. 阴道　　　　B. 子宫下段
C. 子宫颈　　　D. 子宫体
E. 盆底组织

11-5 使用B超判断胎儿大小的径线是
A. 双顶径
B. 枕下前囟径
C. 枕额径
D. 右斜径
E. 双颞径

11-6* 关于临床上对宫缩异常的描述,以下说法中不正确的是
A. 不协调性宫缩过强可出现子宫痉挛性狭窄环
B. 协调性宫缩乏力可分为原发性和继发性
C. 协调性宫缩又称高张性宫缩乏力
D. 宫缩乏力分为协调性宫缩乏力和不协调性宫缩乏力
E. 宫缩异常可分为宫缩乏力和宫缩过强两类

11-7 宫缩时子宫不硬,按压有凹陷,节律性、极性正常。此种宫缩属于
A. 宫缩正常
B. 不协调性宫缩过强
C. 协调性宫缩过强
D. 不协调性宫缩乏力
E. 协调性宫缩乏力

11-8* 以下关于病理性缩复环的叙述中不正确的是
A. 子宫体部逐渐变厚
B. 宫缩持续增强来对抗产道的阻力
C. 子宫下段被动拉长变薄
D. 子宫下段有压痛
E. 缩复环不随宫缩而逐渐上升

11-9* 关于产道异常对母体产生的影响,以下说法中不正确的是

A. 骨盆入口狭窄容易发生胎位异常
B. 骨盆入口狭窄容易发生急产
C. 中骨盆狭窄可导致持续性枕后位
D. 易使胎头长时间嵌顿,导致生殖道瘘
E. 易使产程延长,导致感染发生率增高

11-10 巨大儿常易引起诸多不良后果,其中不包括下列哪种
A. 软产道损伤　　B. 急产
C. 肩难产　　　　D. 新生儿产伤
E. 头盆不称

11-11 以下哪种情况可出现病理性缩复环
A. 羊水过多　　　B. 双胎
C. 胎盘早剥　　　D. 梗阻性难产
E. 巨大儿

11-12 若产妇合并骨盆狭窄,下列产程中的处理措施哪项不合适
A. 轻度头盆不称者,可试产
B. 明显头盆不称者,建议行剖宫产
C. 中骨盆平面狭窄者,宫口已开全,胎头双顶径达坐骨棘水平或以下,可行阴道助产
D. 中骨盆平面狭窄者,宫口已开全,胎头双顶径未达坐骨棘水平者,应行剖宫产
E. 出口平面狭窄者酌情试产

11-13 孕妇产检发现明显头盆不称,对其最合适的处理方式是
A. 试产
B. 静脉使用缩宫素
C. 阴道助产
D. 继续待产
E. 择期剖宫产

11-14* 孕妇骨盆评估提示存在中骨盆平面狭窄,现胎儿双顶径达坐骨棘水平以下,宫口开全2小时,胎心率140次/分,对其正确的处理方式是
A. 试产

B. 静脉使用缩宫素
C. 阴道助产
D. 继续待产
E. 剖宫产

11-15 以下哪种情况可通过使用缩宫素加强宫缩,经阴道试产
A. 子宫颈严重水肿
B. 不协调性宫缩乏力
C. 协调性宫缩乏力
D. 头盆不称
E. 子宫痉挛性狭窄环

11-16 以下哪种并发症不常见于持续性枕后位产妇
A. 宫缩乏力
B. 宫缩过强
C. 软产道裂伤
D. 产后出血
E. 胎儿窘迫

11-17 胎儿娩出后子宫下段发生狭窄容易导致的不良后果是
A. 胎盘植入　　　B. 胎盘残留
C. 胎盘粘连　　　D. 胎盘嵌顿
E. 胎盘剥离不全

11-18 以下关于协调性宫缩乏力的叙述中正确的是
A. 多数产妇自觉持续性腹痛,易导致产程延长
B. 宫缩的节律性、对称性及极性均正常,但收缩力弱
C. 容易发生急产
D. 不宜静脉输注缩宫素
E. 不会导致产程延长

11-19 对发生协调性宫缩乏力的产妇进行心理护理,以下内容不合适的是
A. 告知产妇产程进展
B. 增强产妇的信心
C. 讲明对母儿的影响
D. 建议剖宫产
E. 缓解产妇的恐惧心理

11-20* 以下关于产力的描述中不正确的是
A. 产力包括子宫收缩力、腹壁肌及膈肌收缩力和肛提肌收缩力
B. 子宫收缩力是临产后的主要产力,贯穿整个分娩过程
C. 正常宫缩具有节律性、对称性和极性
D. 腹压是第2产程胎儿娩出的重要辅助力量
E. 宫缩时,子宫肌纤维缩短变宽;宫缩后肌纤维松弛,恢复到原来长度

11-21 以下哪项不属于子宫收缩过强对母儿的影响
A. 新生儿溶血
B. 新生儿颅内出血
C. 急产
D. 初产妇会阴撕裂伤
E. 胎儿窘迫

11-22* 某孕妇骨盆出口横径≤8 cm,需要进一步评估应测量的是
A. 坐骨切迹宽度
B. 坐骨棘间径
C. 对角径
D. 出口前矢状径
E. 出口后矢状径

11-23* 关于均小骨盆的叙述,以下不正确的是
A. 形态同正常女性骨盆
B. 骨盆各径线均较正常短1 cm
C. 估计胎儿不大且头盆相称者可给予试产
D. 胎儿较大者应尽早剖宫产
E. 多见于身材矮小、体型匀称的妇女

11-24 某孕妇轻度头盆不称,可对其采取的处理方式是
A. 阴道试产
B. 立刻静脉滴注缩宫素引产
C. 立刻阴道助产

D. 立刻人工破膜
E. 立刻剖宫产

11-25 某孕妇中骨盆平面狭窄,现宫口开全1小时,胎膜已破,胎儿双顶径达坐骨棘水平以下3 cm,胎心率100次/分。以下处理中正确的是
A. 严密观察产程
B. 静脉滴注缩宫素
C. 立即阴道助产
D. 继续待产
E. 立即剖宫产

11-26* 某产妇发生不协调性宫缩乏力,遵医嘱给予地西泮静脉推注。该药物的作用是
A. 软化子宫颈,促进子宫颈扩张,协助产妇放松,更好地休息
B. 解除血管痉挛
C. 扩张血管降血压
D. 加强子宫收缩
E. 治疗胎儿宫内窘迫

11-27* 某产妇产程中出现持续性腹痛,产科检查见子宫出现痉挛性狭窄环。首先考虑的情况是
A. 先兆子宫破裂
B. 协调性宫缩乏力
C. 不协调性宫缩乏力
D. 协调性宫缩过强
E. 不协调性宫缩过强

11-28 以下对产力的叙述中不正确的是
A. 子宫收缩力的缩复作用使宫腔变小
B. 产力包括子宫收缩力、腹壁肌、膈肌和肛提肌收缩力
C. 子宫收缩力贯穿于分娩全过程
D. 肛提肌收缩能使胎先露完成内旋转动作
E. 临产后子宫收缩力由强到弱

11-29* 若孕妇骨盆入口狭窄,拟经阴道试产。以下处理中正确的是

A. 宫缩良好者可观察 6～8 小时
B. 可使用少量镇静药
C. 臀位者可试产 5～6 小时
D. 人工破膜后可试产 6～8 小时
E. 试产 2～4 小时,胎头仍未入盆者,应停止试产

11-30 以下有关生理性缩复环的叙述中正确的是
A. 一般情况下在腹部可见此环
B. 该环是由于子宫上、下段肌壁厚薄不一致导致的
C. 是子宫颈组织学内口在妊娠终末期的表现
D. 生理性缩复环若得不到及时纠正,可发展为病理性缩复环
E. 通常缩复环宽 7～10 cm

11-31* 临床上病理性缩复环最常见于以下哪种情况
A. 早产　　　B. 前置胎盘
C. 羊水过多　D. 头盆不称
E. 胎盘早剥

11-32* 某孕妇发生过期妊娠,选择合适的分娩方式的依据中,以下哪项不必考虑
A. 胎儿大小
B. 孕妇月经周期
C. 胎盘功能情况
D. 胎儿宫内情况
E. 孕妇子宫颈成熟度

11-33* 下列对宫缩乏力产妇的护理措施中不正确的是
A. 对不协调性宫缩乏力者,可给予吗啡
B. 对协调性宫缩乏力者,可使用缩宫素加强子宫收缩
C. 对协调性宫缩乏力者,可行人工破膜刺激子宫收缩
D. 对不协调性宫缩乏力者,应立即行剖宫产
E. 鼓励产妇进食高热量、易消化食物

11-34* 下列对宫缩过强产妇的护理中正确的是
A. 分娩过程中尽量避免行会阴切开术
B. 有急产史者,应采用剖宫产提前终止妊娠
C. 给予镇痛剂,抑制宫缩
D. 发生强直性宫缩者,若宫口未开全,伴胎儿窘迫,应立即行剖宫产
E. 新生儿娩出后肌内注射维生素 E,预防颅内出血

11-35* 中骨盆狭窄对母儿的影响主要是
A. 出现生理性缩复环
B. 发生持续性枕后位或枕横位
C. 发生急产
D. 出现胎头跨耻征阳性
E. 导致胎先露入盆受阻

11-36* 可以通过静脉使用缩宫素加强子宫收缩力的情况是
A. 头盆不称　　B. 头盆相称
C. 胎儿窘迫　　D. 胎位异常
E. 不协调性子宫收缩乏力

11-37* 以下说法中错误的是
A. 规律宫缩标志着正式临产开始
B. 总产程超过 30 小时为滞产
C. 总产程在 3 小时内称为急产
D. 不协调性宫缩过强可导致子宫破裂
E. 初产妇第 2 产程超过 2 小时为第 2 产程延长

11-38* 头盆不称可引起子宫破裂的原因是
A. 手术损伤
B. 子宫收缩乏力
C. 胎先露下降受阻
D. 枕左前位
E. 子宫畸形

11-39* 宫口未开全时,过早使用腹压会导致的不良影响是
A. 产妇疲劳和子宫颈水肿

B. 急产

C. 产程加速

D. 产程缩短

E. 胎膜早破

11-40* 某孕妇发生协调性宫缩乏力,目前宫口扩张5cm,胎心好,胎膜未破,无头盆不称。最佳的处理是

A. 立即静脉滴注缩宫素

B. 等待产程自然进展

C. 立刻剖宫产

D. 适当使用镇静剂

E. 先人工破膜,若宫缩仍乏力,可使用缩宫素加强宫缩

11-41* 若初产妇已临产但胎头始终未衔接,应警惕以下哪种情况

A. 子宫收缩乏力

B. 头盆不称

C. 胎儿过小

D. 羊水过多

E. 前置胎盘

11-42* 若初产妇臀位,拟行阴道分娩。以下操作中不正确的是

A. 左侧卧位

B. 禁止灌肠

C. 减少阴道检查的频率

D. 破膜后,立刻听胎心音

E. 阴道见胎足,为宫口开全的标志

11-43* 以下哪种情况可以试产

A. 臀位,骨盆入口平面狭窄

B. 臀位,中骨盆平面狭窄

C. 臀位,骨盆出口平面狭窄

D. 头位,骨盆入口平面轻度狭窄

E. 头位,骨盆出口平面狭窄

11-44 下列哪项不是造成异常分娩的原因

A. 产妇对自然分娩充满信心

B. 宫缩乏力

C. 宫缩过强

D. 骨盆狭窄

E. 头盆不称

11-45* 某孕妇产程中出现持续性腹痛,产科查体见病理性缩复环。若不处理可能出现的后果是

A. 子宫破裂　　　B. 急产

C. 羊水栓塞　　　D. 胎盘早剥

E. 胎膜早破

11-46* 过期妊娠时选择分娩方式的依据不包括以下哪项

A. 胎方位　　　　B. 子宫颈成熟度

C. 胎盘功能　　　D. 胎儿大小

E. 孕周

11-47* 中骨盆平面狭窄的常见临床表现是

A. 跨耻征阳性

B. 胎头衔接受阻

C. 胎膜早破

D. 急产

E. 持续性枕后位或枕横位

11-48* 以下哪项不是影响分娩的子宫颈因素

A. 子宫颈松弛

B. 子宫颈水肿

C. 子宫颈外口粘连

D. 子宫颈肌瘤

E. 子宫颈坚韧

11-49* 关于不协调性宫缩乏力的处理原则,以下叙述中正确的是

A. 加强宫缩,缩短产程

B. 镇静、休息,恢复其协调性

C. 应用缩宫素促进宫缩

D. 禁食、纠正酸中毒、静脉补液

E. 观察血压、脉搏等生命体征

11-50 某产妇轻度头盆不称,在试产过程中护理要点是

A. 多做肛门检查了解产程进展

B. 密切观察产程进展

C. 应用镇静、镇痛药

D. 试产1小时胎头未入盆即停止

E. 温肥皂水灌肠

11-51* 下列轻度头盆不称试产护理措施中不合适的是

A. 破膜后应观察羊水的色、质、量

B. 若提示胎儿窘迫,应立即结束分娩

C. 胎心监护

D. 常规抽取胎儿头皮血进行 pH 测定

E. 一般试产 2～4 小时

11-52* 下列关于不协调性宫缩乏力的叙述中正确的是

A. 容易引发胎儿窘迫

B. 容易出现病理性缩复环

C. 容易发生胎盘嵌顿

D. 可以静脉应用缩宫素

E. 出现子宫痉挛性狭窄环

A2 型单项选择题(11-53～11-83)

11-53 病人,31 岁。B 超提示胎儿臀位,护士给予纠正胎位的指导。以下内容中正确的是

A. 在妊娠 30 周前取膝胸卧位

B. 在妊娠 30 周后取膝胸卧位

C. 每天练习 5 次

D. 每次练习 1 小时

E. 每次练习后做胎心监护

11-54* 病人,35 岁。初产妇,妊娠足月,宫缩规律,胎位 LOA,胎心正常,宫口扩张 2 cm,胎头未衔接,根据情况推断下列最符合该产妇实际骨盆测量值的是

A. 骶耻外径 17 cm

B. 髂棘间径 24 cm

C. 髂嵴间径 27 cm

D. 对角径 13 cm

E. 坐骨棘间径 10 cm

11-55* 病人,32 岁,现足月妊娠,B 超检查估计胎儿体重 3 900 g,临产后 20 小时胎头至坐骨棘下 1 cm,宫口开全,尾骨前翘,耻骨弓角度<90°,出口横径与出口后矢状径之和<15 cm。该病人的骨盆特征最可能的是

A. 骨盆入口平面狭窄

B. 中骨盆平面狭窄

C. 骨盆出口平面狭窄

D. 骨盆 3 个平面狭窄

E. 骨盆 3 个平面正常

11-56* 病人,31 岁。G2P0。现妊娠 39 周,估计胎儿体重 3 800 g,骨盆入口平面正常,出口平面狭窄,羊水指数 6。对其最合适的处理是

A. 左侧卧位,吸氧,等待自然分娩

B. 静脉滴注缩宫素促进阴道分娩

C. 刺激乳头诱发宫缩

D. 行剖宫产术结束分娩

E. 人工破膜

11-57* 病人,25 岁。G2P0。妊娠 40^{+2} 周,因阴道流液 3 小时、无规律腹痛收入院。产科检查:宫高 39 cm,腹围 119 cm,臀位,胎心率 138 次/分。阴道检查:足先露,子宫颈展平,宫口扩张 2 cm,未触及条索状物。骨盆测量无异常,B超检查示胎儿双顶径 10.9 cm。入院后正确的处理是

A. 等待自然分娩

B. 行缩宫素引产

C. 准备臀牵引

D. 准备剖宫产

E. 温肥皂水灌肠刺激宫缩

11-58* 病人,28 岁。G1P0。现妊娠 40 周,B 超检查估计胎儿 3 500 g。骨盆测量:坐骨结节间径 7 cm,出口后矢状径 6.5 cm,耻骨弓角度<90°。以下处理措施中正确的是

A. 行产钳术

B. 行会阴侧切术

C. 行剖宫产术

D. 自然分娩

E. 静脉滴注缩宫素

11-59* 病人,33 岁。G1P0。妊娠 39^{+5} 周,规律宫缩 9 小时,近 50 分钟宫缩时腹痛剧烈,子宫底部收缩不强而中段或下

段强,间歇期子宫放松不佳,胎心率156～162次/分,宫口扩张5 cm,头先露,S－1。最符合该病人的诊断是

A. 持续性枕后位
B. 先兆子宫破裂
C. 子宫痉挛性狭窄环
D. 不协调性宫缩过强
E. 子宫颈扩张活跃期停滞

11-60* 病人,32岁。妊娠40周,规律宫缩7小时,宫缩节律不协调,宫缩间歇期不能完全松弛。主诉持续腹痛,精神紧张,烦躁不安。下列处理中最合适的是

A. 静脉滴注缩宫素
B. 潜伏期中可肌内注射哌替啶
C. 人工破膜
D. 宫口开全准备助产前应再次给予哌替啶
E. 立刻行剖宫产术

11-61* 病人,26岁。G1P1。足月自然分娩,胎盘30分钟仍未娩出,检查发现子宫下段有一狭窄环,胎盘嵌顿于宫腔内。以下措施中最合适的是

A. 大号刮匙刮取胎盘
B. 按摩宫底压出胎盘
C. 徒手取胎盘
D. 麻醉下手取胎盘
E. 行子宫切除术

11-62 病人,32岁。G1P0。现妊娠40周,宫口扩张4 cm,诊断为协调性宫缩乏力。目前无头盆不称,胎位正常,胎心率142次/分。以下护理措施中不合适的是

A. 嘱病人休息
B. 补充营养
C. 加强宫缩
D. 立即进行剖宫产术前准备
E. 保证膀胱和直肠空虚

11-63 病人,28岁。G1P0。现妊娠40^{+3}周,规律宫缩7小时入院。骨盆测量:髂棘间径25 cm,骶耻外径20 cm,坐骨结节间径7.5 cm。产科检查:胎方位ROA,胎心率144次/分,宫缩好。肛门检查:宫口开全,先露S+3。1小时后产程仍无进展。考虑产程受阻的主要原因是

A. 均小骨盆
B. 扁平骨盆
C. 骨盆入口平面狭窄
D. 中骨盆平面狭窄
E. 骨盆出口平面狭窄

11-64* 病人,29岁。G2P0。B超估计胎儿体重3800 g,轻度头盆不称,在严密监护下试产。以下护理措施中不合适的是

A. 配备专人陪产,保证良好的产力
B. 减少肛门检查,禁止灌肠
C. 给予镇静、镇痛药
D. 关心病人饮食、营养、休息等情况
E. 试产2～4小时,胎头仍未入盆,并伴有胎儿窘迫时,应停止试产

11-65 病人,28岁。G1P0。现妊娠38周,B超估计胎儿体重3700 g,宫口扩张9 cm时发现脐下2指处可见病理性缩复环,导尿的尿液呈浅粉色。以下对该病人最适宜的处理是

A. 立即停用缩宫素,等待自然分娩
B. 给予镇静剂后行阴道助产
C. 给予镇静剂后等待自然分娩
D. 立即行剖宫产术
E. 立即行胎头吸引助产术

11-66* 病人,32岁。G1P0。妊娠40周,中骨盆狭窄,在助产士严密监护下试产,目前宫口开全1.5小时,胎头双顶径达坐骨棘水平下2 cm,胎心率100次/分。以下措施合适的是

A. 等待自然分娩
B. 做好阴道助产准备
C. 给予灌肠促进宫缩

D. 做好剖宫产准备

E. 遵医嘱给予镇静、镇痛药

11-67 病人,26 岁。G2P1。现妊娠 38^{+6} 周。因第 2 产程延长,采用胎头吸引助产,新生儿体重 4 200 g,胎儿娩出时伴有阴道大量持续出血,有凝血块。考虑该病人出血原因最可能的是

A. 软产道裂伤

B. 产后宫缩乏力

C. 胎盘剥离不全

D. 凝血功能障碍

E. 子宫不全破裂

11-68 病人,30 岁。G2P1。现妊娠 40 周,B 超估计胎儿体重 4 000 g,血压(140~160)/(90~100) mmHg,尿蛋白(++),水肿(+),NST 异常,骨盆出口狭窄。对该病人最适当的处理是

A. 缩宫素促进阴道分娩

B. 给予吸氧、左侧卧位,等待自然分娩

C. 人工破膜

D. 刺激乳头诱发宫缩

E. 行剖宫产术结束分娩

11-69 病人,32 岁。G1P0。现妊娠 40 周,轻度头盆不称,在严密监护下试产。以下护理措施中不合适的是

A. 专人守护,保证产力

B. 灌肠以促进宫缩

C. 试产过程一般不使用镇静、镇痛药

D. 关心病人饮食、营养、水分及休息

E. 试产 2~4 小时,若胎头仍未入盆且伴有胎儿窘迫者,应及时停止试产

11-70* 病人,32 岁。G2P0。现妊娠 32 周,诊断为臀位妊娠。以下给予的处理措施中不恰当的是

A. 行膝胸卧位纠正胎位

B. 顺其自然,无须处理

C. 妊娠足月后如胎位未能纠正、胎儿偏大,可考虑剖宫产分娩

D. 若臀位临产,临产后禁止行肥皂水灌肠

E. 若胎位未能纠正,一旦发生破膜,应卧床并抬高臀部

11-71* 病人,30 岁。G1P0。现妊娠 37 周,主诉腹胀 3 天来院就诊。产科检查:腹形较妊娠月份大,骨盆外测量正常,胎头高浮,跨耻征(+)。B 超提示胎儿双顶径 11.3 cm。对该病人最合适的诊断是

A. 巨大儿   B. 双胎妊娠

C. 羊水过多   D. 胎头高直位

E. 胎儿宫内发育迟缓

11-72* 病人,26 岁。初产临产,胎膜已破,可见羊水呈淡绿色,稍黏稠。产科检查:宫口开全,头先露,S+2,胎方位 LOA,胎心率 162 次/分。此时应给予的处理措施是

A. 剖宫产

B. 立刻产钳助产

C. 等待自然分娩

D. 头皮牵引

E. 静脉滴注缩宫素

11-73* 病人,27 岁。初产妇。现规律宫缩临产 16 小时,宫口开全 2 小时,头先露达坐骨棘下 2 cm,骨产道正常,枕后位,胎心率 126 次/分。此时最适宜的分娩方式是

A. 立刻剖宫产

B. 行会阴侧切后给予产钳助产

C. 给予缩宫素引产

D. 等待胎头自然旋转后阴道助产

E. 静脉补充高营养,等待阴道分娩

11-74 病人,28 岁。初产妇。妊娠 38 周,臀位临产。产科检查:宫口开全,臀先露,S+2,胎心率 140 次/分。此时应给予的处理措施是

A. 立即剖宫产

B. 静脉滴注缩宫素促进胎儿娩出

C. 行臀位牵引娩出

D. 行内倒转术

E. 无需任何处理

11-75* 病人,27 岁。G1P1。足月分娩一活婴,胎盘 30 分钟未娩出,妇科检查提示子宫下段有一狭窄环,使胎盘嵌顿于宫腔内。以下处理方法中正确的是

A. 立即按摩子宫

B. 注射宫缩剂

C. 徒手取胎盘

D. 刮匙刮取胎盘

E. 配合麻醉师麻醉后手取胎盘

11-76* 病人,30 岁。妊娠 39 周,诊断为复合臀位。现规律宫缩 2 小时,胎膜未破。B 超估计胎儿体重 3 600 g。最恰当的处理方式是

A. 监测产程,等待自然分娩

B. 抬高臀部

C. 人工破膜

D. 静脉滴注缩宫素

E. 行剖宫产

11-77* 病人,26 岁。初产妇。足月妊娠,现临产入院。下午 5 点检查宫口扩张 4 cm,先露 S0。晚上 7 点助产士检查发现宫口扩张仍是 4 cm,先露未继续下降。产妇主诉下腹部持续疼痛,表现烦躁不安,有肠胀气,胎心音不规律,腹部拒按,检查未见病理性缩复环。此时,该病人可能存在的问题是

A. 协调性宫缩过强

B. 不协调性宫缩过强

C. 强直性宫缩

D. 不协调性宫缩乏力

E. 协调性宫缩乏力

11-78* 病人,28 岁。初产妇。妊娠 38^{+5} 周,破水 1 小时就诊。血压 110/75 mmHg。产科检查:胎头高浮,胎心率 122 次/分。对该病人最佳的处理是

A. 立刻行 B 超检查

B. 由病人自行走至病房

C. 吸氧,左侧卧位,留观

D. 用平车推送至病房住院观察

E. 行阴道检查

11-79* 病人,女性。妊娠 39 周。临产后 10 小时感剧烈腹痛,难以忍受。体格检查:血压 140/100 mmHg,腹部见病理性缩复环。产科检查:宫口扩张 6 cm,头先露,S0,胎心率 90 次/分,胎位不清。对该病人正确的处理是

A. 积极补液补充血容量

B. 等待自然分娩

C. 及时剖宫产终止妊娠

D. 及时抑制宫缩

E. 积极应用降压药

11-80* 病人,27 岁。初产妇。骨盆测量显示中骨盆轻度狭窄。目前宫口开全 2 小时,宫缩持续 50 秒,间歇 2~3 分钟,胎头双顶径在坐骨棘下 2 cm,胎心正常。以下处理方式中合适的是

A. 准备行胎头吸引器助产

B. 立即行胎心监护

C. 期待自然分娩

D. 做好剖宫产术前准备

E. 使用缩宫素引产

11-81* 病人,29 岁。初产妇。妊娠 39^{+3} 周,已临产,现宫口扩张 4 cm,胎头已衔接、协调性宫缩乏力。排除头盆不称、胎位异常及骨盆狭窄,无胎儿窘迫。以下处理中不合适的是

A. 行人工破膜

B. 鼓励病人排便、排尿

C. 静脉滴注缩宫素

D. 做好剖宫产术前准备

E. 鼓励补充营养和水分

11-82* 病人,27 岁。初产妇。足月妊娠,目前宫口扩张 7 cm,枕先露,S+1,羊水呈黄绿色,宫缩 40 秒,间歇 3 分钟,连续胎心监护出现 3 次晚期减速。对该

第十一章 异常分娩妇女的护理

病人最佳的处理是
A. 准备阴道助产
B. 左侧卧位吸氧后,继续观察
C. 立即行剖宫产
D. 行 B 超检查,排除脐带绕颈
E. 静脉使用缩宫素加强宫缩

11-83 病人,29岁。初产妇。妊娠足月,胎方位 LOA,不规律宫缩 16 小时,宫口扩张 2 cm,胎心率 136 次/分,一般情况良好。现宫缩 10~15 分钟 1 次,持续 30 秒,宫缩高峰时,子宫不硬,产科检查未见头盆不称,诊断为宫缩乏力。此时的护理措施不恰当的是
A. 严密监测胎心
B. 增加阴道检查次数,了解产程进展
C. 提供心理支持
D. 保证营养充足摄入
E. 遵医嘱给予缩宫素

A3 型单项选择题(11-84~11-102)

(11-84~11-85 共用题干)

病人,35岁。G3P2。现妊娠 38 周,剖宫产分娩两活婴,胎盘、胎膜娩出完整。术后 4 小时阴道流血量较多,色暗红,考虑是宫缩乏力所致的产后出血。

11-84 该病人可能出现的并发症不包括
A. 贫血
B. 休克
C. 子宫胎盘卒中
D. 产褥期感染
E. 席汉综合征

11-85 下列针对该病人的处理中不恰当的是
A. 按摩子宫
B. 静脉使用缩宫素
C. 静脉补液、输血
D. 监测生命体征
E. 检查软产道

(11-86~11-88 共用题干)

病人,32岁。G2P0。现妊娠 31 周,产前检查时,B超提示胎儿发育未见异常。腹部触诊:子宫底部触及圆而硬、有浮球感的胎儿部分。血压正常。

11-86 对该病人的诊断是
A. 横位   B. 头位
C. 臀位   D. 胎儿畸形
E. 双胎或多胎

11-87 听诊胎心,胎心最清楚的部位可能位于腹壁的
A. 靠近脐部的下方
B. 靠近脐部的上方
C. 脐右下方
D. 脐左下方
E. 脐部上方

11-88* 根据病人情况,护士给予相应的健康指导,以下指导中不正确的是
A. 可用膝胸卧位矫正胎位
B. 可用激光照射矫正胎位
C. 可用外转胎位术矫正胎位
D. 胎位不正者,可给予矫正
E. 若矫正失败,应提前 1 个月住院待产

(11-89~11-90 共用题干)

病人,31岁。G1P0。现妊娠 39 周,因下腹坠痛,阴道有血性分泌物,于凌晨急诊入院。主诉腹痛难忍,烦躁不安。产科查体:宫缩高峰时强度不够,间歇时宫缩不能完全缓解。入院观察 3 小时产程无进展。

11-89 对该病人最可能的诊断是
A. 不协调性宫缩乏力
B. 协调性宫缩乏力
C. 不协调性宫缩过强
D. 协调性宫缩过强
E. 骨盆异常

11-90 关于以上诊断,以下说法中正确的是
A. 宫缩起自两侧子宫角
B. 此宫缩是有效宫缩
C. 也称低张性宫缩乏力
D. 多数病人自觉宫缩弱

143

E. 严重者出现肠胀气、尿潴留

(11-91～11-93 共用题干)

病人,27 岁。妊娠 38 周,目前胎儿体重 3400g 左右,规律宫缩 3 小时,阴道流水半小时入院。产科查体:胎方位 LOA,胎心率 140 次/分,宫缩 30～35 秒/5 分钟,宫口扩张 1cm,头先露,胎头浮。骨盆外测量:髂棘间径 21cm,髂嵴间径 23 cm,骶耻外径 16 cm,坐骨结节间径 6 cm,骨盆出口后矢状径 7 cm,耻骨弓角＜80°。

11-91* 对该病人最可能的诊断为
  A. 均小骨盆 B. 先兆早产
  C. 宫缩乏力 D. 头盆相称
  E. 胎膜早破

11-92 中骨盆横径的正常值为
  A. 9 cm B. 10 cm
  C. 11 cm D. 12 cm
  E. 13 cm

11-93* 下列对该病人的处理措施中正确的是
  A. 等待自然分娩
  B. 肌内注射哌替啶
  C. 行剖宫产术
  D. 静脉滴注缩宫素
  E. 宫口开全时产钳助产

(11-94～11-95 共用题干)

病人,29 岁。妊娠 40 周。自然破膜 8 小时,宫口已开全 2 小时,胎头双顶径于坐骨棘平面下 2cm,胎心率 136 次/分,宫缩规律,持续 45 秒,间歇 2～3 分钟。

11-94* 最适合该病人目前情况的处理措施是
  A. 使用镇静剂
  B. 继续观察 3 小时
  C. 静脉应用缩宫素
  D. 行剖宫产术
  E. 行产钳术

11-95* 该病人分娩试产中若发现有相对性头盆不称,应采取的措施是
  A. 行剖宫产术
  B. 行会阴侧切术
  C. 静脉应用缩宫素

  D. 行产钳术
  E. 行胎头吸引术

(11-96～11-97 共用题干)

病人,27 岁。初产妇。妊娠 40 周,宫口开全 2 小时,胎头拨露 1 小时无进展。产科查体:胎心率 150 次/分,宫缩持续 50 秒,间歇 2～3 分钟。

11-96 对该病人最主要的护理诊断是
  A. 知识缺乏
  B. 宫缩乏力
  C. 焦虑
  D. 胎儿宫内缺氧
  E. 水、电解质紊乱

11-97* 此时首选的处理方式是
  A. 立即行剖宫产术
  B. 吸氧并左侧卧位
  C. 静脉滴注缩宫素,行会阴侧切术,阴道助产
  D. 胎心监护,观察病情
  E. 教会病人正确使用腹压

(11-98～11-100 共用题干)

病人,27 岁。初产妇。妊娠 38 周,因规律性腹痛 3 小时入院。胎方位为 RSA,单臀先露,估计胎儿体重 3200g,骨盆外测量正常。

11-98* 给予该病人的处理中下列不正确的是
  A. 注意观察产程进展
  B. 胎膜自破,羊水若混有胎粪,可积极观察
  C. 可行阴道分娩
  D. 单臀先露的初产妇一律行剖宫产
  E. 注意后出胎头的娩出

11-99* 臀先露最易发生的并发症是
  A. 胎膜早破、脐带脱垂
  B. 子宫破裂
  C. 羊水栓塞
  D. 胎盘早剥
  E. 产褥感染

11-100* 若该病人经阴道分娩,以下处理措施中不正确的是

A. 严密观察产程进展

B. 宫口开全、阴道口见胎臀时,需要用手掌堵住阴道口,待软产道充分扩张后再分娩

C. 持续胎心监护

D. 脐部娩出后,胎儿娩出最长不能超过8分钟

E. 禁止肛门检查,防止胎膜早破

(11-101~11-102 共用题干)

病人,30岁。初产妇。妊娠39周,规律宫缩9小时,宫口扩张3cm。5小时后宫口扩张6cm,宫缩3~4分钟1次,每次持续40~50秒,病人主诉有排便感。3小时后,宫口扩张7cm,胎头位于坐骨棘下0.5cm,阴道检查触及胎儿耳郭朝向骨盆后方。

11-101* 若该病人的产程曲线异常,属于

A. 第2产程延长

B. 活跃期延长

C. 第2产程停滞

D. 活跃期停滞

E. 潜伏期延长

11-102* 出现这种情况最可能的原因是

A. 扁平骨盆

B. 宫缩乏力

C. 巨大儿

D. 子宫颈水肿

E. 持续性枕后位

A4型单项选择题(11-103~11-110)

(11-103~11-106 共用题干)

病人,28岁。G1P0。现妊娠39⁺¹周,临产16小时,规律宫缩,自然破膜,羊水微黄,量约30ml,胎心率128次/分。阴道检查:头先露,S-1,宫口扩张3cm;胎头后囟在时钟7点方向,矢状缝与左斜径一致,触不到前囟。

11-103* 该病人最可能的胎方位是

A. LOP B. 枕横位

C. ROP D. 枕前位

E. 高直后位

11-104* 经检查病人中骨盆狭窄,分娩过程中易出现的情况是

A. 胎膜早破

B. 脐带绕颈

C. 羊水栓塞

D. 胎头跨耻征阳性

E. 持续性枕后位

11-105* 关于该病人的上述诊断,下列说法中正确的是

A. 不易发生子宫颈水肿

B. 与宫缩过强互为因果关系

C. 阴道检查胎头前囟在骨盆后方

D. 病人自觉肛门坠胀,过早使用腹压

E. 肛门检查觉盆腔前部空虚

11-106 下列入院后处理中最恰当的是

A. 等待自然分娩

B. 应用缩宫素加强宫缩

C. 准备臀牵引

D. 准备剖宫产

E. 温肥皂水灌肠刺激宫缩

(11-107~11-110 共用题干)

病人,28岁。G1P0。现妊娠39周,阴道出血2天,出现阵发性腹痛3小时。血压130/82mmHg。产科检查:宫高36cm,腹围110cm,胎心率146次/分,现宫缩持续30~40秒,间歇5~6分钟。肛门检查:宫口未开。

11-107 根据上述信息,对该病人的恰当诊断是

A. 临产

B. 继发性宫缩乏力

C. 活跃期延长

D. 胎儿窘迫

E. 先兆临产

11-108 临产16小时,宫缩逐渐减弱变稀疏,无头盆不称,胎心率152次/分。肛门检查:宫口扩张4cm,胎膜未破,头先露,S-1。血压120/90 mmHg,尿蛋白(-),无自觉症状。正确的诊

断是

 A. 胎儿窘迫
 B. 原发性宫缩乏力
 C. 活跃期延长
 D. 潜伏期延长
 E. 继发性宫缩乏力

11-109 根据上述情况，以下措施中不恰当的是

 A. 人工破膜
 B. 立即行剖宫产，终止妊娠
 C. 左侧卧位
 D. 密切监测胎心变化
 E. 静脉滴注缩宫素加强宫缩

11-110 经处理后4小时，目前宫缩45秒，间歇3分钟，胎心监护显示胎心率167次/分，并伴有频繁的晚期减速，羊水呈黄绿色，血压146/92mmHg。阴道检查：宫口开全，S+3，并见胎头拨露。此时最合适的紧急处理是

 A. 给予降压药物
 B. 静脉滴注硫酸镁
 C. 行会阴侧切，予以阴道助产
 D. 立即行剖宫产术
 E. 继续静脉滴注缩宫素

❋ 名词解释题(11-111~11-123)

11-111 产力
11-112 协调性宫缩乏力
11-113 不协调性宫缩乏力
11-114 潜伏期延长
11-115 活跃期延长
11-116 活跃期停滞
11-117 第2产程延长
11-118 胎头下降延缓
11-119 胎头下降停滞
11-120 滞产
11-121 协调性宫缩过强
11-122 强直性宫缩
11-123 子宫痉挛性狭窄环

❋ 简述问答题(11-124~11-130)

11-124 简述宫缩乏力对胎儿和新生儿的不良影响。
11-125 协调性和不协调性宫缩乏力的处理原则有什么区别？
11-126 简述骨产道异常及其对产程的影响。
11-127 持续性枕后位的临床表现是什么？
11-128 如何识别产力异常的类型？
11-129 简述缩宫素静脉滴注的适应证、用法及监护措施。
11-130 简述急产的护理。

❋ 综合应用题(11-131)

11-131 病人，31岁。G1P0。妊娠39^{+2}周，因不规律宫缩3小时急诊入院。产科检查：胎方位LOA，先露已衔接，胎膜未破，胎心率146次/分，宫口未开。在规律宫缩14小时后，宫口扩张6cm。4小时后再次检查，宫口仍为6cm，宫缩持续30秒，间歇10~15分，胎心率150次/分，宫缩高峰时子宫不硬，无明显头盆不称。病人精神差，休息不佳。

请解答：

（1）该病人的进展属于哪种情况？主要原因是什么？
（2）该病人存在的主要护理问题是什么？
（3）针对该病人的产程进展情况，护士应采取哪些护理措施？

第十一章 异常分娩妇女的护理

答案与解析

选择题

A1 型单项选择题

11-1 D 11-2 A 11-3 E 11-4 D
11-5 A 11-6 C 11-7 E 11-8 E
11-9 B 11-10 B 11-11 D 11-12 E
11-13 E 11-14 C 11-15 C 11-16 B
11-17 D 11-18 B 11-19 D 11-20 E
11-21 A 11-22 E 11-23 B 11-24 A
11-25 C 11-26 A 11-27 E 11-28 E
11-29 E 11-30 E 11-31 D 11-32 B
11-33 B 11-34 D 11-35 B 11-36 B
11-37 B 11-38 C 11-39 A 11-40 E
11-41 B 11-42 E 11-43 D 11-44 A
11-45 A 11-46 E 11-47 E 11-48 A
11-49 B 11-50 B 11-51 D 11-52 A

A2 型单项选择题

11-53 B 11-54 A 11-55 C 11-56 D
11-57 D 11-58 C 11-59 D 11-60 B
11-61 D 11-62 D 11-63 E 11-64 C
11-65 D 11-66 B 11-67 A 11-68 E
11-69 B 11-70 E 11-71 A 11-72 B
11-73 E 11-74 C 11-75 E 11-76 E
11-77 D 11-78 E 11-79 C 11-80 A
11-81 D 11-82 C 11-83 B

A3 型单项选择题

11-84 C 11-85 E 11-86 C 11-87 E
11-88 E 11-89 A 11-90 E 11-91 A
11-92 B 11-93 C 11-94 E 11-95 A
11-96 B 11-97 C 11-98 D 11-99 A
11-100 E 11-101 B 11-102 E

A4 型单项选择题

11-103 C 11-104 E 11-105 D 11-106 D
11-107 A 11-108 E 11-109 B 11-110 C

部分选择题解析

11-3 解析：宫缩时子宫肌纤维变短，间歇时不能恢复到原来长度。

11-4 解析：软产道是由子宫下段、子宫颈、阴道及盆底软组织构成的弯曲管道。

11-6 解析：协调性宫缩乏力是指宫缩具有正常节律性、对称性和极性，但收缩力弱，宫腔压力小（<15 mmHg），持续时间短，间歇期长且不规律，10 分钟内宫缩<2 次。在收缩的高峰期，子宫体不隆起和变硬，用手指压子宫底部肌壁仍可出现凹陷，故又称为低张性宫缩乏力。

11-8 解析：子宫痉挛性狭窄环的特点是不随宫缩上升，而子宫强直性收缩导致的病理性缩复环无此特点。

11-9 解析：骨盆入口狭窄容易发生胎位异常、继发性宫缩乏力、产程延长或停滞，或因宫缩过强，出现病理性缩复环而发生子宫破裂。中骨盆狭窄可导致持续性枕后位、枕横位造成难产。胎头长时间嵌顿可致生殖道瘘。产道异常可引起产程延长，阴道检查与手术机会增多以致感染发生率增高。

11-14 解析：中骨盆平面狭窄者，若宫口已开全，双顶径达坐骨棘水平或以下，按医嘱做好胎头吸引、产钳等阴道助产术的术前准备；若胎头未达坐骨棘水平，或出现胎儿窘迫征象，应做好剖宫产术的术前准备。明显头盆不称者，应采取剖宫产结束分娩。

11-20 解析：子宫收缩具有缩复作用，即每次收缩时，子宫体肌纤维缩短变宽，宫缩后肌纤维重新松弛，但不能完全恢复到原来长度，经过反复收缩，肌纤维越来越短。

11-22 解析：骨盆出口平面狭窄的特点是骨盆入口各径线值正常，骨盆侧壁内收及骶骨平直使坐骨切迹<2 横指，耻骨弓<90°，出口横径<

— 147 —

7.5 cm,出口横径和出口后矢状径之和<15 cm。该题中骨盆出口横径≤8 cm,应进一步测量出口后矢状径的值,判断出口横径与出口后矢状径之和是否<15 cm,如<15 cm,则不宜试产;如>15 cm,可考虑试产。

11-23 解析:骨盆各个平面的径线均小于正常值2 cm或更多,而骨盆外形属于女性型骨盆,称均小骨盆。多见于身材矮小、体型匀称的妇女。

11-26 解析:当产妇发生宫缩乏力,地西泮能使子宫颈平滑肌松弛,软化子宫颈,促进宫口扩张,而不影响宫体肌纤维收缩,当与缩宫素联合应用时效果更佳。对产程长、过度疲劳或烦躁不安者,遵医嘱给予镇静药,如地西泮 10 mg缓慢静脉推注或哌替啶 100 mg 肌内注射,孕妇休息后体力和子宫收缩力得以恢复。

11-27 解析:不协调性宫缩过强时,可出现子宫痉挛性狭窄环,表现为子宫局部平滑肌呈痉挛性不协调收缩形成的环形狭窄,持续不放松。狭窄环常见于子宫上、下段交接处及胎体狭窄部,如胎儿颈部。

11-29 解析:骨盆入口狭窄的孕妇试产的处理要点:①专人守护,关心产妇饮食、营养、水分、休息,减少肛门检查,禁止灌肠;②试产过程一般不用镇静、镇痛药物;③密切观察胎儿情况及产程进展情况,注意有无脐带脱垂;④试产2~4 小时后,胎头仍未入盆,并伴胎儿窘迫者,应停止试产,通知医生做好剖宫产准备;⑤注意子宫破裂先兆情况,发现异常,立即停止试产,及时通知医生及早处理。

11-31 解析:临产后,当胎先露下降受阻,强有力的宫缩会使子宫下段逐渐变薄,而子宫上段增厚变短,在子宫体部和子宫下段之间形成明显的环状凹陷,称为病理性缩复环。骨盆狭窄、头盆不称、软产道阻塞时可出现胎先露下降受阻。

11-32 解析:过期妊娠的孕妇若无胎儿窘迫或明显头盆不称等情况,可考虑引产。子宫颈成熟度Bishop评分≥7分者,应给予缩宫素引产。对胎盘功能不良、胎儿体重过大、胎位异常等情况者,应选择剖宫产。月经周期的长短不影响过期妊娠孕妇选择分娩方式。

11-33 解析:孕妇分娩出现宫缩乏力时,处理的原则是调节宫缩恢复正常。协调性宫缩乏力估计能经阴道分娩者,应加强宫缩,人工破膜(子宫颈扩张≥3 cm),静脉使用缩宫素。不协调性宫缩乏力时,处理原则是调节子宫收缩,恢复正常宫缩的节律性和极性。给予镇静药如哌替啶、吗啡肌内注射或地西泮静脉滴注,使宫缩恢复为协调性宫缩。补充营养,鼓励产妇多进易消化、高热量的食物,多饮水。

11-34 解析:宫缩过强分为协调性宫缩过强与不协调性宫缩过强。不协调性宫缩过强导致强直性宫缩。若宫口未开全,对胎先露较高者,或伴有胎儿窘迫征象者,应行剖宫产。若宫口开全,为防止会阴撕裂,必要时对产妇行会阴切开术。对新生儿,遵医嘱给予维生素 K_1 肌内注射,防止颅内出血。既往有急产史者,宜提前2周住院待产,避免院外分娩造成意外和损伤。分娩时不应过分用力,以减慢分娩过程。

11-35 解析:当胎头下降至中骨盆平面时,中骨盆横径狭窄致使胎头内旋转受阻,易出现持续性枕后位或枕横位,经阴道分娩受阻。

11-36 解析:缩宫素可用于胎心良好、胎位正常、头盆相称、协调性宫缩乏力的产妇。在头盆不称、胎儿窘迫、胎位异常和不协调性宫缩乏力的情况下禁用缩宫素加强宫缩。

11-37 解析:总产程超过 24 小时为滞产。

11-38 解析:骨盆狭窄、头盆不称、胎位异常和胎儿异常均可使胎先露下降受阻,子宫上段为克服产道阻力而剧烈收缩,致使子宫下段拉长变薄超过最大限度,引起子宫破裂。子宫收缩乏力不会导致子宫破裂,枕左前位是正常胎位。

11-39 解析:腹压是第 2 产程娩出胎儿的主要辅助力量。若产妇正确使用腹压,可顺利娩出胎儿及胎盘;若过早使用腹压容易使产妇疲劳并造成子宫颈水肿,使整个产程延长,甚至产程停滞。

11-40 解析: 协调性宫缩乏力孕妇产程无进展,则按医嘱加强宫缩。常用的加强收缩的方法有人工破膜、静脉滴注缩宫素、针刺穴位、刺激乳头和静脉推注地西泮。一般对尚未破膜者先人工破膜,了解羊水情况,刺激宫缩加强。若破膜后宫缩仍不好,可以使用缩宫素。

11-41 解析: 部分初产妇在预产期前1～2周内胎头衔接,经产妇多在分娩开始后衔接。若初产妇已临产而胎头仍未衔接,应警惕头盆不称的情况。

11-42 解析: 臀位第1产程的护理要点是避免胎膜破裂,可嘱产妇侧卧位,禁止灌肠,少做肛门及阴道检查,不使用缩宫素引产。如果胎膜早破,应立即听诊胎心,并观察有无脐带脱垂。宫口扩张4～5cm时,可有胎足入阴道,但此时宫口未开全。

11-43 解析: 骨盆临界性或相对性入口平面狭窄、胎儿不大且产妇产力好的前提下,经充分试产可经阴道分娩。骨盆出口平面狭窄者不宜试产。臀先露是最常见的异常胎位,易导致胎膜早破、产程延长、继发性宫缩乏力和产后出血。胎位异常时,若骨盆无异常、胎儿不大,可试产。若合并骨盆异常,应行剖宫产结束妊娠。

11-45 解析: 不协调性宫缩过强时,出现病理性缩复环是先兆子宫破裂的征象,若不及时处理,可导致子宫破裂。

11-46 解析: 对确诊过期妊娠的产妇,若无胎儿窘迫、明显头盆不称,可考虑引产。子宫颈成熟度评分>7分,应予以缩宫素引产。对胎盘功能不良、胎儿体重过大、胎位异常等情况应选择剖宫产。具体孕周不作为过期妊娠孕妇选择分娩方式的参考。

11-47 解析: 中骨盆狭窄的孕妇,临产后先露入盆不困难,胎头能正常衔接,但胎头下降至中骨盆平面时,由于内旋转受阻,胎头双顶径被阻于中骨盆狭窄部位以上,常出现持续性枕横位或枕后位,同时出现继发性宫缩乏力,产程进入活跃期及第2产程后进展缓慢,甚至停滞。

11-48 解析: 子宫颈松弛不会影响分娩。子宫颈粘连和瘢痕易导致子宫颈性难产。子宫颈坚韧常见于高龄初产妇、子宫颈成熟不良、缺乏弹性或精神过度紧张致使子宫颈痉挛,导致子宫颈扩张不佳。子宫颈水肿多见于扁平骨盆、持续性枕后位或滞产,宫口未开全时过早使用腹压,致使子宫颈前唇长时间被压于胎头与耻骨联合之间,血液回流受阻引起水肿,影响子宫颈扩张。子宫颈肌瘤同样会影响子宫颈扩张。

11-49 解析: 不协调性宫缩乏力处理原则是调节宫缩,恢复正常宫缩的节律性和极性。给予镇静药如哌替啶、吗啡肌内注射或地西泮静脉滴注,使宫缩恢复为协调性宫缩,严禁使用缩宫素。

11-51 解析: 轻度头盆不称的孕妇在试产时需严密观察,过期妊娠者易出现胎盘功能减退,出现羊水量减少,胎粪污染率增加,容易发生胎粪吸入综合征,故应在破膜后观察羊水的性状。分娩时协助孕妇左侧卧位、吸氧,观察胎儿宫内的情况。若发现胎动<10次/24小时则提示胎儿宫内缺氧,应立即结束分娩。不宜抽取胎儿头皮血进行pH测定。

11-52 解析: 不协调性宫缩乏力不能使子宫壁完全放松,因此会影响胎儿-胎盘循环,易发生胎儿窘迫。不协调性宫缩乏力处理原则是调节宫缩,恢复正常宫缩的节律性和极性,给予镇静药物如哌替啶、吗啡等,可使宫缩恢复为协调性宫缩,严禁使用缩宫素。出现不协调性宫缩过强时,可出现子宫痉挛性狭窄环,表现为子宫局部平滑肌呈痉挛性不协调性收缩形成的环形狭窄,持续不放松。而病理性缩复环见于子宫强直性或痉挛性收缩过强,因胎先露下降受阻,出现在子宫体与子宫下段之间。

11-54 解析: 该初产妇临产后胎头未衔接,可能存在骨盆入口狭窄。

11-55 解析: 该病人临产后20小时胎头至坐骨棘下1cm,说明其骨盆入口平面和中骨盆平面正常,耻骨弓角度<90°,出口横径与出口后矢状径之和<15cm,说明骨盆出口平面狭窄。

11-56 解析: 骨盆出口平面狭窄者不宜试产,

应行剖宫产术结束分娩。

11-57 解析：双顶径 10.9 cm，估计胎儿太大，且为臀位，臀牵引后出头困难，因此合适的处理是剖宫产。

11-58 解析：该病人坐骨结节间径 7 cm，出口后矢状径 6.5 cm，耻骨弓角度<90°，考虑骨盆出口平面狭窄，不宜试产，应行剖宫产术结束分娩。

11-59 解析：宫缩节律不协调，宫缩时腹痛剧烈，宫底部收缩不强而中段或下段强，宫缩间歇期不能完全松弛，均是宫缩不协调的表现。这种宫缩属无效宫缩，不能使宫口扩张和先露下降，故诊断为不协调性宫缩过强。

11-60 解析：该病人宫缩节律不协调，宫缩间歇期不能完全松弛；主诉持续腹痛，精神紧张，烦躁不安，考虑不协调性宫缩乏力。对不协调性宫缩乏力的处理原则是恢复宫缩的正常节律性和极性。可给予强镇静剂（哌替啶 100 mg 或吗啡 10~15 mg）肌内注射或地西泮 10 mg 静脉推注，使病人充分休息后，不协调性宫缩多能恢复为协调性宫缩。在宫缩恢复协调之前，严禁应用缩宫素。若经上述处理，不协调性宫缩未能得到纠正或伴有胎儿窘迫或头盆不称，应行剖宫产术。若不协调性宫缩被控制，而子宫收缩力仍较弱，可按协调性宫缩乏力处理。

11-61 解析：子宫狭窄环所致胎盘嵌顿，要配合麻醉师使用麻醉，待狭窄环松解后手取胎盘。

11-64 解析：头盆不称者在试产过程中，一般不用镇静、镇痛药物。

11-66 解析：中骨盆狭窄者，若宫口已开全，胎头双顶径达坐骨棘水平或更低，遵医嘱做好胎头吸引、产钳等阴道助产术，以及抢救新生儿的准备。

11-70 解析：臀位妊娠，妊娠 30 周后行膝胸卧位纠正胎位。臀位阴道分娩时，注意第 1 产程病人左侧卧位，少做肛门检查，禁止灌肠，防止胎膜早破，一旦破膜，应卧床并抬高臀部；第 2 产程是脐带娩出至胎头娩出，一般控制在 2~3 分钟，最长不超过 8 分钟，以免新生儿窒息或死亡。

11-71 解析：胎儿体重≥4000 g 者称为巨大儿。多见于经产妇、过期妊娠、妊娠合并糖尿病、父母身材高大者。腹部检查子宫底高度与腹部明显大于妊娠周数，B 超提示胎头双顶径>10 cm，颅骨发育正常且与胎体大小呈正常比例，股骨长度、胸径、腹径等均较正常值大。

11-72 解析：根据题干信息可知胎儿已通过坐骨棘水平且有缺氧症状，应产钳助产经阴道分娩。

11-73 解析：根据题干信息可知病人有第 2 产程延长的情况，头先露已达坐骨棘下 2 cm，为产钳助产的适应证。

11-75 解析：胎儿娩出后 30 分钟胎盘未剥离，即为胎盘滞留，应行人工剥离胎盘术。该病人出现子宫狭窄环所致胎盘嵌顿，需配合麻醉师使用麻醉，待狭窄环松解后用手取出胎盘。

11-76 解析：该病人复合臀位，胎儿体重 3600 g，考虑行剖宫产。骨盆正常，胎龄≥36 周，单臀先露，胎儿体重<3500 g，无胎头仰伸，可经阴道分娩。狭窄骨盆、软产道异常、预测胎儿体重>3500 g 或双顶径>9.5 cm、胎头仰伸位、足先露、高龄初产、既往有难产史及新生儿产伤史、胎膜早破、胎儿窘迫等，均应行剖宫产。

11-77 解析：该病人临产，下午 5 点检查宫口扩张 4 cm，先露达坐骨棘下 1 cm，晚上 7 点宫口扩张仍是 4 cm，判断病人发生了活跃期停滞。病人下腹部持续疼痛，胎心音不规律，腹部拒按，考虑为不协调性宫缩乏力。不协调性宫缩乏力表现为宫缩的极性倒置，这种宫缩不能使宫口如期扩张，不能使胎先露如期下降，属无效宫缩。病人自觉宫缩强，持续腹痛，拒按，精神紧张，烦躁不安，同时因胎儿-胎盘循环障碍，可出现胎儿宫内窘迫。协调性宫缩乏力表现为宫缩具有正常的节律性、对称性和极性，但收缩力弱。不协调性宫缩过强分为强直性宫缩和子宫痉挛性狭窄环，强直性宫缩表现为子宫强烈收缩，宫缩间歇期短或无间歇；子宫痉挛性狭窄环表现为子宫局部平滑肌呈痉挛性不协调性收缩

第十一章 异常分娩妇女的护理

形成环状狭窄,持续不放松。协调性宫缩过强表现为子宫收缩力过强、过频,易出现急产,常见于经产妇。

11-78 解析:初产妇一般预产期前2~3周胎头衔接入盆,该病人妊娠38周多,胎头高浮,有头盆不称可能。胎膜破裂后,胎先露未衔接需绝对卧床休息,住院待产,侧卧位,抬高臀部,以防脐带脱垂。

11-79 解析:病理性缩复环的出现提示"先兆子宫破裂可能",胎儿缺氧早期心率加快,缺氧严重时胎心率<110次/分,可随时胎死宫内。该病人宫内妊娠39周,胎心率90次/分,已出现明显的胎儿窘迫,应及时终止妊娠。

11-80 解析:中骨盆狭窄者,若宫口已开全,胎头双顶径达坐骨棘水平或更低,可经阴道徒手旋转胎头至枕前位,待其自然分娩,或用胎头吸引、产钳等阴道助产术,并做好抢救新生儿的准备。若胎头双顶径未达坐骨棘水平,或出现胎儿窘迫征象,应做好剖宫产术前准备。现病人宫口开全2小时,虽胎心正常,但第2产程延长,需进行阴道助产分娩。

11-81 解析:该病人在分娩时出现宫缩乏力,处理的原则是调节使其恢复正常的宫缩。协调性宫缩乏力估计能经阴道分娩者,应加强宫缩,人工破膜(宫口扩张≥3cm时),静脉使用缩宫素。不协调性宫缩乏力处理原则是调节宫缩,恢复正常宫缩的节律性和极性。给予镇静药如哌替啶、吗啡肌内注射或地西泮静脉滴注,使宫缩恢复为协调性宫缩。补充营养、水分、电解质,并保持膀胱和直肠空虚状态。

11-82 解析:该病人羊水黄绿色,说明羊水被胎粪污染,胎心监护3次晚期减速,提示胎盘功能不全,胎儿存在宫内缺氧,应立即行剖宫产术,缩短胎儿缺氧时间,减轻胎儿损害。

11-88 解析:临产前胎位异常者,定期产前检查,在妊娠30周以前可顺其自然;若30周以后胎位仍不正常者,则根据不同情况给予矫正。常用的方法有胸膝卧位、激光照射、艾灸至阴穴和外转胎位术。若矫正失败,提前1周住院待产,决定分娩方式。

11-91 解析:骨盆外测量包括髂棘间径(正常值23~26cm)、髂嵴间径(正常值25~28cm)、骶耻外径(正常值18~20cm)、坐骨结节间径(或称出口横径,正常值8.5~9.5cm)、出口后矢状径(正常值8~9cm)、耻骨弓角度(正常值为90°)。病人骨盆外测量数据均偏小2cm或更多,可判断为均小骨盆。均小骨盆是指骨盆的3个平面狭窄,每个平面径线小于正常值2cm或更多。该病人妊娠38周,已经足月,可排除先兆早产。胎方位为LOA,头先露,胎头浮,考虑头盆不称的可能。胎膜早破是指胎膜在临产前发生自然破裂,该病人规律宫缩3小时,阴道流水半小时,胎膜破裂时已处于临产后,故可排除该选项。临产3小时,宫缩为30~35秒/5分钟,宫缩正常,无乏力。

11-93 解析:病人胎膜已破,判断其为均小骨盆,胎儿估计3400g,先露头,胎头浮,有头盆不称可能,不宜阴道试产,此时最佳的处理是行剖宫产。

11-94 解析:病人破膜8小时,判断其为宫口开全2小时,但胎儿仍未娩出,可选择产钳术协助其分娩。双顶径达坐骨棘平面下,不需要行剖宫产术。

11-95 解析:该病人试产发现相对性头盆不称,无法顺利阴道分娩,故首选剖宫产术。

11-97 解析:该病人第2产程发生协调性子宫收缩乏力,导致第2产程延长,应静脉滴注缩宫素加强宫缩,行会阴侧切术,阴道助产。

11-98 解析:臀先露是最常见的异常胎位,单臀先露是最常见的臀先露类型。骨盆正常,胎龄≥36周,单臀先露,胎儿体重<3500g,无胎头仰伸,可经阴道分娩。狭窄骨盆、软产道异常、预测胎儿体重>3500g或胎头双顶径>9.5cm、胎头仰伸位、高龄初产、足先露、既往有难产史及新生儿产伤史、胎膜早破、胎儿窘迫等情况,均应行剖宫产。

11-99 解析:臀先露易导致胎膜早破、产程延长、继发性宫缩乏力和产后出血。当发生胎膜

151

早破,脐带脱垂的发生率增加,脐带受压可导致胎儿窘迫,甚至死亡。

11-100 解析:臀先露经阴道分娩时,为防止胎膜过早破裂,主张病人取侧卧位,禁止灌肠,少做肛门及阴道检查,禁用缩宫素。一旦破膜,立即听胎心,检查有无脐带脱垂。若发现脐带脱垂,宫口未开全,胎心好,应立即行剖宫产术;若无脐带脱垂征象,严密观察胎心及产程进展。当宫缩时在阴道外口见胎足,此时子宫颈口往往仅扩张4~5cm,为使子宫颈充分扩张,应消毒外阴后用手掌配以无菌巾在宫缩时堵住阴道口。新生儿脐部娩出后一般应于8分钟内结束分娩,以免因脐带受压而致死产。

11-101 解析:考虑病人为活跃期延长。活跃期指从宫口扩张3cm至宫口开全,一般初产妇正常约4小时,最大时限为8小时。超过8小时即为活跃期延长。潜伏期指规律宫缩开始至宫口扩张至3cm,超过16小时即为潜伏期延长。活跃期停滞是指进入活跃期后,宫口不再扩张超过2小时。第2产程延长是指第2产程初产妇超过2小时,经产妇超过1小时尚未分娩。第2产程停滞是指第2产程达1小时而胎头下降无进展。

11-102 解析:该病人最初规律宫缩9小时,宫口扩张3cm,产力正常,后出现活跃期延长,阴道检查触及胎儿耳郭向骨盆后方,考虑持续性枕后位引起的宫缩乏力。枕后位的胎先露不易紧贴子宫颈及子宫下段,常导致协调性宫缩乏力而致内旋转受阻。若阴道口已见到胎头,但历经多次宫缩屏气后仍不见胎头继续顺利下降,应考虑持续性枕后位的存在。

11-103 解析:病史提示胎头后囟在7点方向,矢状缝与左斜径一致,触不到前囟,可判断前囟在骨盆左前方,后囟在骨盆右后方,故应为枕右后位(ROP)。

11-104 解析:中骨盆平面狭窄,会影响胎头内旋转,容易发生持续性枕后位。

11-105 解析:宫缩乏力影响胎头下降、俯屈及内旋转,容易造成持续性枕后位或枕横位,反之,持续性枕后位或枕横位使胎头下降受阻,也容易导致宫缩乏力,两者互为因果关系;病史提示胎头后囟在7点方向,矢状缝与左斜径一致,触不到前囟,可判断前囟在骨盆左前方,后囟在骨盆右后方,故应为持续性ROP,应是盆腔后部空虚;持续性枕后位的病人自觉肛门坠胀及排便感,致使宫口尚未开全时过早使用腹压,容易导致子宫颈前唇水肿及疲劳,影响产程进展。

名词解释题

11-111　产力是指分娩的动力,包括子宫收缩力、腹壁肌及膈肌收缩力和肛提肌收缩力,其中以子宫收缩力为主,贯穿于分娩过程的始终。

11-112　协调性宫缩乏力又称为低张性宫缩乏力,是指宫缩具有正常的节律性、对称性和极性,但收缩力弱,宫腔压力<15mmHg,持续时间短、间歇期长且不规律,宫缩<2次/10分钟。

11-113　不协调性宫缩乏力又称为高张性宫缩乏力,是指宫缩的极性倒置,宫缩不是起自两侧子宫角部,宫缩的兴奋点是来自子宫的一处或多处,节律不协调。子宫底部宫缩不强,中段或下段强,宫缩间歇期子宫壁不能完全松弛。

11-114　从临产规律宫缩开始至宫口扩张3cm为潜伏期,初产妇正常约需8小时,最大时限16小时,超过16小时为潜伏期延长。

11-115　从宫口扩张3cm至宫口开全为活跃期,初产妇正常约需4小时,最大时限8小时,超过8小时为活跃期延长。

11-116　活跃期停滞是指进入活跃期后,宫口扩张停止超过4小时。

11-117　第2产程延长是指第2产程初产妇超过2小时(硬膜外麻醉无痛分娩时以超过3小时为标准),经产妇超过1小时尚未分娩。

11-118　胎头下降延缓是指活跃期晚期及第2产程,胎头下降速度初产妇每小时少于1cm,经产妇每小时少于2cm。

11-119　胎头下降停滞是指活跃期晚期胎头停留在原处不下降超过1小时。

11-120　滞产是指总产程超过24小时。

11-121 协调性宫缩过强是指宫缩的节律性、对称性和极性均正常,但子宫收缩力过强、过频(10分钟内达5次或以上),宫腔压力超过60mmHg。

11-122 强直性宫缩是指宫缩强烈,失去节律,宫缩无间歇。

11-123 子宫痉挛性狭窄环是指子宫局部平滑肌呈痉挛性不协调性收缩而形成的环状狭窄,持续不放松,可发生在子宫颈、子宫体的任何部位,多见于子宫上、下段交接处。

简述问答题

11-124 宫缩乏力对胎儿和新生儿的不良影响:不协调性宫缩乏力由于子宫壁不能完全放松,导致胎盘-胎儿血液循环受阻,使胎盘供血、供氧不足,易发生胎儿宫内窘迫;协调性宫缩乏力易造成胎头在盆腔内旋转异常,使产程延长,增加手术干预及产伤的可能,增加新生儿颅内出血的可能。

11-125 协调性宫缩乏力处理原则:寻找原因,检查有无头盆不称或胎位异常,阴道检查了解子宫颈扩张和胎先露下降情况;若头盆不称、胎位异常及骨盆狭窄不能经阴道分娩,应及时做好剖宫产准备;若可阴道分娩,应加强宫缩,产后预防出血及感染。

不协调性宫缩乏力处理原则:调节子宫收缩,恢复正常节律性和极性;若不协调被纠正,按协调性宫缩乏力处理;若仍不协调或出现胎儿窘迫征象,或有头盆不称、胎位异常等,做好剖宫产和新生儿抢救准备。

11-126 骨盆入口平面狭窄常见于扁平骨盆,以入口平面前后径狭窄为主,形态呈横扁圆形;临床表现为妊娠末期或临产后胎头衔接不良,不能正常入盆,检查胎头跨耻征呈阳性,潜伏期或活跃早期延长,可继发宫缩乏力或梗阻性难产,未及时处理可发生子宫破裂。中骨盆平面狭窄以坐骨棘间径及中骨盆后矢状径狭窄为主,表现为胎头内旋转受阻,出现持续性枕横位或枕后位,可继发宫缩乏力,活跃晚期及第2产程后进展缓慢甚至停滞,也有子宫破裂、软产道裂伤及新生儿产伤的风险。骨盆出口平面狭窄以坐骨结节间径及骨盆出口后矢状径狭窄为主,表现为第2产程停滞,继发宫缩乏力,强行助产可致严重软产道裂伤及新生儿产伤。

11-127 持续性枕后位临床表现:产程延长,胎儿枕骨持续位于母体骨盆后方,直接压迫直肠,病人自觉肛门坠胀及排便感。当子宫颈口尚未开全时,过早用力屏气使用腹压,可使病人疲劳,子宫颈前唇水肿,胎头水肿,影响产程进展。

11-128 在分娩过程中,宫缩的节律性、对称性及极性不正常或强度、频率有异常,称为子宫收缩力异常,又称产力异常。

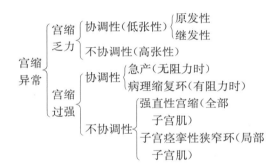

11-129 缩宫素静脉滴注的适应证:适用于协调性宫缩乏力,胎心良好,胎位正常或头盆相称。用法:用5%葡萄糖溶液500ml,加入缩宫素2.5U,根据宫缩调整滴速,一般不宜超过40滴/分,使宫缩维持在40~60秒,间歇2~3分钟。监护措施:专人监护,观察胎心、血压、宫缩、宫口扩张及先露下降情况。如出现宫缩过强,胎心异常或血压升高,应立即停止滴注,并报告医生。

11-130 急产的护理:①有急产史者,嘱提前1~2周住院待产;②出现产兆应立即卧床,左侧卧位,给予吸氧,禁忌灌肠;③密切观察产程进展和胎心,做好外阴消毒、接生准备及抢救新生儿准备;④指导病人宫缩时张口哈气,解除腹压,减缓分娩速度;⑤产后检查软产道,有裂伤者及时缝合;⑥检查新生儿有无产伤,肌内

注射维生素 K_1,预防颅内出血;⑦若未消毒分娩者,重新处理脐带,遵医嘱给抗生素,必要时给破伤风抗毒素。

综合应用题

11-131 (1) 该病人的进展属于活跃期停滞,主要原因是存在协调性宫缩乏力。

(2) 该病人存在的主要护理问题:①疲乏,与产程延长、体力消耗有关;②有体液不足的风险,与产程延长、体力消耗、过度疲乏影响摄入有关;③有潜在并发症,如产后出血、产褥感染。

(3) 针对该病人产程进展情况,应采取如下护理措施:①改善全身情况,保证休息,心理疏导;补充营养、水分、电解质,鼓励进食易消化、高热量食物;开展陪伴分娩;保持膀胱和直肠空虚状态。②加强子宫收缩,可选择人工破膜、缩宫素静脉滴注、针刺穴位、刺激乳头等方法。若经上述方法处理,试产 2~4 小时后产程仍无进展,甚至出现胎儿宫内窘迫、病人体力衰竭等情况时,应立即做剖宫产术前准备。

(秦 安)

第十二章

分娩期并发症病人的护理

选择题(12-1~12-54)

A1型单项选择题(12-1~12-25)

12-1 胎膜早破是指胎膜破裂发生在
  A. 临产前　　　B. 活跃期
  C. 第1产程末　D. 第2产程末
  E. 潜伏期

12-2* 产后出血是指
  A. 产后10天内出血量达500ml
  B. 产后2周内出血量达500ml
  C. 胎儿娩出后24小时出血量超过500ml
  D. 胎盘娩出后24小时出血量超过500ml
  E. 产褥期出血量达500ml

12-3 产后出血最常见的原因是
  A. 胎盘嵌顿　　B. 宫缩乏力
  C. DIC　　　　D. 软产道损伤
  E. 滞产

12-4 产后出血最容易发生在产后
  A. 2小时　　　B. 12小时
  C. 6小时　　　D. 24小时
  E. 48小时

12-5* 宫缩乏力引起的大出血可采取的止血措施是
  A. 缝合止血
  B. 子宫切除
  C. 按摩子宫
  D. 麻醉松弛狭窄环
  E. 刮匙刮取残留组织

12-6 为防止胎膜早破,禁止性生活的时间应在
  A. 妊娠最后1个月
  B. 妊娠最后2个月
  C. 妊娠28周之后
  D. 妊娠最后1周
  E. 妊娠20周之后

12-7 产后出血的处理原则是
  A. 止血、扩容、抗休克、抗感染
  B. 纠酸、扩容、抗感染
  C. 输血、抗凝、抗感染、抗休克
  D. 切除子宫、扩容、抗感染
  E. 观察病情,不予处理

12-8* 为了预防产后出血,静脉滴注缩宫素的时间是
  A. 胎头娩出后　B. 胎肩娩出后
  C. 胎膜破裂时　D. 胎儿娩出后
  E. 胎盘娩出后

12-9* 羊水栓塞的治疗原则首选
  A. 纠正缺氧
  B. 纠正酸中毒
  C. 解除肺动脉高压
  D. 抗过敏
  E. 抗休克

12-10 羊水栓塞的首要护理问题是
  A. 气体交换受损
  B. 组织灌注量改变
  C. 潜在并发症
  D. 恐惧
  E. 知识缺乏

12-11 羊水栓塞多发生在以下哪种情形下
　　A. 剖宫产术中
　　B. 行胎头吸引术时
　　C. 胎儿娩出前后
　　D. 行钳刮术时
　　E. 中期引产时

12-12 胎膜早破病人最重要的辅助检查是
　　A. 测阴道 pH　　B. 阴道涂片
　　C. 听胎心音　　D. 查胎方位
　　E. B超

12-13* 胎膜早破病人适宜取
　　A. 右侧卧位
　　B. 左侧卧位,抬高臀部
　　C. 平卧位
　　D. 半坐卧位
　　E. 头高足低位

12-14 下列关于胎膜早破的护理措施中错误的是
　　A. 绝对卧床休息,禁止灌肠
　　B. 严密观察流出羊水的性状
　　C. 休息时取半坐卧位
　　D. 指导病人自数胎动
　　E. 严密观察胎心

12-15* 子宫颈内口松弛的病人行子宫颈环扎术的时间是
　　A. 妊娠 10~12 周
　　B. 妊娠 12~14 周
　　C. 妊娠 14~18 周
　　D. 妊娠 16~18 周
　　E. 妊娠 18~20 周

12-16 下列不属于胎膜早破病因的是
　　A. 营养缺乏
　　B. 羊膜腔内压力增高
　　C. 胎膜受力不均
　　D. 生殖道病原微生物上行感染
　　E. 子宫颈内口紧张

12-17 下列不属于子宫破裂病因的是
　　A. 梗阻性难产
　　B. 缩宫剂使用不当
　　C. 瘢痕子宫
　　D. 手术创伤
　　E. 宫缩乏力

12-18* 下列不属于先兆子宫破裂临床表现的是
　　A. 胎心率异常
　　B. 下腹部压痛明显
　　C. 血尿
　　D. 血压下降
　　E. 子宫形成病理性缩复环

12-19 完全性子宫破裂的典型临床表现是
　　A. 产程中出现肉眼血尿
　　B. 产妇叫喊,疼痛难忍
　　C. 出现病理性缩复环
　　D. 胎动消失伴阴道大量出血
　　E. 子宫缩小,腹壁下可清楚扪及胎体

12-20 关于产后出血的处理,下列哪项不妥
　　A. 医生到达后方可采取止血措施
　　B. 宫缩乏力引起的出血应立即按摩子宫
　　C. 迅速而有条不紊地抢救
　　D. 注射缩宫素
　　E. 压出宫腔积血可促进宫缩

12-21 胎儿宫内窘迫的病因不包括
　　A. 妊娠期高血压疾病
　　B. 母亲轻度贫血
　　C. 产程延长
　　D. 脐带打结
　　E. 胎膜早破

12-22 胎儿窘迫的基本病理生理变化是
　　A. 代谢性酸中毒　　B. 缺血、缺氧
　　C. 羊水污染　　D. 呼吸障碍
　　E. 循环障碍

12-23 胎儿窘迫的主要临床表现不包括
　　A. 胎心音改变
　　B. 胎动异常或消失
　　C. 羊水胎粪污染
　　D. 羊水过少
　　E. 代谢性碱中毒

12-24* 急性胎儿窘迫提示胎儿风险时胎心率应
A. >160 次/分   B. >180 次/分
C. <120 次/分   D. <100 次/分
E. >100 次/分

12-25 Ⅲ度羊水胎粪污染羊水呈
A. 淡绿色   B. 黄绿色
C. 棕黄色   D. 浅绿色
E. 深绿色

A2 型单项选择题(12-26～12-40)

12-26 病人,29 岁。妊娠足月临产,胎盘娩出后,病人出现持续性阴道流血,总量达 750 ml。妇科检查:子宫体柔软。其出血最有可能的原因是
A. 软产道损伤
B. 胎盘剥离不全
C. 子宫破裂
D. 宫缩乏力
E. 凝血功能障碍

12-27 病人,30 岁。分娩时阴道流出大量鲜红色血液,但很快凝集成块。妇科检查:宫缩良好,胎盘完全剥离,胎膜完整。该病人出血的原因可能是
A. 软产道损伤
B. 宫缩乏力
C. 胎盘残留
D. DIC
E. 胎盘嵌顿

12-28 病人,32 岁。妊娠 39 周分娩,在会阴部左侧切开顺产一活婴,胎盘、胎膜娩出完整。产后 30 分钟阴道出血增多,测血压 90/60 mmHg,脉搏 90 次/分。妇科检查:宫底位于脐上 2 横指,子宫软,按压宫底排出血液及血块约 500 ml。首要的处理原则是
A. 抗感染   B. 抗休克
C. 按摩子宫   D. 清理宫腔
E. 检查软产道

12-29* 病人,25 岁。初产妇。产后检查胎盘、胎膜娩出完整,触诊宫体柔软,出血呈间歇性。按摩子宫,收缩好转后出血明显减少。可能的出血原因是
A. 软产道损伤
B. 宫缩乏力
C. 凝血功能障碍
D. 胎盘、胎膜残留
E. 多种因素造成的出血

12-30 病人,31 岁。G1P0。妊娠 27 周,胎动、胎心消失 1 周入院,经人工破膜及静脉滴注缩宫素后娩出一死婴并开始阴道出血。人工剥离胎盘和按摩子宫的同时注射缩宫素无效,出血不止且无凝血块。出血原因是
A. 软产道损伤
B. 宫缩乏力
C. 凝血功能障碍
D. 胎盘、胎膜残留
E. 多种因素造成的出血

12-31 病人,35 岁。G3P0。妊娠 39 周。顺产体重 3 800 g 男婴后 40 分钟胎盘尚未娩出,阴道阵发性流暗红色血 400 ml。该病人出血的原因最可能是
A. 胎儿过大
B. 凝血功能障碍
C. 软产道损伤
D. 胎盘粘连
E. 宫缩乏力

12-32 病人,28 岁。于分娩后半小时阴道流血 800 ml,诊断为宫缩乏力性产后出血。最迅速有效的止血方法是
A. 宫腔填塞
B. 子宫全切术
C. 加强宫缩
D. 盆腔血管结扎
E. 子宫部分切除术

12-33 病人,30 岁。宫口开全、胎膜破裂后突然出现剧烈咳嗽、烦躁、呼吸困难,随

即出现昏迷,血压60/30mmHg。应考虑为

A. 胎盘早破　　B. 产时子痫

C. 胎儿窘迫　　D. 子宫破裂

E. 羊水栓塞

12-34　病人,26岁。在医院待产过程中突然出现烦躁不安、呼吸困难、心率加快、下腹部剧痛难忍。产科检查:下腹部压痛,出现病理性缩复环。应考虑为

A. 先兆子宫破裂

B. 潜伏期延长

C. 活跃期停滞

D. 子宫强直性收缩

E. 宫缩乏力

12-35　病人,31岁。因胎膜早破入院。产科检查:头先露,未入盆,其余正常。错误的护理措施是

A. 绝对卧床休息,禁止灌肠

B. 严密观察胎心

C. 卧床休息,取半坐卧位

D. 指导孕妇自测胎动

E. 严密观察流出羊水的性状

12-36　病人,40岁。主诉夜晚入睡前突感阴道内流出液体,平卧着被送至医院。查阅产检记录单及体检记录:妊娠33周,臀先露。产科检查:胎先露高浮,胎心音好,无宫缩。急诊医生将检查结果、治疗方案、可能的并发症告知家属。其中最严重的并发症为

A. 脐带脱垂　　B. 宫内感染

C. 产程延长　　D. 早产

E. 胎儿窘迫

12-37　病人,28岁。G2P0。妊娠39周,阴道不自主流水2小时,发生胎膜早破。下列护理措施中不正确的是

A. 对破膜超过12小时尚未临产者遵医嘱应用抗生素

B. 卧床休息,抬高臀部

C. 立即听胎心音,并记录破膜时间

D. 注意羊水的性状和颜色

E. 头先露不需观察脐带脱垂情况

12-38　病人,25岁。在医院待产过程中,突然发生先兆子宫破裂。下列护理措施中应首选的是

A. 停止一切操作,抑制宫缩

B. 行阴道助产,尽快结束分娩

C. 抗休克,静脉输液、输血

D. 继续观察,等待自然分娩

E. 大量抗生素控制感染

12-39　病人,27岁。妊娠37周,近日阴道持续流液。下列处理中不正确的是

A. 定时观察羊水的量、性状

B. 绝对卧床休息

C. 防止早产

D. 立即终止妊娠

E. 取头低足高位

12-40　病人,33岁。分娩时出现腹部撕裂样疼痛,面色苍白,血压60/40mmHg,腹部压痛、反跳痛,腹肌紧张,胎心消失。目前最重要的护理诊断是

A. 有胎儿受伤的风险

B. 焦虑

C. 组织灌注无效

D. 体液过多

E. 有感染的风险

✏ **A3型单项选择题(12-41～12-46)**

(12-41～12-43共用题干)

病人,40岁。妊娠39周,臀位,住院待产,床边排尿时突感有液体从阴道流出。

12-41　该病人的正确诊断是

A. 胎膜早破　　B. 前置胎盘

C. 胎儿窘迫　　D. 临产

E. 胎盘早剥

12-42　对病人采取的下列护理措施中不恰当的是

A. 及时听胎心

B. 观察羊水性状

C. 嘱病人绝对卧床休息，左侧卧位，抬高臀部
D. 记录破膜时间
E. 协助做 B 超检查

12-43 该病人易发生
A. 过期产　　　　B. 早产
C. 新生儿窒息　　D. 脐带脱垂
E. 宫缩过强

(12-44~12-46 共用题干)

病人，28 岁。G1P0。妊娠 34 周，双胎妊娠，分娩过程中第 2 个胎儿娩出后，阴道出血约 500ml。检查见胎盘、胎膜完整，子宫时软时硬，轮廓不清，血色暗红。病人面色苍白，神志淡漠，血压下降。

12-44 该病人出血的原因是
A. 胎盘滞留　　B. 软产道损伤
C. 宫缩乏力　　D. DIC
E. 胎盘残留

12-45 应首先采取的护理措施是
A. 遵医嘱给予抗凝药物
B. 配合医生人工剥离胎盘
C. 协助医生刮出残留胎盘
D. 缝合软产道
E. 按摩子宫的同时注射缩宫素

12-46 目前主要的护理诊断是
A. 恐惧
B. 有感染的风险
C. 组织灌注量不足
D. 活动无耐力
E. 知识缺乏

A4 型单项选择题 (12-47~12-54)

(12-47~12-48 共用题干)

病人，42 岁。经产妇。妊娠 37 周，因阴道分娩后宫缩乏力导致阴道流血不止。给予子宫按摩及应用缩宫素，止血效果差，阴道流血量达 1000ml。病人贫血貌，四肢湿冷，心率 130 次/分，呼吸 34 次/分，血压 78/50mmHg，遵医嘱行宫腔填塞无菌纱布。

12-47* 无菌纱布条留置宫腔的时间是
A. 8 小时　　　B. 12 小时
C. 16 小时　　D. 24 小时
E. 72 小时

12-48 宫腔填塞无菌纱布条后应警惕的是
A. 子宫缩小
B. 宫底高度下降
C. 感染
D. 纱布条脱出
E. 宫腔内继续出血，但阴道未见出血的止血假象

(12-49~12-51 共用题干)

病人，39 岁。妊娠 38 周，有规律宫缩 18 小时，宫口扩张 3cm，胎头下降缓慢，胎心正常。诊断为宫缩乏力。

12-49 为预防产后出血，胎儿娩出后应
A. 立即静脉滴注缩宫素
B. 严密观察血压
C. 立即导尿
D. 吸氧、保暖
E. 安置中凹卧位

12-50 为预防产后出血，胎盘娩出前应注意
A. 禁止使用缩宫素
B. 病人情绪变化
C. 病人生命体征
D. 不过早牵拉脐带
E. 补充能量水分

12-51 预防产后出血，胎盘娩出后不妥的护理措施是
A. 按摩子宫
B. 停用缩宫素，改输血
C. 检查胎盘、胎膜的完整性
D. 观察宫底高度和硬度
E. 避免膀胱充盈

(12-52~12-54 共用题干)

病人，38 岁。妊娠 34 周，近日来自感阴道流出少量液体，未引起重视。今晨自感流出液体量增多，来医院就诊。

12-52 经肛门检查未触及前羊水囊，上推胎

先露时见有液体自阴道流出,该病人最可能出现的是

A. 前置胎盘　　B. 胎膜早破

C. 羊水栓塞　　D. 产后出血

E. 胎盘早剥

12-53　行保守治疗期间,发现胎心率 190 次/分,阴道检查触及条索状搏动物。最可能发生的并发症是

A. DIC　　　　B. 肾衰竭

C. 子宫胎盘卒中　D. 脐带先露

E. 脐带脱垂

12-54　现妊娠 37 周来院复诊,听诊无胎心音,病人情绪激动。目前最重要的护理是

A. 做好手术准备

B. 安慰病人

C. 配合医生行阴道分娩

D. 观察生命体征

E. 观察病人病情变化

名词解释题(12-55~12-59)

12-55　胎膜早破

12-56　产后出血

12-57　子宫破裂

12-58　羊水栓塞

12-59　胎儿窘迫

简述问答题(12-60~12-66)

12-60　简述急、慢性胎儿窘迫的临床表现。

12-61　简述胎膜早破的治疗原则。

12-62　简述胎膜早破的护理措施及对病人的健康教育。

12-63　简述引起产后出血的病因。

12-64　产后出血应如何进行治疗?

12-65　羊水栓塞病人应如何处理?

12-66　简述子宫破裂的临床表现。

综合应用题(12-67~12-68)

12-67　病人,28 岁。足月妊娠,临产 14 小时,伴排尿困难。产科检查:宫底在脐与剑突之间,胎方位 LOA,胎心音不清,约 80 次/分,宫口扩张 3 cm,胎头于坐骨棘上 0.5 cm。宫缩间歇时,病人呼叫疼痛,脐下 2 横指处可触及凹陷,随宫缩有上升趋势,导尿时发现肉眼血尿。

请解答:

(1) 此时的初步诊断,并简述其诊断依据。

(2) 简述护理措施。

12-68　病人,30 岁。初产妇。妊娠 38 周,自然分娩一健康男婴,会阴侧切,胎盘正常娩出。产后 1 小时病人面容苍白,出冷汗,阴道出血量比较多,主诉头晕、心慌、口渴。血压 90/50 mmHg,脉搏 120 次/分。既往有血小板减少症,无血压异常史和贫血史。

请解答:

(1) 最有可能的诊断及诊断依据。

(2) 治疗原则。

答案与解析

选择题

A1 型单项选择题

12-1	A	12-2	C	12-3	B	12-4	A
12-5	C	12-6	C	12-7	E	12-8	B
12-9	A	12-10	A	12-11	C	12-12	B
12-13	B	12-14	C	12-15	C	12-16	E
12-17	E	12-18	D	12-19	E	12-20	A
12-21	B	12-22	B	12-23	E	12-24	D
12-25	C

A2 型单项选择题

12-26 D　12-27 A　12-28 C　12-29 B
12-30 C　12-31 D　12-32 C　12-33 E
12-34 A　12-35 C　12-36 A　12-37 E
12-38 A　12-39 D　12-40 C

A3 型单项选择题

12-41 A　12-42 E　12-43 D　12-44 C
12-45 E　12-46 C

A4 型单项选择题

12-47 D　12-48 E　12-49 A　12-50 D
12-51 B　12-52 B　12-53 E　12-54 B

部分选择题解析

12-2 解析：胎儿娩出后 24 小时内，阴道出血量超过 500 ml，剖宫产者超过 1 000 ml，称为产后出血。70%～80%发生在产后 2 小时内，位于我国产妇重要死亡原因之首。

12-5 解析：因产后宫缩乏力造成的大出血，可以通过使用宫缩剂、按摩子宫等方法达到止血的目的。按摩子宫为最常用且有效的方法。另外，还可根据病人情况采用肌内注射、静脉滴注或宫体直接注射缩宫剂。

12-8 解析：第 2 产程时指导产妇正确使用腹压，适时适度做会阴侧切，胎头、胎肩娩出要慢，胎肩娩出后立即肌内注射或静脉滴注缩宫素。

12-9 解析：羊水栓塞一旦确诊，应立即抢救。主要原则：改善低氧血症；抗过敏和抗休克；防治 DIC 和肾衰竭；预防感染。

12-13 解析：住院待产期间，严密观察胎心及胎动变化，胎先露部未衔接者绝对卧床休息，抬高臀部，以防脐带脱垂引起胎儿缺氧或宫内窘迫。破膜 12 小时以上者应预防性应用抗生素。

12-15 解析：指导病人重视妊娠期卫生保健，积极预防和治疗下生殖道感染。告知病人妊娠晚期禁止性生活，避免负重及腹部受压。子宫颈内口松弛者，应卧床休息，并于妊娠 14～18 周行子宫颈环扎术。

12-18 解析：先兆子宫破裂的四大主要临床表现：子宫形成病理性缩复环、下腹部压痛、胎心率改变及血尿。

12-24 解析：胎心率异常是胎儿窘迫最早出现的临床征象。缺氧初期交感神经兴奋，使心率加快，超过 160 次/分，甚至 180 次/分；严重缺氧时，迷走神经兴奋，胎心率减慢且不规则，低于 120 次/分，当低于 100 次/分时，提示胎儿风险。

12-29 解析：宫缩乏力是产后出血的最主要原因。软产道裂伤常因急产、宫缩过强、产程进展过快、胎儿过大、保护会阴不当、助产手术操作不当引起。胎盘因素包括胎盘剥离不全、胎盘嵌顿、胎盘粘连、胎盘植入、胎盘和（或）胎膜残留。发生凝血功能障碍的原因：①妊娠合并凝血功能障碍疾病；②妊娠并发症导致凝血功能障碍。

12-47 解析：产后宫缩乏力造成大出血可通过宫腔填塞达到止血目的。应用无菌纱布条填塞宫腔，有明显局部止血作用。填塞后 24 小时取出纱布条，取出前应先肌内注射宫缩剂。宫腔填塞纱布条后应密切观察生命体征及宫底高度和大小。

名词解释题

12-55 胎膜早破是指在临产前胎膜自然破裂，是常见的分娩期并发症。胎膜早破可引起早产、脐带脱垂和宫内感染，其中脐带脱垂是严重威胁胎儿生命的并发症。

12-56 产后出血是指胎儿娩出后 24 小时内出血量超过 500 ml，剖宫产者超过 1 000 ml。产后出血在我国居产妇死亡原因的首位。

12-57 子宫破裂是指妊娠晚期或分娩过程中子宫体部或子宫下段发生的破裂。

12-58 羊水栓塞是指在分娩过程中羊水进入母体血液循环后引起的肺栓塞、休克、DIC、肾衰竭或猝死等严重分娩并发症。

12-59 胎儿窘迫是指胎儿在宫内有缺氧征象，危及胎儿健康和生命。胎儿窘迫是一种综合症状,主要发生在临产过程中,也可发生在妊娠晚期。

简述问答题

12-60 急性胎儿窘迫的临床表现:①胎心率异常,是胎儿窘迫最早出现的临床征象。②羊水胎粪污染。羊水污染程度分3度:Ⅰ度呈淡绿色,Ⅱ度呈黄绿色、浑浊,Ⅲ度呈棕黄色、黏稠。③胎动异常。缺氧初期胎动频繁,缺氧严重时胎动计数减少并转弱,进而消失。

慢性胎儿窘迫的临床表现主要为胎动减少和胎儿生长受限。

12-61 胎膜早破的治疗原则:①妊娠24周内的胎膜早破应终止妊娠;②妊娠28~33周的胎膜早破者无妊娠禁忌、无宫内感染,可以在严密监护下延长孕周,并给予糖皮质激素促胎肺成熟;③妊娠超过34周的孕妇,原则上不予保胎;④足月胎膜早破2~12小时内给予引产。存在宫内感染、胎儿窘迫者无论孕周多少,均不宜保胎。胎膜早破超过12小时,给予抗生素预防感染。如有脐带脱垂,应在数分钟内终止妊娠。

12-62 胎膜早破的护理措施:①密切观察胎心音及胎动变化,胎先露部未衔接者绝对卧床休息,抬高臀部,以防脐带脱垂引起胎儿缺氧或宫内窘迫。②定时观察并记录羊水性状,严密观察生命体征;保持外阴部清洁,勤换消毒会阴垫,每天擦洗会阴部2次。③破膜12小时以上应预防性应用抗生素。④针对病人心理问题进行心理疏导。

健康教育:①指导病人重视妊娠期卫生保健,积极预防和治疗下生殖道感染;②告知病人妊娠晚期禁止性生活,避免负重及腹部受压;③子宫颈内口松弛者,应卧床休息,并于妊娠14~48周行子宫颈环扎术。

12-63 引起产后出血的病因:①宫缩乏力,是产后出血的最主要原因。全身因素:病人精神过度紧张,产程时间过长或难产;临产后过多应用镇静剂、麻醉剂;合并有急、慢性的全身性疾病。局部因素:子宫过度膨胀,如多胎妊娠、羊水过多、巨大儿等;子宫肌内水肿;子宫肌纤维发育不良;胎盘影响;膀胱、直肠过度充盈。②软产道裂伤,常因急产、宫缩过强、产程进展过快、胎儿过大、保护会阴不当、助产手术操作不当引起。③胎盘因素,如胎盘剥离不全、胎盘嵌顿、胎盘粘连、胎盘植入、胎盘或(和)胎膜残留。④凝血功能障碍,妊娠合并凝血功能障碍性疾病,如血小板减少症、白血病、再生障碍性贫血、重型肝炎等;妊娠并发症导致凝血功能障碍,如中度妊娠期高血压疾病、中度胎盘早剥、羊水栓塞、死胎滞留过久均可影响凝血功能,发生DIC。

12-64 产后出血的治疗原则:①因产后宫缩乏力造成的大出血可以通过应用宫缩剂、按摩子宫等方法达到止血的目的。还可进行填塞宫腔和结扎盆腔血管止血。②软产道撕裂造成的大出血需及时准备修复缝合。③胎盘因素导致的大出血需及时将胎盘取出,并做好必要的刮宫准备。④凝血功能障碍所致出血需针对不同病因、疾病种类进行治疗。⑤补充血容量,纠正失血性休克。⑥防止感染。

12-65 对羊水栓塞病人的处理:①纠正缺氧。解除肺动脉高压,防止心力衰竭,抗过敏。②抗休克。补充血容量;应用升压药物;纠正酸中毒;纠正心力衰竭。③防治DIC。早期应用抗凝剂是控制DIC发展的关键。④预防肾衰竭,在抢救过程中注意尿量。当血容量补足后仍少尿,给予20%甘露醇静脉滴注。有心力衰竭者慎用。尿量仍少,可将呋塞米加入葡萄糖溶液中静脉滴注。⑤产科处理。临产者监测产程进展、宫缩强度与胎儿情况;中期妊娠钳刮术中或于羊膜腔穿刺时发生者应立即终止手术,进行抢救;发生羊水栓塞时,若正在滴注缩宫素应立即停止,同时严密监测病人的生命体征并记录,做好出入量记录。

12-66 子宫破裂的临床表现:先兆子宫破裂的四大主要临床表现是子宫形成病理性缩复环、下腹部压痛、胎心率改变及血尿出现。常见于梗阻性难产的产妇,表现为:烦躁不安、呼吸和心率加快;下腹剧痛难忍;膀胱受压充血,出现排尿困难、血尿;胎心率改变或听不清,胎动频繁。

子宫基层部分破裂或全部断裂,浆膜层尚未穿破,宫腔与腹腔未相通,胎儿及附属物仍在宫腔内,称不完全性子宫破裂。在不完全破裂处有明显压痛,不完全破裂累及子宫动脉,可导致急性大出血。子宫肌壁全层破裂,宫腔与腹腔相通,称完全性子宫破裂。子宫破裂常发生于瞬间,病人突感腹部撕裂样剧烈疼痛,宫缩骤然停止,腹痛可暂时缓解,随即出现面色苍白、出冷汗、脉搏细数、呼吸急促、血压下降等休克征象。体格检查:全腹有压痛和反跳痛,可在腹壁下清楚地扪及胎体,胎动和胎心消失。

综合应用题

12-67 (1)初步诊断:先兆子宫破裂。诊断依据:子宫频繁收缩且非常强烈,甚至出现强直性收缩,致使病人烦躁不安、下腹疼痛、呼吸急促、脉搏增快,膀胱受压过度而出现血尿。产程延长,胎先露下降受阻;疼痛难忍,烦躁不安、呼叫、呼吸脉搏加快;下腹部压痛;胎心率改变。

(2)护理措施:①提高观察产程的能力,注意胎心的变化。②在待产室,仔细观察宫缩,发现病人下腹部压痛或腹部出现病理性缩复环时,立即报告医生并停止缩宫素引产和一切操作,同时测量病人的生命体征,给予抑制宫缩药物,吸氧及做好剖宫产的术前准备。

12-68 (1)诊断:产后出血。诊断依据:阴道出血量比较多,面色苍白、心慌、出冷汗、头晕、脉细弱及血压下降。既往有血小板减少症,凝血功能障碍表现为血不凝,不易止血。

(2)治疗原则:①根据病人血型输入新鲜血或成分血,补充血容量,纠正失血性休克的可能;②防治感染。

(曹雪楠)

第十三章

产褥期疾病病人的护理

选择题(13-1~13-35)

A1型单项选择题(13-1~13-12)

13-1* 产褥感染最常见的病因是
　　A. 急性输卵管炎
　　B. 急性子宫内膜炎
　　C. 急性盆腔结缔组织炎
　　D. 急性盆腔腹膜炎
　　E. 下肢血栓性静脉炎

13-2* 关于产褥感染的防治,下列叙述中不妥的是
　　A. 加强妊娠期保健
　　B. 产时尽量少做肛门检查
　　C. 产前、产时常规用抗生素
　　D. 产褥期保持外阴清洁
　　E. 掌握阴道检查适应证

13-3 引起产褥感染最常见的病原菌是
　　A. 厌氧菌与需氧菌的混合感染
　　B. 大肠埃希菌
　　C. 厌氧性链球菌
　　D. 金黄色葡萄球菌
　　E. 需氧杆菌

13-4 关于产褥感染的病因,下列叙述中错误的是
　　A. 产道本身存在细菌
　　B. 妊娠末期性生活、盆浴
　　C. 医务人员的手、呼吸道以及各种手术器械的接触
　　D. 缩宫素的应用
　　E. 产程延长及手术助产

13-5 产褥感染是指
　　A. 分娩24小时后的10天内体温连续2次达到或超过38℃
　　B. 分娩24小时后的30天内体温连续2次达到或超过38℃
　　C. 分娩后3天内体温超过38.5℃,但在24小时内降至正常
　　D. 分娩及产褥期因生殖道受病原体侵袭,引起的局部或全身感染
　　E. 分娩后至子宫内膜完全修复时发生的感染

13-6 关于产褥感染的正确表达是
　　A. 指产前、产时、产后病原体侵入生殖道引起的感染
　　B. 多为某一种细菌感染所致
　　C. 感染来源多为病人自体感染
　　D. 产后24小时后的4~5天内,2次体温达到或超过38℃
　　E. 为产褥期罕见的并发症

13-7 产褥感染的三大主要症状是
　　A. 皮疹、出血、反复咳嗽
　　B. 尿频、尿急、血性恶露
　　C. 寒战、气促、尿量增多
　　D. 发热、疼痛、异常恶露
　　E. 恶心、呕吐、经常呕血

13-8* 产褥感染病人的最佳体位是
　　A. 平卧位
　　B. 半坐卧位
　　C. 侧卧位
　　D. 膀胱截石位

E. 头低足高位

13-9 下列产褥感染体温过高的护理措施中错误的是
A. 嘱病人卧床休息
B. 体温超过39℃不予物理降温
C. 鼓励病人多喝水
D. 病房要定时通风
E. 给予易消化的半流质饮食

13-10 关于产褥感染的护理,下列叙述中不妥的是
A. 病人取平卧位
B. 进行床边隔离
C. 对高热病人,可物理降温
D. 病人出院后严格消毒所用卧具和用具
E. 病人体温达38℃时,应暂停哺乳

13-11 目前筛查产后抑郁症最常用的量表是
A. 爱丁堡产后抑郁量表
B. 产后抑郁筛查量表
C. 住院病人抑郁量表
D. 抑郁自评量表
E. 焦虑自评量表

13-12 关于产后抑郁症,下列叙述中错误的是
A. 孕期发生不良生活事件越多,患病的可能性越大
B. 可表现出自责、自罪、自我伤害的行为
C. 有家族抑郁症病史的产妇,发病风险高
D. 产后抑郁症可由多方面因素造成
E. 是一组精神病性的抑郁综合征

✎ A2型单项选择题(13-13~13-31)

13-13 病人,31岁。剖宫产术后8天,出现典型产褥感染的临床表现。最常见的表现是
A. 急性输卵管炎
B. 急性外阴、阴道炎

C. 急性盆腔结缔组织炎
D. 急性子宫内膜炎
E. 急性腹膜炎

13-14* 病人,29岁。剖宫产术后8天,出现产褥感染的临床表现,下列病因中错误的是
A. 产道本身存在细菌
B. 妊娠末期性生活、盆浴
C. 医务人员的手、呼吸道接触
D. 各种手术器械的接触
E. 缩宫素的使用

13-15* 病人,25岁。剖宫产术后8天,出现急性子宫内膜炎的临床表现。错误的护理诊断是
A. 体温过高   B. 疼痛
C. 知识缺乏   D. 焦虑
E. 急性意识障碍

13-16* 病人,29岁。剖宫产术后8天,每天测量体温4次,间隔时间4小时,有2次体温≥38℃,临床诊断产褥病率。造成产褥病率的主要原因是
A. 泌尿系统感染
B. 上呼吸道感染
C. 产褥感染
D. 血栓性静脉炎
E. 急性乳腺炎

13-17 病人,30岁。剖宫产后7天,出现高热、下腹压痛、恶露有臭味等产褥感染症状。最佳体位是
A. 仰卧中凹位   B. 膀胱截石位
C. 侧卧位   D. 半坐卧位
E. 头低足高位

13-18* 病人,28岁。阴道分娩产后9天发生产褥感染。下列处理原则中错误的是
A. 选用有效的抗生素
B. 改善全身一般情况
C. 半坐卧位以利引流
D. 禁用缩宫剂,避免感染扩散
E. 给予高蛋白、高热量、高维生素

饮食

13-19* 病人,26岁。剖宫产术后7天,体温增高,下腹疼痛,子宫复旧不良。下列护理措施中不妥的是
A. 体温超过39℃不予物理降温
B. 嘱病人卧床休息
C. 鼓励病人多饮水
D. 温水擦浴
E. 给予易消化的半流质饮食

13-20* 病人,27岁。阴道分娩后发生产褥感染。下列护理措施中错误的是
A. 消化道隔离
B. 半坐卧位
C. 保证充足的休息和睡眠
D. 按高热、疼痛、呕吐症状进行护理
E. 保持外阴清洁

13-21* 病人,30岁。产褥期发生高热、寒战、腹胀、全身不适等表现,诊断为急性盆腔结缔组织炎。炎症继续发展可导致
A. 急性子宫肌炎   B. 弥漫性腹膜炎
C. 急性输卵管炎   D. 脓毒血症
E. 血栓性静脉炎

13-22* 病人,25岁。足月自然产后3天,出现下腹痛,体温正常,恶露多、有臭味,子宫底脐上1指,子宫体软。应考虑为
A. 急性盆腔结缔组织炎
B. 子宫颈炎
C. 急性子宫内膜炎
D. 急性输卵管炎
E. 急性盆腔腹膜炎

13-23 病人,32岁。剖宫产术后发生产褥感染。下列治疗措施中错误的是
A. 严重感染应大剂量应用抗生素的同时多次输血
B. 血栓性静脉炎应大剂量应用抗生素并加用肝素
C. 盆腔脓肿应及时切开引流
D. 支持疗法用于纠正贫血或水和电解质紊乱
E. 有感染性休克时应积极进行抢救

13-24* 病人,27岁。阴道分娩后12天,出现泌尿系统感染的临床表现。下列诱因中错误的是
A. 阴道创伤使病人不敢排尿,造成尿潴留
B. 女性尿道短、直,机体抵抗力差,易造成上行感染
C. 分娩中膀胱受压引起黏膜充血、水肿
D. 留置尿管和过多阴道检查
E. 产后尿道和膀胱张力提高,对充盈不敏感

13-25 病人,32岁。产后2周出现弛张热,下腹疼痛并且压痛明显,下肢肿胀疼痛,皮肤紧张、发白。最可能的诊断是
A. 子宫肌炎
B. 血栓性静脉炎
C. 急性盆腔结缔组织炎
D. 急性盆腔腹膜炎
E. 产后关节炎

13-26 病人,35岁。产后第6天发热达40℃,恶露多而浑浊,有臭味,子宫复旧不佳,有压痛。下列哪项护理不妥
A. 半坐卧位
B. 床边隔离
C. 物理降温
D. 给予抗生素治疗
E. 坐浴1~2次/天

13-27 病人,30岁。产后第4天,体温38℃,子宫体轻压痛,恶露量多且臭。对其最可能的诊断是
A. 产后宫缩痛
B. 下肢血栓性静脉炎
C. 子宫内膜炎
D. 急性盆腔腹膜炎
E. 急性盆腔结缔组织炎

13-28 病人,31岁。产后2周,下肢肿胀、疼

痛，皮肤紧张、发白。该病人可能发生的产后并发症是
A. 产后贫血
B. 产后下肢血栓性静脉炎
C. 产后高血压
D. 产后心脏病
E. 产后糖尿病

13-29 病人，25岁。足月产后3天，出现下腹痛，体温不高，恶露多，有臭味，子宫底脐上1指，子宫体软。考虑其最可能的病因是
A. 子宫内膜炎
B. 子宫肌炎
C. 盆腔结缔组织炎
D. 急性输卵管炎
E. 腹膜炎

13-30 病人，32岁。自然分娩。产程延长，手取胎盘。出院时，责任护士告知其预防感染的措施，下列叙述中错误的是
A. 防止感冒　B. 不能外出
C. 注意卫生　D. 禁止盆浴
E. 加强营养

13-31 王女士，3周前自然分娩一女婴。1周前家人发现其心情压抑焦虑易怒，不愿意见人，爱丁堡产后抑郁量表总分14分。下列对其采取的最重要的护理措施，正确的是
A. 心理治疗
B. 给予盐酸舍曲林
C. 给予盐酸帕罗西汀
D. 防止暴力行为发生
E. 促进其适应母亲角色

A3型单项选择题(13-32～13-33)

(13-32～13-33共用题干)

病人，39岁。第1胎。产钳助产，产后4天，自述发热，下腹微痛。体格检查：体温38℃；双乳稍胀、无明显压痛；子宫脐下2指，轻压痛，恶露多而浑浊，有臭味。余无异常发现。

13-32 首先考虑的疾病为
A. 乳腺炎　B. 慢性盆腔炎
C. 急性胃肠炎　D. 肾盂肾炎
E. 急性子宫内膜炎

13-33 在护理中，告知该病人取下列哪种卧位恰当
A. 俯卧位　B. 平卧位
C. 半坐卧位　D. 头低足高位
E. 侧卧位

A4型单项选择题(13-34～13-35)

(13-34～13-35共用题干)

病人，26岁。足月自然产后3天，出现下腹痛，体温正常，恶露多、有臭味，子宫底脐上1指，子宫体软。

13-34 应考虑为
A. 盆腔结缔组织炎
B. 子宫颈炎
C. 子宫内膜炎
D. 输卵管炎
E. 急性盆腔腹膜炎

13-35 炎症继续扩散至整个腹部，可导致
A. 盆腔结缔组织炎
B. 子宫颈炎
C. 子宫内膜炎
D. 输卵管炎
E. 急性弥漫性腹膜炎

名词解释题(13-36～13-39)

13-36 产褥感染
13-37 产褥病率
13-38 晚期产后出血
13-39 产后抑郁症

简述问答题(13-40～13-42)

13-40 简述下肢血栓性静脉炎的护理措施。
13-41 简述产褥感染的病因及治疗。

13-42 简述产后抑郁症病人的护理措施。

综合应用题(13-43)

13-43 病人,29岁。自然分娩,产后3天,突然畏寒,高热达40℃,恶心、呕吐,下腹剧痛、有压痛及反跳痛和肌紧张。
请解答:
(1) 列出医疗诊断和护理诊断。
(2) 简述主要的护理措施。

答案与解析

选择题

A1 型单项选择题

13-1	B	13-2	C	13-3	A	13-4	D
13-5	D	13-6	A	13-7	D	13-8	B
13-9	B	13-10	A	13-11	A	13-12	E

A2 型单项选择题

13-13	D	13-14	E	13-15	E	13-16	C
13-17	D	13-18	D	13-19	A	13-20	A
13-21	B	13-22	C	13-23	D	13-24	E
13-25	E	13-26	E	13-27	C	13-28	B
13-29	A	13-30	B	13-31	A

A3 型单项选择题

| 13-32 | E | 13-33 | C |

A4 型单项选择题

| 13-34 | C | 13-35 | E |

部分选择题解析

13-1 解析: 急性子宫内膜炎、子宫肌炎为产褥感染最常见的类型,由病原体经胎盘剥离面侵及蜕膜者为子宫内膜炎,侵及子宫肌层者为子宫肌炎,两者常互相伴随。

13-2 解析: 产褥感染的防治:①加强围产期卫生宣教,保持全身及外阴清洁,加强营养,增强体质;②避免滞产、产道损伤、产后出血等引起感染的诱因,接产中严格无菌操作。

13-8 解析: 产褥感染病人应采取半坐卧位或抬高床头,以利于恶露引流和炎症局限。

13-14 解析: 产褥感染是指分娩及产褥期生殖道受病原体侵袭,引起局部或全身感染。产褥感染来源有两种:①自身感染,正常女性生殖道或其他部位寄生的病原体,当出现感染诱因时可致病;②外来感染,有外界的病原体侵入生殖道而引起,常由被污染的衣物、用具、各种手术、诊疗机械等接触病人后造成感染。

13-15 解析: 产褥感染的护理诊断:①疼痛,与产褥感染有关(伤口疼痛,腹部疼痛,高热致头痛);②体温过高,与产褥感染有关;③焦虑,与自身疾病及母子分离有关;④知识缺乏,缺乏产褥感染的知识。

13-16 解析: 产褥感染是指分娩时及产褥期生殖道受病原体侵袭,引起局部或全身感染。临床症状有发热、腹痛、恶露变化等。

13-18 解析: 产褥感染的治疗原则:①支持疗法。纠正贫血、水和电解质紊乱;加强营养和休息,增加蛋白质、维生素的摄入,增强机体抵抗力。②抗生素应用。对感染严重者,首选广谱、高效抗生素治疗;必要时,短期加用肾上腺皮质激素,以提高机体应激能力。③清除宫腔残留物。④对盆腔脓肿要切开排脓或穿刺引流。

13-19 解析: 产褥感染病人出现高热、疼痛等症状,应及时处理以缓解症状、减轻病人不适。对高热者,首先采用物理降温,并结合广谱、高效抗生素控制感染。

13-20 解析: B、C、D、E 选项是产褥感染的护理措施,但 A 选项是不确定的做法,用于体温较高,且持续不恢复正常的产褥感染病人。

13-21 解析: 炎症继续发展,扩散至子宫浆膜层,形成盆腔腹膜炎,继而发展成弥漫性腹膜炎,出现全身中毒症状,如高热、恶心、呕吐、腹胀。检查下腹部有明显压痛、反跳痛。

13-22 解析: 子宫内膜炎的临床表现:①轻度病人表现为低热,恶露量多、浑浊且有臭味,下腹疼痛,宫底压痛、质软,子宫复旧欠佳;②重度病人有寒战、高热、头痛、心跳加快、白细胞增多;宫腔分泌物细菌培养阳性,恶露增多、有臭味。

13-24 解析: 尿路感染是细菌侵入尿路上皮导致的炎症反应。感染的诱因:女性尿道短、直,尿道口与肛门接近,产后机体抵抗力低,容易造成上行感染。分娩过程中膀胱受压引起黏膜充血、水肿、挫伤,容易发生膀胱炎。分娩过程中安插导尿管或过多的阴道检查可引起细菌侵入,造成感染。产后尿道和膀胱的张力降低,对充盈不敏感,或因会阴部伤口疼痛使产妇不敢排尿,造成尿潴留而引起细菌感染。

名词解释题

13-36 产褥感染是指分娩及产褥期生殖道受病原体侵袭,引起局部或全身感染。

13-37 产褥病率是指分娩24小时后的10天内每天测量体温4次,间隔时间4小时,体温有2次达到或超过38℃。

13-38 晚期产后出血是指分娩24小时后,在产褥期内发生的子宫大量出血。

13-39 产后抑郁症是指产妇在产褥期出现抑郁症状,是产褥期非精神性精神综合征中最常见的一种类型。

简述问答题

13-40 下肢血栓性静脉炎的护理措施:卧床休息、局部保暖并给予热敷,促进血液循环,减轻肿胀;不可按摩患肢,以防止栓子脱落栓塞其他重要脏器;急性期过后,指导和帮助病人逐渐增加活动。

13-41 产褥感染的病因:内源性需氧菌和厌氧菌混合感染比较多见。治疗原则:抗感染,辅以整体护理、局部病灶处理、手术和中医药治疗。

13-42 产后抑郁症病人的护理措施:①一般护理,提供温暖舒适的环境,合理安排饮食,保证足够的睡眠;②心理护理,鼓励产妇宣泄,抒发自身的感受,耐心倾听产妇诉说的心理问题;③协助并促进产妇适应母亲角色;④防止暴力行为发生;⑤使病人配合治疗;⑥做好出院指导,进行心理疏通与预防。

综合应用题

13-43 (1)医疗诊断:急性腹膜炎。护理诊断:①疼痛,与感染有关;②体温过高,与病原体感染和产后机体抵抗力降低有关。

(2)护理措施:抗感染治疗,大剂量抗生素的应用,早期、快速、足量;严密观察体温、脉搏,每4小时测量1次,可用物理降温(冰帽、温水、乙醇擦浴),鼓励病人多饮水。

(张 燕)

第十四章

女性生殖系统炎症病人的护理

选择题(14-1~14-89)

A1 型单项选择题(14-1~14-29)

14-1 产褥感染、流产后感染及放置宫内节育器后感染的主要途径是
A. 直接蔓延
B. 经淋巴系统感染
C. 经血液循环感染
D. 沿生殖器黏膜上行感染
E. 沿生殖器黏膜下行感染

14-2 有关生殖道局部防御功能,下列叙述中正确的是
A. 阴道维持碱性环境
B. 子宫颈内口松弛
C. 子宫颈管内分泌黏液不形成黏液栓
D. 阴道黏膜皱襞消失
E. 子宫内膜周期性剥落

14-3 病人坐浴用高锰酸钾溶液的浓度是
A. 1:1000   B. 1:2000
C. 1:3000   D. 1:4000
E. 1:5000

14-4 有关前庭大腺炎,下列叙述中错误的是
A. 炎症多发生于两侧
B. 初起时局部有肿胀
C. 有时致大、小便困难
D. 可以反复急性发作
E. 出现脓肿疼痛加剧

14-5 下列哪项一般不会引起前庭大腺管阻塞
A. 前庭大腺管损伤
B. 后天性腺管增粗
C. 腺管口粘连闭塞
D. 先天性腺管狭窄
E. 腺腔内浓稠分泌物排出不畅

14-6 阴道有大量脓性含泡沫的白带,最常见的疾病是
A. 慢性子宫颈炎
B. 子宫内膜炎
C. 滴虫性阴道炎
D. 外阴阴道假丝酵母菌病
E. 老年性阴道炎

14-7 关于滴虫性阴道炎的临床表现,下列叙述中正确的是
A. 外阴瘙痒、溃疡
B. 悬滴法找到白细胞增多
C. 阴道 pH 4.5
D. 阴道黏膜上附着白膜,擦拭后露出红肿黏膜面
E. 稀薄泡沫状白带增多

14-8 滴虫性阴道炎的传染方式
A. 性交传染
B. 公共浴池传染
C. 衣物传染
D. 器械及敷料传染
E. 胃肠道传染

14-9 外阴阴道假丝酵母菌病的白带特点是
A. 泡沫性
B. 脓性
C. 血性
D. 白色稠厚、豆渣样

E. 黄色水样

14-10 糖尿病合并阴道炎以下哪种最常见
A. 外阴阴道假丝酵母菌病
B. 滴虫性阴道炎
C. 细菌性阴道炎
D. 外阴炎
E. 前庭大腺脓肿

14-11* 未婚女青年滴虫性阴道炎首选的治疗是
A. 阴道内塞入乙酰胂胺
B. 口服甲硝唑片
C. 阴道内塞入咪康唑
D. 阴道内塞入甲硝唑
E. 口服曲古霉素

14-12 滴虫性阴道炎的治愈标准是
A. 白带悬滴法检查1次滴虫转阴性
B. 临床症状消失
C. 连续3次月经干净后检查滴虫阴性
D. 连续3次月经经期前检查未找到滴虫
E. 全身及局部用药3个疗程可治愈

14-13* 关于萎缩性阴道炎的处理,下列叙述中正确的是
A. 抗真菌药物有效
B. 口服尼尔雌醇有效
C. 首选广谱抗生素全身应用
D. 用碱性溶液冲洗阴道
E. 人工周期补充雌激素

14-14 白带呈稀薄泡沫状,用酸性液体冲洗阴道可提高疗效的是
A. 滴虫性阴道炎
B. 外阴阴道假丝酵母菌病
C. 老年性阴道炎
D. 幼女性阴道炎
E. 子宫颈炎

14-15 某妇女主诉外阴部瘙痒,护士应建议她
A. 局部涂抹抗生素软膏
B. 口服氯苯那敏等药物
C. 用碱性溶液清洗外阴
D. 到医院检查
E. 用1:5000高锰酸钾溶液坐浴

14-16 适宜外阴阴道假丝酵母菌病病人冲洗阴道的溶液是
A. 1%的乳酸溶液
B. 0.5%醋酸溶液
C. 0.02%聚维酮碘
D. 2%~4%碳酸氢钠溶液
E. 0.1%苯扎溴铵溶液

14-17* 阴道豆渣样分泌物多见于
A. 萎缩性阴道炎
B. 滴虫性阴道炎
C. 细菌性阴道病
D. 急性盆腔炎性疾病
E. 外阴阴道假丝酵母菌病

14-18* 需夫妻双方同时治疗的炎症是
A. 外阴炎
B. 慢性子宫颈炎
C. 细菌性阴道病
D. 滴虫性阴道炎
E. 前庭大腺炎

14-19 适宜用碱性溶液冲洗阴道的病人是
A. 外阴阴道假丝酵母菌病病人
B. 滴虫性阴道炎病人
C. 老年性阴道炎病人
D. 前庭大腺炎病人
E. 慢性子宫颈炎病人

14-20* 一位外阴阴道假丝酵母菌病病人咨询内裤消毒的处理方法,下列方法中合适的是
A. 食醋浸洗
B. 日光曝晒
C. 紫外线消毒
D. 煮沸
E. 保持干燥

14-21* 下列老年性阴道炎的治疗措施中不妥的是

A. 大剂量雌激素治疗以改善症状
B. 用 0.5% 醋酸阴道灌洗
C. 灌洗后局部用抗生素
D. 口服尼尔雌醇
E. 阴道涂抹雌激素软膏

14-22* 急性子宫颈炎的主要症状是
A. 接触性出血
B. 外阴瘙痒
C. 不孕
D. 外阴疼痛
E. 白带增多

14-23 急性子宫颈炎的抗生素用药指导,下列叙述中正确的是
A. 即刻、少量、有效
B. 长期、持续、大量
C. 短期、间歇、适量
D. 及时、足量、规范
E. 随时、适量、断续

14-24 下述哪项不是慢性子宫颈炎的病理变化
A. 子宫颈鳞状上皮变化
B. 子宫颈腺囊肿
C. 子宫颈颗粒型重度糜烂
D. 子宫颈息肉
E. 子宫颈管炎

14-25 慢性子宫颈炎的典型临床表现是
A. 白带增多
B. 外阴瘙痒
C. 外阴疼痛
D. 外阴灼热感
E. 外阴湿疹

14-26 慢性子宫颈炎的物理治疗,不包括下列哪项
A. 激光治疗
B. 冷冻治疗
C. 火罐治疗
D. 微波治疗
E. 红外线凝结疗法

14-27* 盆腔炎性疾病后遗症的临床表现不包括
A. 下腹部及腰骶部酸痛,常于月经期、劳累后加重
B. 常有月经失调、经量增多、痛经
C. 一般不影响受孕
D. 妇科检查子宫呈后位,活动受限
E. 可有神经衰弱症状

14-28 美国对盆腔炎性疾病诊断的最低标准是
A. 宫颈举痛
B. 子宫内膜炎
C. 红细胞沉降率升高
D. 血中 C 反应蛋白升高
E. 体温≥38.3℃

14-29 护士为尖锐湿疣产妇做健康教育指导时,下列哪项不妥
A. 保持外阴清洁卫生
B. 杜绝混乱的性关系
C. 坚持每天坐浴
D. 推荐使用避孕套
E. 强调配偶或性伴侣同时治疗

✎ A2 型单项选择题(14-30～14-67)

14-30 病人,58 岁。外阴皮肤瘙痒、疼痛、红肿、灼热感,于性交和活动时加重。医生诊断为外阴炎。下列处理方法中正确的是
A. 搔抓   B. 热水烫
C. 穿紧身内衣   D. 坐浴
E. 输液治疗

14-31 患儿,4 岁。因外阴不适就诊,医生诊断为婴幼儿外阴阴道炎。护士向其家属宣教,正确的是
A. 婴幼儿阴道 pH 在 4.0～5.0
B. 雌激素水平低是该病发生的原因
C. 婴幼儿阴道 pH 在 8.0～9.0
D. 婴幼儿外阴阴道炎一般不用治
E. 蛲虫感染不是本病发生的原因

14-32* 病人,30 岁。外阴部肿胀、疼痛 1 周,

发热 4 天,经检查诊断为前庭大腺脓肿。该病人询问疾病相关信息,护士的正确回答是

A. 常发生于双侧
B. 易引起癌变
C. 由于腺管堵塞、分泌物积聚,继发感染所致
D. 无需治疗,可自行恢复
E. 前庭大腺炎多先侵犯腺泡

14-33* 病人,22 岁。患滴虫性阴道炎。咨询疾病的传播途径。下列传播途径中可能性最小的是

A. 性交　　　B. 游泳池
C. 内源性感染　D. 浴巾
E. 医疗器具

14-34 病人,30 岁。3 天前外出洗浴,后出现白带增多及外阴痒,医生诊断为滴虫性阴道炎。护士告知病人滴虫性阴道炎白带的典型特征是

A. 均匀一致稀薄
B. 淡黄脓性
C. 豆腐渣样
D. 稀薄泡沫样
E. 黄色水样

14-35 病人,38 岁。因外阴瘙痒、灼痛、白带呈豆腐渣样,就诊医生诊断为 VVC。关于该病的发生,下列病人的认知中错误的是

A. 性交是该病的主要传播途径
B. 常见于妊娠、糖尿病病人及接受大量雌激素等
C. 白色假丝酵母菌是寄生在阴道、口腔、肠道的条件致病菌
D. 实验室检查培养法阳性率最高,多用于难治性或复发性 VVC
E. VVC 的典型症状是外阴瘙痒、灼痛及白带呈豆腐渣样

14-36* 病人,30 岁。已婚,近几天感觉白带增多,呈稀薄的泡沫状,伴外阴瘙痒。

应建议其进行的检查是

A. 阴道分泌物悬滴检查
B. 子宫颈刮片检查
C. 阴道镜检查
D. 窥器检查
E. 双合诊检查

14-37* 病人,35 岁。已婚,妊娠 28 周。外阴瘙痒、白带增多 5 天,白带悬滴法检查发现假丝酵母菌,阴道给药时应选用的药物是

A. 制霉菌素　　B. 磺胺类药物
C. 甲硝唑　　　D. 氯霉素
E. 雌激素

14-38 病人,38 岁。因感冒发热,应用抗生素治疗 10 天。自觉外阴痒,分泌物增多,应首先考虑

A. 外阴阴道假丝酵母菌病
B. 细菌性阴道炎
C. 慢性阴道炎
D. 滴虫性阴道炎
E. 非特异性外阴瘙痒

14-39 病人,29 岁。外阴不适。辅助检查胺臭味试验:有烂鱼样腥臭味。线索细胞检查为阳性。阴道 pH 为 4.7。护士告知病人所患疾病最可能是

A. 外阴瘙痒症
B. 外阴阴道假丝酵母菌病
C. 细菌性阴道病
D. 非特异性阴道炎
E. 滴虫性阴道炎

14-40 病人,38 岁。外阴瘙痒、灼痛、白带呈豆渣样,医生诊断为外阴阴道假丝酵母菌病。护士指导病人时告知与此病病因无关的是

A. 长期使用避孕套避孕
B. 长期应用抗生素
C. 阴道乳酸杆菌数量减少
D. 患糖尿病
E. 口腔、肠道、阴道内的念珠菌交叉

感染

14-41 病人,58岁。患老年性外阴炎,医生嘱其坐浴,病人每次坐浴的时间应为
A. 60分钟　　　B. 40分钟
C. 30分钟　　　D. 10分钟
E. 20分钟

14-42 病人,35岁。因外阴瘙痒、灼痛、白带呈豆腐渣样就诊。医生诊断为VVC。关于该病的发生,下列病人的认知中错误的是
A. 假丝酵母菌是寄生在阴道、口腔、肠道的条件致病菌
B. 性交是该病的主要传播途径
C. 常见于妊娠、糖尿病及接受大量雌激素治疗者
D. 培养法阳性率最高,多用于难治性或复发性VVC
E. 典型症状是外阴瘙痒、灼痛,白带呈豆腐渣样

14-43 病人,28岁。医生诊断为细菌性阴道病,护士在指导病人时应纠正病人对该病下列哪种认知
A. 细菌性阴道病病人的性伴侣不需要治疗
B. 细菌性阴道病是由于阴道内乳酸杆菌减少,其他细菌大量繁殖所引起的混合感染
C. 细菌性阴道病的自然病史表现为自愈性或复发性
D. 将阴道分泌物涂抹在玻片上,滴入1～2滴KOH,如产生烂鱼样腥臭味即为阳性
E. 患有细菌性阴道病的孕妇无论有无症状都需要进行治疗

14-44 病人,56岁。患老年性阴道炎。护士与之沟通时,肯定了病人对该病下列哪种认知
A. 阴道分泌物稀少,稠厚
B. 可用碱性溶液冲洗阴道

C. 常见于围绝经期妇女
D. 雌激素可改善症状
E. 阴道pH下降

14-45 病人,60岁。患老年性阴道炎。该病人询问护士发病原因,护士告知是因影响阴道自净作用的激素下降,此激素是
A. 孕激素　　　B. FSH
C. 促性腺素　　D. 雌激素
E. 促性腺激素释放激素

14-46 病人,53岁。绝经4年,阴道脓血性分泌物伴外阴瘙痒2周余,妇科检查阴道黏膜萎缩状、充血。子宫颈刮片未发现恶性肿瘤细胞。拟诊为萎缩性阴道炎。下列护理措施中不妥当的是
A. 用弱酸性溶液冲洗阴道
B. 大剂量雌激素阴道给药,增强局部防御能力
C. 顽固病例可局部用雌激素
D. 保持外阴部清洁、干燥
E. 发现异常及时到医院检查

14-47 病人,25岁。诊断为滴虫性阴道炎,拟阴道冲洗。护士应告知其最适宜的冲洗液为
A. 5.5%醋酸溶液
B. 1‰高锰酸钾溶液
C. 生理盐水
D. 1%乳酸溶液
E. 2%碳酸氢钠溶液

14-48 病人,35岁。患滴虫性阴道炎,前来咨询避孕措施。护士应告知其最佳的避孕方法是
A. 避孕药　　　B. 安全期避孕
C. 节育器　　　D. 阴茎套
E. 结扎术

14-49 病人,58岁。因血性白带、外阴瘙痒、灼热感及尿频、尿痛、尿失禁等就诊。医生诊断为老年性阴道炎。护士指导坐浴,下列方法中正确的是

A. 冷水坐浴

B. 碱性水坐浴

C. 热水坐浴

D. 酸性温水坐浴

E. 盐水坐浴

14-50 病人,30岁。最近2天阴道分泌物增多,外阴瘙痒伴灼热感,性交后有出血症状,合并尿路感染。医生诊断为急性子宫颈炎。护士告知病人应做到下列哪项

A. 按医嘱及时、足量、规范地应用维生素

B. 按医嘱及时、足量、规范地应用强的松

C. 按医嘱及时、足量、规范地应用激素

D. 按医嘱及时、足量、规范地应用抗生素

E. 按医嘱及时、足量、规范地应用化疗药

14-51 病人,38岁。体检时发现子宫颈重度糜烂,需物理治疗。治疗前需完善的检查是

A. 尿常规检查

B. 型超声

C. 血常规检查

D. TCT检查

E. 尿肝、肾功能检查

14-52 病人,36岁。子宫颈中度糜烂,颗粒型,无盆腔及阴道炎症。子宫颈刮片未见癌细胞。最适合的治疗是

A. 激光治疗

B. 中药内服

C. 硝酸银腐蚀法

D. 全子宫切除

E. 抗生素治疗

14-53 病人,35岁。G2P1,医生诊断为子宫颈重度糜烂;子宫颈TCT检查正常,需局部物理治疗。病人询问禁止性生活和盆浴的时间,护士应回答

A. 8周 B. 4周

C. 6周 D. 2周

E. 12周

14-54 病人,30岁。子宫颈中度糜烂,无盆腔及阴道炎症,子宫颈刮片未见癌细胞。应选用的治疗是

A. 硝酸银腐蚀法

B. 中药内服

C. 激光治疗

D. 全子宫切除

E. 抗生素治疗

14-55 病人,30岁。主诉白带增多,妇科检查见子宫颈外口细颗粒状红色区,超过子宫颈面2/3。子宫颈刮片未见癌细胞。该病人最佳的治疗方法是

A. 抗生素阴道冲洗

B. 子宫颈锥形切除

C. 阴道放置药物

D. 物理治疗

E. 全身抗生素治疗

14-56 病人,32岁。妇科体检时发现子宫颈柱状上皮异位,病人自述无任何自觉症状。此时给病人最恰当的建议是

A. 冷冻治疗

B. 手术治疗

C. 激光治疗

D. 药物治疗

E. 子宫颈刮片检查

14-57 病人,36岁。诊断为慢性子宫颈炎,病人思想压力较大,认为自己得了性病。护士应向其解释慢性子宫颈炎最常见的病变是

A. 子宫颈糜烂样改变

B. 子宫颈肥大

C. 子宫颈息肉

D. 子宫颈腺囊肿

E. 子宫颈黏膜炎

14-58* 病人,38岁。体检时发现子宫颈重度

糜烂,医嘱物理治疗。询问子宫颈糜烂的检查方法,护士告知需做
- A. 子宫颈液基薄层细胞检测(TCT)
- B. 子宫颈活检
- C. 需做血常规检查
- D. 需做尿常规检查
- E. 需做肝、肾功能检查

14-59 病人,30岁。因下腹痛、阴道分泌物增多,诊断为盆腔炎。经淋巴系统蔓延引起盆腔炎的主要病原体是
- A. 葡萄球菌
- B. 淋病奈瑟菌
- C. 沙眼衣原体
- D. 大肠埃希菌
- E. 结核分枝杆菌

14-60 病人,28岁。盆腔炎症反复发作,护士向其宣教盆腔炎性疾病发作的时间大多发生在
- A. 初潮前
- B. 绝经后
- C. 未婚者
- D. 老年期
- E. 性活跃期

14-61 病人,25岁,已婚。7天前行人工流产术后出现下腹痛,并伴里急后重。查体发现:腹部压痛、反跳痛、子宫颈举痛。该病人最可能的诊断为
- A. 急性子宫颈炎
- B. 盆腔炎性疾病
- C. 异位妊娠
- D. 卵巢囊肿蒂扭转
- E. 急性阑尾炎

14-62 病人,35岁。因白带增多,常有腹痛,当地卫生院诊断为盆腔炎。因经常发作来上海妇产科医院就诊,候诊时护士告诉她最常见的盆腔炎症是
- A. 子宫肌炎
- B. 子宫内膜炎
- C. 盆腔腹膜炎
- D. 盆腔结缔组织炎
- E. 输卵管炎和输卵管卵巢炎

14-63 病人,43岁。诊断为盆腔炎。护士为其进行健康宣教,盆腔炎性疾病主要的治疗手段为
- A. 手术疗法
- B. 抗生素治疗
- C. 支持疗法
- D. 腹腔灌洗
- E. 中药治疗

14-64 病人,35岁。患盆腔炎。针对盆腔炎的健康指导,下列哪项不正确
- A. 及时治疗下生殖道感染
- B. 治疗急性盆腔炎应及时、彻底
- C. 做好经期、孕期和产褥期的卫生
- D. 宫腔操作选择在月经干净后15天
- E. 注意性生活卫生,预防性传播疾病

14-65 病人,29岁。出现急性尿道炎的症状,白带呈黄色脓性,经医院阴道分泌物检测到淋病奈瑟菌。诊断淋病的"金标准"是
- A. 核酸扩增方法
- B. 淋病奈瑟菌培养
- C. 分泌物涂片革兰染色
- D. 0.9%氯化钠溶液湿片法
- E. 10%氢氧化钾溶液湿片法

14-66 淋病初产妇,27岁。足月顺产一活女婴,护士应为该女婴提供的护理措施是
- A. 严密的床边隔离
- B. 不需进行任何干预
- C. 尽快使用0.5%红霉素眼膏
- D. 消毒液浸泡消毒新生儿
- E. 阴道分泌物淋菌培养

14-67 病人,26岁。顺产分娩时发现患尖锐湿疣,护士为其进行健康教育,下列哪项不妥当
- A. 杜绝混乱的性关系
- B. 告诫病人每天要坐浴
- C. 生活用品要及时消毒

D. 保持外阴部清洁卫生
E. 推荐使用避孕套

A3型单项选择题(14-68～14-86)

(14-68～14-70 共用题干)

病人,45岁。主诉外阴灼热不适、瘙痒,阴道分泌物增多、稀薄,呈淡黄色,常有性交痛。妇科检查:阴道上皮皱襞消失、萎缩、菲薄。

14-68 该病人最可能患
　　A. 盆腔炎症
　　B. 慢性子宫颈炎
　　C. 萎缩性阴道炎
　　D. 真菌性阴道炎
　　E. 子宫颈糜烂

14-69 局部可用的冲洗液是
　　A. 温热水
　　B. 2%碳酸氢钠溶液
　　C. 1%乳酸溶液
　　D. 2%醋酸溶液
　　E. 高锰酸钾溶液

14-70 阴道放药应放在
　　A. 阴道口
　　B. 阴道前壁
　　C. 阴道后壁
　　D. 阴道后穹隆部
　　E. 放在阴道任何部位

(14-71～14-72 共用题干)

病人,38岁。G2P1,因白带增多、腰骶部疼痛、性交后出血就诊。妇科检查子宫颈重度糜烂;子宫颈TCT检查正常。

14-71 护士告知病人最好的治疗方法是
　　A. 中药治疗
　　B. 局部用药
　　C. 局部物理治疗
　　D. 子宫颈锥切
　　E. 全身用药

14-72 病人询问治疗的时间,护士告知最佳时间是
　　A. 月经干净后3～7天

B. 排卵期
C. 无时间限制
D. 确诊后
E. 月经来潮前3～7天

(14-73～14-74 共用题干)

病人,50岁。有糖尿病病史,自述外阴瘙痒,白带呈豆腐渣样。妇科检查:外阴有抓痕,黏膜有白色膜状物。诊断为外阴阴道假丝酵母菌病。

14-73 局部碳酸氢钠冲洗液的浓度是
　　A. 2%～4%
　　B. 2%～3%
　　C. 4%～5%
　　D. 0.3%～0.5%
　　E. 0.1%～0.5%

14-74 局部冲洗后阴道应放置
　　A. 甲硝唑泡腾片
　　B. 红霉素
　　C. 制霉菌素片
　　D. 青霉素
　　E. 链霉素

(14-75～14-78 共用题干)

病人,45岁,已婚。4天前曾到浴室盆浴,现感外阴痒,白带稀薄、泡沫样,阴道壁充血,子宫颈光滑。

14-75 该病人最可能的诊断是
　　A. 滴虫性阴道炎
　　B. 细菌性阴道病
　　C. 萎缩性阴道炎
　　D. 子宫颈糜烂样改变
　　E. 非特异性阴道炎

14-76 为明确诊断,应进一步进行
　　A. 双合诊
　　B. 尿常规
　　C. 阴道窥器检查
　　D. 白带悬滴检查
　　E. 子宫颈黏液检查

14-77 如镜检白带结果为滴虫(+),首选药物为

A. 广谱抗生素
B. 制霉菌素
C. 甲硝唑
D. 曲古霉素
E. 克霉唑栓

14-78 局部用下列哪种溶液冲洗效果最好
A. 1％乳酸
B. 5％碳酸氢钠
C. 1∶5000高锰酸钾
D. 1∶5000苯扎溴铵
E. 生理盐水

(14-79～14-80 共用题干)

病人，30岁，已婚。白带增多伴外阴瘙痒1周。妇科检查：阴道黏膜充血，阴道后穹隆有大量灰黄色稀薄的泡沫状分泌物。

14-79* 该病人最可能发生了
A. 细菌性阴道病
B. 外阴阴道假丝酵母菌病
C. 急性子宫颈炎
D. 滴虫性阴道炎
E. 萎缩性阴道炎

14-80* 该病的治愈标准是治疗后
A. 自觉症状消失
B. 治疗1个疗程后白带检查阴性
C. 第1次月经干净后白带悬滴检查阴性
D. 第2次月经干净后白带悬滴检查阴性
E. 每次月经干净后白带悬滴检查，连续3次阴性

(14-81～14-83 共用题干)

病人，35岁，已婚。外阴瘙痒1周，妇科检查见阴道黏膜充血，阴道内大量白色凝乳块状分泌物。白带检查假丝酵母菌阳性。

14-81* 该病人最可能发生了
A. 滴虫性阴道炎
B. 外阴阴道假丝酵母菌病
C. 老年性阴道炎
D. 慢性子宫颈炎
E. 细菌性阴道病

14-82* 护理评估时，应着重询问的健康史中不包括
A. 长期应用广谱抗生素
B. 糖尿病
C. 接受大量雌激素治疗
D. 妊娠
E. 长期使用避孕套避孕

14-83 医嘱拟予阴道冲洗，护士应告知其最适宜的冲洗液为
A. 5.5％醋酸溶液
B. 1‰高锰酸钾溶液
C. 0.9％氯化钠溶液
D. 1％乳酸溶液
E. 2％～4％碳酸氢钠溶液

(14-84～14-86 共用题干)

病人，30岁，已婚。妇科检查发现子宫颈充血，宫颈外口细颗粒状红色区，超过宫颈面积2/3。考虑子宫颈炎，拟行物理治疗。

14-84* 为排除子宫颈癌，治疗前需选择的辅助检查是
A. 子宫颈活检
B. 子宫颈刮片检查
C. 诊断性刮宫
D. 阴道分泌物悬滴检查
E. 阴道深片

14-85* 子宫颈刮片检查考虑炎症，拟行物理治疗，其治疗的最佳时间是
A. 月经干净后
B. 月经来潮前3～7天
C. 月经干净后3～7天
D. 排卵期
E. 月经期

14-86* 物理治疗后，最重要的护理措施是
A. 热水袋热敷腹部
B. 指导病人仰卧位
C. 每日清洗外阴
D. 治疗1个月后复查
E. 治疗后指导病人坐浴

第十四章 女性生殖系统炎症病人的护理

✎ A4型单项选择题(14-87～14-89)

(14-87～14-89共用题干)

病人,45岁。近期月经紊乱、潮热、出汗,同时伴会阴瘙痒、阴道分泌物增多,呈淡黄色有臭味。妇科检查:阴道上皮萎缩,皱襞消失。

14-87 告知病人阴道分泌物增多的原因可能是
  A. 萎缩性阴道炎
  B. 外阴炎
  C. 子宫肌瘤
  D. 子宫内膜增生
  E. 子宫颈癌

14-88* 建议病人每年进行一次
  A. TCT检查
  B. 血常规检查
  C. 阴道镜检查
  D. 宫腔镜检查
  E. 尿常规检查

14-89 护士应指导病人预防该疾病可每天适量服用
  A. 豆浆或蜂王浆
  B. 维生素B
  C. 维生素E
  D. 维生素C
  E. 菊花茶

❋ 名词解释题(14-90～14-91)

14-90 细菌性阴道病

14-91 生理性柱状上皮异位

❋ 简述问答题(14-92～14-99)

14-92 如何鉴别诊断滴虫性阴道炎、外阴阴道假丝酵母菌病及细菌性阴道病?

14-93 试述慢性子宫颈炎的病理学特征、临床特点及治疗。

14-94 试述急性子宫颈炎的常见病原体及临床表现。

14-95 简述女性生殖器的自然防御功能。

14-96 盆腔炎性疾病的病原体的来源有哪些?

14-97 盆腔炎性疾病的手术指征有哪些?

14-98 简述盆腔炎性疾病的处理原则。

14-99 简述滴虫性阴道炎、VVC和萎缩性阴道炎的鉴别要点。

❋ 综合应用题(14-100)

14-100 病人,30岁。2年前行人工流产术2次,近1年白带增多,通常为黏稠的乳白色黏液或淡黄色脓性;有时伴腰痛,盆腔下坠感。妇科检查:子宫颈糜烂样改变,面积达1/2。

请解答:(1)该病人的疾病诊断是什么?此病最好的治疗方案是什么?

(2)对该类病人如何进行治疗后的健康宣教?

答案与解析

选择题

A1型单项选择题

14-1 B 14-2 E 14-3 E 14-4 A
14-5 B 14-6 C 14-7 E 14-8 A
14-9 D 14-10 A 14-11 B 14-12 C
14-13 B 14-14 A 14-15 D 14-16 D
14-17 E 14-18 D 14-19 A 14-20 D
14-21 A 14-22 E 14-23 D 14-24 A
14-25 A 14-26 C 14-27 C 14-28 A
14-29 C

A2型单项选择题

14-30	D	14-31	B	14-32	C	14-33	C
14-34	D	14-35	A	14-36	A	14-37	A
14-38	A	14-39	C	14-40	A	14-41	E
14-42	B	14-43	A	14-44	D	14-45	D
14-46	B	14-47	D	14-48	D	14-49	D
14-50	D	14-51	D	14-52	D	14-53	A
14-54	C	14-55	D	14-56	E	14-57	A
14-58	A	14-59	D	14-60	E	14-61	B
14-62	E	14-63	D	14-64	D	14-65	B
14-66	C	14-67	B				

A3型单项选择题

14-68	C	14-69	C	14-70	D	14-71	C
14-72	A	14-73	A	14-74	C	14-75	A
14-76	D	14-77	C	14-78	A	14-79	D
14-80	E	14-81	B	14-82	E	14-83	E
14-84	B	14-85	C	14-86	C		

A4型单项选择题

14-87 A 14-88 A 14-89 A

部分选择题解析

14-11 解析：未婚无性生活女性患滴虫性阴道炎不适宜局部用药，应予全身用药。滴虫性阴道炎全身用药首选口服甲硝唑治疗，治愈率达90%～95%。

14-13 解析：萎缩性阴道炎主要病因为雌激素水平下降，导致阴道黏膜萎缩与阴道自净作用减弱，局部给予少量雌激素可增强防御能力。

14-17 解析：外阴阴道假丝酵母菌病，亦称念珠菌性阴道炎，典型白带是白色凝乳状或豆渣样。

14-18 解析：滴虫性阴道炎可通过性生活直接传播或经公共浴池、浴盆、毛巾、坐便器等间接传播，所以需夫妻双方同时治疗。

14-19 解析：外阴阴道假丝酵母菌病局部用药首选2%～4%碳酸氢钠溶液坐浴或冲洗，因假丝酵母菌适宜在偏酸性的环境中生长，而该

溶液属于碱性溶液，可抑制假丝酵母菌的生长。滴虫性阴道炎、老年性阴道炎则应用1%乳酸或0.1%～0.5%醋酸溶液行阴道灌洗。

14-20 解析：外阴阴道假丝酵母菌病病人的内裤消毒，应采用煮沸消毒的方法，将内裤煮沸消毒5～10分钟以消灭病原体，避免交叉感染。

14-21 解析：老年性阴道炎的治疗原则需增加外阴及阴道的酸度，如用0.5%醋酸阴道灌洗、阴道涂抹雌激素软膏等，必要时可采用灌洗后局部用抗生素。大剂量雌激素治疗以改善症状是绝对错误的。

14-22 解析：急性子宫颈炎阴道分泌物增多为主要症状，呈黏液脓性。

14-27 解析：盆腔炎性疾病后遗症可导致盆腔内器官、组织粘连，甚至产生"冰冻骨盆"，临床表现为慢性盆腔痛、异位妊娠、不孕等。

14-32 解析：前庭大腺炎多发生于一侧，急性炎症发作时，病原体首先侵犯腺管，引起前庭大腺导管炎，使腺管口肿胀阻塞，脓液不能外流而积聚形成脓肿，可行脓肿造口术及抗生素治疗。

14-33 解析：滴虫性阴道炎的传播方式：性交为主要传播方式；公共浴池、浴具、游泳池、坐式马桶、污染的妇科检查器具、敷料等为间接传播方式。

14-36 解析：稀薄泡沫状白带增多，考虑滴虫性阴道炎可能性大。阴道分泌物悬滴检查找病原体有助于确诊。

14-37 解析：妊娠期发生外阴假丝酵母菌病，为避免胎儿感染，应坚持局部治疗，即局部用2%～4%碳酸氢钠溶液坐浴或冲洗，然后阴道给予制霉菌素。

14-58 解析：子宫颈柱状上皮异位是人们说的"子宫颈糜烂"，它并不是上皮脱落溃疡的真性糜烂，而是子宫颈糜烂样改变。子宫颈糜烂样改变可能是宫颈原始鳞-柱交接部的外移。糜烂样改变若无临床症状，无需治疗，但要常规做细胞学筛查。

14-79 解析：大量灰黄色稀薄泡沫状白带是滴虫性阴道炎的典型症状。

14-80　**解析**：滴虫性阴道炎常于月经后复发，应在月经干净后复查。治疗后检查滴虫阴性时，仍应于下次月经后继续治疗一疗程，以巩固疗效。连续3次滴虫检查阴性者为治愈。

14-81　**解析**：该病人外阴瘙痒，白色凝乳块状分泌物，白带检查假丝酵母菌阳性，均符合外阴阴道假丝酵母菌病的特征。

14-82　**解析**：外阴阴道假丝酵母菌病常见诱因为长期应用抗生素、妊娠及糖尿病、大量应用免疫抑制剂以及应用避孕药、穿紧身化纤内裤、肥胖、胃肠道假丝酵母菌病等。

14-84　**解析**：对于子宫颈糜烂样改变者治疗前需进行子宫颈细胞学检查和（或）HPV 检测，以除外子宫颈上皮内瘤变或子宫颈癌。

14-85　**解析**：向接受物理治疗的病人说明注意事项，其中治疗时间应选择在月经干净后3~7天，以避免月经影响创面愈合或诱发感染。

14-86　**解析**：术后阴道分泌物较多，呈黄水样，应注意保持外阴清洁，每日清洗外阴。在创面未完全愈合期间禁止盆浴和性生活。治疗后于两次月经干净后3~7天进行复查。

14-88　**解析**：TCT 检查是液基薄层细胞检测的简称，是检测子宫颈细胞并进行细胞学分类诊断的方法，为目前检查子宫颈癌的一种最先进的细胞学检查技术。同时还能发现癌前病变、微生物感染，故需每年检查一次。

名词解释题

14-90　细菌性阴道病是指由于阴道内正常菌群失调，乳酸杆菌减少而导致其他病原如加德纳菌、各种厌氧菌、弯曲弧菌等的大量繁殖，其实际上是以加德纳菌为主的以带有鱼腥味的稀薄阴道分泌物增多为主要表现的一种混合感染。

14-91　生理性柱状上皮异位是指由于女性的雌激素分泌比较旺盛，子宫颈在高水平雌激素的刺激下，导致宫颈管内的柱状上皮异位到宫颈口，而出现宫颈呈糜烂样的改变。此时做阴道镜检查，或者是妇科内检时，就会看到有明显的宫颈糜烂，而且根据糜烂面的严重程度不同，可分为轻、中、重度。由于子宫颈柱状上皮异位属于生理性改变，所以不需要做任何治疗。

简述问答题

14-92　滴虫性阴道炎、外阴阴道假丝酵母菌病及细菌性阴道病的鉴别诊断见表14-1。

表14-1　滴虫性阴道炎、外阴阴道假丝酵母菌病及细菌性阴道病的鉴别诊断

项目	滴虫性阴道炎	外阴阴道假丝酵母菌病	细菌性阴道病
症状	阴道分泌物增多，轻度瘙痒	外阴阴道瘙痒，分泌物增多	阴道分泌物增多，无或轻度瘙痒
分泌物特点	稀薄脓性、泡沫状	白色、豆腐渣样	白色、匀质、有腥臭味
阴道黏膜	散在出血点	水肿，红斑	正常
阴道 pH	≥5（5~6.5）	<4.5	≥4.5（4.5~5.7）
胺试验	阴性	阴性	阳性
显微镜检查可见	阴道毛滴虫，多量白细胞	芽孢和假菌丝，少量白细胞	线索细胞，极少量白细胞

14-93　慢性子宫颈炎的病理学特征：子宫颈肥大、子宫颈息肉、子宫颈管黏膜炎。临床特点：白带增多为主要症状，白带可为白色、淡黄或脓性或血性，有时有接触性出血，可伴有外阴瘙痒、下腹坠痛、腰骶部酸胀，经期劳累后加重。黏稠脓性白带不利于精子存活及穿过，可引起不孕。妇科检查见子宫颈有不同程度糜烂样改变、肥大，有时质较硬或见息肉。治疗以局部治疗为主，物理治疗是最常见的有效治疗方法，如激光治疗、冷冻治疗、红外线凝结疗法。

14-94　急性子宫颈炎最常见的病原体是淋病奈瑟菌及沙眼衣原体。临床表现为阴道分泌物增多，黏液脓性，合并尿路感染时有下泌尿道的感染症状。妇科检查可见子宫颈明显充血、水肿，有黏液脓性分泌物从宫颈管流出。

14-95　女性生殖器的自然防御功能：①两侧大阴唇自然合拢，遮掩阴道口、尿道口。阴道口闭合，阴道前后壁紧贴，可防止外界污染。②阴道正常菌群尤其是乳酸杆菌可抑制其他细菌生长。阴道分泌物可维持巨噬细胞的活性，防止细菌侵入阴道黏膜。③子宫颈内口紧闭，宫颈管黏膜是分泌黏液的高柱状上皮所覆盖，黏膜形成皱褶、嵴突或陷窝，从而增加黏膜表面积；宫颈管分泌大量黏液，形成胶冻状黏液栓，为上生殖道感染的机械屏障；黏液栓内含乳铁蛋白、溶菌酶，可抑制细菌侵入子宫内膜。④生育期妇女子宫内膜周期性脱落，也是消除宫腔感染的有利条件。此外，子宫内膜也含有乳铁蛋白、溶菌酶，可清除少量进入宫腔的病原体。⑤输卵管黏膜上皮细胞的纤毛向宫腔方向摆动以及输卵管的蠕动，均有利于阻止病原体的侵入。输卵管液含有乳铁蛋白、溶菌酶，清除偶然进入上生殖道的病原体。⑥生殖道黏膜聚集有不同数量的淋巴组织及散在的淋巴细胞。此外，中性粒细胞、巨噬细胞、补体以及一些细胞因子均在局部有重要的免疫功能，发挥抗感染作用。

14-96　盆腔炎性疾病的病原体有两种来源：①内源性病原体，来自原寄居于阴道内的菌群，包括需氧菌及厌氧菌，以需氧菌及厌氧菌混合感染为多见。厌氧菌感染的特点是容易形成盆腔脓肿、感染性血栓静脉炎，脓液有粪臭并有气泡。②外源性病原体，主要为性传播疾病的病原体，性传播疾病常同时伴有需氧菌及厌氧菌感染。

14-97　盆腔炎性疾病的手术指征：①药物治疗无效。输卵管卵巢脓肿或盆腔脓肿经药物治疗48～72小时，体温持续不降、中毒症状加重或包块增大者应及时手术，以免发生脓肿破裂。②脓肿持续存在。经药物治疗，病情有好转，继续控制炎症数天（2～3周），包块仍未消失但已局限化，应手术切除，以免日后再次急性发作，或形成慢性盆腔炎。③脓肿破裂。突然腹痛加剧，寒战、高热、恶心、呕吐、腹胀，检查腹部时拒按或有中毒性休克表现，应怀疑脓肿破裂，需立即在抗生素治疗的同时行剖腹探查。手术可根据情况选择经腹手术或腹腔镜手术。手术范围应根据病变范围、病人年龄、一般状态等全面考虑。原则上以切除病灶为主。年轻妇女应尽量保留卵巢功能，以采用保守性手术为主；年龄大、双侧附件受累或附件脓肿屡次发作者，行全子宫及双侧附件切除术。

14-98　盆腔炎性疾病主要用抗生素治疗。处理原则：加强支持、联合用药、足量、全程（症状消失后继续用药10～14天）、纠正电解质紊乱及酸碱失衡。手术治疗主要用于抗生素控制不满意的输卵管、卵巢或盆腔脓肿。

14-99　滴虫性阴道炎、外阴阴道假丝酵母菌病和萎缩性阴道炎的鉴别见表14-2。

表14-2　滴虫性阴道炎、外阴阴道假丝酵母菌病和萎缩性阴道炎的鉴别

病名	病因	临床表现	诊断标准	治疗原则
滴虫性阴道炎	阴道毛滴虫感染	稀薄脓性、泡沫状白带及外阴瘙痒	白带悬滴法找到活滴虫	酸性溶液冲洗阴道，甲硝唑局部及/或全身用药
外阴阴道假丝酵母菌病	假丝酵母菌感染	白色、稠厚、豆腐渣样白带，阴道黏膜附有白色膜状物	白带悬滴法找到假丝酵母菌的芽孢和假菌丝	碱性溶液冲洗阴道，抗真菌药局部及/或全身用药
萎缩性阴道炎	卵巢功能衰退，局部抵抗力降低	阴道淡黄色分泌物增多，外阴有瘙痒或灼热感	绝经后妇女，排除其他感染者	酸性溶液冲洗阴道及外阴坐浴，全身及/或局部加雌激素

综合应用题

14-100 (1) 该病人的疾病诊断:慢性子宫颈炎。治疗方案:以局部治疗为主,可采用物理治疗、药物治疗及手术治疗。其中物理治疗疗效较好、疗程最短。

(2) 治疗后的健康宣教:①平时应注意卫生,保持外阴清洁,勤换内裤,防止病原体入侵;②定期做妇科检查,及早发现、积极治疗;③在流产、经期、产后等时期应严格禁止性生活、盆浴,避免致病菌乘虚而入。

(张 燕)

第十五章

女性生殖内分泌疾病病人的护理

选择题(15-1～15-52)

A1型单项选择题(15-1～15-20)

15-1* 关于子宫内膜不规则脱落所致的异常子宫出血(AUB),下列叙述中不正确的是
A. 多见于生育期妇女
B. 月经周期正常而经期延长
C. 阴道脱落细胞学检查可做出诊断
D. 基础体温呈双相型
E. 子宫内膜有分泌反应

15-2* 下列哪项不是无排卵性 AUB 的特点
A. 基础体温呈双相型
B. 青春期和绝经过渡期妇女多见
C. 子宫内膜分泌反应不良
D. 阴道涂片示中、高度雌激素影响
E. 卵泡刺激素(FSH)降低,无黄体生成素(LH)高峰

15-3* 下列哪种辅助检查可以确诊无排卵性 AUB
A. 经前子宫颈黏液检查见椭圆体
B. 基础体温呈双相型
C. B超检查可见子宫内膜增厚
D. 经前期诊断性刮宫,病理检查显示增殖期子宫内膜
E. 经前期妇科检查,发现子宫增大、变软

15-4 排卵性 AUB 的主要临床特点是
A. 阴道少量出血
B. 阴道多量出血
C. 不规则子宫出血
D. 绝经后出血
E. 接触性出血

15-5 治疗青春期 AUB 常选用的止血药物是
A. 雌激素 B. 孕激素
C. 雄激素 D. 三合激素
E. 抗前列腺素

15-6 黄体功能不足 AUB 病人的主要临床表现是
A. 月经周期缩短
B. 月经期延长
C. 经量增多
D. 不规则阴道出血
E. 月经稀少

15-7 无排卵性 AUB 常见于下列哪类人群
A. 不育 B. 产后
C. 流产后 D. 生育期
E. 青春期及绝经过渡期

15-8 无排卵性 AUB 是指
A. 生育年龄妇女的异常子宫出血
B. 青春期或绝经过渡期妇女的异常子宫出血
C. 无明显器质性病变的异常子宫出血
D. 伴有轻度子宫内膜非特异性炎症的子宫出血
E. 子宫内膜异位症引起的出血

15-9 原发性痛经的主要原因是
A. 体质虚弱 B. 精神紧张
C. 应激 D. 不良刺激
E. 子宫内膜释放过多前列腺素

15-10* 最常见的 AUB 类型是
    A. 无排卵性 AUB
    B. 排卵期出血
    C. 排卵性 AUB
    D. 黄体功能不足
    E. 子宫内膜不规则脱落

15-11* 黄体功能不足的护理评估不包括
    A. 不孕或易流产
    B. 月经周期缩短
    C. 担心不易受孕而焦虑
    D. 增殖期与分泌期内膜共存
    E. 子宫内膜分泌反应不良

15-12* 下列使用性激素的注意事项中错误的是
    A. 用性激素止血后即可停服
    B. 严格遵医嘱用药
    C. 可能引起恶心、呕吐等胃肠道反应
    D. 药物减量必须按规定在血止后开始,逐渐减至维持量
    E. 按时、按量服用

15-13* 青春期无排卵性 AUB 的治疗原则是
    A. 止血、减少经量
    B. 减少经量、调整月经周期
    C. 调整垂体和性腺功能
    D. 止血、调整月经周期
    E. 止血、防止子宫内膜病变

15-14* 下列关于痛经的说法中正确的是
    A. 好发于生育期女性
    B. 病人往往月经初潮即可出现
    C. 一般经前 24 小时最剧烈
    D. 与前列腺素关系密切
    E. 一般经期持续疼痛

15-15 最早出现痛经的时间是
    A. 经前 24 小时   B. 经前 12 小时
    C. 行经第 1 天   D. 行经第 2 天
    E. 行经第 3 天

15-16 一般痛经最剧烈的时间是
    A. 经前 12 小时   B. 经前 24 小时
    C. 行经第 1 天   D. 行经第 2 天
    E. 行经第 3 天

15-17 与痛经关系密切的是
    A. 孕激素   B. 雌激素
    C. 肾上腺素   D. 雄激素
    E. 前列腺素

15-18 关于痛经,下列叙述中不正确的是
    A. 月经前下腹疼痛、坠胀
    B. 月经后下腹疼痛、坠胀
    C. 月经期下腹疼痛、坠胀
    D. 疼痛程度较重
    E. 疼痛程度较轻

15-19* 有关原发性痛经,下列说法中错误的是
    A. 多见于未婚或未孕妇女
    B. 月经来潮前数小时即出现
    C. 常发生在月经初潮后 6~12 个月
    D. 伴面色苍白、出冷汗
    E. 生殖器官多有器质性病变

15-20* 绝经综合征的特征性症状是
    A. 潮热、出汗
    B. 精神、神经症状
    C. 泌尿、生殖道萎缩、感染
    D. 月经紊乱
    E. 骨质疏松

A2 型单项选择题 (15-21~15-42)

15-21* 病人,30 岁,已婚。月经周期 24~25 天,经期 2~12 天,习惯性流产 4 次,基础体温呈不典型双相型,上升缓慢,幅度偏低,升高时间仅维持 9~10 天即下降。应考虑诊断为
    A. 正常
    B. 无排卵性 AUB
    C. 黄体功能不足
    D. 子宫内膜不规则脱落
    E. 子宫内膜炎

15-22* 病人,47 岁。月经紊乱,表现为周期长,8 天/(2~3) 个月,量多伴血块。月经来潮前诊断性刮宫,病理报告为

增殖期子宫内膜。对该病人的处理方案应是

A. 1~2 个月孕激素治疗,使子宫内膜定期转化为分泌期并撤退性出血

B. 月经来潮时应用雄激素,以减少出血

C. 1~2 个月雌激素治疗,使病人定期撤退性出血

D. 应用氯米芬促进排卵,调整周期

E. 雌激素、孕激素序贯法

15-23 病人,29 岁。询问下列哪种辅助检查可以确诊无排卵性 AUB,护士应回答

A. 经前子宫颈黏液检查见椭圆体

B. 基础体温呈双相型

C. B 超检查可见子宫内膜增厚

D. 经前期诊断性刮宫,病理检查显示增殖期子宫内膜

E. 经前期妇科检查,发现子宫增大、变软

15-24* 病人,36 岁,已婚。婚后 3 年 2 次自然流产。近 1 年来月经不调,表现为经期延长,经量多,基础体温呈双相型,但上升经常持续到下次月经来潮不降。月经期诊断性刮宫,病理检查见增殖期和分泌期内膜并存。应诊断为

A. 无排卵性 AUB

B. 子宫内膜炎

C. 子宫内膜不规则脱落

D. 黄体功能不足

E. 子宫黏膜下肌瘤

15-25* 病人,34 岁。有 AUB 表现。下列哪项不是无排卵性 AUB 的病理变化

A. 子宫内膜不伴有不典型的增生

B. 萎缩型子宫内膜

C. 子宫内膜不规则脱落

D. 子宫内膜不典型增生

E. 增殖期子宫内膜

15-26* 病人,36 岁。以往月经规律,现流血 8 天不止,量多。用下列哪种方法止血较好

A. 孕激素肌内注射

B. 雌激素肌内注射

C. 黄体酮与睾酮肌内注射

D. 刮宫术

E. 雄激素肌内注射

15-27* 病人,24 岁。月经以往正常,去年人工流产后至今无月经来潮,连续 5 个月基础体温呈双相型,诊断性刮宫刮不出组织。下列叙述中哪项正确

A. 子宫性闭经

B. 下丘脑性闭经

C. 垂体性闭经

D. 卵巢性闭经

E. 原发性闭经

15-28* 病人,30 岁。继发性闭经 3 年,孕激素试验阴性,雌激素试验阴性,基础体温呈双相型。其闭经属于

A. 下丘脑性   B. 卵巢性

C. 垂体性   D. 子宫性

E. 原发性

15-29* 病人,28 岁。婚后 3 年未孕,婚后开始月经失调。近 1 年来闭经,伴少量溢乳。妇科检查:子宫较正常略小,两侧附件软,可扪及肿块。下列哪项检查对诊断较为重要

A. 黄体酮试验

B. 促 LH 释放激素试验

C. 血前列腺素 E_2 测定

D. 血催乳素测定

E. B 超检查

15-30* 病人,25 岁,身高 164 cm。原发性闭经,婚后 2 年性生活正常,未生育,孕激素试验阴性,用人工周期可来月经。体格检查:肘外翻明显,腭弓高尖,后发际低,内生殖器发育不良。为明确病因,下列哪项检查最重要

A. 染色体

B. 尿雌激素水平测定
C. 阴道涂片
D. 诊断性刮宫
E. 基础体温测定

15-31 病人,35岁。流产2次,第2次流产后月经周期缩短,经期正常,经量不多,已4个月,经检查基础体温呈双相型,无器质性病变。应考虑诊断为
A. 无排卵性 AUB
B. 有排卵性 AUB
C. 黄体功能不足
D. 正常月经
E. 子宫内膜不规则脱落

15-32* 病人,17岁,未婚。自13岁初潮至今月经不规则,经期6~10天,月经周期25~50天不等,经量时多时少。此次月经来潮已10天,仍未干净,前来医院就诊。初步考虑为无排卵性 AUB。下述叙述中不正确的是
A. 诊断性刮宫既可止血又可明确子宫内膜病理诊断
B. 血常规检查确定有无贫血
C. 应用雌激素止血
D. 止血后采用雌、孕激素序贯法调整周期
E. 强调激素治疗过程中严格遵医嘱,不得停药和漏服

15-33* 病人,15岁。月经不规律,诊断为无排卵性 AUB。下列有关该病的叙述中错误的是
A. 最常见的症状是子宫不规则出血
B. 月经周期紊乱
C. 经期长短不一,可持续2~3周或更长时间
D. 无腹痛
E. 子宫均匀性增大

15-34* 病人,16岁。因 AUB 月经过多、晕厥被送入急诊室。急诊止血方案首选
A. 雄激素肌内注射

B. 雌激素肌内注射
C. 孕激素肌内注射
D. 刮宫术
E. 止血剂肌内注射

15-35* 病人,29岁。结婚3年未孕。月经周期21天,经期3~5天,妇科检查正常。连续3个周期基础体温呈双相型,高温相9~10天。应考虑
A. 正常月经
B. 无排卵性 AUB
C. 黄体功能不足
D. 子宫内膜不规则脱落
E. 卵巢无排卵

15-36* 病人,33岁。因月经异常来院就诊。自述月经周期规律,28~30天,但经期延长,可达10~12天,盆腔检查正常。基础体温呈双相型,高温相下降缓慢。应考虑
A. 正常月经
B. 无排卵性 AUB
C. 黄体功能不足
D. 子宫内膜不规则脱落
E. 卵巢无排卵

15-37* 病人,30岁。婚后4年不孕。连续3个月测基础体温,其曲线呈一规则水平线。说明
A. 有排卵
B. 无排卵
C. 黄体功能不足
D. 子宫发育不良
E. 子宫内膜不规则脱落

15-38* 病人,15岁。月经初潮1年,月经周期15~70天,经期3~10天。基础体温呈单相型。考虑该病人为
A. 无排卵性 AUB
B. 子宫内膜不规则脱落
C. 黄体功能不足
D. 正常月经
E. 排卵期出血

15-39* 病人,48岁。月经紊乱2年,此次月经来潮半月未止。妇科检查:子宫正常大小,双侧附件未见异常。血红蛋白85g/L。该病人首选的止血方案为
A. 子宫切除术
B. 诊断性刮宫
C. 雌、孕激素序贯法
D. 雌激素肌内注射
E. 孕激素肌内注射

15-40* 病人,35岁,已婚。近年来,月经周期30~32天,月经持续10~15天,经量时多时少。基础体温呈双相型。为明确诊断需行刮宫术,时间应在
A. 月经来潮前1周
B. 月经来潮2小时内
C. 月经第3天
D. 月经第5天
E. 月经来潮24小时内

15-41* 病人,38岁,已婚。自然流产1次,2年未避孕,未妊娠,月经周期正常,经期延长,经量正常。医生告知需行诊断性刮宫。病人询问护士诊断性刮宫的目的,护士应回答
A. 确定有无排卵及黄体功能
B. 改善子宫内环境
C. 防止感染
D. 了解子宫大小
E. 促进子宫收缩

15-42* 病人,48岁。近半年来月经周期不规则,并且出现潮热、出汗、睡眠障碍等症状,考虑绝经综合征。关于对病人的健康教育,下列叙述中不恰当的是
A. 指导病人促进睡眠的方法,必要时遵医嘱选用镇静剂
B. 嘱病人合理饮食,增加蛋白质和钙的摄入
C. 嘱病人定期健康体检
D. 介绍绝经前后的身心变化,使病人做好心理准备

E. 告知病人减少户外活动,防止骨折的发生

A3型单项选择题(15-43~15-49)

(15-43~15-45 共用题干)

病人,18岁,未婚。14岁月经来潮,经期5~10天,月经周期20天~2个月不等。本次月经来潮20天未净,伴头晕,乏力,检查未见器质性病变。

15-43 该病人可能诊断为
A. 排卵型AUB
B. 无排卵型AUB
C. 黄体功能不足
D. 血液系统疾病
E. 子宫内膜不规则脱落

15-44 下列对该病人的护理措施中哪项不妥
A. 按医嘱给予性激素止血
B. 纠正贫血
C. 做好刮宫止血准备
D. 注意阴道流血量
E. 耐心解释病情及病因

15-45 支持诊断的辅助检查是下列哪项
A. 基础体温呈单相型
B. 基础体温呈双相型
C. 阴道涂片有周期性变化
D. 诊断性刮宫,病理检查见子宫内膜呈分泌不良表现
E. 子宫颈黏液检查见椭圆体

(15-46~15-47 题共用题干)

病人,18岁,高三学生。月经来潮3年,有痛经史。今天月经第1天,下腹部疼痛、坠胀,伴腰痛就诊。医生诊断为原发性痛经。

15-46* 对该病人的护理措施为
A. 给予止痛药、镇静剂,腹部热敷或进食冷饮
B. 给予止痛药、镇静剂,腹部冷敷或进食热饮
C. 给予止痛药、镇静剂,腹部热敷或进食热饮

D. 给予止痛药、镇静剂，腹部热敷或进普通食物
E. 给予止痛药、镇静剂，腹部冷敷或进食冷饮

15-47* 告知病人应
A. 合理休息，充足睡眠，摄取足够的营养
B. 增加运动，减少睡眠，进清淡饮食
C. 减少运动，充足睡眠，增加饮食
D. 增加运动，充足睡眠，减少饮食
E. 运动、睡眠、饮食无特殊要求

(15-48～15-49 共用题干)

病人，45岁。近期月经紊乱，潮热，出汗，情绪低落，记忆力减退。诊断为绝经综合征。病人要求补充雌激素。

15-48* 为预防骨质疏松，护士指导病人应每天喝牛奶同时补充
A. 钙和维生素 D
B. 维生素 B
C. 维生素 E
D. 维生素 C
E. 维生素 D

15-49* 建议病人每年进行 1 次
A. TCT
B. 血常规检查
C. 阴道镜检查
D. 宫腔镜检查
E. 尿常规检查

A4 型单项选择题(15-50～15-52)

(15-50～15-52 共用题干)

病人，16岁。月经初潮2年，月经不规则，月经周期 2～3 个月，每次经期达 10 余天，量多，无痛经。此次闭经 3 个月后阴道流血持续半月未止。考虑无排卵性 AUB。

15-50* 治疗原则是
A. 止血
B. 止血、调整月经周期
C. 止血、调整月经周期、促排卵
D. 防止子宫内膜癌变
E. 刮宫术

15-51* 该病人止血后，首选的调整月经周期的方法是
A. 人工周期
B. 雌、孕激素联合法
C. 后半周期疗法
D. 氯米芬
E. 雄激素

15-52* 护士向病人介绍相关健康教育知识，下列叙述中不正确的是
A. 强调严格遵医嘱用药的必要性
B. 加强营养，注意补充铁剂、维生素 C 等
C. 严格遵医嘱正确用药，不得随意停服和漏服
D. 为预防感染，出血期间禁止清洗会阴
E. 指导病人定期随访

名词解释题(15-53～15-58)

15-53 异常子宫出血
15-54 闭经
15-55 卵巢早衰
15-56 药物性闭经
15-57 Asherman 综合征
15-58 多囊卵巢综合征

简述问答题(15-59～15-64)

15-59 无排卵性 AUB 子宫内膜的病理变化有哪些？
15-60 青春期和绝经过渡期 AUB 的治疗原则是什么？
15-61 简述孕激素试验和雌激素试验的临床意义。
15-62 简述闭经的诊断步骤。

15-63 多囊卵巢综合征的主要内分泌特征有哪些?

15-64 多囊卵巢综合征病人的常见临床表现有哪些?

综合应用题(15-65)

15-65 病人,50岁。停经2个月,阴道不规则出血15天,大出血3天。无腹痛。既往无血液病病史。

体格检查:重度贫血貌,无器质性病变。

辅助检查:B超检查见子宫大小正常、内膜增厚;诊断性刮宫见内膜肥厚,约5g;病理检查示子宫内膜腺囊型增生过长。

请解答:

对该病人应如何诊断并做进一步处理?

答案与解析

选择题

A1型单项选择题

15-1	C	15-2	A	15-3	D	15-4	B
15-5	A	15-6	A	15-7	E	15-8	C
15-9	E	15-10	A	15-11	D	15-12	A
15-13	D	15-14	D	15-15	B	15-16	C
15-17	E	15-18	E	15-19	E	15-20	A

A2型单项选择题

15-21	C	15-22	A	15-23	D	15-24	C
15-25	C	15-26	C	15-27	A	15-28	D
15-29	D	15-30	A	15-31	C	15-32	A
15-33	E	15-34	B	15-35	C	15-36	D
15-37	B	15-38	B	15-39	B	15-40	D
15-41	A	15-42	E				

A3型单项选择题

| 15-43 | B | 15-44 | C | 15-45 | A | 15-46 | C |
| 15-47 | A | 15-48 | A | 15-49 | A | | |

A4型单项选择题

15-50 B 15-51 A 15-52 D

部分选择题解析

15-1 解析: 子宫内膜不规则脱落多见于生育期妇女,月经周期正常,经期延长,常达9~10天,经量多。因为有排卵,所以基础体温呈双相型,但不典型。体温下降延迟,于月经第5~6天刮宫,可见到子宫内膜有分泌反应。阴道脱落细胞学检查作为辅助手段可以判断有无排卵,但不能确诊是否为子宫内膜不规则脱落所致的AUB。

15-2 解析: 基础体温呈双相型是排卵性异常子宫出血的表现,其余几项才是无排卵性异常子宫出血的特点。

15-3 解析: 排卵使增殖期子宫内膜转变为分泌期子宫内膜,所以,排卵后在月经前期诊断性刮宫,子宫内膜显示应当为分泌期,而无排卵时的子宫内膜就是增殖期。A和B均显示有排卵,C和E对于确定有无排卵意义不大。

15-10 解析: AUB以无排卵性最常见,多发生于青春期与绝经过渡期妇女。排卵性AUB较少见。

15-11 解析: 黄体功能不足表现为月经周期缩短,月经频发(月经周期短于21天),病人易不孕或流产。经前1天或月经来潮6小时内诊断性刮宫显示子宫内膜分泌不良。

15-12 解析: 性激素止血后立即停服,因性激素水平突然下降,可能导致子宫内膜脱落引起药物撤退性出血。使用性激素必须严格遵医嘱用药,不得随意停服和漏服,以免使用不当引起子宫出血;药物减量必须按规定在血止后开始,每3天减量1次,每次减量不超过原剂量的

1/3,直至维持量。

15-13 解析: 青春期无排卵性 AUB 病人以止血、调整月经周期为治疗原则。

15-14 解析: 原发性痛经可能与月经期子宫内膜释放过多前列腺素有关。

15-19 解析: 原发性痛经指生殖器无器质性病变的痛经,青春期多见。继发性痛经指盆腔器质性疾病引起的痛经,如子宫内膜异位症。

15-20 解析: 绝经综合征主要与卵巢功能衰退、雌激素水平降低有关。潮热是雌激素降低的特征性症状。

15-21 解析: 黄体功能不足多见于生育年龄妇女,月经周期缩短,月经过频,有些月经周期虽正常,但是卵泡期延长,黄体期缩短,以致不易受孕或易于早孕时流产。

15-22 解析: 病人 47 岁,已近绝经,临床表现提示体内有一定量的雌激素,但没有排卵,没有孕激素的作用。长期暴露于雌激素作用下的子宫内膜,是子宫内膜癌的高危因素,故应定期给病人应用孕激素,使子宫内膜转化为分泌期内膜并脱落出血。雌激素可减少出血量,但它不能影响子宫内膜的脱落过程,也不能起修复子宫内膜的作用。病人已近绝经,卵巢功能衰退,不必再考虑促排卵,以止血、调整月经周期为主。雌、孕激素序贯法适用于青春期异常子宫出血。

15-24 解析: 病人月经不调,未提示有全身或生殖器质性病变,故考虑为 AUB。基础体温呈双相型,刮宫见分泌期内膜,提示有排卵,但双相型体温可持续到下次月经来潮,经期第 5 天刮宫仍见分泌期内膜,说明病人有排卵,黄体发育好,但萎缩过程延长,导致子宫内膜不规则脱落。

15-25 解析: 无排卵性 AUB 主要发生在绝经过渡期和青春期。青春期下丘脑-垂体的调节功能未成熟,与卵巢间尚未建立稳定的周期性调节和正、负反馈作用。绝经过渡期卵巢功能衰退,卵泡几乎已耗竭。两者共同点均为无排卵,子宫内膜缺乏孕激素的促转化作用,故

存在由于黄体萎缩不全而引起的子宫内膜不规则脱落。

15-26 解析: 生育期异常子宫出血的止血方法以孕酮与睾酮联合应用为好,因为单纯孕酮止血停药后撤退性出血量常较多;单纯雄激素止血可减少出血量,但止血不完善,大量长期应用对生育期妇女不利,两者联合应用止血效果好,又可减少撤退性出血量。大量雌激素适用于青春期无排卵性异常子宫出血内膜萎缩者。

15-27 解析: 病人基础体温呈双相型,说明有排卵。病人有人工流产病史,且刮宫不能见到组织,考虑病人为子宫内膜受到损害引起的闭经。

15-28 解析: 病人体温呈双相型,表明有排卵,内分泌功能正常。孕激素试验阴性说明体内雌激素低下,以致对孕激素无反应。雌激素试验阴性提示子宫内膜有缺陷或破坏,可诊断为子宫性闭经。

15-29 解析: 因病人存在溢乳,并有闭经,应检测催乳素,了解有无升高,考虑是否有闭经溢乳综合征的存在。

15-30 解析: 除了原发性闭经、内生殖器发育不良,病人还有肘外翻明显、腭弓高尖、后发际低等特征,应行染色体检查。

15-32 解析: 诊断性刮宫适用于年龄超过 35 岁、药物治疗无效或存在子宫内膜癌高危因素的 AUB 患者。该病人未婚,首先选择药物治疗。

15-33 解析: 生殖内分泌轴功能失调造成的 AUB,患者生殖器无器质性病变,子宫大小正常。

15-34 解析: 青春期 AUB 首选性激素止血。大剂量雌激素促使子宫内膜生长,短期内修复创面而止血,主要用于急性大量出血时。

15-35 解析: 病人月经周期缩短与不孕,基础体温呈双相型、高温相短,均与黄体功能不足有关。

15-36 解析: 子宫内膜不规则脱落表现为月经周期正常,但经期延长,长达 9~10 天,且经量较多。基础体温呈双相型,高温相下降缓慢,符

合子宫内膜不规则脱落的表现。

15-37 解析:基础体温单相型提示无排卵,也是病人不孕的原因。

15-38 解析:因下丘脑-垂体-卵巢轴调节功能尚未成熟,青春期易发生无排卵性 AUB。病人月经周期紊乱、经期长短不一、基础体温呈单相型,符合无排卵性 AUB 的特点。

15-39 解析:诊断性刮宫可达到止血和明确子宫内膜病理诊断的目的。适用于年龄超过 35 岁、药物治疗无效或存在子宫内膜癌高危因素的异常子宫出血者。不规则流血或大量出血者可随时刮宫。

15-40 解析:诊断性刮宫可达到止血及明确子宫内膜病理诊断的目的,是确诊异常子宫出血的主要检查方法。该病人为生育期女性,经期延长,经量时多时少,基础体温呈双相型,考虑为排卵性 AUB,存在黄体萎缩不全的情况,所以诊断性刮宫时间应在月经期第 5 天。

15-41 解析:该病人为生育期女性,有流产史,月经周期正常,经期延长,经量正常,考虑为排卵性 AUB。诊断性刮宫可明确有无排卵及黄体功能。

15-42 解析:绝经过渡期妇女因雌激素水平降低导致骨质疏松,较易发生骨折。应鼓励其坚持体育锻炼,户外活动接受日光照射,适当补钙和维生素 D,以促进钙的吸收。

15-46 解析:病人为原发性痛经,为缓解其腹痛症状,需遵医嘱给予止痛药、镇静剂,腹部热敷或进食热饮。

15-47 解析:对于该病人健康教育,应介绍月经的生理卫生保健知识,教育其养成良好的生活习惯,合理休息、充足睡眠、足够营养,鼓励合理进行体育运动,增强体质。

15-48 解析:钙剂和维生素 D 为防止和延缓骨质疏松的基础用药。

15-49 解析:有研究显示,雌激素替代品的使用与子宫内膜癌的发病有关,也可能增加某些人群患乳腺癌的风险性。如该病人行雌激素替代疗法,应建议其每年行薄层液基细胞学检查(TCT),以早期发现癌及癌前病变。

15-50 解析:治疗无排卵性 AUB,青春期病人以止血、调整月经周期为原则;生育期病人以止血、调整月经周期和促排卵为原则;绝经过渡期病人以止血、调整月经周期、减少经量、防止子宫内膜癌变为原则。

15-51 解析:雌、孕激素序贯法即人工周期,模拟自然月经周期中卵巢的内分泌变化,序贯应用雌、孕激素,使子宫内膜发生周期性变化。适用于青春期或生育期异常子宫出血且内源性雌激素水平较低者。一般连续用药 3 个周期后即能自发排卵。

15-52 解析:指导病人保持会阴清洁,出血期间禁止盆浴及性生活,而并非不能清洗外阴。

名词解释题

15-53 异常子宫出血(abnormal uterine bleeding, AUB)是指与正常月经的周期频率、规律性、经期长度、经期出血量中的任何一项不符的源自宫腔的出血。

15-54 闭经为常见的妇科症状,表现为无经或月经停止。根据既往有无月经来潮,将闭经分为原发性和继发性两类。原发性闭经是指年龄超过 16 岁、女性第 2 性征已发育、月经还未来潮,或年龄超过 14 岁,尚无女性第 2 性征发育。继发性闭经是指正常月经建立后月经停止 6 个月,或按自身原有月经周期计算停止 3 个周期以上者。

15-55 女性 40 岁前由于卵巢内卵泡耗竭或因医源性损伤而发生的卵巢功能衰竭称卵巢早衰。以低雌激素及高性腺激素为特征,表现为继发性闭经,常伴围绝经期症状。

15-56 药物性闭经是指长期应用氯丙嗪、利血平、甾体类避孕药及某些其他药物,药物作用于下丘脑,使促性腺激素释放激素分泌不足,催乳素抑制激素分泌减少,催乳素分泌增加,导致溢乳、闭经、子宫萎缩。

15-57 Asherman 综合征是指月经调节功能正常,因人工流产刮宫过度,或产后、流产后出血、刮宫损伤子宫内膜,导致宫腔粘连而闭经。

15-58 多囊卵巢综合征是一种最常见的妇科内分泌疾病之一,以雄激素过多、持续无排卵和卵巢多囊改变为特征,常伴有胰岛素抵抗和肥胖。

简述问答题

15-59 无排卵性 AUB 子宫内膜的病理变化有以下3种:①子宫内膜增生,又分为不伴非典型增生和非典型增生。前者指子宫内膜腺体过度增生,大小和形态不规则,腺体和间质比例高于增殖期子宫内膜,但无明显的细胞不典型。后者指子宫内膜增生伴有细胞不典型。镜下表现为管状或分支腺体排列拥挤,并伴有细胞不典型,病变区域内腺体比例超过间质,腺体拥挤,仅有少量间质分隔。②增殖期子宫内膜,与正常月经周期中的增殖内膜并无区别,腺细胞显著增生,腺体和间质也增生致密,只是在月经周期后半期甚至月经来潮时,仍表现为增殖期状态,无分泌期改变。③萎缩型子宫内膜,内膜菲薄,腺体少而小,腺管狭窄而直,腺上皮为单层立方形或低柱状细胞,间质少而致密,血管甚少,胶原纤维相对增多。

15-60 青春期 AUB 的治疗原则为止血、调整月经周期为主。绝经过渡期 AUB 的治疗原则为止血、调整月经周期、减少月经量、防止子宫内膜癌变为主。

15-61 孕激素试验的临床意义:阳性表示内膜已经受到雌激素的影响,在孕激素作用下,内膜转化为分泌型后脱落出血;阴性只能说明内膜没有受到雌激素的影响或内膜没有功能。雌激素试验的临床意义:阳性表示子宫内膜是正常的,即内膜对雌激素有反应;阴性表示内膜无法对雌、孕激素做出反应,为子宫性闭经。

15-62 闭经的诊断步骤:①孕激素试验,测定催乳素,了解内源性雌激素和溢乳情况。孕激素试验阳性说明体内有一定浓度的雌激素但无排卵。催乳素升高为排除甲状腺功能减退,

应测定促甲状腺激素。CT 和 MRT 可确诊垂体肿瘤。②若孕激素试验阴性说明内源性雌激素水平低下,或子宫异常,应进行雌激素试验。雌激素试验阴性为子宫性闭经,表示子宫内膜病变,对性激素无反应。③若雌激素试验阳性,进一步证实内源性雌激素水平低下。停用外源性性激素2周以上,排除其对中枢的影响后,做 FSH、LH 测定。若 FSH、LH 升高,FSH>40 U/L 和 LH>25 U/L,表示闭经环节在第2区,即卵巢性闭经。④若 FSH、LH 均<5 U/L,表示促性腺激素低下。为了区别闭经的环节在下丘脑或垂体,可做垂体兴奋试验。结果阴性为垂体性闭经,结果阳性说明垂体反应良好,闭经的环节在中枢和下丘脑。垂体兴奋试验必要时需多次施行,以消除垂体惰性状态,明确闭经环节。

15-63 多囊卵巢综合征的主要内分泌特征:雄激素过高,雌酮过多,促性腺激素比例失调和胰岛素过多。

15-64 多囊卵巢综合征病人的常见临床表现:①月经失调,常表现为月经稀发或继发性闭经。②不孕,生育期妇女常因排卵障碍和月经失调而导致不孕。③多毛、痤疮,由高雄激素引起。④肥胖,50%以上的多囊卵巢综合征病人肥胖,体重指数超过25。⑤黑棘皮症,由雄激素过多引起,常在阴唇、颈背下、腋下、乳房下和腹股沟等处皮肤皱褶部位出现灰褐色色素沉着,呈对称性,皮肤增厚,质地柔软。

综合应用题

15-65 病人50岁,已近绝经,临床表现为阴道不规则出血,在排除全身及生殖道器质性病变后,根据病理检查(子宫内膜腺囊型增生过长)可以诊断为无排卵性 AUB,因此治疗应遵循围绝经期 AUB 的治疗原则,即止血、调整月经周期、减少月经量和防止子宫内膜癌变。

(张 燕)

第十六章

妊娠滋养细胞疾病病人的护理

选择题(16-1~16-50)

A1 型单项选择题(16-1~16-19)

16-1 下列哪项是葡萄胎的确诊依据
A. 停经后阴道不规则出血
B. 子宫增大已达 5 个月,但摸不到胎体
C. 阴道排出葡萄样水泡组织
D. 子宫增大明显大于停经月份
E. 妊娠早期出现严重的呕吐并有妊娠期高血压

16-2 良性葡萄胎和恶性葡萄胎最主要的区别是
A. 血或尿 hCG 的高低
B. 阴道流血时间早晚
C. 子宫增大程度
D. 水泡大小
E. 葡萄胎病变有无超过宫腔范围

16-3 绒毛膜癌最常见的转移部位依次为
A. 阴道、肺、肝、脑
B. 肺、脑、肝、阴道
C. 肺、阴道、脑、肝
D. 肝、肺、阴道、脑
E. 肝、脑、阴道、肺

16-4* 侵蚀性葡萄胎、绒毛膜癌都可发生于
A. 人工流产后   B. 自然流产后
C. 足月分娩后   D. 葡萄胎排空后
E. 输卵管妊娠后

16-5 下列关于妊娠滋养细胞疾病的叙述中正确的是
A. 前次妊娠为异位妊娠,不发生绒毛膜癌
B. 绒毛膜癌可发生在葡萄胎之后
C. 侵蚀性葡萄胎可发生在流产后
D. 绒毛膜癌最早出现转移的部位是脑
E. 绝经后不再发生绒毛膜癌

16-6* 侵蚀性葡萄胎与绒毛膜癌最根本的区别是
A. 距葡萄胎排出之后的时间长短
B. 滋养细胞增生的程度
C. 子宫增大的程度
D. 葡萄胎排尽后尿中 hCG 值的高低
E. 病理检查有无绒毛结构

16-7 葡萄胎首选的治疗方案是
A. 应用缩宫素促使排出宫腔内容物
B. 应用刮宫术清除宫腔内容物
C. 子宫切除术
D. 放射治疗
E. 化疗

16-8 下列与葡萄胎诊断不符的临床表现是
A. 轻微阵发性腹痛
B. 阴道不规则出血
C. 胸痛及咯血
D. 闭经
E. 高血压、蛋白尿

16-9 葡萄胎清宫术后随访时下述哪项不需要
A. 至少避孕 2 年
B. 定期做 hCG 测定
C. 定期做阴道脱落细胞学检查
D. 注意有无阴道流血
E. 定期做胸部 X 线检查

16-10 下列关于葡萄胎的治疗方法中不正确的是
A. 清宫术中预防子宫穿孔
B. 一旦确诊,即行清宫术
C. 应取水泡送病理检查
D. 40岁以上疑癌变者可考虑行全子宫切除术
E. 均做预防性化疗

16-11* 侵蚀性葡萄胎最常见的转移部位是
A. 阴道   B. 脑
C. 子宫   D. 肝
E. 肺

16-12* 护士评估滋养细胞疾病病人的身体状况,询问其有无咳嗽、咯血症状,目的是早期发现
A. 上呼吸道感染
B. 呼吸功能不全
C. 支气管炎
D. 肺结核
E. 肺转移

16-13* 绒毛膜癌的治疗原则是
A. 手术为主,化疗为辅
B. 化疗为主,手术为辅
C. 手术为主,放疗为辅
D. 放疗为主,手术为辅
E. 放疗为主,化疗为辅

16-14 下列关于绒毛膜癌病理改变的说法中正确的是
A. 不伴有远处转移
B. 增生的滋养细胞未侵及子宫肌层
C. 滋养细胞增生规则
D. 不伴有滋养细胞出血、坏死
E. 绒毛结构消失

16-15* 绒毛膜癌病人最常见的死亡原因是
A. 阴道转移   B. 脑转移
C. 肺转移   D. 胸腔转移
E. 肠道转移

16-16 绒毛膜癌与侵蚀性葡萄胎的不同之处是

A. 侵蚀性葡萄胎有全身转移病灶
B. 绒毛膜癌镜下可见绒毛过度增生
C. 绒毛膜癌镜下见绒毛结构消失
D. 侵蚀性葡萄胎发病可以是分娩后
E. 绒毛膜癌病程更长、疗效差

16-17 下列哪项不是临床常用的恶性滋养细胞肿瘤辅助检查方法
A. 子宫颈刮片   B. X线胸片
C. 阴道检查   D. CT检查
E. 血 hCG 测定

16-18* 下列关于滋养细胞疾病的叙述中错误的是
A. 对40岁以上子宫迅速增大者宜手术切除子宫
B. 尿 hCG 测定 >50万 IU/L 即可诊断
C. 葡萄胎清宫术后体内 hCG 在1周内迅速消失
D. 侵蚀性葡萄胎仅继发于葡萄胎妊娠
E. 侵蚀性葡萄胎与绒毛膜癌的主要区别是有无绒毛结构

16-19* 护士对葡萄胎清宫术后的病人进行健康教育,下列叙述中错误的是
A. 注意月经是否规则
B. 定期复查 hCG
C. 注意有无咳嗽、咯血等肺转移症状
D. 观察有无阴道流血
E. 行安全期避孕

✎ **A2型单项选择题(16-20~16-43)**

16-20* 病人,36岁。葡萄胎排出11周后,尿 hCG 仍阳性,护士应告知病人其病情是
A. 早孕
B. 异常,建议立即进行进一步检查
C. 葡萄胎已恶变
D. 葡萄胎复发
E. 正常现象,嘱其不要过分紧张

16-21 病人,29岁,已婚。葡萄胎清宫术后5

个月,出现不规则阴道出血3个月,同时伴咳嗽、咯血1周,尿 hCG 阳性。初步考虑为下列哪种疾病

A. 流产　　　　　B. 宫外孕

C. 侵蚀性葡萄胎　D. AUB

E. 肺结核

16-22 病人,40岁。人工流产后2个月,阴道中等量流血2周,尿 hCG 阳性,子宫 9 cm×7 cm,稍软。胸部 X 线平片:双肺散在粟粒状阴影。首先考虑的诊断是

A. 恶性葡萄胎

B. 葡萄胎

C. 绒毛膜癌

D. 侵蚀性葡萄胎

E. 吸宫不全合并肺结核

16-23* 病人,39岁。生育史:1-0-1-1。葡萄胎清宫术后不规则阴道流血2个月就诊。尿 hCG(＋)。胸部 X 线检查:左上肺直径3 cm 转移灶。诊断为侵蚀性葡萄胎。下列关于侵蚀性葡萄胎的说法中哪项正确

A. 葡萄胎清宫术后1年以上发生恶性变者为侵蚀性葡萄胎

B. 化疗有效

C. 转移灶见绒毛阴影,则应诊断为绒毛膜癌

D. 葡萄胎清宫术后10周,尿 hCG 仍为阳性者即可确诊为侵蚀性葡萄胎

E. 可发生在流产、异位妊娠或葡萄胎妊娠后

16-24* 病人,33岁。侵蚀性葡萄胎阴道转移。其主要体征是

A. 阴道黏膜溃疡

B. 阴道黏膜紫蓝色结节

C. 阴道黏膜充血水肿

D. 阴道大出血

E. 阴道黏膜散在出血点

16-25 病人,27岁。停经8周,阴道不规则出血3周。妇科检查:阴道右侧壁上1/3段有一直径为2.0 cm 的紫蓝色结节,子宫如妊娠4个月大。B超检查:宫腔内充满弥漫分布的光点和小囊样无回声区。下列哪项诊断正确

A. 葡萄胎

B. 侵蚀性葡萄胎

C. 早孕合并子宫肌瘤

D. 卵巢囊肿

E. 绒毛膜癌

16-26* 病人,26岁。葡萄胎,首选清宫术进行治疗。下列护理措施中不妥当的是

A. 刮出物常规送病理检查

B. 术前做输血、输液准备

C. 有恶变倾向行预防性化疗

D. 术前常规肌内注射缩宫素以防出血

E. 确诊后应立即做刮宫准备

16-27* 病人,28岁。初次妊娠为葡萄胎,清宫术后阴道持续出血,病理结果显示为侵蚀性葡萄胎。恰当的治疗方法是

A. 单纯放射治疗

B. 子宫切除术

C. 单纯化疗

D. 化疗＋手术

E. 清宫术

16-28* 病人,28岁。葡萄胎清宫术后,护士为其做出院指导。随访时最重要的检查项目是

A. 尿或血 hCG 测定

B. 盆腔检查

C. 超声波检查

D. 阴道脱落细胞学检查

E. 胸部 X 线检查

16-29 病人,32岁。在病理检查中,可见子宫肌层、输卵管中有滋养细胞,且显著增生呈团块状;细胞大小、形态不一致;有出血、坏死,但绒毛结构完整。最可

能的诊断是

A. 子宫内膜癌　　B. 葡萄胎

C. 输卵管癌　　　D. 绒毛膜癌

E. 侵蚀性葡萄胎

16-30* 病人,27岁,已婚未育。葡萄胎清宫术后准备出院,护士告知病人需随访2年,随访期间不应妊娠。推荐其选用的避孕方法为

A. 口服避孕药

B. 针剂避孕药

C. 安全期避孕

D. 放置宫内节育器

E. 避孕套

16-31* 病人,24岁。生育史:0-0-1-0。4个月前行人工流产术,术后不规则阴道流血持续至今,少量咯血15天。妇科检查:子宫略大,右侧可扪及6cm×7cm×7cm的囊性肿块。X线胸片检查见有团块状阴影。该病人最可能的诊断是

A. 子宫内膜结核　　B. 不全流产

C. 子宫内膜炎　　　D. 绒毛膜癌

E. 卵巢囊腺癌

16-32* 病人,26岁。生育史:1-0-0-1。产后4个月出现阴道不规则出血,近1周咳嗽、痰中带血。妇科检查:阴道前壁紫蓝色结节,子宫如妊娠60天大小、质软,两侧附件可扪及小的囊性包块。首选的辅助检查是

A. hCG测定　　　B. 胸部X线

C. B超　　　　　D. 阴道镜

E. 组织学检查

16-33* 病人,42岁。生育史:1-0-2-1。2年前患过葡萄胎,近来进行性头痛1个月,突然失语、失明、偏瘫、抽搐,继之昏迷2小时。妇科检查:子宫稍增大、稍软,附件无异常。为确诊应行

A. hCG测定　　　B. 脑血管造影

C. 脑脊液检查　　D. 宫腔镜检查

E. 诊断性刮宫

16-34* 病人,35岁。绒毛膜癌化疗中,家属为了配合治疗,向护士咨询病人饮食。护士的指导进食

A. 高蛋白、低维生素、易消化的饮食

B. 低脂、高维生素、易消化的饮食

C. 低蛋白、高维生素、易消化的饮食

D. 高蛋白、高维生素、易消化的饮食

E. 高热量、高维生素、一般饮食

16-35 病人,42岁。生育史:1-0-1-1。葡萄胎清宫术后不规则阴道出血3个月就诊。尿hCG(＋)。胸部X线提示:左上肺2cm直径转移灶。诊断为侵蚀性葡萄胎。下列关于侵蚀性葡萄胎的说法中哪项是正确的

A. 葡萄胎清宫术后1年以上发生恶性变者多为侵蚀性葡萄胎

B. 可发生在流产、异位妊娠或葡萄胎后

C. 转移灶见绒毛阴影,则应诊断为绒毛膜癌

D. 葡萄胎清宫术后10周,尿hCG仍为阳性者即可确诊为侵蚀性葡萄胎

E. 化疗有效

16-36 病人,28岁。患绒毛膜癌。下列说法中错误的是

A. 凡葡萄胎、产后或流产后出现不规则阴道出血应警惕本病的发生

B. 化疗效果一般不好

C. 脑转移一般继发于肺转移

D. 若能早期诊断、及时治疗,预后较好

E. 产后或流产后hCG阳性,阴道有转移性结节,应高度注意绒毛膜癌

16-37 病人,31岁。患葡萄胎。下列处理原则中不妥的是

A. 2次清宫术应间隔7天

B. 清宫手术前做好输液、输血准备

C. 每次刮出物送病理检查

D. 预防性化疗作为常规治疗

E. 术后需给予抗生素

16-38* 病人,27岁。生育史:0-0-1-0。1年前自然流产1次。近1个月出现不规则阴道出血。妇科检查:子宫稍饱满,两侧附件(一)。尿hCG阳性。B超检查提示:子宫后壁2.0 cm占位性病变。可能的疾病为

A. 先兆流产

B. 绒毛膜癌

C. 葡萄胎

D. 妊娠合并卵巢囊肿

E. 妊娠合并双侧附件炎

16-39* 病人,35岁,已婚。停经60天,有早孕反应。突然阴道出血如经量就诊。妇科检查:子宫增大如妊娠3个月,子宫两侧可扪及4 cm×3 cm×4 cm的囊性包块,子宫颈外口有少量血液流出。应考虑可能为

A. 难免流产

B. 葡萄胎

C. 双胎妊娠

D. 早孕合并卵巢囊肿

E. 羊水过多

16-40* 病人,26岁。生育史:0-0-0-0。闭经4个月,阴道流血3个月。妇科检查:阴道前壁有紫蓝色结节,子宫颈内口松,子宫增大如妊娠5个月。血红蛋白60 g/L。下列哪种疾病可能性最大

A. 双胎妊娠

B. 侵蚀性葡萄胎

C. 妊娠合并子宫内膜异位症

D. 先兆流产

E. 妊娠合并子宫肌瘤

16-41* 病人,已婚。G1P0。葡萄胎清宫术后随访。下列哪项指标或临床表现最有可能提示恶变的发生

A. 尿hCG持续8周阳性

B. 子宫稍增大而质软

C. B超检查提示宫腔内有液性暗区

D. 阴道流血淋漓不净

E. 下腹胀痛不适

16-42* 病人,28岁。确诊为葡萄胎,准备行清宫术。下列护士术前准备及用物中不需要的是

A. 缩宫素   B. 配血、备血

C. 雌激素制剂   D. 大号吸管

E. 抢救药品及物品

16-43 病人,26岁。葡萄胎清宫术后,护士为其做出院指导。下列哪项不属于随访检查项目

A. 避孕2年

B. 定期做hCG测定

C. 胸部X线检查

D. 定期做阴道脱落细胞学检查

E. 定期了解阴道有无出血

✎ A3型单项选择题(16-44~16-47)

(16-44~16-45共用题干)

病人,36岁。葡萄胎清宫术后4个月,仍有少量阴道出血,血hCG明显高于正常水平,胸部X线显示片状阴影,病理检查可见完整的绒毛结构。

16-44* 最可能的诊断是

A. 再次葡萄胎

B. 绒毛膜癌

C. 侵蚀性葡萄胎

D. 肺结核

E. 子宫内膜炎

16-45 首选的治疗方案是

A. 中药治疗   B. 化疗

C. 放射治疗   D. 子宫切除

E. 物理治疗

(16-46~16-47共用题干)

病人,27岁。停经约3个月,阴道少量出血5天。妇科检查:子宫如妊娠4个月大小、质软,双附件区各有5 cm×5 cm×3 cm的囊性肿物,

16-46 该病人应考虑为
　　A. 难免流产
　　B. 先兆流产
　　C. 葡萄胎
　　D. 先兆流产合并卵巢囊肿
　　E. 早孕合并卵巢囊肿
16-47 明确诊断后,首选的治疗方法是
　　A. 子宫次全切
　　B. 清宫术
　　C. 子宫全切
　　D. 雌激素治疗
　　E. 化疗

A4 型单项选择题(16-48~16-50)
(16-48~16-50 共用题干)
　　病人,26 岁。停经 60 天,阴道流血 1 周,有阵发性腹痛。妇科检查:子宫如妊娠 4 个月大小,子宫颈着色,宫口闭,附件无异常。尿 hCG 阴性。
16-48 为明确诊断,首选的辅助检查为
　　A. 血 hCG 测定
　　B. 多普勒听胎心
　　C. B 超检查
　　D. 诊断性刮宫
　　E. 腹部 X 线检查
16-49 如果诊断为葡萄胎,首选的治疗方案为
　　A. 化疗
　　B. 子宫切除术
　　C. 清宫术
　　D. 应用缩宫素排出宫腔内容物
　　E. 子宫切除+化疗

16-50 下列哪项不属于随访要求
　　A. 定期复查尿或血中 hCG
　　B. 随访至少持续 2 年
　　C. 口服避孕药避孕
　　D. 做妇科检查
　　E. 注意询问有无咳嗽、咯血等症状

名词解释题(16-51~16-53)

16-51 葡萄胎
16-52 侵蚀性葡萄胎
16-53 绒毛膜癌

简述问答题(16-54~16-57)

16-54 葡萄胎在电镜下有哪些特点?
16-55 葡萄胎的临床表现有哪些?
16-56 葡萄胎预防性化疗的指征有哪些?
16-57 如何进行葡萄胎病人随访?

综合应用题(16-58)

16-58 病人,28 岁,已婚。停经 8 周,不规则阴道出血 1 周,血中有水泡状组织。妇科检查:子宫前倾,如妊娠 3 个月大小,两侧附件可触及囊性、活动性肿物。
　　请解答:
　　(1) 对该病人最可能的诊断是什么?
　　(2) 首选的处理方法是什么?
　　(3) 如何对病人进行出院宣教?

答案与解析

选择题

A1 型单项选择题
16-1　C　16-2　E　16-3　C　16-4　D
16-5　B　16-6　E　16-7　B　16-8　C
16-9　C　16-10　E　16-11　E　16-12　E
16-13　B　16-14　E　16-15　B　16-16　C
16-17　A　16-18　C　16-19　E

A2 型单项选择题

16-20 B   16-21 C   16-22 C   16-23 B
16-24 B   16-25 B   16-26 D   16-27 C
16-28 A   16-29 E   16-30 E   16-31 D
16-32 A   16-33 A   16-34 D   16-35 E
16-36 B   16-37 D   16-38 B   16-39 B
16-40 B   16-41 A   16-42 C   16-43 C

A3 型单项选择题

16-44 C   16-45 B   16-46 C   16-47 B

A4 型单项选择题

16-48 A   16-49 C   16-50 C

部分选择题解析

16-4 解析： 侵蚀性葡萄胎基本上只继发于良性葡萄胎，病人均有葡萄胎病史。侵蚀性葡萄胎一般发生在葡萄胎清宫术后 6 个月以内。绒毛膜癌病史包括葡萄胎、流产或足月产后。一般发生在葡萄胎清宫术后 1 年以上。

16-6 解析： 侵蚀性葡萄胎增生的滋养细胞有明显的出血及坏死，但仍可见变性的或完好的绒毛结构。绒毛膜癌滋养细胞极度不规则增生，分化不良并广泛侵入子宫肌层及血管，周围大片出血、坏死，绒毛结构消失。

16-11 解析： 侵蚀性葡萄胎最常见的转移部位是肺，其次是阴道、盆腔、肝，脑转移较少。

16-12 解析： 肺转移常表现为咳嗽、血痰或反复咯血、胸痛、呼吸困难。常急性发作，少数情况下可出现肺动脉高压、急性呼吸衰竭。转移灶较小时也可无任何症状。

16-13 解析： 因为绒毛膜癌属于滋养细胞来源的恶性肿瘤，而滋养细胞肿瘤是所有肿瘤中对化疗最敏感的一种，所以绒毛膜癌的治疗原则是化疗为主，手术为辅。

16-15 解析： 脑转移预后凶险，为主要的死亡原因。

16-18 解析： 葡萄胎病人血、尿 hCG 处于高值，常超过正常妊娠相应月份值。40 岁以上的女性，葡萄胎恶变率较年轻妇女高 4～6 倍，可切除子宫，保留附件。葡萄胎清宫术后每周随访 1 次血、尿 hCG，阴性后仍需每周复查 1 次；3 个月内若一直阴性，改为每半个月查 1 次，共 3 个月，若连续阴性，改为每月查 1 次，持续半年；第 2 年起，每半年 1 次，共随访 2 年。正常情况下，葡萄胎清宫术后 8～12 周 hCG 可降至正常范围，若 hCG 持续高水平，或一度降至正常又迅速升高，即考虑发生恶性滋养细胞肿瘤。侵蚀性葡萄胎基本上只继发于良性葡萄胎，仍可见变性的或完好的绒毛结构。绒毛膜癌临床上继发于葡萄胎、流产或足月产后，镜下绒毛结构消失。

16-19 解析： 葡萄胎病人清宫术后，护士应指导其避孕 2 年，避孕工具首选避孕套。

16-20 解析： 葡萄胎排空后 8 周以上，血、尿 hCG 测定持续高水平或一度下降后又上升为异常，应建议其进行进一步检查。

16-23 解析： 侵蚀性葡萄胎继发于良性葡萄胎，病人均有葡萄胎病史，多发生在葡萄胎清宫术后 6 个月内。病理可见水泡状组织或血块，葡萄胎侵入子宫肌层或其他部位，可见子宫表面单个或多个蓝紫色结节，严重者整个肌层全部为葡萄胎组织所破坏。增生的滋养细胞有明显的出血、坏死，仍可见变性的或完好的绒毛结构。治疗以化疗为主，手术和放疗为辅。

16-24 解析： 侵蚀性葡萄胎最常见的转移部位是肺，其次是阴道、盆腔、肝，脑转移较少见。肺转移时，病人往往有咯血。阴道转移表现为紫蓝色结节，破溃后大量出血。脑转移可出现头痛、呕吐、抽搐，严重时偏瘫及昏迷等。

16-26 解析： 葡萄胎一经诊断，应立即清宫。术前建立静脉通路，备血，准备好抢救措施，一般不用缩宫素。协助病人排空膀胱，术中严密监测病人的一般情况，术后将刮出组织送病理检查。对于具有恶变倾向的葡萄胎病人选择性地采取预防性化疗，其他病人则进行严密的随诊。

16-27 解析： 侵蚀性葡萄胎的治疗原则：年轻

未生育者可保留子宫,行化疗。

16-28 解析: 葡萄胎清宫术后随访尿或血 hCG 的变化,可早期发现恶变倾向,对疾病预后尤为重要。

16-30 解析: 葡萄胎病人的健康教育:葡萄胎后应避孕 2 年,避孕方法首选避孕套,一般不选用宫内节育器,以免混淆子宫出血的原因。含有雌激素的避孕药可能促进滋养细胞生长,不用为妥。

16-31 解析: 病人可能患了绒毛膜癌。绒毛膜癌常见于葡萄胎、流产或足月产后。最主要的症状为阴道流血。下腹包块往往是增大的子宫或阔韧带内形成的血肿或增大的黄素囊肿,胸部 X 线检查可发现肺转移病灶。

16-32 解析: 根据其临床表现,病人可能为绒毛膜癌,hCG 测定为绒毛膜癌常用的辅助检查。

16-33 解析: 该病人 2 年前患过葡萄胎,考虑为绒毛膜癌。"进行性头痛 1 个月、突然失语、失明、偏瘫、抽搐,继之昏迷 2 小时"考虑为绒毛膜癌脑转移。该病人确诊需要测定 hCG。

16-34 解析: 绒毛膜癌病人的健康教育:进食高维生素、高蛋白、易消化的饮食,鼓励病人多进食,以增加抵抗力。

16-38 解析: 病人可能为绒毛膜癌。绒毛膜癌常见于葡萄胎、流产或足月产后,最主要的症状为阴道流血。因转移部位不同而发生不同的症状,肺转移病人可有咯血、胸痛及憋气等。因增大的子宫或阔韧带内形成血肿或增大的黄素化囊肿,病人往往有下腹包块。hCG 持续高值。

16-39 解析: 葡萄胎诊断要点:①停经后阴道出血,之前可有阵发性下腹痛。②子宫异常增大、变软。完全性葡萄胎子宫可大于停经月份,并伴血清 hCG 水平异常升高。③妊娠呕吐发生早、症状重、持续时间长。④妊娠 20 周前出现高血压、水肿、蛋白尿等子痫征象,症状严重。⑤子宫过度扩张致下腹阵痛。⑥双侧卵巢黄素化囊肿,如发生扭转或破裂,可有急性腹痛。⑦有轻度甲状腺功能亢进的表现。

16-40 解析: 病人闭经 4 个月,阴道流血 3 个月,子宫颈内口松,子宫如妊娠 5 个月大小,可能为侵蚀性葡萄胎。阴道出血为侵蚀性葡萄胎最常见的症状。最常见的转移部位是肺,其次是阴道、盆腔、肝,脑转移较少见。肺转移时,病人往往有咯血。阴道转移表现为紫蓝色结节,破溃后大量出血。

16-41 解析: hCG 测定:正常情况下,葡萄胎清宫术后 8~12 周降至正常范围。若 hCG 持续高水平或一度降至正常又迅速升高,即考虑发生恶性滋养细胞肿瘤。

16-42 解析: 葡萄胎病人的子宫大而软,清宫术中可能发生大出血,因此术前需配血备用并准备好抢救物品;术中需使用大号吸管充分扩张子宫颈,动作宜轻柔。在宫口扩大后应用缩宫素可减少出血及子宫穿孔可能。无需准备雌激素。

16-44 解析: 葡萄胎的辅助检查:一般葡萄胎清宫术后 8~12 周 hCG 水平降至正常范围,若 hCG 仍持续高水平或一度降至正常又迅速升高,考虑发生恶性滋养细胞肿瘤。病人葡萄胎清宫术后 4 个月血 hCG 仍明显高于正常水平,胸部 X 线检查显示片状阴影,病理检查可见完整的绒毛结构,均提示可能发生了侵蚀性葡萄胎。

名词解释题

16-51 葡萄胎亦称水泡状胎块,是指妊娠后滋养细胞增生,绒毛间质水肿,呈水泡状,水泡相连成串,形如葡萄而得名,属良性疾病。

16-52 侵蚀性葡萄胎是指葡萄胎组织侵入子宫肌层或转移至子宫以外,具有恶性肿瘤特性。

16-53 绒毛膜癌是继发于葡萄胎、流产或足月分娩后的高度恶性的滋养细胞肿瘤,早期可通过血行转移至全身,破坏组织及器官,引起出血坏死。

简述问答题

16-54 葡萄胎在电镜下有 3 个特点:①绒毛因间质高度水肿而增大;②绒毛间质内血管消

失;③滋养层细胞有不同程度增生。

16-55 葡萄胎的临床表现:①停经,100%的病人有停经史,多有2～3个月或更长时间停经;②阴道流血是最常见的症状,开始少量,呈咖啡色或暗红色,可在出血中发现水泡状组织;③子宫增大,多数病人的子宫大于相应的停经月份的子宫;④腹痛,呈阵发性下腹隐痛,若是黄素囊肿急性扭转则为急性腹痛;⑤妊娠期高血压疾病征象;⑥B超显示雪片样影像而无胎儿影像;⑦部分病人出现卵巢黄素化囊肿,常为双侧囊性增大,大小不等,表面光滑。

16-56 对年龄超过40岁、清宫前hCG异常升高、清宫后hCG不进行性下降、子宫比相应的妊娠月份明显大或短期内迅速增大、卵巢黄素化囊肿直径≥6 cm、滋养细胞高度增生或伴有不典型性增生、出现可疑的转移灶或无条件随访的病人可采用预防性化疗。

16-57 葡萄胎清宫术后随访:一般为第1次葡萄胎清宫术后,每周测定1次hCG定量,直至降至正常水平。随后3个月内仍每周1次,若持续阴性改为半月1次,共3个月。若持续阴性,则改为每月1次,持续6个月,第2年起每半年1次,共随访2年。

综合应用题

16-58 (1) 对该病人最可能的诊断是葡萄胎。

(2) 首选的处理方法是清宫术,葡萄胎清宫不易1次吸刮干净,一般于1周后再次清宫。

(3) 出院宣教:①告知病人要保证营养,宜进食高蛋白、高维生素、易消化的食物。②适当活动,保证充足的睡眠,提高机体的免疫力。③保持外阴清洁,每次清宫术后禁止性生活及盆浴1个月以防感染。④定期随访,一般为第1次葡萄胎清宫术后,每周测定1次hCG定量,直至降至正常水平。随后3个月内仍每周1次,若持续阴性改为每半个月1次,共3个月。若持续阴性,则改为每月1次,持续6个月,第2年起每半年1次,共随访2年。⑤随访期间必须严格避孕2年。首选避孕套,一般不选宫内节育器,以免混淆子宫出血的原因,另外含有雌激素的避孕药可能促进滋养细胞生长,不用为妥。

(叶 萌)

第十七章

女性生殖器肿瘤病人的护理

选择题(17-1~17-75)

A1型单项选择题(17-1~17-23)

17-1 子宫肌瘤的发生可能与下列哪项因素有关
 A. 雌激素　　　　B. hCG
 C. 孕激素　　　　D. 雄激素
 E. hMG

17-2 下列关于子宫肌瘤的叙述中哪项是错误的
 A. 子宫肌瘤常是多发性的
 B. 子宫肌瘤是女性生殖系统最常见的肿瘤
 C. 月经过多、贫血是子宫肌瘤最常见的症状
 D. 子宫肌瘤症状常不明显,多数在普查中发现
 E. 子宫肌瘤容易变性,一旦诊断应立即手术

17-3 下列关于子宫肌瘤的说法中哪项是正确的
 A. 由子宫平滑肌组织增生而成
 B. 无症状者很少
 C. 常恶变
 D. 绝经后生长快
 E. 好发于20岁以下女性

17-4 最常见的子宫肌瘤类型是
 A. 浆膜下子宫肌瘤
 B. 黏膜下子宫肌瘤
 C. 肌壁间子宫肌瘤
 D. 阔韧带肌瘤
 E. 子宫颈肌瘤

17-5 下列哪项是子宫颈癌的早期症状
 A. 接触性出血
 B. 反复阴道出血
 C. 阴道大量排液
 D. 不规则阴道出血
 E. 腰骶部疼痛

17-6 确诊子宫颈癌的最可靠方法是
 A. 子宫颈脱落细胞学检查
 B. 阴道镜检查
 C. 妇科检查时子宫颈组织触之出血
 D. 子宫颈多点活组织检查、病理检查
 E. 根据临床分期

17-7* 早期发现子宫颈癌的筛查方法是
 A. 妇科检查,窥视子宫颈并双合诊
 B. 阴道镜检查
 C. 子宫颈脱落细胞学检查
 D. 分段诊断性刮宫
 E. 子宫颈活组织检查、病理检查

17-8 子宫颈癌的好发部位为
 A. 柱状上皮区
 B. 鳞状上皮区
 C. 鳞-柱状上皮交接处
 D. 鳞状上皮角化区
 E. 非中央型增生区

17-9 子宫肌瘤病人的月经改变与下列哪项的关系最为密切
 A. 发病年龄
 B. 肌瘤生长的部位

C. 肌瘤的大小
D. 肌瘤是否变性
E. 肌瘤的数量

17-10 子宫肌瘤病人最常见的症状是
A. 痛经
B. 月经周期紊乱
C. 下腹部触及包块
D. 白带增多
E. 月经过多、经期延长

17-11 子宫肌瘤病人主诉头晕、乏力,可能的原因是
A. 便秘
B. 腰背疼
C. 月经增多伴经期延长导致贫血
D. 颅内出血
E. 不孕

17-12 子宫内膜癌最典型的症状为
A. 绝经后阴道出血
B. 不规则阴道流血
C. 接触性出血
D. 腹痛
E. 月经量过多

17-13 下列哪项是子宫内膜癌最常见的转移途径
A. 血行转移 B. 上行蔓延
C. 全身蔓延 D. 直接蔓延
E. 腹腔种植

17-14 我国女性生殖系统恶性肿瘤发病率最高的是
A. 阴道癌 B. 外阴癌
C. 卵巢癌 D. 子宫颈癌
E. 子宫内膜癌

17-15* 下列属于子宫颈癌癌前病变病理变化的是
A. 子宫颈鳞状上皮化
B. 子宫颈鳞状上皮内病变
C. 子宫颈鳞状上皮化生
D. 子宫颈糜烂样改变
E. 子宫颈腺囊肿

17-16 关于女性生殖器官肿瘤的治疗方法,下列哪项是错误的
A. 早期子宫颈癌——首选化疗
B. 良性卵巢肿块——切除患侧附件
C. 卵巢癌——手术为主
D. 无性细胞瘤——对放射治疗敏感
E. 子宫内膜癌——首选手术治疗

17-17* 可用甲胎蛋白监测消长的肿瘤是
A. 成熟畸胎瘤 B. 无性细胞瘤
C. 内胚窦瘤 D. 颗粒细胞瘤
E. 浆液性囊腺瘤

17-18* 女性生殖器官恶性肿瘤预后最差的是
A. 阴道癌 B. 外阴癌
C. 子宫内膜癌 D. 卵巢癌
E. 子宫颈癌

17-19 下列易发生蒂扭转的卵巢肿瘤是
A. 内胚窦瘤 B. 成熟畸胎瘤
C. 浆液性囊腺瘤 D. 纤维瘤
E. 黏液性囊腺瘤

17-20* 下列防治子宫内膜癌的措施中错误的是
A. 围绝经期妇女出现阴道流血应及时就诊
B. 超过50岁的妇女应定期行盆腔检查
C. 年龄超过35岁的妇女长期口服雌激素
D. 应定期妇科检查
E. 积极控制肥胖,治疗高血压病、糖尿病

17-21 子宫颈癌的发病因素与下列哪项无关
A. 慢性子宫颈炎
B. 早婚、早育
C. 性生活紊乱
D. 晚婚、晚育
E. 性病病毒

17-22* 下列哪项不是子宫肌瘤的继发变性
A. 囊性变 B. 红色变
C. 肉瘤样变 D. 纤维性变

E. 玻璃样变

17-23* 下列哪项是子宫肌瘤和中期妊娠的鉴别方法
　　A. 腹部增大程度
　　B. 有无停经史
　　C. 诊断性刮宫
　　D. 妊娠试验
　　E. B超检查

A2型单项选择题(17-24～17-51)

17-24 病人,40岁。因接触性出血就诊,诊断为子宫颈癌。治疗原则是
　　A. 化疗
　　B. 手术及放射治疗为主
　　C. 手术
　　D. 放射治疗
　　E. 化疗为主,手术为辅

17-25* 病人,58岁。患晚期复发性子宫内膜癌。常用的治疗方法是
　　A. 中草药治疗
　　B. 高效孕激素治疗
　　C. 放射治疗
　　D. 手术治疗
　　E. 以上方法的综合治疗

17-26* 病人,39岁。妇科普查发现子宫颈癌晚期。病人一般不会出现的症状是
　　A. 贫血
　　B. 下腹部疼痛
　　C. 阴道大量排液
　　D. 腰骶部疼痛
　　E. 体重增加

17-27* 病人,38岁。患子宫颈癌。子宫颈癌根治术术后拔出导尿管的时间是
　　A. 3～4天　　B. 1～2天
　　C. 15～21天　D. 7～14天
　　E. 5～6天

17-28* 病人,38岁。B超检查显示子宫肌瘤。病人的主要症状是
　　A. 压迫症状
　　B. 腹部包块
　　C. 不孕
　　D. 月经周期缩短,经量增多,经期延长
　　E. 白带增多

17-29* 病人,40岁。经期延长,经量增多,诊断为子宫肌瘤。发病的相关因素可能是
　　A. 营养过剩
　　B. 高雌激素水平
　　C. 生育过多
　　D. 环境污染
　　E. 年龄增长

17-30* 病人,39岁。近5个月来出现月经量增多,经期延长,排液有臭味,常感到头晕、乏力。妇科检查:子宫增大如妊娠40天,子宫颈口有一个4 cm×3 cm×2 cm的肿瘤,表面光滑,活动良好,附件(一)。B超检查提示子宫肌瘤。应考虑为
　　A. 浆膜下肌瘤
　　B. 黏膜下肌瘤
　　C. 肌壁间肌瘤
　　D. 多发性肌瘤
　　E. 子宫颈腺囊肿

17-31* 病人,41岁。B超检查提示浆膜下子宫肌瘤。其最主要的症状是
　　A. 月经量过多,经期延长
　　B. 下腹部包块
　　C. 痛经
　　D. 不孕
　　E. 白带过多

17-32* 病人,40岁。月经量增多,B超检查显示为子宫肌瘤。下列说法中错误的是
　　A. 浆膜下肌瘤较少出现月经量过多
　　B. 黏膜下肌瘤较常发生月经量过多
　　C. 较大的浆膜下肌瘤可发生蒂扭转
　　D. 浆膜下肌瘤最易引起不孕
　　E. 膀胱充盈时较大的肌瘤可由腹部

触诊到

17-33* 病人,28岁,已婚。停经60天,B超检查显示早孕合并子宫肌瘤。应采用的治疗方法是
A. 雄激素治疗
B. 放射治疗
C. 定期复查
D. 子宫肌瘤手术摘除
E. 口服复方炔诺酮片

17-34* 病人,21岁。突发卵巢囊肿蒂扭转。病人最早的表现是
A. 突发性一侧下腹部剧痛
B. 白细胞计数增高
C. 休克
D. 腹泻
E. 发热达39℃

17-35* 病人,34岁,已婚。婚后7年未生育,月经量多如冲。近2个月出现脓性白带、量多,测体温38℃。妇科检查:子宫稍增大,子宫颈口有鸡蛋大小肿物突出,表面有黄苔,分泌物恶臭。应考虑下列哪种疾病
A. 子宫黏膜下肌瘤继发感染
B. 子宫颈黏膜息肉
C. 子宫颈癌
D. 子宫颈妊娠
E. 子宫颈结核

17-36* 病人,38岁。因消瘦、腹部胀大就诊,诊断为卵巢癌。最佳治疗措施是
A. 手术切除
B. 手术+化疗
C. 激光治疗
D. 放射治疗
E. 化疗

17-37 病人,38岁。患卵巢癌伴腹水。目前最主要的护理诊断是
A. 营养失调,低于机体需要量
B. 恐惧
C. 生活自理缺陷
D. 有受伤的风险
E. 舒适改变:腹胀

17-38* 病人,38岁。因右侧腹部肿物入院,B超检查显示为卵巢肿瘤。下列不属于致病因素的是
A. 未婚未育
B. 肿瘤家族史
C. 营养不良
D. 患乳腺癌
E. 患子宫内膜癌

17-39* 病人,49岁。诊断为子宫内膜癌。早期症状主要是
A. 阴道大量排液
B. 接触性出血
C. 阴道不规则流血
D. 恶病质
E. 腰骶部及下肢疼痛

17-40 病人,58岁。绝经4年后出现阴道出血。首先应考虑的是
A. 子宫颈炎
B. 萎缩性阴道炎
C. 子宫颈息肉
D. 子宫内膜炎
E. 子宫内膜癌

17-41* 病人,50岁。诊断为子宫内膜癌。下列说法中错误的是
A. 下腹疼痛、腰骶痛是晚期症状
B. 阴道排液与阴道流血是最早期的症状
C. 早期诊断主要靠子宫内膜活组织检查
D. 可用雌激素治疗
E. 首选治疗方法是手术

17-42* 病人,60岁。绝经8年后阴道出血,诊断为子宫内膜癌。下列与治疗方案无关的是
A. 癌细胞分化程度
B. 婚育史
C. 子宫大小
D. 肌层是否被浸润
E. 癌细胞是否转移

第十七章 女性生殖器肿瘤病人的护理

17-43* 病人,58岁。诊断为子宫内膜癌。下列不属于发病因素的是
  A. 肥胖　　　　B. 绝经延迟
  C. 多产　　　　D. 高血压
  E. 未婚

17-44 病人,38岁。患子宫肌瘤。全子宫切除术后,护士为其进行术后指导,告知病人由于术后阴道残端肠线吸收,可导致阴道少量出血,一般出现在术后
  A. 3~4天　　　B. 1~2周
  C. 1~2天　　　D. 5~6天
  E. 3~4周

17-45 病人,30岁。诊断为卵巢良性肿瘤,准备行经腹卵巢肿瘤切除术。下列术前准备中不正确的是
  A. 术前8小时禁食,4小时禁饮
  B. 术前3天每天阴道冲洗2次
  C. 术前1天备皮,范围为上至剑突,两侧至腋中线,下至大腿上1/3及外阴部皮肤
  D. 为保证良好的休息,术前1天晚上睡前可给予适量镇静剂
  E. 术前半小时安置导尿管

17-46* 病人,40岁。因经期延长,经量增多,被诊断为子宫肌瘤。其月经过多的相关因素是
  A. 肌瘤数量　　B. 肌瘤生长部位
  C. 肌瘤大小　　D. 有无并发症
  E. 病人体质

17-47 病人,45岁。子宫颈癌根治术后第12天。护士在拔导尿管前夹闭导尿管,定期开放,训练膀胱功能。开放导尿管的时间为
  A. 每2小时1次　B. 每5小时1次
  C. 每1小时1次　D. 每4小时1次
  E. 每3小时1次

17-48 病人,39岁。G1P1。经量增多、经期延长1年,加重1个月。临床拟诊为子宫肌瘤。下列最有价值的诊断依据是

A. 经量增多、经期延长1年,加重1个月
B. 子宫增大如妊娠50天,质硬,表面凹凸不平
C. 39岁的经产妇
D. 基础体温测定为单相型
E. 子宫内膜活组织检查为增殖期内膜

17-49 病人,49岁。近5个月月经量多如冲。妇科检查:子宫增大如妊娠50天,质硬。拟诊为子宫肌瘤后,病人非常紧张,害怕患了恶性肿瘤而四处求医。该病人目前主要的护理诊断是
  A. 疼痛　　　　B. 感染的风险
  C. 预感性悲哀　D. 焦虑
  E. 活动无耐力

17-50* 病人,32岁。今晨行子宫肌瘤切除术。术前护士为其插导尿管的目的是
  A. 避免术中出现尿失禁
  B. 避免术中出现尿潴留
  C. 避免术中误伤膀胱
  D. 保护肾脏
  E. 便于切除肌瘤

17-51* 病人,38岁。诊断为卵巢癌。手术后护士协助其进行床上翻身活动应在术后
  A. 4~5小时　　B. 2~3小时
  C. 10~12小时　D. 6~8小时
  E. 24~48小时

A3型单项选择题(17-52~17-67)

(17-52~17-55共用题干)

病人,50岁。G1P1。月经紊乱1年余。妇科普查发现子宫增大如妊娠60天,质硬,表面凹凸不平,活动。

17-52* 可能的诊断为
  A. 早孕　　　　B. 子宫内膜癌
  C. 子宫肌瘤　　D. 子宫肌炎

207

E. 子宫内膜炎

17-53 可能的病因是
A. 性生活紊乱　　B. 家族史
C. 病毒　　　　　D. 高雌激素水平
E. 高雄激素水平

17-54* 最恰当的处理是
A. 全子宫切除术　B. 观察随访
C. 肌瘤切除　　　D. 顺其自然
E. 全子宫及双侧附件切除术

17-55* 下列护理措施中不妥的是
A. 鼓励摄取高营养、富含铁、易消化的食物
B. 遵医嘱每隔3～6个月复查1次
C. 保持外阴清洁干燥
D. 观察阴道流血的时间及注意有无贫血
E. 告诉病人子宫增大的危害，劝其尽快手术

(17-56～17-58 共用题干)
病人，50岁。子宫肌瘤4年，近5个月出现下腹部胀痛、尿频，排尿后自己可摸到增大的肿块。妇科检查：子宫底表面触及拳头大小的包块。医生建议手术，病人十分害怕手术和担心预后。

17-56* 该病人最可能的诊断是
A. 肌壁间肌瘤
B. 浆膜下肌瘤
C. 黏膜下肌瘤
D. 子宫颈黏膜下肌瘤
E. 子宫内膜肿瘤

17-57* 目前最适当的处理是
A. 丙睾酮治疗
B. 子宫切除术
C. 随访观察定期检查
D. 化学治疗
E. 肌瘤摘除术

17-58* 该病人目前存在的主要护理问题是
A. 手术并发症
B. 组织灌注量不足
C. 焦虑
D. 活动无耐力
E. 有感染的风险

(17-59～17-60 共用题干)
病人，32岁。G1P1。晨起后感到右下腹剧烈疼痛，伴恶心、呕吐1小时入院。测体温38.2℃，脉搏92次/分，血压90/60 mmHg，子宫右侧扪及10 cm×9 cm×8 cm大小的肿物，有触痛。

17-59 目前最主要的护理诊断为
A. 营养失调，低于机体需要量
B. 疼痛
C. 恐惧
D. 生活自理缺陷
E. 有感染的风险

17-60* 下列哪项护理措施是错误的
A. 开放静脉通路
B. 协助病人卧床休息
C. 安慰病人，解除紧张情绪
D. 立即给予哌替啶肌内注射缓解疼痛
E. 积极做好腹部手术的术前准备

(17-61～17-62 共用题干)
病人，53岁。绝经3年，出现阴道不规则少量出血3周余。妇科检查：阴道壁无充血，子宫颈光滑，子宫较正常略大。诊断性刮宫显示内膜呈豆腐渣样。

17-61 最可能的诊断是
A. 子宫内膜癌
B. 生殖器结核
C. 围绝经期月经不调
D. 萎缩性阴道炎
E. 子宫黏膜下肌瘤

17-62* 下列哪项检查可进一步确诊
A. 三合诊
B. 双合诊
C. 子宫颈刮片
D. 子宫腔脱落细胞学检查
E. 分段诊断性刮宫

(17-63～17-64 共用题干)

病人,50岁。育有1女。近6年来月经过多,经期逐渐延长至10天,白带增多1年多。近期常有脓血性白带,略有臭味。妇科检查:子宫颈分泌物呈脓性、量较多,子宫颈口可见一表面光滑的赘生物,子宫增大、质硬、活动,双附件无异常。初步诊断为子宫肌瘤。

17-63* 为确诊需做的辅助检查是
　　A. B超　　　　B. 阴道镜
　　C. 宫腔镜　　　D. 血、尿常规
　　E. 诊断性刮宫

17-64* 考虑该病人的肌瘤在
　　A. 肌壁间　　　B. 黏膜下
　　C. 子宫颈　　　D. 浆膜下
　　E. 阴道

(17-65～17-67 共用题干)

病人,42岁。近几年来经量增多,经期延长。近2～3个月常感觉头晕、乏力。妇科检查:子宫不规则增大,如妊娠4个月大小,表面结节状突起,质硬。

17-65　应首先考虑
　　A. 子宫内膜癌　　B. 子宫颈癌
　　C. 卵巢肿瘤　　　D. 子宫肌瘤
　　E. 妊娠

17-66* 病人的护理诊断不包括
　　A. 有感染的风险
　　B. 恐惧
　　C. 自尊紊乱
　　D. 潜在并发症——贫血
　　E. 营养失调,低于机体需要量

17-67* 以下护理措施中哪项不妥
　　A. 帮助病人及家属正确认识疾病
　　B. 酌情予以输血和补液
　　C. 根据病人情况遵医嘱积极配合治疗
　　D. 指导病人进食高蛋白、高热量、高维生素、易消化的饮食
　　E. 嘱病人绝对卧床休息

✏ A4型单项选择题(17-68～17-75)

(17-68～17-70 共用题干)

病人,36岁。经产妇。子宫颈糜烂样改变约5年。近4个月出现腰骶部酸痛,性生活后阴道少量出血。

17-68* 可疑子宫颈癌的症状是
　　A. 腰骶部酸痛
　　B. 子宫颈糜烂样改变
　　C. 生育年龄
　　D. 性生活后阴道出血
　　E. 经产妇

17-69* 若为子宫颈癌,最主要的转移方式是
　　A. 血行转移　　B. 直接蔓延
　　C. 淋巴转移　　D. 远处转移
　　E. 上行蔓延

17-70* 若确诊为子宫颈癌Ⅰ期,首选的治疗方法是
　　A. 中草药治疗　　B. 化疗
　　C. 随访　　　　　D. 全身放射治疗
　　E. 子宫全切术

(17-71～17-73 共用题干)

病人,30岁。G1P1。平素月经规律,无痛经史。妇科普查发现盆腔包块3天,无特殊不适。检查外阴、阴道正常,子宫颈光滑,子宫前位,大小正常,其右侧可扪及一约妊娠3个月大小的包块,活动好,无压痛。B超显示子宫大小正常,其右侧有一儿头大小强回声团,边界清。

17-71* 最可能的诊断是
　　A. 卵巢巧克力囊肿
　　B. 卵巢畸胎瘤
　　C. 卵巢癌
　　D. 子宫浆膜下肌瘤
　　E. 输卵管卵巢囊肿

17-72　病人转身时突然出现右下腹剧痛,同时伴恶心、呕吐。最可能是并发了
　　A. 蒂扭转　　　B. 内出血
　　C. 破裂　　　　D. 急性阑尾炎
　　E. 感染

17-73　现需急诊手术,术前准备不包括

A. 膀胱准备　　B. 皮肤准备
C. 胃肠道准备　D. 阴道准备
E. 床位准备

(17-74～17-75 共用题干)

病人,37 岁。G2P1。3 天前性生活后阴道有血性白带。子宫颈脱落细胞学检查结果为巴氏Ⅲ级。

17-74　病人询问检查结果的意义,下列解释中正确的是
A. 重度炎症　　B. 轻度炎症
C. 可疑癌　　　D. 癌
E. 高度可疑癌

17-75* 该病人需要进一步做子宫颈活组织检查,下列关于子宫颈活组织检查的说法中哪项是错误的
A. 以钳取子宫颈病变区边缘组织为宜
B. 是确诊子宫颈癌最有效的方法
C. 碘着色区域活组织检查诊断价值高
D. 标本固定送病理检查
E. 宜多点取材

名词解释题(17-76～17-77)

17-76　子宫肌瘤

17-77　分段诊断性刮宫

简述问答题(17-78～17-79)

17-78　简述子宫肌瘤的分类。

17-79　简述子宫肌瘤常见的临床表现。

综合应用题(17-80～17-81)

17-80　病人,40 岁。经产妇。子宫颈糜烂样改变近 10 年。近几个月出现性生活后少量阴道出血,伴腰骶部酸痛,拟以子宫颈癌收治入院。

请解答:
(1) 该病的普查方法。
(2) 该病的确诊方法。
(3) 碘试验在诊断中的作用。

17-81　病人,35 岁。经产妇。因经量过多 1 年,伴下腹部隐痛收治入院。

请解答:
(1) 该病人首选的辅助检查方法。
(2) 治疗方法应如何选择?

答案与解析

选择题

A1 型单项选择题

17-1	A	17-2	E	17-3	A	17-4	C
17-5	A	17-6	D	17-7	C	17-8	C
17-9	B	17-10	E	17-11	C	17-12	A
17-13	D	17-14	E	17-15	B	17-16	A
17-17	C	17-18	E	17-19	B	17-20	C
17-21	D	17-22	D	17-23	E		

A2 型单项选择题

17-24　B　17-25　B　17-26　E　17-27　D
17-28　D　17-29　B　17-30　B　17-31　B
17-32　D　17-33　C　17-34　A　17-35　A
17-36　E　17-37　E　17-38　C　17-39　C
17-40　E　17-41　E　17-42　B　17-43　C
17-44　E　17-45　E　17-46　E　17-47　D
17-48　B　17-49　E　17-50　C　17-51　D

A3 型单项选择题

17-52　C　17-53　D　17-54　B　17-55　E
17-56　E　17-57　B　17-58　C　17-59　B
17-60　D　17-61　A　17-62　E　17-63　A
17-64　B　17-65　D　17-66　C　17-67　E

A4型单项选择题

17-68　D　17-69　B　17-70　E　17-71　B
17-72　A　17-73　D　17-74　C　17-75　C

部分选择题解析

17-7 解析: 子宫颈脱落细胞学检查为在子宫颈癌的好发部位,即子宫颈鳞-柱状上皮交接处取材,可早期发现子宫颈癌。此方法经济、简单,广泛用于普查子宫颈癌。

17-15 解析: 子宫颈癌的癌前病变称为子宫颈鳞状上皮内病变,包括低级别鳞状上皮内病变和高级别鳞状上皮内病变。

17-17 解析: 内胚窦瘤能产生甲胎蛋白,可以此作为诊断、监测卵巢肿瘤消长的重要指标。

17-18 解析: 卵巢癌是女性生殖系统的常见恶性肿瘤,可发生于任何年龄,是女性生殖系统三大恶性肿瘤之一。早期多无明显症状,一旦发现往往已属晚期,病死率居妇科恶性肿瘤之首。

17-20 解析: 中年妇女应每年接受防癌检查1次;对每位受检者应认真辨别高危因素,高危妇女应接受进一步防癌指导;严格掌握雌激素的使用指征(绝对不能长期使用),并指导用药后的自我监护及随访措施;围绝经期月经紊乱或阴道不规则流血者,或绝经后出现阴道流血者应高度警惕子宫内膜癌可能,进行早诊断、早治疗。

17-22 解析: 当生长快、血运不足、缺血时,肌瘤会失去其原有的典型结构,称肌瘤变性。常见的变性有玻璃样变、囊性变、红色样变、肉瘤样变及钙化。

17-23 解析: B超检查可以了解肌瘤的大小、生长部位、数量、有无血流及变性,也可判断是否妊娠。

17-25 解析: 子宫内膜癌的治疗原则:孕激素适用于癌症晚期或癌肿复发的病人;如不能经手术切除或早期癌灶的年轻病人要求保留生育能力者,可考虑大剂量孕激素治疗,有一定效果。常用药物有甲羟孕酮。

17-26 解析: 子宫颈癌晚期病变可累及骨盆壁、腰骶神经、闭孔神经,出现腰骶部或坐骨神经疼痛。如病灶压迫输尿管或直肠,则可出现尿频、尿急、肛门坠胀等症状。病变广泛者,可因静脉、淋巴回流受阻导致输尿管积水、尿毒症。长期消耗状态可出现恶病质(贫血、消瘦等)。

17-27 解析: 子宫颈癌的护理措施:常规妇科手术后第1天晨拔出导尿管,子宫颈癌根治术后拔出导尿管的时间则是术后7~14天。

17-28 解析: 小肌瘤一般无明显月经量的改变,大的肌壁间肌瘤和黏膜下肌瘤则可出现月经周期缩短、经量增多、经期延长、不规则阴道出血等症状。

17-29 解析: 目前子宫肌瘤的确切病因尚不明确,临床资料表明子宫肌瘤的发生和生长可能与高雌激素水平有关。

17-30 解析: 子宫肌瘤好发于子宫多个部位,常见的有黏膜下、肌壁间、浆膜下和阔韧带部位,最常见的是黏膜下。子宫增大,有时有宫口扩张,肌瘤位于宫颈口内或脱出在阴道内,红色、实质、表面光滑,伴感染时则表面有渗出液覆盖或溃疡形成,排液有臭味的表现,病人可能为黏膜下肌瘤。

17-31 解析: 浆膜下肌瘤突出于子宫表面,向腹腔内生长,可扪及有蒂与子宫相连,质地较硬,所以最主要的症状为下腹部包块。

17-32 解析: 黏膜下肌瘤和引起宫腔变形的肌壁间肌瘤可引起不孕或流产。

17-33 解析: 子宫肌瘤合并妊娠者应定期产检,多能自然分娩,不需急于干预,但要注意预防产后出血。

17-34 解析: 中等大小的卵巢肿瘤易并发蒂扭转,常见于成熟畸胎瘤。病人突然转身或连续旋转时,肿瘤偏向身体一侧而发生蒂扭转,可引起静脉回流受阻,肌瘤内血容量剧增或血管破裂,肌瘤内充满血液后使动脉血流受阻,易发生坏死、破裂或感染,表现为一侧下腹部剧痛,可伴恶心、呕吐,甚至休克,是妇科常见急症。

17-35 解析: 病人可能发生了子宫黏膜下肌瘤

继发感染。妇科检查时,黏膜下肌瘤病人的子宫多均匀增大,有时在子宫颈口或阴道内可见到红色、表面光滑的肌瘤。发生感染时,表层有渗出,有炎性物覆盖或溃疡形成。

17-36 解析: 手术治疗是卵巢恶性肿瘤的主要治疗方法。由于卵巢恶性肿瘤对化疗敏感,因此化疗为重要的辅助治疗方法。

17-37 解析: 护理诊断:舒适改变(腹胀)。与腹水有关。

17-38 解析: 卵巢癌的病因目前尚不明确,可能与年龄、生育史、持续排卵和内分泌因素、高胆固醇饮食及家族遗传等因素有关。

17-39 解析: 子宫内膜癌最典型的表现是绝经后出现阴道流血,表现为不规则阴道流血,量一般不多。未绝经者表现为经量增多、经期延长。

17-41 解析: 子宫内膜癌病因目前尚不明确,可能与持续的雌激素刺激且无孕激素拮抗下子宫内膜增生,甚至癌变有关。子宫内膜癌药物治疗包括孕激素和抗雌激素制剂。

17-42 解析: 子宫内膜癌的治疗方案需根据子宫大小、肌层是否被浸润、癌细胞分化及转移等情况决定。

17-43 解析: 长期以来已公认子宫内膜癌可能与子宫内膜增生过长有关,尤其是在缺乏孕激素对抗而长期接受雌激素刺激的情况下,可能导致子宫内膜癌的发生。大量临床研究提示:未婚、少育、未育或家族中有癌症史的妇女,高血压、肥胖、绝经延迟、糖尿病及其他心血管疾病病人发生子宫内膜癌的机会增多。

17-46 解析: 较大的肌壁间肌瘤和黏膜下肌瘤可使宫腔变大,子宫黏膜面积随之增大,子宫收缩不良或子宫黏膜增生过长,可使月经周期缩短,经期延长,经量增多,出现不规则阴道流血等。因此月经量过多与子宫肌瘤生长的部位关系密切。

17-50 解析: 膀胱的位置在子宫前方,因此术前需要留置导尿管,避免手术中误伤膀胱。

17-51 解析: 卵巢肿瘤的术后护理:术后6~8小时后可在床上翻身活动,术后第1天取半坐卧位,根据体力在下午或术后第2天下地活动。

17-52 解析: 子宫肌炎可使子宫充血、水肿,甚至化脓、坏死。子宫内膜炎可使病人轻度发热、下腹痛、白带增多。子宫内膜癌是以阴道出血和月经紊乱为主要症状的恶性肿瘤。根据病人月经紊乱、子宫增大、表面有活动结节,应考虑为子宫肌瘤。

17-54 解析: 病人年龄接近围绝经期,一般不需治疗,随着体内雌激素水平的降低,肌瘤可自然萎缩甚至消失。但要每3~6个月随访1次,若肌瘤增大或症状加重,应考虑进行治疗。

17-55 解析: 嘱病人按预定随访时间到医院接受医疗检查和指导。每3~6个月随访1次,若肌瘤增大或症状加重,应考虑进行治疗。

17-56 解析: 浆膜下肌瘤在腹部可扪及质硬的球状物,与子宫有细蒂相连,活动。

17-57 解析: 子宫切除术适用于肌瘤较大,症状较明显,治疗效果不佳,无生育要求者。该病人瘤体较大,症状较明显,且年龄50岁,适宜做子宫切除术。

17-58 解析: 病人目前主要的护理诊断是焦虑,与反复阴道出血、担心手术及预后有关。

17-60 解析: 疼痛原因未明之前,不宜止痛,防止掩盖病情,延误治疗。

17-62 解析: 确诊子宫内膜癌最常用、最可靠的方法是分段诊断性刮宫。先用小刮匙环刮子宫颈管,再进宫腔搔刮内膜,刮出物分瓶标记送病理检查。

17-63 解析: 子宫肌瘤常用的诊断方法有B超检查,另外还可采用宫腔镜、腹腔镜等协助诊断。

17-64 解析: 黏膜下肌瘤主要表现为:月经过多,随着肌瘤增大,经期延长。黏膜下肌瘤脱出于阴道并发感染时,白带增多,可为脓性或血性,或有腐烂组织排出;体征是子宫均匀增大,有时在子宫颈口或阴道内可见到红色、表面光滑的肌瘤。根据该病人的临床表现,其肌瘤可能位于黏膜下。

17-66 解析: 病人长期失血易导致恐惧、感染、营养失调和贫血,但不存在形象的问题,所以无自尊紊乱。

17-67 解析:病人并无严重并发症,因而适当休息即可。

17-68 解析:早期子宫颈癌常无明显症状,随着病情发展可出现以下表现:①阴道流血,早期为接触性出血,可见性生活或妇科检查后出血。②阴道排液增多,呈白色或稀薄如水或米汤样,有腥臭。该病人性生活后阴道出血为可疑为子宫颈癌的症状。

17-69 解析:直接蔓延最常见。癌组织向局部浸润,向邻近器官及组织扩散,向上、下累及子宫体、阴道,向两侧蔓延至主韧带、阴道旁组织,延伸到骨盆壁。癌灶向前、后蔓延可侵犯膀胱或直肠。

17-70 解析:子宫颈腺癌对放疗敏感度稍差,应争取手术或放疗与手术相结合的综合治疗。手术方式采用子宫全切术和盆腔淋巴结清扫术。

17-71 解析:无痛性肿块是畸胎瘤最常见的症状,因而考虑为卵巢畸胎瘤。

17-75 解析:子宫颈癌的辅助检查:子宫颈脱落细胞学检查结果巴氏Ⅲ级或以上者应选择有病变部位进行子宫颈活组织检查。活组织检查是诊断子宫颈癌前期病变和子宫颈癌的最可靠方法,选择子宫颈鳞-柱状细胞交接部3、6、9和12点处取活组织固定后送检。正常子宫颈或阴道上皮含有丰富的糖原,可被碘液染为棕色,在碘不着色区进行活组织检查可提高诊断率。

名词解释题

17-76 子宫肌瘤又称为子宫平滑肌瘤,是女性生殖器最常见的一种良性肿瘤。由子宫平滑肌组织增生而成,其间有少量纤维结缔组织。

17-77 分段诊断性刮宫,简称分段诊刮,是目前早期诊断子宫内膜癌最常用的刮取子宫内膜组织的方法。行分段诊刮时,先用小刮匙环刮颈管,再进入管腔探测摇刮内膜,取得的刮出物分瓶做好标记,送病理检查。病理检查结果是确诊子宫内膜癌的依据。

简述问答题

17-78 子宫肌瘤按所在的部位可分为:①肌壁间肌瘤,肌瘤位于子宫肌壁内,周围均被肌层包围。②浆膜下肌瘤,肌瘤向子宫浆膜面生长,突起于子宫表面。③黏膜下肌瘤,肌瘤向子宫黏膜方向生长,突出于宫腔,仅由黏膜层覆盖。

17-79 子宫肌瘤常见的临床表现:①月经改变,是肌瘤病人最常见的症状,表现为经量增多、经期延长、不规则阴道流血等。②腹部包块,子宫增大超过妊娠3个月大小时可触及。③白带增多,宫腔增大、内膜腺体增多导致。④疼痛,常有下腹坠胀、腰酸背痛等,月经期加重,浆膜下肌瘤蒂扭转时可出现急性腹痛。⑤压迫症状,肌瘤生长可压迫膀胱、尿道或直肠,引起尿频、排尿困难、尿潴留或便秘。⑥不孕,肌瘤压迫输卵管使之扭曲,或使宫腔变形,以致妨碍受精卵着床,导致不孕。⑦继发性贫血,若病人长期月经过多可导致继发性贫血。

综合应用题

17-80 (1)该病的普查方法是子宫颈脱落细胞学检查。

(2)该病的确诊方法是子宫颈和子宫颈管活组织检查。

(3)正常子宫颈或阴道上皮含有丰富糖原,可被碘液染为棕色。将碘液涂抹于子宫颈及阴道穹隆部,在碘不着色区进行子宫颈活组织检查,可提高诊断率。

17-81 (1)该病人首选的辅助检查是B超,根据病人的症状判断,子宫肌瘤可能性较大。

(2)治疗方法应根据病人年龄、生育要求、症状及肌瘤的部位、大小、数目全面考虑。考虑该病人症状较严重,建议首选手术治疗。

(叶 萌)

第十八章

会阴部手术病人的护理

选择题(18-1~31)

A1 型单项选择题(18-1~18-16)

18-1 会阴部手术病人的术前准备不包括
    A. 尿管护理   B. 肠道准备
    C. 阴道准备   D. 心理护理
    E. 健康教育

18-2* 外阴癌根治术后的病人应取下列哪种体位
    A. 半坐卧位   B. 平卧位
    C. 侧卧位   D. 俯卧位
    E. 屈膝位

18-3 下列外阴、阴道损伤病人保守治疗的护理措施中正确的是
    A. 每周会阴擦洗 3 次
    B. 按医嘱积极止痒
    C. 术后给予缓泻剂
    D. 术后 2 天起,每天 2 次红外线照射
    E. 鼓励病人每天 2 次全身活动

18-4 处女膜闭锁病人术后应留置导尿管的时间是
    A. 1~2 天
    B. 3~5 天
    C. 5~7 天
    D. 7~10 天
    E. 10~14 天

18-5 外阴癌的转移与下列哪项因素关系最为密切
    A. 癌灶大小
    B. 肿瘤部位
    C. 治疗措施
    D. 肿瘤的分化程度
    E. 淋巴结转移

18-6* 关于阴道模型使用时的注意事项,下列哪项不妥
    A. 应选择适当的型号
    B. 模型上要涂润滑剂
    C. 备好 2 个以上阴道模型
    D. 以丁字带固定阴道模型
    E. 首次使用时常在更换后 1 小时用止痛药

18-7 最常见的尿瘘是
    A. 膀胱阴道瘘
    B. 尿道阴道瘘
    C. 膀胱尿道阴道瘘
    D. 膀胱子宫颈阴道瘘
    E. 输尿道阴道瘘

18-8 引起尿瘘的主要原因是
    A. 生殖系统癌症
    B. 放射治疗
    C. 长期放置子宫托
    D. 产伤
    E. 妇科手术损伤

18-9* 膀胱阴道瘘病人的瘘孔位于膀胱后底部,术后应采取的体位是
    A. 平卧位
    B. 半坐卧位
    C. 左侧半坐卧位
    D. 右侧半坐卧位
    E. 俯卧位

18-10 下列尿瘘病人的出院指导内容中错误的是
A. 1个月内禁止性生活
B. 遵医嘱服用抗生素
C. 保持外阴清洁
D. 3个月内禁止重体力劳动
E. 遵医嘱服用雌激素

18-11* 有关尿瘘病人的护理措施,下列叙述中错误的是
A. 由于漏尿,应限制病人每天的饮水量
B. 采取适当体位
C. 保持外阴清洁
D. 静脉输液保证病人液体摄入量
E. 对缺血坏死所致的尿瘘病人,应较长时间保留导尿管

18-12 引起子宫脱垂最主要的原因是
A. 分娩损伤
B. 产后过早参加重体力劳动
C. 盆腹腔巨大肿瘤
D. 盆底组织疏松、薄弱
E. 长期慢性咳嗽

18-13 临床上一般将子宫脱垂分为几度
A. 2度   B. 3度
C. 4度   D. 5度
E. 6度

18-14 下列关于子宫脱垂的临床表现中错误的是
A. 腰骶部酸痛
B. 阴道脱出肿物
C. 大笑时易引起尿失禁
D. 子宫及阴道壁溃疡
E. 月经量增多

18-15 子宫脱垂病人手术后避免重体力劳动和提重物的时间为
A. 2个月   B. 3个月
C. 6个月   D. 9个月
E. 12个月

18-16 子宫脱垂病人术后禁止盆浴及性生活的时间为
A. 1个月   B. 2个月
C. 3个月   D. 4个月
E. 5个月

✎ A2型单项选择题(18-17~18-23)

18-17 病人,32岁。10分钟前骑车不慎摔倒,出现外阴部疼痛伴有少许出血,急来院诊治。专科检查:外阴发育正常,小阴唇黏膜撕裂伤,不断有新鲜血液流出,初步诊断为外阴损伤。紧急处理措施为
A. 局麻下给予清创缝合,止血
B. 嘱病人注意会阴部卫生
C. 给予1:5000高锰酸钾溶液坐浴
D. 口服或静脉滴注抗生素
E. 嘱病人采取正确的体位

18-18* 病人,21岁。2个月前下腹部出现胀痛,外阴部有烧灼感,还流出液体,未引起重视。近来全身感觉不舒服,疲乏无力,来医院检查。医生诊断为外阴鳞状细胞癌ⅠA期。肿瘤最大直径为
A. ≤2 cm   B. ≤5 cm
C. ≥2 cm   D. ≥3 cm
E. ≥5 cm

18-19 病人,15岁,中学生。因月经未来潮,2天前无明显诱因出现下腹胀痛,呈持续性,继后感觉排尿困难来院就诊。经医院检查证实"处女膜闭锁"。首选的辅助检查是
A. CT   B. DSA
C. MRI   D. EKG
E. B超

18-20 病人,27岁。结婚后发现性生活十分困难,有时下腹会有疼痛,能忍受。赴医院检查,医生诊断为"先天性无阴道",进行人工阴道成形术。下列哪项成形术效果较好

A. 乙状结肠阴道成形术
B. 游离皮瓣阴道成形术
C. 羊膜阴道成形术
D. 腹膜阴道成形术
E. 外阴阴道成形术

18-21 病人,36岁。G2P2。妊娠36^{+6}周,行剖宫产分娩一男婴。今天阴道流液3小时入院。经医生反复检查后确诊为膀胱阴道瘘。应采取下列哪项护理措施较为妥当
A. 由于漏尿应限制饮水量
B. 采取使漏孔低于尿液面的位置
C. 术前积极控制外阴炎症
D. 手术前用3‰聚维酮碘溶液坐浴
E. 术后禁忌留置导尿管

18-22 病人,69岁。子宫Ⅱ度脱垂合并阴道前后壁膨出。阴道子宫全切术加阴道前后壁修补术后,下列护理措施中正确的是
A. 术后进少渣半流食8天
B. 术后3天行盆浴
C. 留置导尿管3~5天
D. 术后每天测生命体征1次至正常
E. 术后平卧位1天,次日起半坐卧位

18-23 病人,56岁。G2P2。主诉腰骶部酸痛伴下坠感。妇科检查:嘱病人平卧时向下屏气用力,子宫颈外口达处女膜缘。其子宫脱垂分度为
A. Ⅱ度轻型
B. Ⅰ度重型
C. Ⅰ度轻型
D. Ⅲ度
E. Ⅱ度重型

✎ A3型单项选择题(18-24~18-26)
(18-24~18-26共用题干)

病人,60岁。腰骶部酸痛,劳累后尤为明显。嘱其平卧用力向下屏气时,发现子宫颈脱出于阴道口,子宫体仍在阴道内。

18-24 该病人属于
A. 子宫脱垂Ⅰ度重型
B. 子宫脱垂Ⅰ度轻型
C. 子宫脱垂Ⅱ度轻型
D. 子宫脱垂Ⅲ度
E. 子宫脱垂Ⅱ度重型

18-25 给该病人手术治疗后其适宜的卧位为
A. 膀胱截石位
B. 半坐位
C. 平卧位
D. 俯卧位
E. 侧卧位

18-26 护士指导病人进行盆底肌肉组织锻炼的方法为
A. 仰卧起坐
B. 收缩肛门的运动
C. 下肢运动
D. 上肢运动
E. 俯卧撑

✎ A4型单项选择题(18-27~18-31)
(18-27~18-31共用题干)

病人,16岁,在校高中学生。2个月前因月经未来潮至当地中心医院检查,发现处女膜闭锁,偶有腹痛、腹胀不适,今来院要求进一步治疗,收治入院。主要辅助检查:彩色超声诊断为子宫颈及阴道内积液(考虑处女膜闭锁);盆腔MRI见子宫颈大量积血并球形扩张(符合阴道膜性闭锁)。

18-27* 妇科检查时可发现下列哪项体征
A. 处女膜凹陷而萎缩
B. 处女膜表面橙红色
C. 阴道开口比别人大
D. 肛门检查发现向直肠凸出的包块
E. 阴道一般无积血

18-28 该病人首选的治疗措施是
A. 阴道闭锁切开术
B. 常规应用抗生素
C. 中医药治疗

D. 闭锁处热疗
E. 阴道冲洗

18-29 手术后取头高足低位或半坐卧位的主要目的是
A. 保持引流通畅
B. 便于排出积血
C. 防止创缘粘连
D. 预防阴道感染
E. 减轻疼痛症状

18-30 护理诊断"慢性疼痛"与下列哪项因素有关
A. 缺乏应对能力
B. 慢性炎症刺激
C. 阴道发育异常
D. 阴道创伤
E. 经血潴留

18-31 下列外阴护理措施中不妥的是
A. 保持外阴部清洁
B. 保留导尿管1~2天
C. 每小时外阴擦洗2次
D. 使用消毒卫生垫
E. 遵医嘱用抗生素防治感染

名词解释题（18-32~18-38）

18-32 无孔处女膜
18-33 阴道横隔
18-34 阴道纵隔
18-35 尿瘘
18-36 坏死型尿瘘
18-37 子宫脱垂
18-38 子宫托

简述问答题（18-39~18-48）

18-39 怎样对会阴部手术后的病人进行出院指导？
18-40 简述外阴、阴道损伤病人保守治疗的护理措施。
18-41 外阴癌的临床表现和转移途径有哪些？
18-42 简述外阴癌病人的护理诊断和术后护理措施。
18-43 常见的阴道发育异常有哪些？治疗原则是什么？
18-44 为什么阴道再造后要放阴道模型？
18-45 简述尿瘘的常见病因、主要症状、术前准备和术后护理。
18-46 子宫脱垂常见的病因有哪些？如何进行临床分度？
18-47 简述子宫脱垂的临床表现。
18-48 如何教病人放、取子宫托？注意事项有哪些？

综合应用题（18-49~18-50）

18-49 病人，62岁。G5P4。患糖尿病23年，外阴部瘙痒不易治愈。最近1年来感觉大阴唇疼痛明显，呈结节状，有渗液和渗血，伴尿频、尿急、尿痛、血尿、便秘和便血。

请解答：
(1) 该病人的医疗诊断和护理诊断是什么？
(2) 怎样做好术前准备和术后护理？

18-50 病人，56岁。G3P1。病人自述生育完1个月左右就下地劳动，未充分休息。近年来感觉下蹲时阴道口有脱出物，休息后不恢复。妇科检查：阴道口外3cm处可见子宫颈口且有重度糜烂样改变。

请解答：
(1) 该病人最可能的诊断是什么？
(2) 如何通过凯格尔运动准确有效地锻炼盆底肌？

答案与解析

选择题

A1 型单项选择题

18-1	A	18-2	B	18-3	D	18-4	A
18-5	E	18-6	E	18-7	A	18-8	D
18-9	E	18-10	A	18-11	A	18-12	A
18-13	B	18-14	E	18-15	C	18-16	C

A2 型单项选择题

| 18-17 | A | 18-18 | A | 18-19 | E | 18-20 | A |
| 18-21 | C | 18-22 | C | 18-23 | B |

A3 型单项选择题

18-24　C　18-25　C　18-26　B

A4 型单项选择题

18-27　D　18-28　A　18-29　B　18-30　E
18-31　C

部分选择题解析

18-2 解析： 外阴癌根治术后宜取平卧位，双腿外展屈膝，膝下垫软枕，可减少腹股沟及外阴部张力，促进伤口愈合。

18-6 解析： 阴道模型使用时的注意事项：①应选择适当的型号。②备好2个以上阴道模型。③模型上要涂润滑剂。④以丁字带固定阴道模型。⑤病人在做完阴道成形术后更换阴道模型，伤口未完全愈合病人疼痛明显，常须在更换的半小时用止痛药；更换时护理人员会陪同在病人床旁，握住病人的手，协助医生放置阴道模型。

18-9 解析： 应根据病人瘘孔的位置决定体位，膀胱阴道瘘的瘘孔在膀胱后底部，应取俯卧位；瘘孔在侧面者应健侧卧位，使瘘孔居于高位。

18-11 解析： 尿瘘病人的护理措施：①保持外阴部清洁、干燥，术前3~5天用1:5000的高锰酸钾溶液或0.2‰聚维酮碘溶液坐浴，外阴部有湿疹者，在坐浴后涂擦氧化锌软膏，使局部干燥，待疹愈后再行手术。②对有些妇科手术后所致小瘘孔的尿瘘病人应留置导尿管，并保持正确的体位，使小瘘孔自行愈合。一般采取使瘘孔高于尿液面的卧位。③嘱咐病人多饮水，一般每天不少于3000 ml，以稀释尿液，减少酸性尿液对皮肤的刺激。④术后每天清洗外阴。保持病床单位清洁、干燥，勤换内衣裤，每天清洗会阴部，防止皮炎的发生。⑤对缺血坏死所致的尿瘘病人，应较长时间保留导尿管。⑥观察漏尿的时间和漏尿的形式，是否为持续性漏尿；漏尿与体位的关系，漏尿同时有无自主排尿等；注意是否有外阴瘙痒、疼痛及溃疡。

18-18 解析： 外阴癌的临床分期（FIGO 2009年）：Ⅰ期-肿瘤，局限于外阴和（或）会阴，淋巴结无转移。ⅠA期，肿瘤最大直径≤2 cm，且间质浸润≤1 mm；ⅠB期，肿瘤最大直径＞2 cm，或间质浸润＞1 mm。Ⅱ期，任何大小的肿瘤，侵犯至会阴邻近结构（下1/3尿道、下1/3阴道、肛门），淋巴结无转移。Ⅲ期，任何大小的肿瘤，有或无侵犯至会阴邻近结构（下1/3尿道、下1/3阴道、肛门），有腹股沟-股淋巴结转移。ⅢA期，1个淋巴结转移（≥5 mm）或1~2个淋巴结转移（＜5 mm）；ⅢB期，≥2个淋巴结转移（≥5 mm）或≥3个淋巴结转移（＜5 mm）；ⅢC期，淋巴结阳性伴淋巴结囊外扩散。Ⅳ期，肿瘤侵犯其他区域结构（上2/3尿道、上2/3阴道）或远处转移。ⅣA期，肿瘤侵犯至下列任何部位：上尿道和（或）阴道黏膜、膀胱黏膜、直肠黏膜，或固定于骨盆壁；或腹股沟-股淋巴结出现固定或溃疡形成。ⅣB期，包括盆腔淋巴结的任何部位远处转移。

18-27 解析： 阴道膜性闭锁症状与处女膜闭锁相似，妇科检查时亦无阴道开口，但闭锁处黏膜表面色泽正常，亦不向外膨隆，肛门检查扪及向直肠凸出的阴道积血包块,其位置较处女膜闭锁高。

名词解释题

18-32　无孔处女膜又称处女膜闭锁。处女膜是位于阴道外口和会阴的交接处的膜性组织,正常处女膜分为有孔型、半月型、筛状、隔状、微孔型。若完全无孔隙,则为处女膜闭锁,多由泌尿生殖窦组织未腔化所致。处女膜闭锁多于月经初潮后发现,若子宫及阴道发育正常,初潮后经血积存于阴道内,继之扩展到子宫,形成阴道子宫积血,积血过多可流入输卵管,通过伞部进入腹腔,伞部附近的腹膜受经血刺激发生水肿、粘连,致使输卵管伞部闭锁,形成阴道、子宫、输卵管积血。

18-33　阴道横隔是由两侧副中肾管会合后的尾端与尿生殖窦相接处未贯通或部分贯通所致。横隔可发生在阴道较高段,部分闭锁,可不影响性生活,可以受孕,但在分娩时影响胎儿娩出,宜在分娩时做横隔切开术。横隔也可发生在阴道较低段,可影响性生活,完全闭锁时应及时做阴道横隔切开术。阴道横隔是否出现临床症状,首先取决于横隔上有无小孔,其次是位置的高低。

18-34　阴道纵隔为两侧副中肾管会合后,尾端纵隔未消失或部分消失所致,常伴有双子宫、双子宫颈、同侧肾脏发育不良。可分为不全纵隔和完全纵隔。阴道纵隔一般无症状,直至婚后因性生活困难就诊发现。

18-35　尿瘘是指泌尿道与生殖道之间形成异常通道,尿液自阴道排出,不能控制。

18-36　坏死型尿瘘是指由于胎儿过大、胎位异常或骨盆狭窄所致头盆不称,产程延长,特别是第2产程延长者,阴道前壁、膀胱、尿道被挤压在胎头和耻骨联合之间,导致局部组织缺血坏死形成的尿瘘。

18-37　子宫脱垂是指子宫从正常位置沿阴道下降,子宫颈外口达坐骨棘水平以下,甚至子宫全部脱出于阴道口以外,常合并有阴道前壁和(或)后壁膨出。

18-38　子宫托是一种支持子宫和阴道壁并使其维持在阴道内而不脱出的工具,尤其适用于病人全身状况不适宜手术、妊娠期和产后。有支撑型和填充型子宫托。

简述问答题

18-39　会阴部手术后病人出院指导:①讲解疾病的相关知识、术后保持外阴阴道清洁干燥的重要性、方法及拆线时间,防止交叉感染。②讲解会阴部手术后维持相应体位的重要性,教会病人床上肢体锻炼的方法,以预防并发症的发生。③3个月内避免性生活及盆浴,勤换内裤;避免重体力劳动及增加腹压,逐渐增加活动量。④耐心地向病人解释致病原因,注意观察阴道出血的量及性质,增强自我防护。⑤告知病人坚持治疗的重要性,注意保护病人隐私,做好家属工作,让其理解病人的感受,为病人提供各方面的支持。⑥评估病人的心理问题,耐心倾听病人主诉,理解病人,以亲切和蔼的语言耐心解答病人的疑问,帮助病人选择积极的应对措施,消除病人的紧张情绪,使其能够主动配合治疗及护理。

18-40　外阴、阴道损伤病人保守治疗的护理措施:血肿小、无增大,可暂时保守治疗。①嘱病人卧床休息,采取正确的体位。②注意观察血肿的变化,最初24小时内宜局部冷敷(冰敷),以降低局部血流量和减轻外阴疼痛。24小时后可改用热敷或超短波、远红外线等治疗,以促进血肿吸收。③保持外阴清洁干燥,每天外阴冲洗3次,便后及时冲洗。④按医嘱给予止血、止痛剂。⑤可用棉垫、丁字带加压包扎,防治血肿扩大。

18-41　外阴癌的临床表现:主要症状是外阴结节,常伴有疼痛及瘙痒。多数病人先有长期外阴瘙痒,多年后局部出现丘疹、外阴结节或小溃疡,经久不愈,有些病人伴有外阴白斑。当肿瘤邻近或侵犯尿道时,可出现尿频、尿痛、排尿烧灼感和排尿困难。晚期者表现为溃疡或不规则的乳头状或菜花样肿块,病变部位常有脓血性分泌物。病灶还可扩大,累及肛门、直肠和膀胱,一侧或双侧腹股沟可摸到质硬且固定不活动的肿大淋巴结。转移途径以局部蔓延和淋巴扩散为主,极少血行转移。

18-42 外阴癌病人的护理诊断:①慢性疼痛,与晚期癌肿侵犯神经、血管和淋巴系统有关;②自我形象紊乱,与外阴切除有关;③有感染的风险,与病人年龄大、抵抗力低下、手术创面大及邻近肛门等有关;④恐惧,与缺乏应对能力和担心预后有关。

术后护理措施:外阴癌的伤口愈合较慢,术后可采取药泡式坐浴,坐浴可添加消毒剂,如1:5000高锰酸钾溶液等;清洁伤口,保持伤口部位清洁、通风;防治并发症,如淋巴水肿,要保护脚部不受损伤,以免引起淋巴管炎、腿部发炎、红肿等;如发生蜂窝组织炎,保持下肢清洁,如果出现水肿,应及时穿戴弹力袜。

18-43 常见的阴道发育异常有先天性无阴道、阴道闭锁、阴道横隔、阴道纵隔和阴道斜隔综合征。治疗原则:①先天性无阴道需先行机械扩张,然后行人工阴道成形术。②阴道闭锁一旦明确诊断,应尽早手术切除。③完全性阴道横隔一旦明确诊断,尽早手术治疗。手术方法必须根据阴道横隔位置、横隔厚度而定;不完全阴道横隔若生育前出现临床症状,则需要行阴道横隔切开手术,分娩时,若横隔较薄,可于胎先露部下降压迫横隔时,切开横隔,胎儿娩出后再切除横隔。若横隔较厚,则行选择性剖宫产手术。④完全性阴道纵隔,常常不需要立即治疗。不全阴道纵隔,若影响性生活,应行纵隔切除;若分娩过程中发现,可于先露部下降压迫阴道纵隔时切断纵隔,待胎儿娩出后再切除纵隔。⑤阴道斜隔综合征,行斜隔切除术是最理想的手术方式。

18-44 阴道再造后要放阴道模型的理由:阴道再造后阴道深度可达10cm,宽达5~6cm,阴道再造手术后需较长时间搁置阴道模型。一般阴道再造术后前3个月内每天换阴道模型以防粘连,昼夜均需佩戴阴道模型,切不可时摘时戴。假如在阴道再造手术后前3个月内或几个小时内中断戴阴道模型,就有发生阴道狭窄的可能,会影响手术结果。

18-45 尿瘘的常见病因:①妇科手术损伤;②分娩损伤;③其他,如外伤、晚期膀胱结核、盆腔肿瘤等。

主要症状:漏尿、外阴瘙痒和疼痛、尿路感染。

术前准备:①排除尿路感染,治疗外阴皮炎。②闭经和绝经病人术前口服雌激素1周,以促进阴道上皮增生,有利于伤口愈合。③术前3~5天每天用1:5000高锰酸钾溶液或0.20‰的聚维酮碘溶液坐浴;外阴部有湿疹者,可在坐浴后行红外线照射,然后涂氧化锌软膏,使局部干燥,待痊愈后再行手术。④术前1天应用抗生素预防感染。

术后护理:①留置导尿管7~14天,保持导尿管引流通畅。放置输尿管导管者,术后留置至少1个月。②拔管前注意训练膀胱肌张力,拔管后协助病人每1~2小时排尿1次,然后逐步延长排尿时间。③根据病人漏孔的位置决定体位,使漏孔处于高位。④术后补液每天不少于3000ml,达到冲洗膀胱的目的。⑤绝经病人术后继续服用雌激素1个月。⑥术后3个月禁止性生活,再次妊娠者原则上行剖宫产结束分娩。⑦尽量避免咳嗽、下蹲等增加腹压的动作。

18-46 子宫脱垂常见的病因有分娩损伤、产后过早参加重体力劳动、长期腹压增加、盆底组织疏松和薄弱等。子宫脱垂的分度:①Ⅰ度。轻型:子宫颈外口距处女膜缘<4cm,未达处女膜缘;重型:子宫颈已达处女膜缘,但未超出,检查时在阴道口可见子宫颈。②Ⅱ度。轻型:子宫颈已脱出阴道口,但宫体仍在阴道内;重型:部分宫体已脱出阴道口。③Ⅲ度。子宫颈和宫体全部脱出于阴道口外。

18-47 子宫脱垂的临床表现:Ⅰ度病人一般无自觉症状。Ⅱ、Ⅲ度病人常有以下症状:①下坠感及腰骶部酸痛。②阴道脱出肿物。病人自述有球形物自阴道内脱出,于行走、下蹲、体力劳动时更加明显,卧床休息后自行还纳。③排尿、排便异常。

18-48　教病人放、取子宫托:选择大小适宜的子宫托;放置前排尽大、小便,洗净双手,蹲下并两腿分开,一手持托柄,使托盘呈倾斜位进入阴道口,将托柄边向内推边向阴道顶端旋转,直至托盘达子宫颈,然后屏气,使子宫下降,同时用手指将托柄向上推,使托盘牢牢吸附在子宫颈上。放妥后,将托柄弯度朝前,对正耻骨弓后面即可。取子宫托时,手指捏住子宫托柄,上下左右轻轻摇动,等负压消失后向后方牵拉,子宫托即可自阴道滑出。

注意事项:①放置前阴道应有一定水平的雌激素作用。绝经后妇女可用阴道雌激素霜剂,一般放置子宫托前4~6周开始应用,并长期在放托的过程中使用。②子宫托应每天上午放入阴道,睡前取出,消毒备用。③保持阴道清洁,月经期和妊娠期停止使用。④上托以后,分别于第1、3、6个月时到医院检查1次,以后每3~6个月到医院检查1次。

综合应用题

18-49　(1)该病人的医疗诊断:外阴癌。护理诊断:①疼痛,与癌肿侵犯神经、血管和淋巴系统有关。②排尿异常,如尿频、尿急、尿痛、血尿,与癌肿侵犯尿道有关。③排便型态紊乱,如便秘、便血,与癌肿侵犯直肠有关。④皮肤、黏膜完整性受损,如外阴部瘙痒,与糖尿病有关;与癌细胞产生了一些组织胺等物质到血管中,流到了皮肤,从而刺激皮肤的感觉神经末梢引起瘙痒有关。

(2)术前准备:①避免出现并发症。因为外阴癌病人以老年人居多,所以术前要做一系列高血压、糖尿病等的检查,以避免并发症的出现。②术前训练。让病人习惯在便盆中排大、小便;指导病人练习深呼吸、咳嗽、床上翻身等。③阴道准备。在术前3天需让病人使用1:5000高锰酸钾溶液坐浴,每天2次,每次20分钟,为病人垫上会阴垫,确保外阴部位足够清洁。④皮肤准备。手术前1天在手术区备皮,将毛发剔除,保持这些部位的清洁,避免感染。⑤肠道准备。手术之前的3天进流食,以避免肠道内积便,手术前晚10点后禁止进食,避免手术过程中出现呕吐。⑥告知病人禁止吸烟,按医嘱酌情应用抗生素,避免呼吸道分泌物过多。

术后护理:①术后卧位。病人术后回到病房,要去枕平卧6小时,头向一侧偏移,等到病人血压达到平稳状态的时候,再恢复为半坐卧位。②给予低流量吸氧。③使用心肺功能监护,严密观察病人面色、血压、体温、脉搏和呼吸等的变化情况,特别关注病人血压情况。④切口护理。确保切口敷料始终保持清洁和干燥,每天为病人更换敷料,如果出现渗血或者渗液,需及时进行更换,在为病人换药的过程中,要严格遵循无菌操作规程,以防止大、小便对创面带来污染。⑤引流管护理。因为外阴癌手术病人的创伤面较大,手术后需要为病人留置相应的引流管以及导尿管。若较长时间无法下床,则需进行有效的皮肤护理。让病人睡气垫床,为病人定时翻身,重点关注骶尾部皮肤,还需进行定时按摩。⑥饮食护理和活动指导。

18-50　(1)该病人最可能的诊断是子宫脱垂。

(2)通过凯格尔运动可以准确有效地锻炼盆底肌:①排空膀胱。②选择自己舒服的体位,坐或站都可以。③收缩盆底肌:可以从5秒或者3秒开始,最好能到10秒,每次10~15分钟,每天2~3次。收缩时腹部、大腿和臀部的肌肉放松,保持呼吸顺畅,不要刻意屏气。

(叶　萌)

第十九章

妇女保健

❋ 选择题(19-1~19-59)

✎ A1 型单项选择题(19-1~19-40)

19-1 妇女保健的目的是
　　A. 维护和促进妇女健康
　　B. 保护女性健康
　　C. 促进社会进步
　　D. 提高妇女自身素质
　　E. 降低妇女生产死亡率

19-2 产褥期是指
　　A. 从第2产程开始到女性生殖器官恢复正常的一段时间
　　B. 从胎儿娩出到女性生殖器官恢复正常的一段时间
　　C. 从胎盘娩出后到女性生殖器官完全恢复正常的一段时间
　　D. 从胎儿娩出后到恶露完全干净的一段时间
　　E. 从胎儿娩出后到全身完全恢复的一段时间

19-3 妇女保健工作是做好妇女各期保健，各期具体是指
　　A. 胎儿期、新生儿期、儿童期、青春期、中年期、绝经期
　　B. 经期、妊娠期、产期、哺乳期、围绝经期、老年期
　　C. 青春期、生育期、围产期、围绝经期、老年期
　　D. 幼儿期、青春期、生育期、围绝经期、老年期
　　E. 新生儿期、青春期、产期、哺乳期、绝经过渡期、老年期

19-4 以下不属于妇女保健工作内容的是
　　A. 指导计划生育
　　B. 妇女常见病及恶性肿瘤的普查
　　C. 开展青春期保健知识讲座
　　D. 指导夫妻双方选用合适的避孕措施
　　E. 解除与妊娠期妇女的劳动合同

19-5* 下列哪项不属于青春期女性常见的健康问题
　　A. 青春期 AUB
　　B. 闭经
　　C. 阴道炎
　　D. 痛经
　　E. 青春期贫血

19-6* 关于月经，下列说法中不正确的是
　　A. 月经周期是指从上次月经来潮的第1天到下一次月经来潮的第1天
　　B. 一般每次月经量为80~100 ml
　　C. 月经血一般不凝
　　D. 月经周期一般为28~30天
　　E. 经血中除了血液之外，还含有子宫内膜碎片

19-7* 婚前健康检查不包括
　　A. 了解本人或家属的遗传性疾病
　　B. 了解双方是否患有婚后不宜生育的疾病
　　C. 精神疾病的检查
　　D. 体格检查
　　E. 染色体检查

19-8 关于孕前指导,下列哪项是错误的
A. 居住环境狭小、经济条件差不属于不利于妊娠的社会心理因素
B. 孕前保健是围产期保健的重要一环
C. 如果夫妻一方或双方长期接触对胎儿有害的物质,暂不适宜妊娠
D. 应在夫妻双方身心健康的情况下进行备孕
E. 若夫妻双方在婚后不打算避孕,需对其进行孕前保健

19-9* 关于孕前保健,下列说法中正确的是
A. 长期使用药物避孕者应停药改为工具避孕1年后再妊娠
B. 孕前常规进行TORCH检查
C. 所有备孕夫妻均应进行产前咨询
D. 乙肝病毒携带者可直接妊娠
E. 进行夫妻双方染色体检查

19-10 围绝经期是指
A. 月经完全停止
B. 停止排卵,卵巢功能完全消失
C. 子宫功能完全消失
D. 从卵巢功能开始衰退到绝经后1年内的时期
E. 月经从减少到完全停止的过渡阶段

19-11 围绝经期妇女的心理症状下列哪项不正确
A. 体力下降,注意力不集中
B. 情绪波动大,易怒,烦躁
C. 心理症状有波动性,不持续存在
D. 常觉失眠、头痛、乏力等
E. 以上症状有特异性

19-12 下列临床表现中不属于绝经综合征的是哪项
A. 生殖器官逐渐萎缩
B. 尿频
C. 潮红、潮热、虚汗
D. 阴道分泌物增多
E. 骨质疏松

19-13 以下哪项不是产后访视的内容
A. 测量婴儿体重、身长
B. 观察新生儿黄疸是否已经消退
C. 测试新生儿智力
D. 指导母乳喂养
E. 指导新生儿沐浴、抚触

19-14 下列哪项不属于职业有害因素给妇女带来的影响
A. 急产
B. 月经异常
C. 流产
D. 不孕
E. 性欲改变

19-15* 下列有关妊娠期保健的说法中不正确的是
A. 整个妊娠期饮食应营养丰富多样
B. 妊娠早期禁用或者慎用激素及抗生素类药物
C. 妊娠晚期应采取仰卧位
D. 妊娠后2个月应避免坐浴
E. 妊娠前3个月、后3个月应禁止性生活

19-16* 为了保护我国劳动妇女的健康,我国出台了相关的法律法规,下列说法中正确的是
A. 妊娠期妇女在劳动时间进行产前检查,可按80%劳动工时计算
B. 整个妊娠期不得安排妇女夜班劳动
C. 女职工产假为98天
D. 女职工在月经期间单次负重不得超过25kg
E. 哺乳时间为半年

19-17 孕前医学检查辅助检查项目不包括
A. 血、尿常规
B. 肝功能
C. 肾功能
D. 阴道分泌物
E. 脑电图

19-18 对于新生儿访视的内容,以下哪项不属于异常
A. 体重不升
B. 严重黄疸
C. 溢奶
D. 腹泻

E. 体温不升或过高

19-19 关于孕产妇的管理,下列说法中错误的是
A. 从确诊早孕开始就要建立孕产妇保健手册,纳入孕产妇管理系统
B. 按规定进行产前检查,有高危因素者,酌情增加次数
C. 产后访视开始于产后3天、7天、28天
D. 到了妊娠晚期,产前检查每2周1次
E. 妊娠中期产前检查每4周1次

19-20* 关于妊娠期保健,下列哪项说法是错误的
A. 做好乳房准备,注意乳房卫生,矫正乳头内陷
B. 妊娠期饮食营养全面,少刺激,以清淡为主
C. 定期产前检查
D. 注意卫生,勤洗澡,坐浴
E. 妊娠早期注意保护胚胎免受各种有害生物、物理、化学因素的影响

19-21 关于婚前卫生咨询,以下说法中错误的是
A. 为达到优生优育的目的,每对新婚夫妻都必须进行婚前卫生咨询
B. 咨询内容应保密
C. 咨询方式是面对面的
D. 婚前卫生咨询内容包括了婚育问题
E. 包括个人、家庭的健康问题咨询

19-22 女性生育年龄超过多少岁属于高龄产妇
A. 25　　　　B. 30
C. 34　　　　D. 35
E. 40

19-23 青春期女性发育的特点是
A. 月经初潮时,卵巢已完全成熟
B. 月经初潮1~3年内,多为无排卵月经

C. 腋毛发育在乳房发育前
D. 月经初潮时,以体重增加为主
E. 月经初潮前生长发育缓慢

19-24 根据《中华人民共和国母婴保健法》规定,通过婚前医学检查提出的婚育医学建议不包括以下哪类疾病
A. 全身各器官系统疾病
B. 生殖系统发育不良或畸形
C. 有关精神性疾病
D. 严重的家族遗传性疾病
E. 特定的传染性疾病

19-25 妊娠期保健不包括下列哪项
A. 妊娠前、中、晚期保健
B. 性知识教育
C. 母乳喂养的健康教育
D. 妊娠期心理指导
E. 了解妊娠期保健的社会性因素以及预防方法和途径

19-26* 下列哪项不属于母乳喂养的好处
A. 促进子宫收缩,防止产后出血
B. 降低子宫肌瘤的发病率
C. 增进母婴感情
D. 降低乳腺癌的发病率
E. 营养价值高

19-27 关于产褥期保健的注意事项,下列说法中正确的是
A. 不可以洗澡、淋浴
B. 产后2天可在室内随意活动
C. 分娩当天应绝对卧床休息
D. 以卧床休息为主,尽量不动
E. 可盆浴,有利于阴道伤口愈合

19-28* 下列哪项不属于妊娠中期保健常规应做的检查
A. 羊水穿刺
B. 测量宫高、腹围
C. 胎心监护
D. 进行营养指导
E. B超检查

19-29 产后多少天应回医院复查
A. 35 天　　　　B. 21 天
C. 28 天　　　　D. 30 天
E. 42 天

19-30 下列哪项不属于妇女劳动保护措施
A. 免费入院检查
B. 同工同酬
C. 改善工作环境
D. 合理安排劳动妇女工作
E. 月经期妇女不可安排重体力工作

19-31 下列哪项不属于老年妇女保健的工作内容
A. 心理护理
B. 指导老年妇女定期体检
C. 指导老年妇女注意劳逸结合
D. 防治老年妇女的老年病
E. 指导老年妇女从事各项工作

19-32 根据《中华人民共和国传染病防治法》，下列哪项不属于医学上认定的影响婚育的传染病
A. 艾滋病　　　　B. 滴虫性阴道炎
C. 梅毒　　　　　D. 淋病
E. 麻风

19-33 母乳喂养的原则是
A. 按需哺乳
B. 按时哺乳
C. 婴儿哭闹时，可用橡皮乳头安抚
D. 除非有医学指征，否则不给新生儿喂除母乳外的任何食物和饮料
E. 夜间尽量少哺乳，保证母亲有足够的休息

19-34 哺乳期保健的主要内容是
A. 促进产妇恢复健康
B. 促进新生儿健康
C. 帮助建立产后亲子关系
D. 指导母乳喂养
E. 指导产妇保持身体清洁

19-35 对已生育过的妇女，建议使用下列哪种避孕方式为最佳
A. 放置宫内节育器
B. 避孕套
C. 药物避孕
D. 子宫帽避孕
E. 安全期避孕

19-36 对妇女进行防癌普查的时间为
A. 每半年 1 次
B. 每月 1 次
C. 每 3 个月 1 次
D. 每 2 年 1 次
E. 每 1～2 年 1 次

19-37 定期对妇女进行疾病普查普治是针对
A. 以预防疾病为主
B. 以预防职业病为主
C. 以预防性传播疾病为主
D. 以预防妇科恶性肿瘤为主
E. 以预防常见病为主

19-38 为了预防子宫脱垂，最主要的措施是
A. 指导围绝经期妇女进行收缩肛门运动
B. 积极开展落实计划生育
C. 选取恰当的生产方法，避免产伤，做好产褥期保健
D. 青少年期预防习惯性便秘
E. 老年人积极锻炼

19-39 青春期保健的三级预防是
A. 学校保健讲座
B. 适当的体育锻炼和劳动
C. 月经期卫生保健指导
D. 疾病的治疗与康复
E. 营养指导

19-40 我国《中国妇女发展纲要》中，为保障孕产妇安全分娩，孕产妇系统管理率应达到
A. 85%　　　　B. 80%
C. 90%　　　　D. 95%
E. 100%

✏️ A2 型单项选择题(19-41～19-49)

19-41* 产妇，30 岁。在接受产褥期保健知识

宣教后,向护士复述。下列说法中错误的是

A. 饮食应营养丰富、易消化
B. 产后 24 小时内应下床活动
C. 产后注意个人卫生,勤换衣裤
D. 房间应多通风
E. 产后 6 小时内排尿

19-42 某市组织护理专业实习学生到某学校给高年级学生开展青春期知识讲座,此属妇女保健中的哪项工作内容

A. 妇女各期保健
B. 计划生育指导
C. 卫生宣教
D. 常见病普查
E. 孕产妇管理

19-43 妊娠 11 周妇女,28 岁。到当地妇幼保健院向护士咨询:"妊娠期哪段时间应禁止性生活?"护士应回答是在

A. 前 8 周内及最后 4 周
B. 前 16 周及最后 8 周
C. 前 12 周及最后 8 周
D. 前 12 周及最后 12 周
E. 前 8 周及最后 8 周

19-44 妇女,29 岁。于 2 个月前经阴道分娩一名男婴,现处于哺乳期,未来月经。其避孕方式应首选

A. 放置宫内节育器
B. 药物
C. 安全期
D. 避孕套
E. 闭经可不必进行避孕

19-45* 一对新婚夫妻准备妊娠,到当地妇幼保健院咨询。下列哪种情况护士应建议其绝对不应妊娠

A. 女方患有心脏疾病,但心功能正常
B. 女方有肝功能不全
C. 女方患有子宫肌瘤
D. 夫妻一方患有慢性传染性疾病
E. 女方子宫颈松弛

19-46 病人,51 岁。半年前开始月经紊乱,逐渐出现潮红、潮热、脾气暴躁。判断其正处于

A. 青春期
B. 中年危机
C. 生育期
D. 绝经过渡期
E. 老年期

19-47 病人,52 岁。到社区妇幼保健站咨询。护士提醒其注意在该时期潜在发生的疾病,其中不包括

A. 骨质疏松
B. 抑郁症
C. 异常子宫出血
D. 泌尿生殖道感染
E. 萎缩性胃炎

19-48 病人,25 岁。初产妇。下列哪项不属于在分娩期应该做到的"五防"

A. 防急产
B. 防滞产
C. 防感染
D. 防产伤
E. 防出血

19-49 病人,27 岁。2 周前经阴道分娩一名女婴,产后恶露量少,呈暗红色,无异味。2 小时前突然出现阴道大量流血,生命体征正常,无寒战、高热。妇科检查:子宫如妊娠 20 周大小,质地软,压痛明显,子宫颈口松弛,有血块堵塞。对该病人可能的诊断是

A. 产后出血
B. 胎盘胎膜残留
C. 子宫黏膜下肌瘤
D. 子宫内膜炎
E. 子宫胎盘附着面感染、复旧不良

✎ A3 型单项选择题(19-50～19-56)

(19-50～19-52 共用题干)

病人,50 岁。月经紊乱不规律,近日常感口渴燥热,心情烦躁易怒,有时容易失眠,无关节疼痛。血压正常,大、小便正常。

19-50 该病人正处于什么阶段

A. 围绝经期
B. 妊娠期

C. 老年期　　　D. 绝经过渡期
E. 性衰退期

19-51* 针对以上情况，首选的处理原则是
A. 给予激素替代疗法或补充钙剂预防骨质疏松
B. 给予激素替代疗法预防心血管疾病
C. 适当服用镇静安眠药物缓解失眠
D. 给予激素替代疗法防治绝经综合征
E. 采取预防保健措施，鼓励参与适当的体育锻炼，保持身心健康

19-52 为预防骨质疏松，以下哪项措施不适合
A. 多喝牛奶
B. 遵医嘱使用降钙素
C. 多运动
D. 应用激素替代疗法
E. 多补充高脂肪食物

(19-53～19-54 共用题干)

产妇，28岁。于2周前经阴道分娩一名男婴，1分钟 Apgar 评分9分，脐带已脱，大、小便正常，产后纯母乳喂养。护士拟对其进行产后访视。

19-53 下列哪项不属于此次产后访视的内容
A. 了解产妇子宫复旧情况
B. 检查乳头及母乳喂养情况
C. 评估婴儿的健康状况，包括体重增长、睡眠等
D. 进行简单的妇科检查
E. 检查产妇的饮食、休息状况

19-54* 关于该时期的健康教育，不包括
A. 采取正确的避孕措施
B. 实行母婴同室
C. 鼓励按需哺乳
D. 建议传统的包裹婴儿方法，以便提高其安全感
E. 指导产妇饮食、休息、清洁卫生及适当的运动

(19-55～19-56 共用题干)

病人，28岁，已婚。停经6周左右出现畏寒、头晕、乏力、嗜睡、食欲缺乏、厌恶油腻、恶心、晨起呕吐等症状。

19-55 该病人可能的诊断是
A. 早孕　　　　B. 肠胃炎
C. 胃溃疡　　　D. 食管炎
E. 食欲缺乏

19-56 护士应指导该病人
A. 少食多餐，并适当补充叶酸
B. 做胃镜进一步确诊
C. 正常进行性生活
D. 遵医嘱口服药物治疗恶心、呕吐等症状
E. 做X线检查进一步确诊

✎ A4型单项选择题(19-57～19-59)

(19-57～19-59 共用题干)

病人，26岁。初产妇。妊娠38^{+1}周，历次产检正常，无妊娠合并症，规律性宫缩8小时，宫缩间歇时间2～3分钟，持续30～50秒，宫口扩张6cm。

19-57 该病人正处于
A. 第1产程　　B. 第2产程
C. 第3产程　　D. 妊娠后期
E. 妊娠期

19-58* 该时期的保健措施不包括
A. 加强对孕产妇和胎儿的监护
B. 积极预防和处理妊娠合并症
C. 帮助缓解病人焦虑心态和疼痛
D. 做好哺乳准备，以利于产后早开奶
E. 加强病人及胎儿的产时监护

19-59* 该时期要做到"五防""一加强"，其中"五防"不包括
A. 防胎膜早破　　B. 防产伤
C. 防感染　　　　D. 防产后出血
E. 防新生儿窒息

✻ 名词解释题(19-60～19-69)

19-60 围产期保健
19-61 围绝经期保健
19-62 婚前检查
19-63 高危孕产妇率
19-64 剖宫产率
19-65 产后访视率
19-66 孕产妇死亡率
19-67 围产儿死亡率
19-68 新生儿死亡率
19-69 早期新生儿死亡率

✻ 简述问答题(19-70～19-79)

19-70 简述妇女保健的主要工作内容。
19-71 简述围产期保健内容。
19-72 简述产褥期保健的主要内容。
19-73 简述母乳喂养的好处。
19-74 简述乳房护理过程及注意事项。
19-75 简述促进母乳喂养成功的措施。
19-76 护士如何指导围绝经期妇女适应机体的生理变化,帮助其顺利度过这一时期,以提高其生活质量？
19-77 简述青春期女性保健的三级预防。
19-78 简述月经期间的卫生保健。
19-79 简述产后访视的时间。

✻ 综合应用题(19-80～19-81)

19-80 病人,28岁。初产妇。于2周前剖宫产产下一名男婴,出生1分钟Apgar评分9分,5分钟Apgar评分9分,纯母乳喂养。今晨发热,食欲缺乏。体格检查:体温38.5℃,血压110/70 mmHg;乳房肿胀疼痛,局部皮肤红热,触诊有硬块。社区护士预计于今天对其进行产后访视。

请解答：
(1) 该病人可能的医疗诊断及护理诊断。
(2) 产后访视的内容。
(3) 针对该病人的护理措施。

19-81 病人,30岁。为乙肝病毒携带者,现停经6周,畏寒乏力,食欲缺乏,嗜睡,厌恶油腻。查血、尿hCG(＋)。

请解答：
(1) 怎样做好乙肝病毒母婴传播的阻断工作？
(2) 该病人在整个妊娠期及分娩期的注意事项有哪些？

答案与解析

选择题

A1型单项选择题

19-1	A	19-2	C	19-3	C	19-4	E
19-5	C	19-6	B	19-7	E	19-8	A
19-9	B	19-10	D	19-11	E	19-12	D
19-13	C	19-14	A	19-15	C	19-16	C
19-17	E	19-18	C	19-19	D	19-20	D
19-21	A	19-22	D	19-23	D	19-24	A
19-25	C	19-26	B	19-27	B	19-28	A
19-29	E	19-30	A	19-31	E	19-32	B
19-33	A	19-34	D	19-35	A	19-36	E
19-37	D	19-38	C	19-39	D	19-40	A

A2型单项选择题

19-41	E	19-42	A	19-43	D	19-44	D
19-45	B	19-46	D	19-47	E	19-48	A
19-49	E						

A3型单项选择题

19-50	A	19-51	E	19-52	E	19-53	D
19-54	D	19-55	A	19-56	A		

第十九章 妇女保健

A4型单项选择题

19-57　A　19-58　D　19-59　A

部分选择题解析

19-5 解析：青春期女性常见问题主要包括青春期异常子宫出血（AUB）、闭经、痛经、青春期贫血以及青春期特殊行为。

19-6 解析：月经期卫生保健指导：帮助青春期女性了解月经常识，正确面对初潮。月经的成分主要是血液、子宫内膜组织碎片和各种酶以及生物因子。月经血不凝固，每次月经量一般为20~60 ml。

19-7 解析：婚前健康检查的内容：双方健康史、体格检查、常规的辅助检查以及其他特殊检查。需要检查的疾病包括严重的遗传性疾病、指定传染病（淋病、梅毒、艾滋病以及医学上认定的影响婚育的传染性疾病）、有关精神病、与婚育有关的全身性疾病（如脏器疾病或生殖系统疾病）。

19-9 解析：孕前保健的指导内容：①长期使用药物避孕者应在停药改为工具避孕半年后妊娠；②应指导准备妊娠的夫妻积极治疗对妊娠有影响的疾病；③对有遗传性疾病、不良孕产史的夫妻进行产前咨询；④对医学上认定的严重疾病，可能威胁到产妇生命安全的，应进行医学上的指导和治疗；⑤指导妊娠期进行常规的TORCH检查，确定有无微生物感染；⑥指导夫妻在最佳生育年龄备孕，确保优生优育。

19-15 解析：妊娠期保健的指导内容：妊娠晚期由于身心负荷加重，卧床时应采取左侧卧位，以增加胎盘血供。

19-16 解析：我国保护劳动妇女的相关法律法规条例：①妊娠期在劳动时间进行的产前检查，可按劳动工时计算；②妊娠期不可加班，妊娠7个月后不得安排夜班劳动；③妇女在月经期间单次负重不得超过20 kg；④女职工产假为98天，哺乳时间为1年。

19-20 解析：妊娠期出汗多，要勤淋浴，勤换衣，不宜坐浴。

19-26 解析：母乳喂养可促进母婴健康，有利于提高新生儿免疫能力，婴儿吸吮刺激可促进子宫收缩，防止产后出血。同时可增进母婴联系，降低母亲患乳腺癌、卵巢癌的风险。

19-28 解析：妊娠中期保健重点在于加强营养，预防贫血，监测胎儿生长发育。羊水穿刺不作为常规检查。

19-41 解析：产褥期保健以预防产后出血、感染等并发症，促进产后各系统生理功能恢复为主。妊娠期间产妇体内潴留大量液体需经肾脏排出，而分娩过程中因各种因素容易发生尿潴留，因此护士应指导产妇在产后4小时内及时排尿。

19-45 解析：女方有肝功能不全，妊娠期有威胁产妇生命安全的可能性，应进行医疗上指导与治疗后再备孕。

19-51 解析：围绝经期保健的主要目的是提高围绝经期妇女的自我保健意识和生活质量，鼓励其适当运动，保持心情愉悦，在必要时可以在医生指导下应用激素替代疗法或补充钙剂等措施防治围绝经期综合征、骨质疏松、心血管疾病等。

19-54 解析：新生儿穿衣不宜过紧、过厚，会限制新生儿生长。应指导产妇改变传统包裹婴儿的方法，建议产妇给新生儿穿连裤衣衫，放开四肢。

19-58 解析：分娩期保健的主要目的是对产妇和胎儿进行全产程监护，积极预防和诊治分娩期发生的合并症。

19-59 解析："五防""一加强"是指：防滞产，防感染，防产伤，防产后出血，防新生儿窒息；加强对高危妊娠的产时监护和产程处理。

名词解释题

19-60　围产期保健是指从妊娠前开始历经妊娠期、分娩期、产褥期、哺乳期、新生儿期，不间断地为产妇及新生儿提供高质量、全方位的健康保健措施，努力提高产科工作质量、降低新生儿及孕产妇的死亡率。

19-61　围绝经期保健是指为围绝经期妇女，即从接近绝经时出现与绝经相关的内分泌、生物学和临床特征到绝经后1年内的时期，提供卫生保健措施，以提高围绝经期妇女的自我保健意识和生活质量。

19-62　婚前检查是指结婚前，为保障婚配双方及其后代健康所进行的一系列健康保健措施。

19-63　高危孕产妇率＝期内高危孕产妇数/期内孕产妇总数×100%

19-64　剖宫产率＝期内剖宫产活产数/活产数×100%

19-65　产后访视率＝期内接受产后访视的产妇数/期内产妇数×100%

19-66　孕产妇死亡率＝期内孕产妇死亡数/期内孕产妇数×10万/10万

19-67　围产儿死亡率＝(妊娠28足周以上死胎死产数＋生后7日内新生儿死亡数)/(妊娠28足周以上死胎死产数＋活产数)×1000‰

19-68　新生儿死亡率＝期内生后28日内新生儿死亡数/期内活产数×1000‰

19-69　早期新生儿死亡率＝期内生后7日内新生儿死亡数/期内活产数×1000‰

简述问答题

19-70　妇女保健工作主要内容：①妇女的各期保健；②计划生育技术指导；③妇女常见病和恶性肿瘤的普查普治；④社区妇女保健；⑤妇女劳动保护；⑥女性心理保健。

19-71　围产期保健分为5个阶段：①孕前期保健，指导夫妻双方选择最佳受孕时间，正确备孕。②妊娠期保健，为加强母婴监护，预防和减少妊娠合并症的发生，开展出生缺陷产前筛查和产前诊断。③分娩期保健，为加强分娩期母婴全程监护，预防并处理分娩期并发症，保证母婴健康。④产褥期保健，积极预防产后出血、感染等并发症的发生，帮助产妇产后恢复。⑤哺乳期保健，做好乳房护理，向产妇及其家人宣传母乳喂养的好处；定期访视，评估母乳喂养情况、新生儿发育情况、家庭支持系统；指导母亲在哺乳期间正确用药和避孕。

19-72　产褥期一般为6周，保健内容主要包括：①预防产后出血。②注意卫生，特别是乳房以及会阴部的清洁卫生，每天勤换卫生巾，哺乳前后要清洗擦拭乳头，哺乳后将残奶排空，以防乳腺炎的发生；产褥期应照常梳洗，可淋浴，不可盆浴。③要补充合理丰富的营养，以富含蛋白质、糖、钙、铁、维生素的食物为主，合理加餐。④适当运动，保证充足的休息。经阴道分娩的产妇应鼓励其尽早下床活动，鼓励产妇除保证夜间睡眠时间外，白天也可适当休息。⑤指导产妇正确进行母乳喂养。⑥心理保健。

19-73　母乳喂养可促进母婴健康，主要体现在以下方面：①母乳中所含的营养物质最适合婴儿的消化吸收，并且经济实惠、方便；②母乳中富含多种免疫物质，能提高新生儿的免疫力，预防疾病；③吸吮动作能有效地帮助新生儿脸部肌肉正常发育，并有利于牙齿发育，吸吮刺激又可以促进母亲子宫的收缩，防止产后出血；④可增进母婴关系，促进新生儿心理健康发育；⑤可降低产妇患乳腺癌、卵巢癌的风险。

19-74　乳房护理应注意：①哺乳前按摩乳房以刺激排乳反射，并用干净的温水浸湿的毛巾清洁乳头和乳晕；②哺乳时应注意婴儿是否将大部分乳晕含住；③应两侧交替进行喂养；④哺乳结束后不要强行拉出乳头；⑤正确排空残乳；⑥建议产妇戴上合适的棉质乳罩，以支托乳房，改善血液循环。

19-75　为了提高母乳喂养成功的概率，护士应指导产妇正确的喂养方式以及常见问题的处理方式。帮助并指导产妇进行"早开奶""早吸吮"。指导产妇掌握在与新生儿分开的情况下保持泌乳的方法。母婴同室，按需喂养。指导产妇家人及配偶相关喂养知识，给予产妇支持。

19-76　指导内容包括：①通过各方面健康宣教，使围绝经期妇女了解这一时期的身心上的变化，注意饮食健康，增加营养，进行适当运动，保持愉悦的心情。②指导其做好外阴护理，保持外阴清洁干燥,并且定期进行妇科常见疾病及肿瘤的筛查。③指导妇女进行肛门收缩运动,积极防治围绝经期月经失调。④指导妇女积极防治骨质疏松、心血管疾病等,必要时就医治疗。⑤围绝经期妇女经期紊乱时,宫内节育环应及时取出,指导其避孕至停经1年以上。

19-77 青春期保健三级预防:①一级预防,重点加强健康教育,使青少年了解青春期生理、心理和社会行为特点,教会青春期女性懂得自爱,学会保护自己,培养良好的个人生活习惯。合理营养,参与适当的体育锻炼和体育劳动,注意劳逸结合。重点给予经期卫生保健指导,乳房保健指导,注意经期卫生,远离烟酒。进行青春期心理卫生和性知识教育及性道德培养,使青春期女性正确对待和处理性发育过程中的各种问题。②二级预防,通过学校保健,开展青春期生殖保健知识讲座,介绍青春期心理变化、与异性的交流等知识,以增强自我保健意识,从而建立正确的人生观、价值观、恋爱观和世界观。普及对青少年的体格检查,及早筛查出健康和行为问题,帮助青春期女性顺利地度过青春期。③三级预防,包括对青春期女性疾病的治疗与康复。

19-78 月经期间应该注意:①避免受寒;②避免过于劳累,避免参与剧烈的体育锻炼和劳动;③选用合适的卫生巾,勤换卫生巾;④保持外阴清洁干燥,尽量不在经期盆浴,而应选择淋浴;⑤保持愉快的心情。

19-79 产后访视一般有3次,分别于产妇出院后3天内、产后14天、产后28天。如有必要可增加访视次数。

综合应用题

19-80 (1) 该病人的医疗诊断:剖宫产术后,急性乳腺炎。护理诊断:①体温过高,与炎症反应有关;②疼痛,与乳汁淤积、炎性肿胀有关;③知识缺乏,缺乏哺乳期乳房保健相关知识。

(2) 产后访视内容:了解产妇子宫复旧情况、腹部伤口愈合情况,检查乳房及母乳喂养的情况,了解产妇饮食营养、休息及新生儿的健康状况等,并及时发现问题、处理问题。

(3) 护理措施:①一般护理,适当休息,注意个人卫生,给予高热量、高蛋白、高维生素、低脂肪、易消化饮食,注意补充水分。②用乳罩托起肿胀的乳房以缓解疼痛,改善血液循环,控制炎症发展。③如有乳汁淤积,应及时手工挤奶或使用吸奶器排空残乳。④局部热敷,每次20~30分钟,每天3~4次,有利于促进血液循环,炎症消散。⑤病情观察,定时监测体温,可给予物理降温。⑥注意腹部切口清洁。⑦指导产妇保持乳头清洁,防止细菌侵入。如有乳头破损,应停止哺乳,定期排空乳汁,局部涂抗生素软膏,待伤口愈合后再哺乳。⑧指导产妇养成定时哺乳、新生儿不含乳头睡觉的良好的哺乳习惯。每次哺乳尽量让新生儿吸净。每次哺乳前后都要清洁乳头。

19-81 (1) 阻断乙肝病毒母婴传播的方法:乙肝病毒携带者在妊娠期间应按规定注射乙肝免疫球蛋白,共3次,每次200~400 U。乙肝病毒携带者在产后,新生儿在24小时内注射乙肝免疫球蛋白及乙肝疫苗,之后按照1、6个月方案继续注射乙肝疫苗。乙肝病毒携带者母乳喂养新生儿时,应注意如若乳头破裂或新生儿口内有溃疡,应停止母乳喂养,新生儿与母亲的东西应隔离开,禁止混用。定期检查肝功能及乙肝指标。

(2) 该病人在妊娠期和分娩期的注意事项:①如妊娠早期肝功能检查正常,该病人可继续妊娠;②告知病人在整个妊娠期需定期监测肝功能,一旦发现异常,应遵医嘱进行处理;③指导病人多休息,不熬夜,注意饮食健康,适当进行不剧烈的运动,放松心情;④指导病人遵医嘱进行抗病毒治疗,不应随意停药,正确用药,告知用药可能出现的不良反应和并发症。

(邹一苹)

第二十章

不孕症病人的护理

选择题(20-1~20-60)

A1 型单项选择题(20-1~20-31)

20-1 原发性不孕症的定义是
A. 夫妻性生活正常,婚后未避孕 2 年而未曾受孕
B. 夫妻性生活正常,婚后未避孕 1 年而未曾受孕
C. 夫妻性生活正常,曾有过妊娠史,而后未避孕 2 年未曾受孕
D. 夫妻性生活正常,曾有过妊娠史,而后未避孕 1 年未曾受孕
E. 夫妻性生活正常,因一方有先天或后天生理缺陷而不能妊娠

20-2 女性不孕最常见的因素是
A. 卵巢因素　　B. 阴道因素
C. 子宫体因素　D. 子宫颈因素
E. 输卵管因素

20-3 女性不孕因素占比为
A. 20%~30%　　B. 30%~40%
C. 40%~50%　　D. 40%~55%
E. 60%以上

20-4* 治疗不孕症的关键是
A. 男方不需要检查,只需对女方进行诊治
B. 男方只要做 1 次精液常规检查,若正常,则对女方进行诊治
C. 女方只需要监测有无排卵并进行治疗
D. 男女双方同时进行全面检查并对因治疗
E. 女方只需要检查输卵管是否通畅,并对因治疗

20-5 婚后 1 年的初孕率为
A. 77.7%　　B. 87.7%
C. 97.7%　　D. 78.7%
E. 94.6%

20-6* 下列对输卵管不孕因素的检查方法中最有价值的是
A. 子宫输卵管通液术
B. 子宫输卵管造影
C. 腹腔镜检查
D. 性生活后精子穿透力试验
E. 宫腔镜检查

20-7* 精液常规检查中,下列哪项结果不正常
A. pH 7.5~7.8
B. 室温放置完全液化时间为 30 分钟内
C. 活动率 60%
D. 精液量 0.5 ml
E. 精子数 50×10^6

20-8 辅助生育技术最严重的并发症是
A. 自然流产
B. 卵巢过度刺激综合征
C. 多胎妊娠
D. 卵巢反应不足
E. 异位妊娠

20-9 下列哪项检查结果不能表明排卵是
A. 基础体温升高

B. 月经期腹痛
C. 血浆孕酮指数升高
D. 子宫内膜变化
E. 子宫颈黏膜变化

20-10* 下列检查中哪项能协助判断有排卵
A. 基础体温呈双相型
B. 子宫颈黏液检查整个周期见到羊齿植物叶状结晶
C. 阴道脱落细胞学检查显示中至高雌激素影响
D. 子宫内膜呈增殖期变化
E. B超监测到卵泡的出现

20-11 供精者精液人工授精不适用于以下哪种情况
A. 男方有不宜生育的严重遗传性疾病
B. 母儿血型不合不能得到存活的新生儿
C. 输精管复通失败者
D. 男方患有射精障碍
E. 心理因素导致的性生活不能

20-12 下列具有正常生育能力的精子数量指标是
A. 2000万～3000万
B. 4000万～5000万
C. 5000万～6000万
D. 3000万～4000万
E. >6000万

20-13 以下哪种情况不适合进行人工授精
A. 子宫颈因素不孕
B. 免疫性不孕
C. 男方患少精症
D. 患严重的全身性疾病或传染病
E. 生殖道畸形

20-14 下列探查不孕原因的检查中,最方便、经济、无损伤的是
A. B超监测卵泡发育
B. 基础体温测定
C. 子宫内膜活组织检查

D. 免疫检查
E. 宫腔镜检查

20-15* 输卵管通畅检查的禁忌证是
A. 在月经干净后3～7天进行
B. 阴道炎,白带检查异常
C. 常规妇科检查显示子宫旁无压痛或增厚
D. 诊断性刮宫病理显示无结核或子宫内膜炎症
E. 碘过敏试验阴性

20-16 某妇女月经周期为28天,想要进行子宫内膜活组织检查确定是否有排卵。最好在月经周期的第几天进行检查
A. 7～9   B. 10～12
C. 13～15   D. 17～19
E. 26～28

20-17* 不孕症的诊断性刮宫最好在什么时候进行
A. 月经来潮前24小时内
B. 月经来潮48小时内
C. 月经前或月经来潮6小时内
D. 月经干净当天
E. 月经周期任意一天

20-18 引起输卵管堵塞的主要原因是
A. 输卵管炎(沙眼衣原体、淋病奈瑟菌、结核分枝杆菌等引起的)
B. 原发性痛经
C. 月经失调
D. 先天性发育不良
E. 纤毛运动及管壁蠕动功能丧失

20-19 下列避孕方法中哪种最不可靠
A. 避孕套
B. 安全期避孕
C. 宫内节育器
D. 短效避孕药
E. 阴道隔膜

20-20* 下列哪项不属于"不孕危机"的情绪状态
A. 震惊   B. 内疚

C. 愤怒　　　D. 否认
E. 自信

20-21 关于卵巢过度刺激综合征,下列说法中错误的是
A. 是一种辅助生殖技术的医源性并发症
B. 是诱发超排卵引起的
C. 中度者有明显腹水
D. 妊娠可缓解症状
E. 通常发生在注射 hCG 后 7～10 天

20-22 下列哪种情况不适合做试管婴儿
A. 女方双侧输卵管堵塞
B. 原因不明的不孕症
C. 女方子宫内膜结核
D. 男方弱精症
E. 免疫因素不孕

20-23 宫腔镜检查不能发现的是
A. 子宫颈粘连
B. 子宫黏膜下肌瘤
C. 子宫内膜息肉
D. 子宫畸形
E. 黄体功能状态

20-24 人工授精受孕的最佳时间是
A. 排卵前后 1 天
B. 排卵前 1 周
C. 排卵后 1 周
D. 月经期末
E. 月经前 3～4 天

20-25 进行性生活后精子穿透力试验,应在试验前几天禁止性生活
A. 1　　　B. 2
C. 3　　　D. 4
E. 7

20-26 精子进入女性生殖道存活时间为
A. 1～2 天
B. 2～3 天
C. 3～4 天
D. 4～5 天
E. 12～24 小时

20-27* 有关性生活后精子穿透力试验,下列说法中正确的是
A. 性生活后 2～8 小时内就诊
B. 试验前 2 天禁止性生活
C. 是不孕症妇女的常规检查
D. 试验前 2 天避免阴道用药或冲洗
E. 月经干净后 5～7 天进行

20-28* 关于提高妊娠率方法的健康教育,下列说法中错误的是
A. 减轻压力,增强体质,保持健康状态
B. 与伴侣进行沟通
C. 在排卵期增加性生活次数
D. 勿使用阴道润滑剂
E. 性生活后即上厕所,淋浴,保持清洁

20-29 指导不孕症病人用药,下列说法中不正确的是
A. 向病人说明药物的不良反应
B. 教会病人遵医嘱按时服药
C. 妊娠后可继续用药
D. 提醒病人及时报告药物的不良反应
E. 促排卵药物常见不良反应有经间期下腹一侧疼痛

20-30 下列有关辅助生殖技术的护理内容中正确的是
A. 遵照病人意愿选择不同的辅助生殖技术
B. 重度卵巢过度刺激综合征住院病人应在家绝对卧床休息
C. 多胎妊娠者应进行选择性胚胎减灭术
D. 选择试管婴儿的病人妊娠后应住院观察
E. 鼓励多胎妊娠者进行剖宫产手术

20-31 使用丈夫精液进行人工授精可简写为
A. AID　　　B. AIH
C. PGD　　　D. IVF-ET

E. ICSI

A2 型单项选择题(20-32~20-41)

20-32 病人,25 岁,已婚。婚后性生活正常,未采取避孕措施,婚后 3 年未孕。经检查男方一切正常,女方输卵管完全堵塞。建议应采取下列哪种治疗
　A. 人工授精
　B. 体外受精-胚胎移植
　C. 配子移植技术
　D. 卵胞浆内单精子注射
　E. 胚胎植入前遗传学诊断(筛查)

20-33* 病人,28 岁,已婚。婚后性生活正常,未采取避孕措施,婚后 5 年未孕。经检查女方一切正常,男方为无精症,附睾穿刺有精子。夫妻双方希望有一共同血缘的孩子,应建议其采取什么样的治疗方案
　A. 人工授精
　B. 试管婴儿
　C. 配子输卵管内移植
　D. 宫腔内配子移植
　E. 诱发排卵

20-34 病人,27 岁,已婚。婚后性生活正常,未采取避孕措施,婚后 3 年未孕。经检查夫妻双方未发现形态或功能上的异常,但在女方子宫颈黏液中发现抗精子抗体。夫妻双方强烈希望有一个孩子,应建议采取下列哪种治疗方案
　A. 人工授精
　B. 体外受精-胚胎移植
　C. 配子输卵管移植
　D. 卵胞浆内单精子注射
　E. 诱发排卵

20-35 病人,27 岁。患不孕症,基础体温曲线呈单相型。于月经来潮前 5 天取子宫颈黏液,应是
　A. 量少、黏稠、拉丝度 4 cm
　B. 量多、黏稠

　C. 量多、稀薄
　D. 量少、稀薄
　E. 量极少、不易取出

20-36 病人,32 岁。婚后 3 年未避孕,一直未孕,夫妻双方生殖器形态学检查未见异常。为了监测是否有排卵,下列不宜采用的是
　A. 基础体温测定
　B. 诊断性刮宫
　C. 子宫颈黏液检查
　D. 阴道脱落细胞学检查
　E. 腹腔镜检查

20-37* 病人,28 岁。1 年前诊断为输卵管堵塞性不孕症,行体外受精-胚胎移植术。胚胎移植术后护士应嘱病人
　A. 卧床 12 小时,限制活动 3~4 天
　B. 移植后 14 天测血、尿 hCG
　C. 卧床休息 6~8 小时,限制活动 5~7 天
　D. 按正常妊娠护理
　E. 移植后 21 天测血、尿 hCG

20-38 病人,30 岁。欲行卵胞浆内单精子注射术。护士应怎样对此助孕技术进行解释
　A. 将精液或处理过的精子注入宫腔内或输卵管内,从而帮助女性受孕
　B. 从妇女体内取出一个卵子,在试管内培养一个阶段与精子结合后成一个受精卵,发育成早期胚泡,再移植到宫腔内使之着床发育成胎儿
　C. 用器械将单个精子注射到卵细胞内使之受精,帮助受孕
　D. 将精子和卵子取出体外之后不进行体外受精,直接移植到女性宫腔内
　E. 用器械将受精卵直接注入宫腔内或输卵管内

20-39 一对夫妻结婚 3 年,未采取避孕措施,

一直未孕,经检查女方一切正常,男方为无精症。宜选择的治疗方案是
A. 人工授精
B. 体外受精与胚胎移植
C. 配子输卵管内移植
D. 宫腔内配子移植
E. 供胚移植

20-40* 病人,32岁。产后6年,取出宫内节育器后2年未孕,产后乳房一直有乳汁分泌。其不孕的原因可能是
A. 不排卵　　　B. 乳腺因素
C. 子宫体因素　D. 子宫颈因素
E. 输卵管因素

20-41 病人,32岁。结婚5年一直未孕,近2年经量减少,伴下腹坠胀,有肺结核病史。妇科检查:子宫后倾,形状不规则,双附件区可触及形状不规则包块,质地硬,表面不平。下列检查无助于诊断的是
A. 诊断性刮宫
B. 基础体温监测
C. 宫腔分泌物结核菌素测定
D. 腹部 X 线
E. 子宫输卵管造影

✎ **A3型单项选择题**(20-42~20-55)

(20-42~20-43共用题干)
病人,27岁,已婚。婚后性生活正常,未采取避孕措施,婚后2年未孕。经双方检查,男方精液常规检查正常,女方阴道通畅。子宫颈红,呈颗粒状。子宫后位,大小正常,未见明显肿块,附件检查无异常。基础体温测定呈单相型。

20-42 该病人不孕的原因可能是
A. 子宫后位
B. 子宫颈糜烂样改变
C. 无排卵
D. 黄体萎缩不全
E. 黄体发育不全

20-43 接下来应进行下列哪种治疗

A. 遵医嘱服用枸橼酸氯米芬类药物促排卵
B. 应用雌、孕激素序贯法
C. 月经后半期用孕激素使子宫内膜呈分泌期变化
D. 遵医嘱使用雌激素治疗
E. 使用维生素E提高生育能力

(20-44~20-46共用题干)
病人,28岁,已婚。婚后1年时于妊娠40天后行药物流产,近2年来未进行避孕措施,一直未孕。月经5~7天,周期28~30天。妇科检查:子宫颈轻度糜烂样改变,子宫中位,大小正常,左侧附件增厚,右侧无异常。

20-44 该病人的诊断是
A. 原发性不孕症
B. 继发性不孕症
C. 子宫颈糜烂样改变
D. 绝对不孕
E. 陈旧性宫外孕

20-45* 该病人基础体温呈双相型,下一步应做什么检查
A. 腹腔镜
B. 宫腔镜
C. 输卵管通畅检查
D. 子宫颈黏液检查
E. 诊断性刮宫

20-46 该病人做此项检查,最好在什么时间进行
A. 月经来潮前14天
B. 月经来潮前7天
C. 月经干净当天
D. 月经干净后3~7天
E. 月经干净后10天

(20-47~20-48共用题干)
一对夫妻结婚3年,从未采取避孕措施,一直未孕。男女双方进行全身检查后可排除全身性疾病。

20-47 为排除男方不育因素,这对夫妻接下来应该首选什么检查

A. 男方精液常规检查
B. 女方基础体温测定
C. 外生殖器形态学检查
D. 内分泌检查
E. 性生活后精子穿透力试验

20-48 若进行该项检查后结果异常,其他后续检查结果未见异常,一般建议采取什么治疗方法
A. 人工授精
B. 试管婴儿
C. 卵胞浆内单精子注射
D. 供胚移植
E. 宫腔内配子移植

(20-49~20-50 共用题干)

病人,30岁。婚后3年一直未孕,经检查夫妻双方没有生殖器形态学异常,基础体温监测呈双相型,经前1天子宫内膜活组织检查病理结果为分泌期改变,男方精液常规检查一切正常。

20-49 该病人需要做的进一步检查是
A. B超监测卵泡发育
B. 输卵管通畅检查
C. 宫腔镜检查
D. 女性激素测定
E. 性生活后精子穿透力试验

20-50 若上述检查发现异常,应采取什么样的治疗方案
A. 异常部位取活性组织送病理检验
B. 促排卵治疗
C. 抗感染治疗
D. 宫腔镜下输卵管疏通
E. 遵医嘱服用己烯雌酚

(20-51~20-52 共用题干)

病人,28岁。结婚4年,未采取避孕措施,一直未孕,经检查夫妻双方无生殖器形态学异常,男方精液常规检查一切正常。

20-51 护士无需询问的病史是
A. 结婚年龄 B. 性生活状况
C. 月经史 D. 避孕状况

E. 家族史

20-52 在体格检查中,应特别注意
A. 心脏功能 B. BMI指数
C. 血压 D. 肝功能
E. 第2性征发育情况

(20-53~20-55 共用题干)

病人,30岁,已婚。前一次婚姻中剖宫产产下一子。第2次结婚后2年一直未孕,平时月经正常。经检查男方一切正常。

20-53 该病人的诊断为
A. 原发性不孕症
B. 继发性不孕症
C. 绝对不孕
D. 相对不孕
E. 不孕症

20-54 其不孕的可能因素是
A. 卵巢功能紊乱
B. 输卵管堵塞或不畅
C. 子宫体因素
D. 子宫颈因素
E. 心理因素

20-55 接下来首选的检查是
A. 基础体温测定
B. 输卵管通畅检查
C. 宫腔镜检查
D. 腹腔镜检查
E. 性生活后精子穿透力试验

✎ A4型单项选择题(20-56~20-60)

(20-56~20-60 共用题干)

一对夫妻结婚5年,未采取避孕措施而一直未孕,经综合检查男方一切正常,女方输卵管堵塞复通失败。夫妻双方一直很想要一个属于自己的孩子。

20-56* 应向这对夫妻建议下列哪种治疗方案
A. 人工授精
B. 试管婴儿
C. 卵胞浆内单精子注射
D. 供胚移植

E. 宫腔内配子移植

20-57* 治疗之前不是必须要做的检查是
A. 妇科常规检查 B. 肝功能检查
C. 诊断性刮宫 D. 血、尿常规
E. BMI 测定

20-58 治疗后应注意
A. 卧床休息 24 小时,限制活动 3～4 天
B. 术后 7 天检查血、尿 hCG 指数
C. 妊娠说明治疗成功,按正常妊娠护理即可
D. 密切观察基础体温变化
E. B 超监测

20-59* 若治疗中引起中、重度卵巢过度刺激综合征,下列护理措施中不正确的是
A. 每 6 小时监测生命体征
B. 遵医嘱静脉滴注白蛋白
C. 每天监测腹围、体重
D. 加强胎心监护
E. 记录 24 小时液体出入量

20-60 下列哪项措施与提高成功率、预防并发症无关
A. 做好个体化护理
B. 移植前进行染色体分析,筛选异常胚胎
C. 遵医嘱静脉滴注白蛋白
D. 关注夫妻双方的心理健康情况
E. 根据夫妻喜好筛选胚胎性别

名词解释题（20-61～20-68）

20-61 继发性不孕
20-62 原发性不孕
20-63 OHSS
20-64 IVF-ET
20-65 人工授精
20-66 配子输卵管内移植
20-67 ICSI
20-68 输卵管通畅检查

简述问答题（20-69～20-78）

20-69 可能导致不孕症的女性因素有哪些?
20-70 可能导致不孕症的男性因素有哪些?
20-71 可能导致不孕症的男女双方因素有哪些?
20-72 卵巢功能检查主要有哪几种?
20-73 简述常用辅助生殖技术的种类。
20-74 人工授精的适应证有哪些?
20-75 体外受精-胚胎移植的适应证有哪些?
20-76 简述辅助生殖技术常见的并发症及护理要点。
20-77 简述不孕症的护理要点。
20-78 简述试管婴儿的主要步骤。

综合应用题（20-79～20-80）

20-79 病人,32 岁。患原发性不孕症,继发性闭经。对其进行体外受精-胚胎移植评估。其丈夫精液常规检查:精液量 4 ml,pH 7.6,总精子数 $60×10^6$,精子密度 $120×10^9/L$,正常形态精子占 66%,射精 1 小时内前向运动活动数 60%。

请解答:
(1) 建议病人做哪些检查?
(2) 应该对病人进行哪些健康教育?

20-80 病人,28 岁。婚后人工流产 2 次,之后 4 年一直未孕,夫妻双方到医院进行检查,双方均无生殖器形态学检查异常。男方精液常规检查正常,女方常规妇科检查正常,一系列不孕症检查均未查出异常的诊断结果。病人得知后一直焦虑不安,挫折感油然而生,并不认为自己会患上不孕症,对以前的流产决定十分后悔。

请解答:
(1) 该病人的医疗诊断和护理诊断是什么?
(2) 针对该病人的护理措施有哪些?

答案与解析

选择题

A1 型单项选择题

20-1 B	20-2 E	20-3 D	20-4 D
20-5 B	20-6 B	20-7 D	20-8 B
20-9 B	20-10 A	20-11 E	20-12 E
20-13 D	20-14 B	20-15 B	20-16 E
20-17 C	20-18 A	20-19 B	20-20 E
20-21 D	20-22 C	20-23 E	20-24 A
20-25 C	20-26 B	20-27 A	20-28 E
20-29 C	20-30 C	20-31 B	

A2 型单项选择题

20-32 B	20-33 B	20-34 A	20-35 C
20-36 E	20-37 B	20-38 C	20-39 A
20-40 A	20-41 B		

A3 型单项选择题

20-42 C	20-43 A	20-44 B	20-45 C
20-46 D	20-47 A	20-48 A	20-49 B
20-50 D	20-51 B	20-52 E	20-53 B
20-54 B	20-55 B		

A4 型单项选择题

20-56 B	20-57 E	20-58 A	20-59 A
20-60 E			

部分选择题解析

20-4 解析：对不孕症夫妻的检查、判定和治疗程序：首先应将不孕夫妻作为一个生殖整体来考虑，先评估双方健康史，再对男女双方同时进行全面检查并对因治疗。

20-6 解析：宫腔镜检查主要了解子宫内膜情况；腹腔镜检查可进一步了解盆腔情况；其他检查未见异常时进行性生活后精子穿透力试验，根据基础体温表选择在排卵期进行；输卵管功能检查中，输卵管通液术虽简便、价廉，但准确性不高。子宫输卵管造影不但能提示输卵管是否通畅，是否存在阻塞的部位，还能观察宫腔形态。子宫输卵管造影和腹腔镜检查两者准确性均较高，是确诊输卵管阻塞的可靠手段，但子宫输卵管造影与腹腔镜相比的优点是无创伤、费用低、较安全、不需麻醉、无明显痛苦，因而能为病人所接受。

20-7 解析：精液常规检查指标：正常情况下每次排出精液量为 2～6 ml，下限为 1.5 ml；pH 7.0～7.8，在室温中放置 30 分钟内完全液化，总精子数 $\geq 40 \times 10^6$；精子密度 $(20～200) \times 10^9$/L；正常形态精子占 66%～88%；射精 1 小时内前向运动活动数 $\geq 32\%$。

20-10 解析：有排卵的指征：①基础体温呈双相型；②月经周期中子宫颈黏液检查见椭圆体，排卵期出现典型羊齿植物叶状结晶；③B 超监测到卵泡出现和发育，直到排卵；④卵泡成熟时，子宫内膜呈分泌期变化；⑤排卵期女性雌激素分泌水平达到最高。

20-15 解析：输卵管通畅检查一般安排在月经干净后 3～7 天进行，检查之后应禁止性生活。输卵管通畅检查的禁忌证：①生殖器官有急性或亚急性炎症者；②严重心肺疾病者；③碘过敏者；④正常分娩，流产或吸宫、刮宫术后 6 周之内；⑤月经期或有子宫出血者。

20-17 解析：诊断性刮宫常适用于协助诊断月经失调、异常子宫出血、不孕症、不全流产、葡萄胎等疾病。因不孕症进行诊断性刮宫时，应选择月经前或月经来潮 6 小时内，以便判断是否有排卵。

20-20 解析：妇女被确诊为不孕症后，会出现一种"不孕危机"的情绪状态，即震惊、否认、愤怒、内疚、孤独、悲伤和解脱。

20-27 解析：女方检查未见异常时进行性生活后精子穿透力试验，一般根据基础体温表选择在排卵期进行。在试验前 3 天禁止性生活，避免阴道用药或阴道冲洗。在性生活后 2～8 小时内就诊,取阴道后穹隆液检查是否有活动精子,再取子宫颈黏液观察。

20-28 解析：为提高妊娠率,不要在性生活后上厕所或淋浴,而应卧床,抬高臀部20~30分钟,以便精子顺利进入子宫颈。

20-33 解析：无精症适用于供者精液人工授精和试管婴儿2种辅助生殖技术。因家属有血缘要求的,可建议使用试管婴儿这一助孕方式。

20-37 解析：胚胎移植术后,应卧床24小时,限制活动3~4天,肌内注射黄体酮治疗,移植后14天进行血、尿hCG监测。显示妊娠成功后按高危妊娠对待,加强妊娠期监护和护理。

20-40 解析：产后持续泌乳可能是体内雌激素、催乳素分泌异常。异常的激素水平导致不排卵,与卵巢功能相关。

20-45 解析：不孕因素的排查：基础体温呈双相型说明有排卵,接下来应检查输卵管功能。

20-56 解析：体外受精-胚胎移植,即试管婴儿,其最主要的适应证就是输卵管堵塞性不孕症。

20-57 解析：体外受精-胚胎移植的术前准备：应详细了解女病人的月经史及近期的月经情况,进行常规的妇科检查、B超检查、诊断性刮宫、输卵管造影、基础体温测定、女性内分泌激素测定、自身抗体检查以及抗精子抗体检查。男方应进行精液常规检查。男女双方都应进行染色体检查、肝功能检查、血、尿常规检查等。

20-59 解析：中、重度卵巢过度刺激综合征住院病人的护理措施：每4小时监测1次生命体征,严格记录24小时液体出入量,每天监测体重和腹围,每天监测实验室指标。遵医嘱静脉滴注白蛋白,加强产前检查的监护。

名词解释题

20-61 继发性不孕是指婚后有正常性生活、曾有过妊娠,而后未避孕连续12个月不孕。

20-62 原发性不孕是指婚后有正常性生活,未避孕而从未妊娠。

20-63 OHSS,即卵巢过度刺激综合征(ovarian hyperstimulation syndrome),是诱发排卵过程中较常见的并发症。诱导排卵药物刺激卵巢后,导致多个卵泡发育、雌激素水平过高及颗粒细胞黄素化,引起全身血管通透性增加、血液中水分进入体腔和血液成分浓缩等血流动力学病理改变。

20-64 IVF-ET,即体外受精-胚胎移植(in vitro fertilization-embryo transplantation),俗称试管婴儿,是指分别将卵子与精子从人体内取出并在体外受精,发育成胚胎后,再移植回母体子宫内,以达到受孕目的的一项技术。

20-65 人工授精是将精子通过非性交方式注入女性生殖道内,使其受孕的一种技术。

20-66 配子输卵管内移植是直接将卵母细胞和洗涤后的精子移植到输卵管壶腹部的一种助孕技术。

20-67 ICSI,即卵胞浆内单精子注射(intracytoplasmic sperm injection),是指将精子直接注射到卵细胞浆内的一种助孕技术。

20-68 输卵管通畅检查是一种常用的妇科检查方法,用来诊断输卵管疾病,检查输卵管堵塞部位或判定输卵管吻合术后是否通畅的临床方法。

简述问答题

20-69 导致不孕症的女方因素：①输卵管因素,是不孕症最常见的因素。如输卵管粘连、堵塞,子宫内膜异位症,先天性发育不良,纤毛运动及管壁蠕动功能丧失等影响卵子的摄取或精子及受精卵的运送。②卵巢因素,包括卵巢功能紊乱导致的持续不排卵。如先天性卵巢发育不全、多囊卵巢综合征、卵巢功能早衰、全身性因素影响卵巢功能导致不排卵等。③子宫因素,如子宫黏膜下肌瘤、子宫内膜分泌反应不良、子宫内膜炎等影响精子通过或受精卵着床及孕育胎儿的能力。④子宫颈因素,如子宫颈狭窄或先天性子宫颈发育异常、子宫颈感染、慢性子宫颈炎等影响精子上游进宫腔。⑤先天发育畸形。

20-70 导致不孕症的男方因素：①精液异常,如少、弱精子症,无精症,精子发育停滞,畸形精子症和单纯性精浆异常。②器质性或心理性原因引起的勃起功能障碍、不射精或逆行射精，或性唤起障碍所致的性生活频率不足等。③其他，如免疫因素。

20-71 导致不孕症的男女双方因素：①缺乏性生活的基本知识；②由于过于紧张或过于渴望生育而出现心理压力；③免疫因素（同种免疫、自身免疫）；④依靠现今医疗技术不能查明原因的不孕症。

20-72 卵巢功能检查：基础体温测定、子宫颈黏液检查、阴道脱落细胞学检查、女性激素测定、子宫内膜活组织检查、B超监测卵泡发育。

20-73 常用辅助生殖技术：①人工授精；②体外受精-胚胎移植；③配子移植技术；④卵胞浆内单精子注射；⑤胚胎植入前遗传学诊断筛查。

20-74 人工授精分为：①丈夫精液人工授精，适应证为男方因少精症、液化异常、性功能障碍等不孕；女方因子宫颈因素不孕；生殖道畸形、免疫因素及不明原因的不孕。②供精者精液人工授精，适应证为男方不可逆的无精症、严重的少精症、弱精症及畸精症；射精障碍；输精管复通失败等。

20-75 体外受精-胚胎移植的适应证：①输卵管性不孕症；②子宫内膜异位症；③排卵异常；④原因不明的不孕症；⑤子宫颈因素不孕症；⑥男性因素不育症。

20-76 辅助生殖技术常见并发症：①卵巢过度刺激综合征；②多胎妊娠。

护理要点：①护士应详细询问健康史、既往史，包括既往不孕症的治疗史及并发症史；②注意观察，积极预防并发症，为每个病人提供个体化的护理方案。

20-77 不孕症的护理要点：①向病人解释不孕症相关知识；②做好心理护理；③健康教育，教会病人提高妊娠概率的方法；④若病人需要服用促排卵药物，要指导病人正确服药，了解药物的不良反应；⑤若考虑辅助生殖技术，协助病人选择人工辅助生殖技术；⑥帮助不孕夫妻

进行良好的沟通；⑦帮助妇女提高其自我控制感，降低其孤独感；⑧帮助不孕夫妻正视不孕治疗的结局。

20-78 试管婴儿的主要步骤：①促进与监测卵泡发育；②取卵；③体外受精；④胚胎移植；⑤移植后卧床24小时，限制活动3~4天，肌内注射黄体酮，移植后第14天测血、尿hCG值。

综合应用题

20-79 （1）建议病人做妇科常规检查、女性激素测定、子宫输卵管造影。

（2）应对病人进行以下健康教育：①向病人解释检查的方法和目的，在月经干净后3~7天不同房，进行子宫输卵管造影，告知诊断性检查可能引起的不适。若引起腹部不适，当天或第2天即可恢复正常生活工作。②若要服用促排卵药物，需要进行药物指导，告知药物可能引起的不良反应。③注重心理护理，教会夫妻双方正面面对检查及治疗结果。④教会妇女提高妊娠概率的技巧，教导其注重营养，保持健康的生理、心理状态，增强体质，戒烟、酒、毒。⑤多与伴侣进行沟通，不要把性生活单纯看成妊娠的一种途径。⑥性生活前、中、后勿使用阴道润滑剂或进行阴道冲洗，性生活后不要立刻如厕或淋浴。⑦指导预测排卵的方法，增加妊娠可能性。⑧帮助夫妻了解掌握试管婴儿的优、缺点及其并发症，正确看待并积极预防。

20-80 （1）该病人的医疗诊断：继发性不孕症。护理诊断：自尊紊乱，与不孕症治疗过程中繁琐的检查有关；②焦虑，与不孕症治疗过程中一系列检查无结果有关。

（2）对该病人的护理措施：①向病人解释诊断性检查的必要性以及可能引起的身体不适；②加强心理护理，帮助病人夫妻双方进行有效良好的沟通，帮助双方正面面对检查治疗结果，教会病人放松的方法；③教会病人提高妊娠概率的技巧。

（邱一苇）

第二十一章

计划生育妇女的护理

选择题(21-1～21-230)

A1型单项选择题(21-1～21-132)

21-1 关于放置宫内节育器的并发症,下列哪项不正确
A. 子宫穿孔
B. 节育器嵌顿
C. 月经过多
D. 盆腔炎
E. 子宫颈糜烂样改变

21-2 负压吸引术危害最大的并发症是
A. 组织残留　　B. 漏吸
C. 误吸　　　　D. 子宫穿孔
E. 感染

21-3 妊娠60天时终止妊娠,最常用的方法是
A. 钳刮术
B. 负压吸引术
C. 静脉滴注缩宫素
D. 依沙吖啶羊膜腔内注射
E. 药物流产

21-4 关于行输卵管结扎术的时间,下列哪项不正确
A. 非孕妇女月经干净后3～4天
B. 产后48小时内
C. 人工流产术后48小时内
D. 非孕妇女月经来潮前3～7天
E. 哺乳期排除早期妊娠

21-5 关于产后检查,下列叙述中哪项正确
A. 产后1个月去医院做产后健康检查
B. 产后3个月去医院做产后健康检查
C. 产后42天去医院做产后健康检查
D. 产后56天去医院做产后健康检查
E. 产后半年去医院做产后健康检查

21-6 下列哪项不是取出宫内节育器的指征
A. 节育器异位
B. 外阴阴道假丝酵母菌病
C. 绝经后0.5～1年
D. 放置节育器后出现月经紊乱、经量增多已数月,无明显改善
E. 男方或女方已做绝育手术

21-7 人工流产术后72小时突然阴道流血,最可能的诊断是
A. 吸宫不全
B. 子宫探针穿孔
C. 术后感染
D. 羊水栓塞
E. 空气栓塞

21-8 我国现在最常用的避孕措施为
A. 避孕套
B. 阴道隔膜
C. 宫内节育器
D. 口服避孕药
E. 安全期避孕

21-9 妊娠8周时,终止妊娠最常采用的方法是
A. 钳刮术
B. 宫腔内引产
C. 负压吸引术
D. 静脉滴注缩宫素

E. 依沙吖啶尔羊膜腔内注射

21-10 放置宫内节育器的适应证是
A. 月经周期正常,经血量不多
B. 严重的急、慢性疾病
C. 子宫颈内口过松或有重度陈旧性子宫颈裂伤
D. 生殖器官炎症
E. 子宫畸形

21-11* 宫内节育器与类固醇避孕药相同的作用机制是
A. 子宫内膜非细菌性异物反应
B. 产生前列腺素
C. 不利受精卵着床
D. 抑制卵泡的正常发育和排卵
E. 吞噬细胞功能明显活跃

21-12 下列哪项不是口服避孕药的禁忌证
A. 严重心血管疾病
B. 急、慢性肝炎或肾炎
C. 急性子宫颈炎
D. 甲状腺功能亢进症
E. 哺乳期

21-13 关于人工流产,下列叙述中哪项不正确
A. 人工流产是指妊娠10~21周内用人工方法终止妊娠
B. 妊娠10周内可用负压吸引术
C. 妊娠10~14周可用钳刮术
D. 体温2次>37.5℃为禁忌证
E. 急性生殖器炎症为禁忌证

21-14 最不适合行输卵管结扎的时间是
A. 月经干净后3~7天
B. 人工流产后48小时内
C. 正常产后48小时内
D. 哺乳期妇女应排除早孕后再行绝育术
E. 分娩后1周以上

21-15 人工流产术中病人突然头晕、胸闷、血压下降、脉搏变慢,应首先考虑
A. 子宫穿孔

B. 人工流产综合反应
C. 术中出血
D. 羊水栓塞
E. 空气栓塞

21-16 下列哪种情况不需要将节育器取出
A. 带器妊娠
B. 月经量超过以往3倍
C. 放置期限已满
D. 轻度腰酸、下腹部坠胀
E. 绝经后1年

21-17 下列哪项是口服避孕药的近期不良反应
A. 大量出血
B. 恶心、呕吐
C. 糖耐量减低
D. 体重增加
E. 色素沉着

21-18 解除宫腔粘连后,为防止再次粘连应采取下列哪项措施
A. 放置宫内节育器3个月
B. 阴道局部放置抗生素
C. 全身应用抗生素
D. 宫腔纱布填塞
E. 应用止痛剂

21-19 关于输卵管结扎,下列叙述中哪项不正确
A. 结扎部位在输卵管峡部较好
B. 抽心包埋法成功率高
C. 提取到输卵管要追溯至伞端再结扎
D. 经阴道手术较复杂,易发生感染
E. 因手术时间短,不必排空膀胱

21-20 人工流产最常见的并发症是
A. 吸宫不全
B. 子宫穿孔
C. 漏吸
D. 术后感染
E. 羊水栓塞

21-21 为预防人工流产综合反应,下列哪项

操作不正确
A. 操作轻柔
B. 扩张子宫颈不可粗暴,要逐步扩张
C. 反复吸刮宫壁
D. 吸宫时掌握适度的负压
E. 术前子宫颈管内可放置卡孕栓

21-22 具有防止性传播疾病作用的避孕方法是
A. 宫内节育器
B. 避孕套
C. 口服避孕药
D. 皮下埋植避孕
E. 安全期避孕

21-23 关于放置宫内节育器,下列说法中哪项不正确
A. 生殖器官有肿瘤时不宜放置
B. 产后一般满3个月放置
C. 常规为月经干净后3~7天放置
D. 子宫畸形时无影响
E. 月经过多、过频不宜放置

21-24 人工流产综合反应主要是由于
A. 机械刺激子宫或子宫颈引起迷走神经反射
B. 精神过度紧张
C. 术中出血过多
D. 吸宫不全
E. 羊水栓塞

21-25 下列哪项是输卵管结扎的禁忌证
A. 已婚妇女要求绝育
B. 第2次剖宫产时
C. 滞产产后
D. 正常分娩后48小时内
E. 心脏病心功能Ⅰ级

21-26 人工流产术中病人突然头晕、胸闷、出冷汗、血压下降,应给予
A. 哌替啶
B. 异丙嗪
C. 盐酸氯丙嗪
D. 阿托品
E. 苯巴比妥

21-27 关于人工流产,下列哪项叙述是错误的
A. 是指妊娠早期用人工方法终止妊娠的手术
B. 指妊娠28周内用人工方法终止妊娠的手术
C. 负压吸引术适用于妊娠10周以内者
D. 钳刮术适用于妊娠11~14周者
E. 体温2次>37.5℃为手术禁忌证

21-28 下列哪种情况不宜用口服避孕药
A. 慢性肾炎　　B. 慢性肝炎
C. 糖尿病　　　D. 月经量过少
E. 早期高血压

21-29 临床常用的药物流产方法是
A. 米非司酮
B. 卡孕栓
C. 环磷酰胺
D. 米非司酮+前列腺素
E. 卡孕栓+前列腺素

21-30 人工流产术后10余天,仍有较多阴道出血,应首先考虑
A. 子宫穿孔
B. 吸宫不全
C. 子宫复旧不全
D. 子宫内膜炎
E. 绒癌

21-31 人工流产负压吸引术适用于
A. 妊娠3周内
B. 妊娠10周内
C. 妊娠12周内
D. 妊娠14周内
E. 以上均可

21-32 关于输卵管结扎术的安全措施,下列哪项不恰当
A. 有感染存在或体质过度虚弱者,暂缓手术
B. 神经官能症或对手术有极大顾虑

者必须慎重考虑
C. 非孕妇女手术应选在月经后 10～20 天
D. 结扎前必须确认输卵管,并追踪至伞端
E. 人工流产术后即可行结扎术

21-33 关于节育原理,下列叙述中哪项是错误的
A. 工具避孕——阻止精子、卵子相遇
B. 宫内节育器——阻止受精卵着床
C. 口服避孕药——抑制排卵,改变子宫颈黏液性状
D. 输卵管结扎——阻断精子、卵子相遇
E. 探亲避孕药——防止受精

21-34 关于产后计划生育指导,下列叙述中哪项错误
A. 产褥期内禁忌性生活
B. 产后首选的避孕措施为宫内节育器
C. 产后 42 天起应采取避孕措施
D. 哺乳者以工具避孕为宜
E. 不哺乳者可选用药物避孕

21-35 下列放置宫内节育器的时间不正确的是
A. 月经干净后 7 天
B. 人工流产后立即
C. 哺乳期闭经者随时可以放置
D. 剖宫产后半年
E. 足月产后 3 个月

21-36 关于放置宫内节育器术中及术后的处理,下列哪项错误
A. 术中随时观察受术者的情况
B. 术后休息 3 天
C. 术后于 1、3、6 个月及 1 年,分别复查 1 次
D. 1 周内禁止性生活
E. 嘱受术者如有出血多、腹痛、发热等情况随时就诊

21-37 有关使用避孕药的注意事项,下列哪项是错误的
A. 乳房有肿块者忌服
B. 针剂应深部肌内注射
C. 肾炎病人忌服
D. 防止避孕药片潮解,影响效果
E. 哺乳期妇女适宜口服避孕药

21-38 下列哪项不是放置宫内节育器的禁忌证
A. 乳房有肿块
B. 急性盆腔炎
C. 月经过频
D. 生殖道肿瘤
E. 子宫颈内口过松

21-39 人工流产吸引术适用于妊娠
A. 6 周内   B. 8 周内
C. 10 周内   D. 12 周内
E. 14 周内

21-40 下列哪项不是宫内节育器的并发症
A. 感染   B. 节育器异位
C. 节育器脱落 D. 带器妊娠
E. 血肿

21-41 避孕失败后最常用的补救措施是
A. 服用避孕药
B. 放置宫内节育器
C. 人工流产术
D. 引产
E. 绝育术

21-42 产后 2 个月的哺乳期妇女首选的避孕方法是
A. 放置宫内节育器
B. 口服避孕药
C. 避孕套
D. 安全期避孕
E. 闭经可不避孕

21-43 下列哪种情况与放置宫内节育器无关
A. 经量增多   B. 体重增加
C. 腰酸腹坠   D. 子宫穿孔
E. 感染

21-44 口服避孕药的作用原理为
A. 抑制排卵
B. 直接杀死精子
C. 减低精子活动度
D. 使精子和卵子不能结合
E. 异物刺激影响宫腔内环境

21-45 我国育龄期妇女采取的主要避孕措施是
A. 药物避孕
B. 放置宫内节育器
C. 安全期避孕
D. 免疫避孕
E. 长效避孕针

21-46 采用避孕套避孕的原理是
A. 阻止精子进入阴道
B. 改变宫腔内环境
C. 抑制排卵
D. 杀死精子
E. 子宫内膜分泌不良

21-47 下列哪类人可以口服避孕药
A. 严重的冠心病病人
B. 子宫肌瘤病人
C. 糖尿病病人
D. 人工流产术后1个月的妇女
E. 正常产后4个月哺乳期的妇女

21-48 下列哪项不是口服避孕药的不良反应
A. 类早孕反应
B. 腰酸、腹胀
C. 体重增加
D. 面部出现色素沉着
E. 发生闭经

21-49 服用短效口服避孕药的正确时间是
A. 每天任何时间均可
B. 早晨起床后
C. 早饭前
D. 午饭后
E. 每晚

21-50 药物避孕的适应证是
A. 月经稀少
B. 血栓性疾病
C. 哺乳期
D. 慢性肝炎
E. 有避孕要求的健康育龄期妇女

21-51 关于输卵管结扎术的禁忌证,下列哪项不正确
A. 急性肝炎
B. 剖宫产术后
C. 严重的神经官能症
D. 产后出血
E. 连续2次体温>38.2℃

21-52 人工流产手术过程中,病人出现腹痛、出冷汗及血压下降等症状,可能的原因是
A. 人工流产综合反应
B. 子宫穿孔
C. 出血性休克
D. 手术操作粗暴
E. 脏器损伤

21-53 在人工流产过程中,一旦出现人工流产综合反应,首先应
A. 加速手术速度
B. 肌内注射阿托品0.5 mg
C. 输血、补液
D. 帮助病人改变体位
E. 安慰病人

21-54 药物流产后主要的不良反应是
A. 出血时间过长和出血量过多
B. 恶心、呕吐
C. 下腹痛
D. 乏力
E. 闭经

21-55 服用短效避孕药期间如果漏服,补服的时间应在
A. 4小时内
B. 8小时内
C. 12小时内
D. 24小时内
E. 36小时内

21-56 关于避孕套,下列说法中正确的是
A. 每次使用前应高压消毒
B. 每次使用前吹气检查是否漏气
C. 用双层避孕套可增加保险度
D. 使用避孕套可预防阴道炎
E. 使用后洗净晾干可再用,以免浪费

21-57 下列与放置宫内节育器无关的症状是
A. 子宫内膜炎   B. 腰酸、腹坠
C. 经期延长   D. 肥胖
E. 子宫穿孔

21-58 放置宫内节育器术中及术后的处理应除外下列哪项
A. 术中随时观察受术者的情况
B. 嘱受术者如有出血多、腹痛、发热等情况随时就诊
C. 1周内禁止性生活
D. 术后1周内避免重体力劳动
E. 术后2周内禁盆浴

21-59 下列避孕方法中,抑制排卵的方法是
A. 药物避孕
B. 安全期避孕
C. 避孕套避孕
D. 免疫避孕法
E. 使用阴道隔膜

21-60 下列妊娠周数中,哪个周数可选用人工流产负压吸引术终止妊娠
A. 9周   B. 11周
C. 14周   D. 15周
E. 24周

21-61 下列哪种生育期妇女适用口服避孕药避孕
A. 严重心血管疾病者
B. 子宫畸形者
C. 哺乳期内者
D. 血液病者
E. 肺结核病者

21-62 最适宜放置宫内节育器的时间是
A. 月经干净后10～14天
B. 人工流产后立即放置
C. 产后一般满42天
D. 剖宫产后2个月
E. 哺乳期随时都可以放置

21-63 目前药物流产的最佳方案是
A. 米非司酮与米索前列醇配伍
B. 雌、孕激素联合疗法
C. 雌、孕激素序贯疗法
D. 大剂量孕激素疗法
E. 米非司酮顿服法

21-64 关于带器妊娠,下列叙述中哪项不正确
A. 与宫内节育器型号偏大有关
B. 与宫内节育器型号偏小有关
C. 与宫内节育器未放至宫底有关
D. 与宫内节育器部分嵌顿于基层有关
E. 带药节育器的带器妊娠发生率高于不带药节育器

21-65 关于女用短效口服避孕药的不良反应,下列说法中正确的是
A. 长期服用不会引起血压升高
B. 服药期间发生阴道流血,多因漏服药引起
C. 不适用于经量多的妇女
D. 体重增加是孕激素引起水、钠潴留所致
E. 服药后妇女面部皮肤出现大量色素沉着,是因药物变质所致

21-66 实施输卵管结扎术的最佳时间是
A. 月经来潮之前3～7天
B. 月经来潮后3～7天
C. 月经干净后3～7天
D. 人工流产后3～7天
E. 正常分娩后3～7天

21-67 关于人工流产的并发症,下列哪项说法是错误的
A. 术后阴道流血延续10天以上,经用抗生素及缩宫剂治疗无效,应考虑吸宫不全

B. 子宫穿孔多发生于哺乳期妇女
C. 术中出血应停止操作
D. 术中出现人工流产综合反应时,可用阿托品治疗
E. 流产后感染多为子宫内膜炎

21-68 放置宫内节育器的禁忌证是
A. 经产妇
B. 经量过多
C. 糖尿病使用胰岛素治疗
D. 习惯性流产
E. 心脏病

21-69 药物流产的禁忌证不包括
A. 肝脏疾病
B. 肾上腺疾病
C. 糖尿病
D. 青光眼
E. 年龄>35岁

21-70 依沙吖啶引产的禁忌证不包括
A. 妊娠期接触胎儿致畸因素
B. 血液病
C. 滴虫阴道炎
D. 慢性肝炎
E. 前置胎盘

21-71 不宜放置宫内节育器的时间是
A. 月经干净后3～7天
B. 剖宫产术后3个月
C. 人工流产术后出血少,宫腔长度少于10 cm
D. 哺乳期排除早孕者
E. 自然分娩3个月后

21-72 妇女不宜服用避孕药的情况是
A. 月经过多
B. 阴道炎
C. 血栓性静脉炎
D. 附件炎
E. 子宫颈糜烂样改变

21-73 下列不属于人工终止妊娠的是
A. 稽留流产
B. 药物流产
C. 负压吸引术
D. 钳刮术
E. 依沙吖啶引产

21-74 带器妊娠8周者宜采取下列哪种方法结束妊娠
A. 中草药流产
B. 药物流产
C. 负压吸引术
D. 钳刮术
E. 依沙吖啶引产

21-75 宫内妊娠45天,可采取的终止妊娠的方法是
A. 药物流产
B. 人工流产负压吸引术
C. 依沙吖啶引产
D. 人工流产钳刮术
E. 水囊引产

21-76* 宫内妊娠9周,可采取的终止妊娠的方法是
A. 药物流产
B. 人工流产负压吸引术
C. 依沙吖啶引产
D. 人工流产钳刮术
E. 水囊引产

21-77 宫内妊娠13周,可采取的终止妊娠的方法是
A. 药物流产
B. 人工流产负压吸引术
C. 依沙吖啶引产
D. 人工流产钳刮术
E. 水囊引产

21-78 宫内妊娠20周,可采取的终止妊娠的方法是
A. 药物流产
B. 人工流产负压吸引术
C. 依沙吖啶引产
D. 人工流产钳刮术
E. 水囊引产

21-79 下列诊断性刮宫的护理措施中错误

的是

A. 向病人介绍诊断性刮宫的目的和方法

B. 术中密切观察病情变化

C. 术后静卧1~2小时,观察出血情况

D. 术后休息1~2天

E. 避免盆浴及性生活2周

21-80 关于女性绝育,下列叙述中错误的是

A. 是利用人工方法阻断受孕途经,而达到永久不生育的目的

B. 是对输卵管的切断、结扎等使精子与卵子不能相遇

C. 是一种永久性的不可逆的节育措施

D. 传统的绝育方式是经腹壁小切口绝育

E. 对妇女的损伤较小

21-81 剖宫产的适应证除外下列哪项

A. 头盆不称

B. 先兆子宫破裂

C. 胎盘早剥

D. 胎儿宫内窘迫

E. 胎盘功能减退

21-82 下列药物流产后的护理措施中正确的是

A. 保持外阴清洁,每天冲洗会阴2次,盆浴1次

B. 流产后2~3小时协助排尿,防止尿潴留

C. 给病人肌内注射己烯雌酚连续3天

D. 控制病人饮水

E. 流产后4周内禁止性生活

21-83 输卵管结扎较宜的时间是

A. 月经后3~7天

B. 哺乳期

C. 月经干净后15天

D. 人工流产术后7天

E. 剖宫产术后72小时

21-84 放置金属环宫内节育器的期限一般为

A. 5~10年

B. 10~15年

C. 15~20年

D. 20~25年

E. 25年至绝经

21-85 下列负压吸引术后的护理措施中正确的是

A. 手术完成后病人要在观察室休息3小时以上

B. 密切观察术后腹痛及阴道出血情况

C. 术后4小时内嘱病人不要下地活动

D. 每天用温开水清洗会阴

E. 术后2个月禁止性生活

21-86 女性绝育术的并发症除外下列哪种

A. 膀胱、肠道损伤

B. 输尿管损伤

C. 感染

D. 出血及血肿

E. 绝育失败

21-87 避孕方法中成功率最高的是

A. 安全期避孕

B. 使用阴道隔膜

C. 使用避孕套

D. 放置宫内节育器

E. 按时口服短效避孕药

21-88 探索避孕药的作用机制是

A. 改变子宫内膜形态与功能,抑制排卵

B. 抑制卵泡细胞发育,抑制排卵

C. 在月经周期后半期服用可起抗排卵作用

D. 使子宫颈黏液变稀,拉丝度增加

E. 改变输卵管功能,阻碍受精卵形成

21-89 水囊引产适用于

A. 妊娠10周以内

B. 妊娠10~13周

C. 妊娠 13～15 周

D. 妊娠 15～20 周

E. 妊娠 15～24 周

21-90 下列哪种不是短效口服避孕药的禁忌证

A. 经量较多的妇女

B. 哺乳期

C. 糖尿病

D. 急、慢性肝炎

E. 甲状腺功能亢进症

21-91 对腹腔镜输卵管绝育术的术后护理，下列哪项不正确

A. 配合医生建立良好的气腹

B. 建立气腹后及时调整，病人采取去枕平卧位

C. 认真观察压力表的变化，随时调整

D. 术后休息 3～4 小时

E. 手术后 4～6 小时督促排尿

21-92 关于负压吸引术的操作方法，下列叙述中错误的是

A. 病人取膀胱截石位

B. 术前做阴道双合诊，明确子宫位置、大小及附件情况

C. 扩张子宫颈并要探测宫腔的深度和屈向

D. 吸管负压不超过 40～54 kPa

E. 吸空后仔细检查吸出物，发现异常立即送病理

21-93 关于预防绝育术并发症的方法，下列操作中哪项错误

A. 严格掌握适应证

B. 术前排空膀胱

C. 术后严密观察伤口及敷料情况

D. 术时勿损伤输卵管系膜血管

E. 寻找输卵管时应速度快、切口小

21-94 缓慢释放避孕药皮下埋植的合适时间是

A. 月经周期第 5 天内

B. 月经周期第 7 天内

C. 月经周期第 10 天内

D. 月经干净后 5 天内

E. 月经干净后 7 天内

21-95 性生活后如发现避孕套破裂应立即使女方采取

A. 膀胱截石位

B. 膝胸卧位

C. 半蹲位

D. 半坐卧位

E. 站立位

21-96 关于长效口服避孕药的使用方法，下列哪种正确

A. 每月月经周期第 5 天服 1 片

B. 每月月经后第 5 天服 1 片

C. 首次最好在月经周期第 5 天服第 1 片，下次月经来前 10 天服第 2 片，以后按第 1 次服用日期每月服 1 片

D. 首次最好在月经周期第 5 天第 1 片，第 10 天服第 2 片，以后按第 1 次服用日期每月服 1 片

E. 首次最好在月经后第 5 天服 1 片，第 10 天服第 2 片，以后按第 1 次服用日期每月服 1 片

21-97 关于药物流产，下列哪项操作不需做

A. 详细询问病史

B. 妇科检查

C. 常规化验

D. B 超检查

E. X 线检查

21-98 下列哪项不是诊断性刮宫的适应证

A. 疑子宫内膜异位症

B. 疑子宫内膜癌和子宫颈癌

C. AUB

D. 了解有无排卵

E. 疑子宫内膜结核

21-99 下列哪项不是药物引产的禁忌证

A. 生殖器官炎症

B. 结核病、高血压病

C. 子宫有瘢痕
D. 近期有同类引产手术
E. 妊娠期阴道反复出血

21-100 下列关于药物引产的护理措施中正确的是
A. 术前1天冲洗阴道
B. 术前3天开始每天测4次体温
C. 术前1周口服己烯雌酚
D. 密切观察,如24小时无宫缩说明引产失败
E. 做好心理护理

21-101 目前最常用、最有效的引产方法是
A. 依沙吖啶药物引产
B. 水囊引产
C. 人工破膜引产
D. 前列腺素引产
E. 缩宫素引产

21-102 关于子宫检查的护理,下列叙述中正确的是
A. 一般于月经干净后3~7天内进行
B. 病人采用臀高头低位
C. 术中如有腹痛禁用阿托品
D. 术后观察1小时,酌情给予抗生素
E. 告之病人,检查后3天内阴道有少量血性分泌物为正常,3天后仍有则立即来院检查

21-103 关于水囊引产的术后护理,下列叙述中不正确的是
A. 术后12小时未流产,外阴消毒后取出阴道纱布及水囊
B. 如取囊困难,可先将囊内液体放出后再取
C. 取囊后仍无规律宫缩,静脉滴注缩宫素
D. 术后观察1~2天无异常可出院
E. 引产后护理同产褥期护理

21-104 口服避孕药期间,下列哪种药物对避孕无影响
A. 利福平
B. 洋地黄类
C. 苯巴比妥类
D. 皮质激素类
E. 抗凝药

21-105 晚期引产术适用于
A. 妊娠24周以后
B. 妊娠28周以后
C. 妊娠20~28周
D. 妊娠30周以后
E. 妊娠30~34周

21-106 计划生育工作的具体内容不包括
A. 晚婚
B. 晚育
C. 节育
D. 人工流产
E. 优生优育

21-107 关于宫内节育器放置后的护理,下列叙述中正确的是
A. 术后休息1周避免重体力劳动
B. 术后1个月内禁止性生活
C. 术后1个月内排便及月经期要注意节育器是否脱落
D. 每天清洗外阴保持外阴清洁
E. 遵医嘱定期随访半年

21-108 短效口服避孕药的服用方法是
A. 从月经前第5天起每晚1片,连服22天
B. 从月经第5天起每晚1片,连服22天
C. 从月经干净后第5天起每晚1片,连服22天
D. 如漏服则于第2天晚上多服1片
E. 如停药后无阴道出血则次日晚开始服第2周期药

21-109 关于药物流产,下列叙述中错误的是
A. 最佳时间为妊娠10天之内
B. 完全流产率达95%以上

C. 为无创性流产
D. 如药物流产失败,及时手术终止
E. 阴道出血时间长者用抗生素预防感染

21-110 安全期是指
A. 排卵前后 4~5 天内
B. 卵子自卵巢排出 2 天以后
C. 本次月经末至下次月经前 14 天之间
D. 月经前 16 天到月经来潮前
E. 排卵日及其前 5 天、后 4 天以外的时间

21-111 药物流产适用于
A. 妊娠 7 周以内
B. 妊娠 10 周以内
C. 妊娠 12 周以内
D. 妊娠 14 周以内
E. 以上都可以

21-112 关于短效口服避孕药的作用机制,下列叙述中哪项错误
A. 影响卵巢的卵子发育,抑制排卵
B. 通过抑制下丘脑-垂体轴,使黄体功能不足
C. 使子宫内膜生长发育迟缓,腺体较小,萎缩变窄
D. 使子宫内膜腺体间质呈现分泌不足,不利于受精卵着床
E. 使子宫颈黏液分泌量减少,黏稠度增加不利于精子穿过

21-113 阴道隔膜取出的时间为性生活后
A. 5~8 小时
B. 8~12 小时
C. 12~16 小时
D. 16~20 小时
E. 24 小时

21-114 缓释避孕药皮下埋植的部位为
A. 脐耻中点的腹壁皮下
B. 腹股沟皮下
C. 大腿中段外侧髋关节下 10 cm 处皮下
D. 左上臂内侧皮下
E. 三角肌下缘皮下

21-115 下列哪项不是宫内节育器的术前准备内容
A. 术前 3 天禁止性生活
B. 术日测体温
C. 术前冲洗外阴及阴道
D. 术前排便
E. 术前排尿

21-116 妊娠中期即 14~27 孕周采用的引产方式不包括下列哪项
A. 依沙吖啶引产
B. 剖宫取胎术
C. 缩宫素引产
D. 人工破膜引产法
E. 水囊引产法

21-117 宫内节育器取出的条件是
A. 有不规则阴道出血经治疗无效
B. 放置期限未到
C. 患子宫内膜炎症
D. 子宫内膜输卵管异位症
E. 已生育

21-118 宫内节育器取出的时间为
A. 月经干净 2~8 天
B. 出血不多时
C. 子宫内膜炎确诊后
D. 附件炎确诊后
E. 带器妊娠者人工流产时

21-119 人工流产后的并发症不包括下列哪项
A. 子宫穿孔
B. 人工流产综合反应
C. 不全流产
D. 感染
E. 出血、血肿

21-120 药物流产的禁忌证不包括下列哪项
A. 距离医疗单位较远不能及时就诊
B. 第 1 次妊娠

C. 吸烟超过 10 支

D. 过敏体质

E. 怀疑宫外孕

21-121 甾体类激素避孕的主要原理是

A. 促进排卵

B. 利于精子穿透

C. 适于受精卵着床

D. 增强子宫内膜增生

E. 不出现排卵前 LH 高峰,无排卵

21-122 按计划生育的任务把个体分类,不包括下列哪项

A. 优生优育妇女

B. 避孕妇女

C. 人工流产妇女

D. 未绝育妇女

E. 计划生育手术并发症妇女

21-123 对药物避孕妇女的护理措施不包括下列哪项

A. 指导用药

B. 心理护理

C. 进行药物禁忌证和适应证的宣传

D. 做好登记随访

E. 教育育龄妇女掌握漏服的补救措施

21-124 晚期引产术的适应证不包括下列哪项

A. 急性羊水过多出现压迫症状

B. 胎膜破后未发生宫缩

C. 头盆对称

D. 确诊为死胎

E. 妊娠合并肾病、糖尿病

21-125 关于宫内节育器放置和随访,下列叙述中错误的是

A. 按宫腔深度放置相应号数的宫内节育器

B. 无生殖器急性炎症

C. 月经干净后 3~7 天放置

D. 人工流产术后,宫腔深度不足 10cm 可立即放置

E. 放置后 1 个月、半年、1 年定期随访,以后每年复查 1 次

21-126 口服避孕药后,少数妇女出现类似早孕反应等症状的原因是

A. 自主神经功能紊乱

B. 雌激素刺激胃黏膜引起

C. 避孕失败后妊娠的早孕反应

D. 机体对药物的排斥反应

E. 感冒所致

21-127 口服避孕药的禁忌证不包括

A. 严重心血管疾病

B. 急、慢性肝炎或肾炎

C. 急性子宫颈炎

D. 甲状腺功能亢进症

E. 哺乳期

21-128 有关避孕套的使用,下列叙述中正确的是

A. 每次使用前选择适宜的型号,并检查有无破损

B. 使用避孕套,可以有效预防子宫颈炎

C. 使用避孕套可以预防阴道炎

D. 用后洗净、晾干后可再用,以免浪费

E. 用双层避孕套可以增加避孕的效果

21-129 有 1 个子女的健康夫妻避孕方法首选

A. 宫内节育器

B. 男用避孕套

C. 长效避孕药

D. 绝育手术

E. 女用外用避孕药膜

21-130 输卵管结扎术不宜选在

A. 哺乳期闭经时排除妊娠后

B. 人工流产或剖宫产的同时

C. 中期妊娠引产,正常分娩后 24 小时左右

D. 月经干净后 3~7 天

E. 月经干净后 14 天

21-131 对正常分娩的产妇进行输卵管结扎术的最佳时间是产后
A. 48 小时内
B. 7 天
C. 5 天
D. 3 天
E. 42 天

21-132 服用避孕药的妇女应停药的情况是
A. 月经量减少   B. 闭经
C. 体重增加   D. 类早孕反应
E. 突破性出血

A2 型单项选择题(21-133~21-178)

21-133 病人,29 岁。闭经 3 个月。6 个月前行人工流产术,术后月经规律,经量少,闭经后有周期性腹痛。妇科检查:子宫颈光滑,子宫体稍大,附件无异常。尿妊娠试验(一)。应考虑诊断为
A. 闭经
B. 人工流产后月经失调
C. 过期流产
D. 子宫颈粘连
E. 痛经

21-134 病人,26 岁。产后半年月经未复潮,仍在哺乳,要求避孕。妇科检查:子宫颈光滑,外口松,子宫大小正常、后倾、无压痛、活动,附件无异常。其最佳的避孕方法是
A. 口服避孕药
B. 输卵管结扎
C. 放置宫内节育器
D. 避孕套
E. 阴道隔膜

21-135 病人,46 岁。近来月经紊乱,经量多,妇科检查无生殖器官肿瘤,咨询避孕措施。应指导其选用
A. 口服避孕药

B. 免疫避孕
C. 安全期避孕
D. 紧急避孕
E. 宫内节育器

21-136 病人,28 岁。停经 5 周,尿 hCG(＋),拟行人工流产术。若排除宫外孕,其吸出物应见到
A. 蜕膜组织
B. 绒毛
C. 胚胎组织
D. 增生过长的子宫内膜
E. 血块

21-137 病人,30 岁。因工作忙漏服口服避孕药,补服时间为性生活后
A. 2 小时内   B. 4 小时内
C. 8 小时内   D. 12 小时内
E. 24 小时内

21-138 病人,21 岁。宫内早孕 45 天,拟行负压吸引术。下列护士向该病人进行的术后宣教中正确的是
A. 阴道流血期间每天坐浴
B. 腹痛或出血多时,应随时就诊
C. 术后可立即回家休息
D. 1 周内禁止性生活和盆浴
E. 术后休息 1 周

21-139 某产妇 31 岁,产后 2 个月,母乳喂养。社区护士家访时,产妇希望了解避孕方式的相关知识。该护士介绍目前其最适宜的避孕方法是
A. 放置宫内节育器
B. 口服短效避孕药
C. 安全期避孕
D. 避孕套
E. 紧急避孕

21-140 病人,25 岁,已婚未孕。来社区卫生服务中心咨询可采用的避孕方法。社区护士向其指导的内容应除外
A. 使用避孕套
B. 使用阴道隔膜

C. 安全期避孕

D. 口服长效避孕药

E. 进行输卵管结扎

21-141 病人,32 岁。妊娠 3 个月,人工流产术后 20 天,伴阴道不规则出血,量比月经量少。妇科检查:阴道内血性分泌物有臭味,子宫颈口闭,子宫体大小正常、无压痛,两侧附件无异常。该病人可能的诊断是

A. 子宫内膜炎   B. 吸宫不全

C. 子宫穿孔   D. 附件炎

E. 子宫复旧不全

21-142 病人,33 岁。痛经多年,平时经量多,要求避孕。护士建议其采用的方法是

A. 放置宫内节育器

B. 口服短效避孕药

C. 使用避孕套

D. 安全期避孕

E. 经腹输卵管结扎

21-143 病人,32 岁。产后半年月经未复潮,仍哺乳,要求避孕。妇科检查:子宫颈光滑,子宫大小正常、后倾、无压痛、活动,双附件无异常。建议选用的避孕方法为

A. 放置宫内节育器

B. 安全期避孕

C. 使用阴道隔膜

D. 口服避孕药

E. 男方体外排精

21-144 病人,32 岁。月经周期 20~40 天,经期 6~7 天,量稍多。妇科检查:阴道前后壁膨出Ⅰ度,子宫颈Ⅱ度糜烂样改变,子宫颈松弛,子宫后位、正常大小,双侧附件无异常。建议选用的避孕方法为

A. 放置宫内节育器

B. 口服避孕药

C. 使用阴道隔膜

D. 安全期避孕

E. 使用避孕套

21-145 病人,25 岁,丈夫为军人。其于月经第 14 天接到丈夫将翌日回家探亲的电话。丈夫对橡胶过敏。最好的避孕方法是

A. 口服长效避孕药

B. 口服短效避孕药

C. 放置宫内节育器

D. 皮下埋植避孕

E. 口服探亲避孕药

21-146 病人,27 岁。G3P1。放置宫内节育器 2 次,均因出血、腹痛取出。丈夫对橡胶过敏。有慢性肝炎史。适宜选用的避孕方法是

A. 口服长效避孕药

B. 口服短效避孕药

C. 放置宫内节育器

D. 皮下埋植避孕

E. 口服探亲避孕药

21-147 病人,32 岁。28 岁结婚,平素月经规律,去年生育 1 胎,现产后 52 天,正在哺乳。应选择的避孕方法是

A. 放置宫内节育器

B. 输卵管结扎术

C. 口服长效避孕药

D. 口服短效避孕药

E. 肌内注射长效避孕针

21-148 病人,30 岁。G1P1。夫妻双方工作较忙。计划生育门诊护士告知下列避孕方法中比较可靠的是

A. 口服紧急避孕药

B. 性生活后女方冲洗阴道

C. 正确使用避孕套

D. 安全期性生活

E. 避孕贴剂贴皮肤

21-149 病人,31 岁。剖宫产分娩一健康男婴,非母乳喂养,拟采用宫内节育器避孕。手术时间应选择在剖宫产术

后满

A. 1个月
B. 3个月
C. 6个月
D. 9个月
E. 12个月

21-150 病人,25岁,G1P1。准备放置宫内节育器进行避孕,下列哪项不是放置宫内节育器的禁忌证

A. 轻度贫血
B. 急性盆腔炎
C. 月经过频
D. 生殖道肿瘤
E. 子宫颈口过松

21-151 病人,27岁。G3P2。现妊娠20周,来院要求终止妊娠。下列最适宜的方法是

A. 负压吸引术
B. 口服药物流产
C. 静脉滴注缩宫素
D. 依沙吖啶羊膜腔内注射
E. 水囊引产

21-152 病人,36岁。G3P2。今来院要求做绝育手术。最适宜的方法是

A. 药物避孕
B. 放置宫内节育器
C. 输卵管结扎术
D. 免疫避孕
E. 输卵管结扎术

21-153 病人,女性。G2P2。2年前顺产一男婴,今来咨询实施输卵管结扎术的最佳时间。以下时间正确的是

A. 月经来潮之前3~7天
B. 月经来潮第3~7天
C. 月经干净后3~7天
D. 人工流产术后3~7天
E. 正常分娩后3~7天

21-154 病人,29岁。婚后育有1个女儿。欲使用一种长效避孕复方制剂针避孕,

护士告知其正确的使用方法及疗效时间为

A. 每周肌内注射1次,可避孕1周
B. 每周肌内注射1次,可避孕2周
C. 每周肌内注射1次,可避孕1个月
D. 每月肌内注射1次,可避孕1个月
E. 每年肌内注射1次,可避孕1年

21-155* 病人,46岁。近来月经紊乱,咨询避孕措施。护士应指导其选用

A. 宫内节育器
B. 口服避孕药
C. 避孕套
D. 安全期避孕
E. 注射避孕针

21-156* 病人,31岁。剖宫产术后3个月,母乳喂养。社区护士家访时,产妇希望了解避孕方式的相关知识,该护士介绍目前最适宜的避孕方法是

A. 放置宫内节育器
B. 安全期避孕
C. 口服短效避孕药
D. 绝育手术
E. 避孕套

21-157 病人,28岁。G2P2。现顺产后4个月,哺乳期。下列对其进行的计划生育指导中不正确的是

A. 药物避孕
B. 宫内节育器避孕
C. 避孕套避孕
D. 行输卵管结扎术
E. 哺乳期虽闭经仍有妊娠可能

21-158* 病人,33岁。患急性病毒性肝炎,咨询避孕方法。建议其最好选择

A. 安全期避孕
B. 避孕套
C. 放置宫内节育器
D. 口服短效避孕药

E. 口服长效避孕药

21-159 病人,25岁,已婚未孕。来社区卫生服务中心咨询可采用的避孕方法。社区护士向其指导的内容应除外
A. 避孕套
B. 阴道隔膜
D. 长效避孕药
C. 安全期避孕
E. 输卵管结扎

21-160* 病人,26岁。人工流产术后12天,仍有多量阴道出血。应首先考虑为
A. 子宫穿孔
B. 子宫复旧不良
C. 吸宫不全
D. 子宫内膜炎
E. 盆腔炎

21-161* 病人,30岁。自诉长期痛经,护士建议其采用的最佳避孕方法为
A. 安全期避孕
B. 口服避孕药
C. 输卵管结扎
D. 避孕套
E. 阴道隔膜

21-162 病人,21岁。妊娠45天,拟行负压吸引术,护士向该女士进行术后宣教中正确的是
A. 阴道流血期可每天坐浴
B. 有腹痛或出血多者,应随时就诊
C. 休息1个月
D. 1周内禁止盆浴
E. 2周内禁止性生活

21-163 病人,35岁。有1个儿子,现要求放置宫内节育器。下列术后的健康指导中错误的是
A. 术后休息3天
B. 2周内禁止性生活及盆浴
C. 3个月内月经或大便时注意有无节育器脱落
D. 术后3个月、6个月、1年各复查1次,以后每年复查1次
E. 术后如出现腹痛、发热、出血大于月经量,持续时间超过14天应随时就诊

21-164 病人,27岁,已婚。现有1个孩子。最适合的避孕措施是
A. 放置宫内节育器
B. 使用避孕套
C. 药物避孕
D. 输卵管结扎
E. 安全期避孕

21-165 病人,27岁。半年前足月顺产一男婴。停止哺乳后,因月经量过多,口服短效避孕药。关于此类药物的不良反应,正确的宣教内容是
A. 长期用药体重会减轻
B. 若类早孕反应轻则不需处理
C. 漏服药引起阴道流血时需立即停药
D. 一般服药后月经周期不规则,经量减少
E. 紧急避孕药属于短效避孕药,不良反应很大

21-166 病人,28岁。正在口服避孕药避孕。服药期间出现下列哪种情况应该停药
A. 体重稍增加　B. 闭经
C. 色素沉着　　D. 头晕乏力
E. 经量减少

21-167 病人,23岁。停经40天,诊断为早孕。现要求药物流产。最佳的方案是
A. 大剂量孕激素疗法
B. 雌、孕激素联合治疗
C. 米索前列醇顿服
D. 米非司酮与前列腺素配伍
E. 米非司酮分次口服

21-168 病人,28岁。G2P1。妊娠60天,需终止妊娠。应选择

A. 负压吸引术
B. 钳刮术
C. 药物流产
D. 依沙吖啶引产
E. 水囊引产

21-169 病人,22岁。妊娠8周后行人工流产负压吸引术。针对该病人,采取的下列护理措施中错误的是
A. 术后在观察室休息1~2小时,注意观察阴道流血和腹痛情况
B. 保持外阴清洁
C. 术后2周内禁止盆浴、性生活
D. 嘱病人休息2周
E. 有腹痛或出血多,应随时就诊

21-170 病人,35岁。意外妊娠,现12孕周,需终止妊娠。不适应手术的指征是
A. 术前2天有性生活
B. 体温38.5℃
C. 术前2天有阴道冲洗
D. 妊娠呕吐
E. 妊娠合并贫血

21-171 病人,28岁。G2P2。现有2个儿子,产后4个月,哺乳期。对其进行计划生育措施指导,下列不正确的是
A. 药物避孕
B. 宫内节育器避孕
C. 避孕套避孕
D. 输卵管结扎术
E. 哺乳期闭经仍有妊娠可能

21-172* 病人,23岁。停经38天,诊断为早孕,欲行药物流产。下列说法中错误的是
A. 药物流产安全、方便,在家中服用药物即可完成流产过程
B. 空腹温水服药效果较好
C. 流产成功率达95%
D. 多于服药后6小时内排出胚胎组织
E. 出血时间过长和流血量多为主要不良反应

21-173* 病人,26岁。G1P1。剖宫产后半年,哺乳期。首选的节育措施是
A. 避孕套
B. 放置宫内节育器
C. 口服避孕药
D. 绝育
E. 安全期避孕

21-174 病人,30岁。顺产后7个月,无肝、肾疾病,询问能否口服避孕药避孕。为回答此问题,护士应该再收集以下哪条信息
A. 年龄
B. 分娩方式
C. 婴儿喂养方式
D. 月经是否复潮
E. 有无生殖道炎症

21-175* 病人,25岁。停经50天,确诊为早孕,要求流产。终止妊娠首选的方法是
A. 人工流产钳刮术
B. 依沙吖啶引产
C. 药物流产
D. 人工流产负压吸引术
E. 水囊流产

21-176* 病人,50岁。20年前生育一女,采用宫内节育器避孕,现月经稀少1年,周期由原来28天变为21天,自觉已进入围绝经期。其正确的取环时间是
A. 绝经3年后
B. 绝经2年后
C. 绝经半年后
D. 绝经1年后
E. 绝经5年后

21-177* 病人,38岁。接受经腹输卵管结扎术后,护士对其进行术后护理。下列护理措施中错误的是
A. 督促病人术后12小时内自解

小便

B. 协助病人取平卧位

C. 注意观察病人的体温、血压、脉搏

D. 排气前给予半流质饮食

E. 鼓励病人术后 4～6 小时下床活动

21-178* 病人,27 岁。来医院放置宫内节育器,计划生育室的护士向其进行术后的健康指导。下列叙述中正确的是

A. 术后休息 3 周

B. 1 个月内禁止重体力劳动

C. 1 个月内禁止盆浴

D. 2 周内禁性生活

E. 术后 1、3、6 个月复查

A3 型单项选择题(21-179～21-207)

(21-179～2-182 共用题干)

病人,28 岁。1 年前有剖宫产史,现妊娠 3 个月,要求人工流产。在扩张子宫颈过程中,病人突感左下腹剧痛、头晕、胸闷、大汗淋漓,脉搏 110 次/分,血压 70/50 mmHg,立即停止手术。

21-179 这位病人出现上述症状的原因应考虑为

A. 子宫内膜炎　　B. 漏吸

C. 子宫穿孔　　　D. 羊水栓塞

E. 子宫复旧不良

21-180 有关子宫穿孔并发症的叙述,下列哪项不正确

A. 是人工流产的严重并发症

B. 发病率较低

C. 与手术操作者技术不熟练有关

D. 与过早性生活有关

E. 子宫位置清楚

21-181 引起该病人子宫穿孔的主要原因是

A. 瘢痕子宫

B. 子宫畸形

C. 子宫内妊娠

D. 哺乳期子宫

E. 子宫过度倾屈

21-182 若穿孔大、有内出血或怀疑脏器损伤,应立即采取

A. 镇静剂肌内注射

B. 缩宫素肌内注射

C. 采取头低足高位

D. 阿托品静脉推注

E. 剖腹探查

(21-183～2-186 共用题干)

病人,54 岁。放置宫内节育器 18 年,现绝经 1 年,到门诊要求取出节育器。妇科检查:外阴发育正常,已婚已产型;阴道通畅,黏膜略平滑,分泌物无色、量少;子宫颈光滑,大小正常;子宫体前倾、前屈位,正常大小,活动良好;双附件无异常。

21-183 该病人在取节育器前应进行的必要检查是

A. 血常规　　　　B. 心电图

C. 阴道涂片　　　D. 腹部 CT

E. 妇科 B 超

21-184 做该项检查的主要目的是

A. 确定子宫位置

B. 确定子宫大小

C. 确定宫腔内的节育器及其类型

D. 了解卵巢功能

E. 了解盆腔情况

21-185 取节育器过程中发现节育器嵌顿,分析其发生的可能原因是

A. 放置时间过长

B. 绝经后取节育器过晚

C. 子宫壁太薄

D. 节育器的质量不佳

E. 宫腔内感染

21-186 下列向其提供的健康指导内容中正确的是

A. 手术前注意憋尿

B. 手术前需要进行 X 线常规检查

C. 手术后禁止性生活 2 周

D. 取出节育器后卧床休息 3 天

E. 手术后B超检查核实手术的效果

(21-187～2-192 共用题干)

病人,28岁。G2P1。曾患慢性肾炎,现停经59天,门诊检查诊断为早孕。

21-187 对该女士终止妊娠的方法是
A. 药物流产
B. 钳刮术
C. 依沙吖啶引产
D. 负压吸引术
E. 水囊引产

21-188 终止妊娠后,下列护士为其提供的健康指导内容中不正确的是
A. 注意观察阴道流血的情况
B. 注意观察腹痛情况
C. 保持外阴清洁,禁止性生活及盆浴2周
D. 休息3周
E. 嘱其采用安全可靠的避孕措施

21-189 建议其今后采取的最佳避孕措施是
A. 口服短效避孕药
B. 避孕套
C. 肌内注射长效避孕针
D. 放置宫内节育器
E. 安全期避孕

21-190 放置宫内节育器的注意事项中不包括下列哪项
A. 术前3天禁止性生活
B. 术日测体温应在正常范围
C. 术后卧床休息1周
D. 术后2周内禁止性生活
E. 术后保持外阴清洁

21-191 放置宫内节育器后,可能出现下列不良反应,其中属于取出节育器指征的是
A. 术后最初1～2个月出现经期少量出血
B. 有轻微腰酸、腹坠症状
C. 阴道出血量比月经量多,经治无效

D. 经期延长2天
E. 节育器脱落

21-192 宫内节育器的抗生育作用不包括下列哪项
A. 宫腔内的无菌性炎症反应
B. 子宫液组成改变
C. 抑制排卵
D. 异物反应致子宫内膜产生前列腺素
E. 受精卵的运动与子宫内膜发育不同步

(21-193～2-197 共用题干)

病人,24岁。因早孕要求终止妊娠。行负压吸引术,术中突然出现心率缓慢、胸闷、出汗及面色苍白等征象。

21-193 初步诊断该病人属于
A. 低血容量性休克
B. 人工流产综合反应
C. 神经官能症
D. 心绞痛
E. 子宫穿孔

21-194 下列与症状发生无关的是
A. 病人精神紧张
B. 子宫颈被过度扩张、牵拉
C. 交感神经兴奋
D. 负压吸引刺激
E. 心脏传导功能障碍

21-195 为预防上述症状的发生,提供的护理措施中不包括下列哪项
A. 术前做好病人的心理护理
B. 为缩短操作时间,扩张子宫颈时,宫颈扩张器不必从小号按顺序换到大号
C. 吸宫时掌握适度负压
D. 吸净宫腔后,不再反复吸刮子宫壁
E. 进出子宫颈管时关闭负压

21-196 为迅速缓解病人的症状,应采取的措施是

A. 立即输液

B. 剖腹探查

C. 静脉滴注地塞米松 5mg

D. 静脉滴注阿托品 1mg

E. 心肺复苏

21-197 下列术后护理内容中正确的是

A. 手术完成后,需要留观 12 小时

B. 术后 4 周禁止性生活及盆浴

C. 术后 10 小时内病人不可自己下地活动

D. 术后需要卧床休息 3 周

E. 术后少量阴道流血可持续 2 周以上

(21-198～21-200 共用题干)

病人,30 岁。昨日采用口服短效避孕药避孕,服药后有不良反应,今日下午前来就诊。

21-198 下列短效口服避孕药最常见的不良反应是

A. 阴道分泌物增多

B. 恶心、食欲缺乏

C. 性生活后出血

D. 情绪不稳定

E. 注意力不集中

21-199 针对病人的不良反应,正确的指导方法是

A. 饭后或晚上睡觉前服药

B. 改服长效口服避孕药

C. 口服短效避孕药同时服用地西泮

D. 改用长效避孕针

E. 改服探亲避孕药

21-200 关于短效口服避孕药,下列叙述中正确的是

A. 以雌激素为主

B. 又称速效避孕药

C. 有单相片、双相片和三相片

D. 双相片配方合理,避孕效果可靠

E. 三相片恶心、呕吐等不良反应十分严重

(21-201～21-203 共用题干)

病人,24 岁,未婚。停经 52 天,诊断为早孕,要求终止妊娠。行负压吸引术,术中出现面色苍白、出冷汗、头晕、胸闷、呕吐、血压下降等表现。

21-201 该病人可能出现的是

A. 人工流产综合反应

B. 失血性休克

C. 子宫穿孔

D. 吸宫不全

E. 神经源性休克

21-202 为防止负压吸引术并发症,下列护理措施中不正确的是

A. 陪伴病人,安慰、舒缓其紧张心理

B. 出现人工流产综合反应,暂时停止手术

C. 遵医嘱给予阿托品

D. 观察术中、术后出血量

E. 继续手术,尽快结束

21-203 下列人工流产术后宣教内容中错误的是

A. 术后休息半个月

B. 术后有轻微腹痛

C. 少量阴道流血可持续 14 天

D. 1 个月内禁止盆浴及性生活

E. 保持外阴清洁

(21-204～21-205 共用题干)

病人,31 岁。G2P2。正常分娩后 2 小时,向护士咨询输卵管结扎术的时间。

21-204 护士正确的回答是产后

A. 24 小时内

B. 48 小时内

C. 3 天

D. 7 天

E. 42 天

21-205 下列哪项不是输卵管结扎术的禁忌证

A. 各种疾病的急性期

B. 全身健康情况不良,不能胜任手术

C. 内、外生殖器炎症

D. 患有严重的神经官能症

E. 24小时内1次体温达37.5℃或以上

(21-206～21-207共用题干)

病人,26岁。停经35天,确诊为早孕。因身体原因想终止妊娠。

21-206 目前最适宜的方法是
  A. 负压吸宫术
  B. 药物流产
  C. 静脉滴注缩宫素
  D. 依沙吖啶引产
  E. 钳刮术

21-207* 目前药物流产的最佳方案是
  A. 米非司酮与米索前列醇配伍
  B. 雌孕激素联合治疗
  C. 雌孕激素序贯治疗
  D. 大剂量孕激素疗法
  E. 米非司酮顿服法

A4型单项选择题(21-208～21-230)

(21-208～21-209共用题干)

病人,35岁。5年前剖宫产一女婴,2年前因带器妊娠行人工流产术。现停经4个月,感觉有胎动3天,入院要求终止妊娠。B超检查提示胎儿双顶径45mm。尿蛋白(++)。追问病史,患有慢性肾炎5年。

21-208 最安全的引产方法是
  A. 依沙吖啶羊膜腔注射引产
  B. 剖腹取胎
  C. 天花粉羊膜腔注射引产
  D. 水囊引产
  E. 缩宫素引产

21-209 引产后,采取下列哪种避孕措施为宜
  A. 口服避孕药
  B. 避孕针
  C. 放置宫内节育器
  D. 避孕套
  E. 皮下埋植剂

(21-210～21-211共用题干)

妇女,28岁。4个月前分娩一女婴,母乳喂养,月经未复潮,排除早孕,无肝、肾疾病,来院咨询避孕措施。

21-210 该妇女不宜用的避孕方法是
  A. 女用避孕套
  B. 男用避孕套
  C. 口服避孕药
  D. 放置宫内节育器
  E. 皮下埋植

21-211 皮下埋植避孕最大的优点是
  A. 不影响乳汁质量
  B. 取出后恢复生育功能迅速
  C. 发生不规则阴道流血
  D. 使用简便
  E. 没有明显不良反应

(21-212～21-213共用题干)

病人,30岁。停经50天,确认为早孕,要求终止妊娠。行人工流产术,术中病人突然出现面色苍白、出汗、心动过缓、血压下降。

21-212* 最可能的原因是
  A. 羊水栓塞
  B. 人工流产综合反应
  C. 子宫穿孔
  D. 吸宫不全
  E. 休克

21-213* 下列护理措施中不正确的是
  A. 暂停手术
  B. 静脉滴注阿托品0.5～1mg
  C. 吸宫时负压不超过500mmHg
  D. 安慰病人,缓解紧张情绪
  E. 尽快吸出宫内妊娠组织

(21-214～21-217共用题干)

病人,35岁。既往月经规律,经量正常,身体健康。本月11日月经来潮,15日月经干净,16日来院,要求放置宫内节育器避孕。

21-214* 放置的时间应为本月
  A. 18～22日 B. 22～24日
  C. 24～26日 D. 26～28日
  E. 28～30日

21-215* 放置时病人应采取的体位为

A. 半坐卧位　　B. 膝胸卧位
C. 膀胱截石位　D. 左侧卧位
E. 右侧卧位

21-216* 病人术后第1次复查时间为术后
A. 1个月　　B. 2个月
C. 3个月　　D. 4个月
E. 5个月

21-217* 放置宫内节育器2个月以来,病人月经量增多,来电话咨询护士。恰当的建议是
A. 继续放置,来院就诊药物治疗
B. 取出宫内节育器,更换合适的节育器
C. 取出宫内节育器,改用口服避孕药
D. 取出宫内节育器,改用避孕针
E. 取出宫内节育器,改用绝育术

(21-218～21-219 共用题干)
妇女,28岁。剖宫产术后42天,今天返院复查,自诉产后坚持纯母乳喂养。经妇科检查,该妇女产后恢复好,可以开始性生活。

21-218* 护士应指导其产后坚持纯母乳喂养的时间是
A. 6个月　　B. 4个月
C. 10个月　D. 2个月
E. 8个月

21-219* 该妇女咨询如何避孕,目前其最适合的避孕方法是
A. 口服避孕药
B. 放置宫内节育器
C. 避孕套
D. 紧急避孕
E. 男方体外排精

(21-220～21-224 共用题干)
病人,30岁。停经6周,确诊为早孕,欲终止妊娠。

21-220* 护士向其介绍避孕失败后的措施是
A. 口服避孕药
B. 压放置宫内节育器

C. 人工流产
D. 依沙吖啶引产
E. 水囊引产

21-221 病人行负压吸引术后,护士嘱其注意以下事项,除外
A. 在观察室休息1～2小时
B. 术后1个月内禁止盆浴
C. 术后半个月内禁止性生活
D. 保持外阴清洁
E. 阴道流血10天以上复诊

21-222* 病人向护士咨询放置宫内节育器的适应证,护士下列回答中正确的是
A. 轻度贫血
B. 急性盆腔炎
C. 月经过频
D. 生殖器肿瘤
E. 子宫颈内口过松

21-223 该病人放置宫内节育器3周后,因月经量过多,欲改用短效口服避孕药。下列哪种情况适合选择短效口服避孕药
A. 有严重全身性疾病
B. 子宫肌瘤
C. 严重精神疾病
D. 月经稀少
E. 月经过多

21-224 护士告知服药过程中的注意事项,下列叙述中不正确的是
A. 妥善保管药物,防止儿童误服
B. 药物受潮后不宜服用
C. 按时服药,漏服后及时补服
D. 如计划再生育,停药后即可再妊娠
E. 停用长效避孕药后需改服短效避孕药3个月

(21-225～21-228 共用题干)
病人,28岁。G2P1。妊娠9周,今来医院要求行人工流产术。

21-225 关于人工流产术,下列叙述中正确的

说法是
A. 妊娠10周以内行钳刮术
B. 妊娠14周以内行负压吸引术
C. 子宫过软者,术前应肌内注射麦角新碱
D. 术后应检查吸出物中有无妊娠组织,并注意数量是否与妊娠月份相符
E. 吸宫过程出血多时,应及时增大负压

21-226 术中病人突然出现面色苍白、出汗、心动过缓、血压下降。最可能的原因是
A. 羊水栓塞
B. 人工流产综合反应
C. 子宫穿孔
D. 吸宫不全
E. 休克

21-227 关于上述症状的护理措施,下列叙述中不正确的是
A. 暂停手术
B. 静脉滴注阿托品0.5~1mg
C. 吸宫时负压不超过500 mmHg
D. 安慰病人,缓解其紧张情绪
E. 尽快吸出宫内妊娠组织

21-228 关于术后护理措施,下列叙述中错误的是
A. 术后1个月内禁止盆浴
B. 保持外阴清洁
C. 术后6个月内禁止性生活
D. 术后休息1~2小时,无异常即可离院
E. 若有明显腹痛持续10天以上,应随时到医院就诊

(21-229~21-230共用题干)

病人,30岁,已婚。用宫内节育器避孕,因"停经45天,阴道少量流血1天,伴下腹隐痛8小时"就诊。体格检查:意识清楚,心肺无异常,生命体征正常。尿妊娠试验弱阳性。

21-229 为确定诊断,除了妇科检查之外,最有价值的辅助检查方法是
A. 血常规
B. 腹部X线
C. 阴道后穹隆穿刺
D. B超
E. 腹腔镜

21-230* 若确定是宫内妊娠,最合适的处理措施是
A. 黄体酮保胎治疗
B. 药物流产
C. 取出节育器后行人工流产负压吸引术
D. 水囊引产
E. 取出节育器后继续保胎治疗

名词解释题(21-231~21-240)

21-231 避孕
21-232 计划生育
21-233 人工流产
21-234 中期妊娠流产
21-235 手术流产
21-236 终止妊娠
21-337 宫内节育器
21-238 紧急避孕
21-239 突破性出血
21-240 女性绝育

简述问答题(21-241~21-247)

21-241 简述计划生育的内容。
21-242 简述宫内节育器放置术的禁忌证。
21-243 简述宫内节育器放置术的术后健康指导。
21-244 简述宫内节育器放置时间。
21-245 简述药物避孕的不良反应及应对措施。
21-246 简述人工流产术的并发症。

第二十一章 计划生育妇女的护理

21-247 简述女性绝育常用的方法。

综合应用题(21-248)

妇女,29岁。G2P1。产后2个月,正在哺乳期,暂时无生育计划,准备在医生或护士指导下进行合理的避孕,但其略有焦虑情绪,无法确定采取哪种避孕方法。

请解答:
(1) 给予该妇女合理的避孕计划建议。
(2) 如何进行护理评估?
(3) 列出护理诊断和护理目标。

答案与解析

选择题

A1 型单项选择题

21-1	E	21-2	D	21-3	B	21-4	D
21-5	C	21-6	B	21-7	A	21-8	C
21-9	C	21-10	A	21-11	C	21-12	C
21-13	A	21-14	E	21-15	B	21-16	D
21-17	B	21-18	A	21-19	E	21-20	A
21-21	C	21-22	B	21-23	D	21-24	A
21-25	C	21-26	D	21-27	B	21-28	E
21-29	D	21-30	B	21-31	D	21-32	C
21-33	E	21-34	B	21-35	C	21-36	D
21-37	D	21-38	C	21-39	C	21-40	E
21-41	C	21-42	C	21-43	B	21-44	A
21-45	B	21-46	C	21-47	D	21-48	B
21-49	E	21-50	E	21-51	B	21-52	B
21-53	B	21-54	A	21-55	C	21-56	B
21-57	D	21-58	C	21-59	A	21-60	A
21-61	B	21-62	C	21-63	A	21-64	E
21-65	B	21-66	C	21-67	C	21-68	B
21-69	E	21-70	A	21-71	B	21-72	C
21-73	A	21-74	C	21-75	A	21-76	B
21-77	D	21-78	E	21-79	C	21-80	C
21-81	C	21-82	D	21-83	B	21-84	C
21-85	B	21-86	B	21-87	E	21-88	A
21-89	E	21-90	C	21-91	B	21-92	D
21-93	E	21-94	B	21-95	E	21-96	D
21-97	E	21-98	A	21-99	B	21-100	E
21-101	E	21-102	D	21-103	A	21-104	B
21-105	B	21-106	D	21-107	D	21-108	B
21-109	B	21-110	E	21-111	A	21-112	B
21-113	B	21-114	D	21-115	C	21-116	D
21-117	A	21-118	B	21-119	E	21-120	B
21-121	E	21-122	D	21-123	E	21-124	D
21-125	C	21-126	B	21-127	C	21-128	A
21-129	A	21-130	E	21-131	A	21-132	B

A2 型单项选择题

21-133	D	21-134	D	21-135	A	21-136	B
21-137	D	21-138	B	21-139	D	21-140	E
21-141	A	21-142	B	21-143	A	21-144	B
21-145	D	21-146	B	21-147	D	21-148	C
21-149	C	21-150	A	21-151	D	21-152	C
21-153	C	21-154	D	21-155	B	21-156	B
21-157	B	21-158	D	21-159	E	21-160	C
21-161	C	21-162	B	21-163	E	21-164	A
21-165	B	21-166	B	21-167	D	21-168	A
21-169	C	21-170	B	21-171	A	21-172	A
21-173	B	21-174	C	21-175	D	21-176	D
21-177	D	21-178	D				

A3 型单项选择题

21-179	C	21-180	D	21-181	A	21-182	E
21-183	E	21-184	C	21-185	A	21-186	C
21-187	D	21-188	C	21-189	D	21-190	C
21-191	C	21-192	C	21-193	D	21-194	C
21-195	D	21-196	C	21-197	D	21-198	B
21-199	A	21-200	C	21-201	A	21-202	E

21-203 C 21-204 E 21-205 E 21-206 B
21-207 A

A4型单项选择题
21-208 D 21-209 D 21-210 C 21-211 A
21-212 B 21-213 E 21-214 A 21-215 C
21-216 C 21-217 A 21-218 A 21-219 C
21-220 C 21-221 C 21-222 A 21-223 E
21-224 21-225 21-226 B 21-227 E
21-228 C 21-229 D 21-230 C

部分选择题解析

21-11 解析：宫内节育器的避孕原理：①干扰受精卵着床；②影响受精卵发育；③宫腔内自然环境改变；④宫腔内炎症细胞增多，有毒害胚胎作用；⑤对抗机体囊胚着床的免疫耐受性。

21-76 解析：妊娠10周内可行负压吸引术，11～14周可行钳刮术。

21-155 解析：口服避孕药既可以避孕又可以调经。

21-156 解析：产后3个月还不可以放置宫内节育器，又因很难预测排卵期，所以不能用安全期避孕法。避孕药可以通过乳汁传给婴儿，所以不能服用避孕药。

21-158 解析：避孕套可以在不影响健康的情况下避孕，又可以防止肝炎的传播。

21-160 解析：人工流产术后出血量超过月经量，持续时间≥10天，应首先考虑吸宫不全。

21-161 解析：口服避孕药既可以避孕，又可以治疗痛经。因为避孕药的避孕原理是抑制排卵，而一般不排卵就不会痛经。

21-172 解析：药物流产必须排除异位妊娠，应在正规有抢救条件的医疗机构进行。

21-173 解析：剖宫产后半年可以放置宫内节育器，哺乳期不宜口服避孕药，病人首选的节育措施应是放置宫内节育器。

21-175 解析：早期人工终止妊娠的方法有药物流产（适用于妊娠7周内者）、负压吸引术（适用于妊娠10周以内）、钳刮术（适用于妊娠10～14周者)，中期妊娠终止可以采取依沙吖啶引产和水囊引产。

21-176 解析：宫内节育器取出术适应证：①计划再生育者；②改用其他避孕措施或绝育者；③放置期限已满需更换者；④因不良反应治疗无效或出现并发症者；⑤围绝经期停经1年者。

21-177 解析：接受经腹输卵管结扎术后，护士正确的指导应是病人肛门排气后可给予半流质饮食。

21-178 解析：宫内节育器放置术后休息3天，禁止性生活和盆浴2周。

21-207 解析：米非司酮是黄体酮受体拮抗剂，能和黄体酮竞争受体，从而阻断黄体酮活性而终止妊娠。米索前列醇是前列腺素类似物，具有兴奋子宫和软化子宫颈的作用。两者协同作用既提高流产成功率，又减少用药剂量。

21-212 解析：人工流产综合反应是由于精神紧张与机械刺激引起迷走神经兴奋，出现心动过缓、血压下降、面色苍白、出冷汗、头晕、胸闷至昏厥等症状。该病人术中突然出现面色苍白、出汗、心动过缓、血压下降，最可能的原因是发生了人工流产综合反应。

21-213 解析：当人工流产术中发生人工流产综合反应时应暂停手术，静脉滴注阿托品 0.5～1mg。

21-214 解析：宫内节育器放置的时间为月经干净后3～7天。

21-215 解析：放置宫内节育器时，应取膀胱截石位。

21-216 解析：放置宫内节育器健康指导：术后休息2天，避免重体力劳动1周，术后2周禁止性生活及盆浴；术后3个月行经或排便时注意有无节育器脱落；放置后1、3、6、12个月各复查1次，以后每年复查1次。

21-217 解析：放置宫内节育器最初3个月内可有经量过多、经期延长或月经周期中点滴出血，可按医嘱给予药物治疗。处理无效方可考虑取出宫内节育器,改用其他避孕措施。

21-218 解析:一般认为纯母乳喂养时间应为6个月。

21-219 解析:哺乳期避孕不宜口服药物,剖宫产术后6个月方可放置宫内节育器。该病人剖宫产术后6周,最适宜的避孕措施为避孕套。

21-220 解析:人工流产负压吸引术适用于妊娠10周以内需终止妊娠者。

21-222 解析:宫内节育器放置术的禁忌证包括:①急、慢性生殖道炎症;②生殖器肿瘤;③月经过多、过频或不规则出血;④子宫畸形;⑤子宫颈口过松、重度陈旧性子宫颈裂伤或子宫脱垂;⑥严重的全身性疾病。轻度贫血不是严重的全身性疾病,故可以放置。

21-230 解析:病人有停经、腹痛和阴道流血,应判断是宫内或宫外妊娠,故此时最有价值的辅助检查是B超以判断妊娠部位。病人是带器妊娠,故应取出节育器后行人工流产负压吸引术终止妊娠。

名词解释题

21-231 避孕是指采用科学手段使女性暂时不受孕。

21-232 计划生育是指通过科学的方法有计划地生育子女。

21-233 人工流产是指因意外妊娠、疾病等原因而采用人工方法终止妊娠。

21-234 中期妊娠流产是指用人工方法终止中期妊娠。

21-235 手术流产是指采用手术方法终止妊娠。

21-236 终止妊娠是避孕失败的补救方法,或因意外妊娠、优生或疾病等原因而终止妊娠,包括药物流产、手术流产。

21-237 宫内节育器是一种安全、有效、简便、经济、可逆的避孕工具,为我国生育期妇女首选的避孕措施。

21-238 紧急避孕是指无保护性生活或避孕失败后几小时或几天内,妇女为防止非意愿性

妊娠的发生而采取的补救避孕法,包括放置宫内节育器和口服紧急避孕药。

21-239 突破性出血是指服药期间阴道流血,多因漏服、迟服(不定时服药)引起。

21-240 女性绝育是指用手术或药物方法,达到永不生育的目的。

简述问答题

21-241 计划生育的内容:①晚婚,按国家法定年龄推迟3年以上结婚。②晚育,按国家法定年龄推迟3年以上生育。③节育,坚持避孕为主的节育措施。④优生优育,提高人口素质。

21-242 宫内节育器放置术的禁忌证:①月经过多、过频;②生殖道急、慢性炎症;③生殖器肿瘤;④子宫颈内口松弛,子宫脱垂Ⅱ度以上者;⑤子宫畸形;⑥严重全身性疾病;⑦宫腔深度>9 cm或<5.5 cm。

21-243 宫内节育器放置术的术后健康指导:①术后休息3天,1周内避免重体力劳动,禁止性生活和盆浴2周;②3个月内每次行经或排便时,注意有无节育器脱落;③放置术后第一年1、3、6、12个月各复查1次,以后每年1次;④保持外阴清洁、干燥,术后可能有少量阴道流血及腹部轻微不适,若有发热、腹痛、阴道流血较多或有分泌物异味等情况应随时就诊。

21-244 宫内节育器放置时间:①月经干净后3~7天;②产后42天,子宫复旧正常;③剖宫产术后半年;④人工流产术后立即放置;⑤哺乳期排除早孕后。

21-245 药物避孕的不良反应及应对措施:①类早孕反应,处理方法:轻者不需处理,坚持服药,2~3个月后症状自行减轻或消失;重者可口服维生素 B_6 10 mg,每天3次,连服7天。若治疗无效,可停药,更换制剂或改用其他避孕措施。②阴道不规则出血,处理方法:点滴出血者,不需特殊处理;出血量稍多者,需每晚加服炔雌醇1~2片(0.005~0.01 mg),与避孕药同时服至22天停药;若阴道流血量如同月经量或流血时间接近月经期者,应当作为一次月经处

理,停止用药,在流血第5天再开始按规定重新服药,重者也可考虑更换避孕药。③月经过少或闭经,处理方法:绝大多数经量过少或停经者,停药后月经能恢复正常。也可采取:月经过少者可每晚加服炔雌醇1～2片(0.005～0.01 mg),与避孕药同时服至22天停药;停药后仍无月经来潮且排除妊娠者,应在停药第7天开始服用下一周期避孕药,以免影响避孕效果;连续发生2个月停经者,应考虑更换避孕药种类;若更换药物后仍无月经来潮或连续发生3个月停经时,应停药观察,等待月经复潮,及时就医,应查找原因。停用避孕药期间,需采取其他避孕措施。④皮肤色素沉着,处理方法:不需治疗,多数妇女停药后色素可自行消退或减轻。⑤体重增加,处理方理:虽然体重有所增加,但不致引起肥胖,也不影响健康。一般不需治疗,可更换第3代孕激素避孕药。⑥其他症状,偶尔可出现皮疹、皮肤瘙痒、头痛、复视、乳房胀痛、性欲改变等。处理方法:对症处理,严重者停药。

21-246 人工流产术的并发症:①人工流产综合反应;②子宫穿孔;③吸宫不全;④漏吸;⑤出血;⑥感染;⑦羊水栓塞。

21-247 女性绝育常用的方法:经腹壁或在腹腔镜下,切断、结扎、电凝、钳夹、药物粘堵输卵管,阻断精子和卵子相遇而绝育。

综合应用题

21-248 (1)避孕计划:选择工具避孕,放置宫内节育器。

(2)护理评估:①健康史,详细询问该妇女的年龄、月经史、婚育史、既往史,评估是否适合放置宫内节育器。②身体状况,询问有无自觉症状;术前体温<37.5℃,进行全身体格检查及妇科检查。③辅助检查,可行血常规,肝、肾功能检查,凝血功能检查,B超,白带常规,薄层液基细胞学检查等以排除禁忌证。④心理-社会状况,妇女常因害怕疼痛,担心影响性生活及再次生育而出现紧张焦虑的情绪。

(3)护理诊断与相应的护理目标:①焦虑,与担心手术疼痛有关。护理目标:该妇女能正确认识手术疼痛,焦虑减轻。②知识缺乏,缺乏宫内节育器放置与取出的相关知识。护理目标:该妇女初步了解宫内节育器放置后的不良反应,自愿接受手术。③潜在并发症,如子宫穿孔、感染及宫内节育器异位。护理目标:该妇女在手术期间未发生并发症。

(郑 麟)

第二十二章

妇产科常用护理技术

选择题(22-1~22-60)

A1 型题单项选择题(22-1~22-42)

22-1 有关会阴擦洗,下列叙述中哪项不正确
　　A. 妇科腹部手术后保留导尿管者应擦洗
　　B. 会阴、阴道手术前后应擦洗
　　C. 擦洗顺序第1遍由内向外、自上而下擦洗
　　D. 每天擦洗2次
　　E. 大便后也应擦洗

22-2 做阴道脱落细胞学检查,用刮片在阴道侧壁哪个部位刮取少许黏液及细胞做涂片送检
　　A. 上1/3　　　　B. 中1/3
　　C. 下1/3　　　　D. 上1/4
　　E. 下1/4

22-3 做阴道脱落细胞学检查,若表层细胞百分比越大,表示受下列哪种激素影响程度越大
　　A. 孕激素　　　B. 雌激素
　　C. 雄激素　　　D. hCG
　　E. 催乳素

22-4 有关诊断性刮宫的说法,以下哪项错误
　　A. 怀疑有子宫颈管病变,应行分段诊断性刮宫
　　B. 怀疑子宫内膜结核者应注意刮取子宫两角部的组织
　　C. 病人的体位为膀胱截石位
　　D. 对不孕症者进行刮宫,应注意选择月经来潮5~6天刮宫,以便判断有无排卵
　　E. 怀疑子宫内膜癌者,刮宫时应注意动作轻柔,刮取少许组织送检即可

22-5 有关子宫颈阴道细胞学诊断标准及临床意义,下列说法中正确的是
　　A. 巴氏Ⅱ级——未见不典型或异常细胞
　　B. 巴氏Ⅰ级——发现不典型细胞,无恶性细胞特征
　　C. 巴氏Ⅲ级——发现可疑恶性细胞
　　D. 巴氏Ⅳ级——发现多量癌细胞
　　E. 巴氏Ⅴ级——高度可疑癌,不典型细胞数目较少

22-6 阴道灌洗的禁忌证为
　　A. 子宫颈炎、阴道炎局部抗感染治疗
　　B. 全子宫切除术或外阴、阴道手术术前准备
　　C. 腔内放射治疗前后
　　D. 子宫颈癌病人术前抗感染治疗
　　E. 阴道不规则出血

22-7 下列哪种情况可以使用阴道灌洗
　　A. 月经期
　　B. 月经后
　　C. 产后、人工流产术后宫口未闭阴道流血
　　D. 产褥早期感染
　　E. 子宫颈癌有活动性出血

22-8 下列哪类人群不可以阴道灌洗
　　A. 未婚妇女　　　B. 月经期妇女
　　C. 产褥期妇女　　D. 围绝经期妇女

E. 妊娠期妇女

22-9 有关腹腔穿刺放液的护理,下列叙述中不正确的是
A. 穿刺前做好解释,穿刺过程中陪伴在病人床边,为病人提供信息及心理支持
B. 对大量放腹水者,速度以每小时不超过 500 ml 为宜,每次放腹水不超过 1 000～2 000 ml,以防腹压骤降,导致病人虚脱
C. 放液完毕后需压沙袋并束紧腹带,增加腹腔压力
D. 放液过程中应注意观察病人脉搏、心率、呼吸及血压变化,防止并发症发生
E. 抽出液应注明标记及时送检,脓性液体需做细菌培养和药物敏感试验

22-10 进行低压阴道灌洗时,灌洗筒距床沿高度不应超过
A. 20 cm　　　　B. 30 cm
C. 40 cm　　　　D. 50 cm
E. 60 cm

22-11* 会阴湿热敷时,下列做法中不妥的是
A. 可选择50%硫酸镁溶液作为湿敷溶液
B. 热敷面积一般为病损范围的2倍
C. 每次热敷时间 15～30 分钟,每天 2～3 次
D. 湿热敷溶液的温度一般选择 60℃左右
E. 热敷过程中应注意观察局部有无发红,以防烫伤

22-12* 会阴擦洗时,下列做法中不正确的是
A. 擦洗溶液可选择 1∶5 000 高锰酸钾溶液或 0.02%聚维酮碘溶液
B. 屏风遮挡病人以保护隐私
C. 第2遍擦洗顺序是自上而下、由内向外,最后擦净伤口

D. 第1遍擦洗顺序是自上而下、由外向内,初步清除会阴部的分泌物和血迹
E. 每擦洗 1 个病人后护理人员应清洁双手,防止交叉感染

22-13 可引起上肢及肩部不适的检查项目是
A. 输卵管通液术
B. 阴道镜检查
C. 腹腔镜检查
D. 诊断性刮宫
E. 子宫颈活组织检查

22-14 阴道灌洗液的最佳温度是
A. 34～37℃　　B. 36～38℃
C. 38～40℃　　D. 41～43℃
E. 43～45℃

22-15 下列哪项不是子宫颈或阴道用药的适应证
A. 滴虫性阴道炎
B. 阴道假丝酵母菌病
C. 子宫颈癌
D. 细菌性阴道病
E. 子宫颈糜烂样改变

22-16 会阴局部冷敷的时间一般为
A. 5 分钟　　　B. 10 分钟
C. 15 分钟　　　D. 20 分钟
E. 25 分钟

22-17 关于会阴擦洗的目的,下列叙述中不正确的是
A. 防止泌尿系统感染
B. 促进会阴部血液循环
C. 促进会阴部伤口愈合
D. 防止生殖系统感染
E. 保持会阴部清洁

22-18 关于负压吸引术后注意事项,下列叙述中不正确的是
A. 术毕,应在休息室休息 1～2 小时
B. 半个月内禁止性生活
C. 术后 2 周后可盆浴
D. 保持外阴清洁

E. 持续阴道流血10天以上,须及时复诊

22-19 下列哪项不是阴道灌洗的禁忌证
A. 月经来潮前1周
B. 阴道流血
C. 妊娠期
D. 月经期
E. 产后7天内

22-20 关于阴道灌洗的操作,下列叙述中不正确的是
A. 备灌洗液500～100 ml
B. 灌洗筒距床沿60～70 cm
C. 灌洗液温度40～43℃
D. 阴道灌洗后观察病人表现,指导其注意阴部卫生
E. 病人排空膀胱后,取膀胱截石位

22-21* 关于阴道灌洗的注意事项,下列叙述中不正确的是
A. 严格查对制度
B. 滴虫性阴道炎用碱性溶液,细菌性阴道病用酸性溶液
C. 灌洗头不宜插入过深
D. 未婚女性不做阴道灌洗
E. 嘱咐病人在操作过程中臀部不要抬高

22-22 关于会阴湿热敷,下列叙述中不正确的是
A. 常用于会阴水肿
B. 热敷面积即病变范围
C. 湿热敷时间为15～30分钟
D. 湿热敷纱布垫上再盖上棉垫
E. 会阴水肿的病人可以进行湿热敷

22-23 阴道灌洗需配置灌洗液多少毫升
A. 100～300 ml
B. 300～500 ml
C. 500～1000 ml
D. 1000～1500 ml
E. 2000 ml

22-24 关于坐浴的禁忌证,下列哪项叙述不正确
A. 阴道出血
B. 产后7天内
C. 妊娠期
D. 子宫颈电烙术后1周
E. 子宫颈息肉

22-25 下列哪类病人不能进行阴道灌洗
A. 因子宫肌瘤全子宫切除的病人
B. 子宫颈炎病人
C. 细菌性阴道病病人
D. 子宫颈糜烂样改变病人
E. 子宫颈癌病人有活动性出血

22-26 下列哪个时间可做阴道灌洗
A. 月经期 B. 产后1周内
C. 妊娠期 D. 排卵期
E. 阴道流血期

22-27 每次坐浴的时间一般为
A. 5～10分钟 B. 10～15分钟
C. 20～30分钟 D. 50分钟
E. 60分钟

22-28 有关会阴擦(冲)洗和冷、热敷,下列叙述中不正确的是
A. 会阴冷敷一般每次50分钟
B. 会阴水肿也可用95％乙醇溶液湿敷
C. 冷敷用于会阴早期小血肿
D. 热敷用于外阴水肿
E. 会阴擦(冲)洗有清洁会阴、预防感染的作用

22-29 关于会阴擦洗,下列叙述中不正确的是
A. 棉球由外向内擦洗2遍
B. 勿使擦洗液流入阴道
C. 取膀胱截石位暴露外阴的作用
D. 进行第2次会阴擦洗的范围需要超过第1次的范围
E. 按阴唇、阴阜、大腿内侧、会阴、肛门的顺序擦洗

22-30 常用的阴道灌洗液不包括

A. 1∶5000过氧乙酸溶液
B. 1∶5000高锰酸钾溶液
C. 0.5%醋酸溶液
D. 1∶2000苯扎溴铵溶液
E. 2%～4%碳酸氢钠溶液

22-31 关于子宫颈或阴道用药,下列叙述中不正确的是
A. 用药后应禁止性生活
B. 病人可自行放置栓剂
C. 给未婚女性用药时不用窥器
D. 用药期间可有性生活
E. 应用腐蚀性药物时,应注意保护正常组织

22-32 会阴湿热敷最常用的药液是
A. 1%乳酸溶液
B. 95%乙醇溶液
C. 50%硫酸镁溶液
D. 0.9%氯化钠溶液
E. 4%碳酸氢钠溶液

22-33 关于会阴擦洗的适应证,下列叙述中不正确的是
A. 尿路感染
B. 长期卧床留置导尿管病人
C. 会阴侧切后的病人
D. 产后1周内的初产妇
E. 萎缩性阴道炎病人

22-34 关于会阴湿热敷的作用,下列叙述中不正确的是
A. 扩张血管
B. 收缩血管
C. 促进局部代谢
D. 促进炎症吸收
E. 缓解肌肉痉挛

22-35 关于阴道灌洗的目的,下列叙述中不正确的是
A. 扩张血管,促进阴道血液循环
B. 保持病人会阴及肛门部清洁
C. 缓解局部充血
D. 减少阴道分泌物

E. 控制和治疗炎症

22-36 关于阴道灌洗的操作方法,下列叙述中不正确的是
A. 嘱病人排空膀胱
B. 妇科阴道灌洗器的高度距床沿60～70cm
C. 水温45～50℃
D. 将灌洗头沿阴道纵侧壁插入阴道达后穹隆部
E. 当灌洗液剩100ml左右时,关上开关

22-37 关于阴道灌洗的适应人群,下列叙述中正确的是
A. 月经期、产后或人工流产术后的妇女
B. 子宫颈口未闭的妇女
C. 阴道出血的病人
D. 产后10天的初产妇
E. 子宫颈癌有活动性出血的病人

22-38 关于阴道或子宫颈用药,下列叙述中不正确的是
A. 阴道后穹隆塞药可指导病人自行放置
B. 非腐蚀性药物用棉球或长棉棍蘸药液直接涂擦
C. 腐蚀性药物用长棉棍蘸少许溶液涂于子宫颈的糜烂面,并插入宫颈管内约2cm
D. 用喷雾器喷射,使药物粉末均匀散布于炎性组织表面
E. 上非腐蚀性药物时,应转动阴道窥器,使阴道四壁炎性组织均能涂上药物

22-39 关于坐浴的适应证,下列叙述中不正确的是
A. 外阴、阴道手术术前准备
B. 经阴道行子宫切除术前准备
C. 外阴炎
D. 会阴水肿

E. 阴道松弛

22-40 关于坐浴的禁忌证,下列叙述中不正确的是
A. 月经期
B. 阴道流血
C. 会阴切口愈合但局部有硬结
D. 产后7天
E. 妊娠

22-41* 关于阴道、子宫颈用药的方法,下列叙述中正确的是
A. 病人借用喷雾器自己将药物喷撒到病变部位
B. 对于用棉球填塞者,必须嘱其于放置12～24小时后如数取出棉球
C. 指导病人自己用棉球涂擦子宫颈
D. 不可以直接将药片放入阴道
E. 凡用药者必须进行会阴部准备

22-42* 行阴道灌洗时,病人的最佳体位是
A. 膀胱截石位　　B. 仰卧位
C. 俯卧位　　　　D. 自由体位
E. 半坐卧位

A2型单项选择题(22-43～22-50)

22-43* 病人,28岁。于昨天顺产生下一健康男婴,为防止生殖和泌尿系统的感染,下列哪项护理技术适合该病人
A. 会阴擦洗　　B. 阴道灌洗
C. 会阴湿热敷　　D. 坐浴
E. 会阴冷敷

22-44* 病人,30岁,已婚。明天需行子宫全切术。下列哪项护理技术是术前的常规阴道准备
A. 会阴擦洗　　B. 阴道灌洗
C. 会阴湿热敷　　D. 坐浴
E. 会阴冷敷

22-45 病人,60岁。于10天前确诊为外阴癌,昨天行外阴全切术。下列哪项护理技术是外阴癌术后的常规护理
A. 高锰酸钾溶液会阴擦洗
B. 高锰酸钾溶液阴道灌洗
C. 高锰酸钾溶液会阴湿热敷
D. 高锰酸钾溶液坐浴
E. 高锰酸钾溶液会阴冷敷

22-46* 病人,18岁,未婚。于5天前确诊为卵巢囊肿,医生医嘱明天行开腹卵巢囊肿剥除术。下列术前准备中哪项是不正确的
A. 抽血
B. 术前宣教
C. 备皮
D. 术前1天灌肠1～2次
E. 术前3天进行阴道灌洗

22-47 病人,30岁。于3天前顺产生下一女婴,昨天主诉会阴伤口肿胀不适。下列哪项护理技术有助于减轻该病人会阴伤口肿胀
A. 会阴擦洗
B. 阴道灌洗
C. 会阴湿热敷
D. 坐浴
E. 会阴冷敷

22-48* 病人,38岁。主诉外阴奇痒,坐卧不安,伴有尿痛、尿频,确诊为外阴阴道假丝酵母菌病。医生医嘱:克霉栓剂置于阴道内,每晚1次,连用7天。下列阴道用药的操作方法中哪项是不正确的
A. 病人排空膀胱
B. 取膀胱截石位,臀下垫橡胶单、中单或一次性垫巾
C. 行阴道灌洗后,用窥器暴露阴道、子宫颈,用清洁纱球拭干
D. 将药物用长镊子放至阴道后穹隆处
E. 可指导病人自行放置

22-49 病人,55岁,已婚。于3天前确诊为子宫内膜癌,医嘱明天行经阴道全子宫切除术。下列阴道灌洗的操作方法中

哪项是不正确的

A. 将装有灌洗液的一次性妇科阴道灌洗器挂于输液架上,其高度距床沿60～70 cm

B. 排去管内空气,试水温(41～43℃)

C. 灌洗头插入不宜过深,其弯头应向上

D. 应根据不同的灌洗目的选择溶液

E. 当灌洗液剩200 ml左右时,关上开关,拔出灌洗头和阴道窥器

22-50 病人,32岁。于昨天行人工破膜后进产房待产,现宫口已开全。下列哪项护理技术是接生前的准备

A. 会阴擦洗(冲洗)

B. 阴道灌洗

C. 会阴湿热敷

D. 坐浴

E. 会阴冷敷

A3型单项选择题(22-51～22-52)
(22-51～22-52共用题干)

病人,28岁。G1P1。产后1天,医生常规医嘱:会阴擦洗,每天2次。

22-51 护士给病人进行会阴擦洗时,下列哪处是不需要擦洗的部位

A. 阴阜

B. 大阴唇

C. 小阴唇

D. 大腿内侧上2/3

E. 肛周

22-52 护士在进行会阴擦洗时,下列哪项操作不正确

A. 用一把镊子或卵圆钳夹取药液棉球,再用另一把镊子或卵圆钳夹住棉球进行擦洗

B. 一般擦洗2遍

C. 第1遍由外向内、自上而下、先对侧后近侧

D. 第2遍由内向外、自上而下、先对侧后近侧

E. 第2遍擦洗的范围需要超过第1遍擦洗的范围

A4型单项选择题(22-53～22-60)
(22-53～22-57共用题干)

病人,32岁。G2P1。主诉外阴瘙痒、灼热6天,伴白带增多4天。妇科检查:外阴、阴道有白色膜状物覆盖,不易拭去,拭去后显露出红色充血黏膜面,后穹隆处见多量白色凝乳状白带。

22-53 病人最可能是下列哪种生殖系统炎症

A. 外阴炎

B. 细菌性阴道病

C. 滴虫阴道炎

D. 外阴阴道假丝酵母菌病

E. 子宫颈炎

22-54 下列哪种药物适合给病人进行阴道灌洗

A. 高锰酸钾溶液

B. 0.5%醋酸溶液

C. 1%乳酸溶液

D. 2%～4%碳酸氢钠溶液

E. 硫酸镁溶液

22-55 护士给病人进行阴道灌洗时,合适的灌洗液温度是

A. 36～38℃　　B. 38～40℃

C. 41～43℃　　D. 43～45℃

E. 45～50℃

22-56 护士给病人进行阴道灌洗时,灌洗筒不宜超过床沿

A. 40 cm　　B. 50 cm

C. 60 cm　　D. 70 cm

E. 80 cm

22-57 护士结束阴道灌洗后,给病人进行健康宣教,为检验宣教成果,询问病人下列哪个时期可以进行阴道灌洗,病人应回答

A. 月经期

B. 人工流产术后

C. 分娩后
D. 月经前
E. 阴道流血时

(22-58～22-60 共用题干)

病人,30岁。G2P1。既往有糖尿病病史。今天是产后第2天,主诉外阴水肿仍未消退。

22-58* 应实施的局部治疗措施是
A. 坐浴
B. 会阴冷敷
C. 会阴热敷
D. 阴道灌洗
E. 刺破水肿加用抗生素

22-59* 操作时不需要准备的用物是
A. 纱布垫
B. 有盖搪瓷罐和沸水
C. 凡士林
D. 橡皮管
E. 一次性垫单

22-60* 治疗时适宜的溶液是
A. 1%乳酸溶液
B. 75%乙醇溶液
C. 50%硫酸镁溶液
D. 1:5000高锰酸钾溶液
E. 4%碳酸氢钠溶液

名词解释题(22-61～22-62)

22-61 会阴擦洗
22-62 坐浴

简述问答题(22-63～22-72)

22-63 简述会阴擦洗的适应证和操作方法。
22-64 简述会阴擦洗的护理要点。
22-65 简述阴道灌洗的目的和适应证。
22-66 简述阴道灌洗的操作方法和护理要点。
22-67 简述会阴湿热敷的目的和适应证。
22-68 简述会阴湿热敷的操作方法和护理要点。
22-69 简述阴道或子宫颈用药的具体操作方法。
22-70 简述阴道或子宫颈用药的护理要点。
22-71 简述坐浴的适应证。
22-72 简述坐浴的操作方法和护理要点。

综合应用题(22-73)

病人,27岁。于2天前经阴道自然分娩一女婴,新生儿一般情况好。病人子宫收缩好,阴道出血不多,会阴部略红肿。次日查房,病人会阴部红肿未消,有淤斑,考虑与病人血小板减少有关,给予肌内注射地塞米松,每天20mg;外阴局部硫酸镁湿敷,观察病情变化。

请解答:
(1) 护士需要给病人进行硫酸镁湿敷,具体的操作方法是什么?
(2) 硫酸镁湿敷的注意事项有哪些?

答案与解析

选择题

A1型题单项选择题

22-1	C	22-2	A	22-3	B	22-4	D
22-5	C	22-6	E	22-7	B	22-8	B
22-9	B	22-10	B	22-11	D	22-12	C
22-13	C	22-14	C	22-15	C	22-16	E
22-17	B	22-18	C	22-19	A	22-20	C
22-21	B	22-22	B	22-23	C	22-24	E
22-25	E	22-26	D	22-27	C	22-28	A
22-29	D	22-30	A	22-31	D	22-32	C
22-33	E	22-34	B	22-35	B	22-36	C

22-37 D 22-38 C 22-39 D 22-40 C
22-41 B 22-42 A

A2型单项选择题
22-43 A 22-44 B 22-45 D 22-46 E
22-47 C 22-48 C 22-49 E 22-50 A

A3型单项选择题
22-51 D 22-52 E

A4型单项选择题
22-53 D 22-54 D 22-55 C 22-56 D
22-57 D 22-58 C 22-59 D 22-60 C

部分选择题解析

22-11 解析：湿热敷的温度一般为41～48℃或以病人自我感觉舒适为宜。

22-12 解析：会阴擦洗的第2遍是自内向外或以伤口为中心逐渐向外，顺序为大阴唇、小阴唇、阴阜、大腿内侧1/3（由内向外）、会阴、肛周、肛门。

22-21 解析：滴虫性阴道炎由阴道毛滴虫引起，滴虫生长在pH 5.2～6.6的潮湿环境中，故应恢复阴道正常的pH，选用酸性溶液。

22-41 解析：进行子宫颈棉球上药时，先将带尾线的大棉球蘸上药液和药粉，再将棉球置于子宫颈处，将棉球尾线留在阴道外，并用胶布将尾线固定于阴阜侧上方，嘱病人于放药12～24小时后自行牵引尾线取出棉球。

22-42 解析：行阴道灌洗时，首先向病人解释操作的目的，并用屏风遮挡病人。协助病人脱去一侧裤腿，取膀胱截石位。

22-43 解析：会阴擦洗的适应证是产后1周内的产妇，目的是防止泌尿和生殖系统的感染。

22-44 解析：阴道灌洗的适应证是各种阴道炎、子宫颈炎、子宫切除术前或阴道手术前的常规阴道准备。

22-46 解析：未婚女性不做阴道灌洗。

22-48 解析：行阴道灌洗后，用窥器暴露阴道、子宫颈，用消毒干棉球拭干。

22-58 解析：会阴热敷可促进血液循环，增加局部白细胞的吞噬作用和组织活力，有助于局限脓肿，刺激局部组织生长和修复。因而常用于会阴水肿、血肿、伤口硬结等病人。

22-59 解析：会阴热敷的物品准备包括会阴擦洗盘、棉垫、干纱布、凡士林、一次性垫单、一次性手套、有盖搪瓷罐和沸水、50%硫酸镁溶液、纱布若干。不包括橡皮管。

22-60 解析：会阴热敷用于消除水肿时选用50%硫酸镁溶液，主要是利用硫酸镁的高渗作用，促进局部组织水肿消退。

名词解释题

22-61 会阴擦洗是妇产科临床工作中最常用的护理技术，通过会阴擦洗可以保持病人会阴部清洁，促使病人舒适，有利于会阴伤口的愈合，预防和减少生殖、泌尿系统的逆行感染。

22-62 坐浴是通过水温和药液的作用，促进会阴局部血液循环，增强局部抵抗力，减轻炎症和疼痛，并使创面清洁，有利于组织修复。

简述问答题

22-63 会阴擦洗的适应证：①妇科或产科手术后，留置导尿管者；②会阴部手术术后的病人；③产后会阴有伤口者；④长期卧床，生活不能自理的病人；⑤急性外阴炎病人。

会阴擦洗的操作方法：①向病人说明以取得病人配合，嘱病人排空膀胱；用屏风遮挡病人，脱下其一条裤腿，注意保暖，取膀胱截石位暴露外阴。②将会阴擦洗盘放置床边，给病人臀下垫无菌会阴垫。用左手持镊子夹取干净的药液棉球，用右手持镊子从下方夹取棉球进行擦洗。擦洗顺序：第1遍擦洗由外向内、自上而下，先阴阜后大腿内上1/3，然后大、小阴唇，最后会阴及肛周。初步擦净会阴部的分泌物及血迹。第2遍擦洗以伤口为中心，由内向外、自上而下。1个棉球限用1次，可根据病人伤口情况决定擦洗次数，直至擦洗干净。③最后用干棉球或干纱布擦干,并换上清洁的会阴垫。

22-64 会阴擦洗的护理要点:①擦洗时动作轻稳,擦洗顺序清楚。②在擦洗时注意观察会阴伤口有无红肿、分泌物的性状、伤口愈合情况。若发现异常应向医生汇报,并配合处理。③对留置导尿管的病人,应注意导尿管是否通畅,避免脱落或打结。④每擦洗好1个病人,护理人员应清洗双手。最后擦洗伤口有感染的病人,以免交叉感染。⑤擦洗溶液温度适中,冬天注意保暖。⑥会阴擦洗每天2次,大便后应及时擦洗。

22-65 阴道灌洗的目的:①促进阴道血液循环,减少阴道分泌物,缓解局部充血,控制和治疗炎症;②使子宫颈和阴道保持清洁。

阴道灌洗的适应证:①各种阴道炎、子宫颈炎;②子宫切除术前或阴道手术前的常规阴道准备。

22-66 阴道灌洗的操作方法:①核对,解释,环境准备。②嘱病人排空膀胱,上妇科检查床,取膀胱截石位,臀下垫橡胶单、中单或一次性垫巾,放好便盆。③将装有灌洗液的一次性妇科阴道灌洗器挂于输液架上,其高度距床沿60~70 cm,排去管内空气,试水温(41~43℃)适宜后备用。④一手持灌洗器,打开开关,用灌洗液冲洗外阴部,然后分开小阴唇,将灌洗头沿阴道纵侧壁插入阴道达后穹隆部。⑤边冲洗边将灌洗头围绕子宫颈移动,也可用窥器暴露子宫颈后灌洗;当灌洗液剩100 ml左右时,关上开关,拔出灌洗头和阴道窥器,再次冲洗外阴部。⑥撤去用物,协助整理衣裤。

阴道灌洗的护理要点:①灌洗液以41~43℃为宜,温度过低,病人会不舒服,温度过高则会烫伤病人。②灌洗器与床沿距离不超过70 cm,以免压力过大,水流过速,使液体和污物进入宫腔或灌洗液与局部作用时间不足。③灌洗头不易插入过深,灌洗时动作要轻柔,勿损伤阴道和子宫颈组织。④对于子宫颈癌有活动性出血者,为防止大出血,禁灌洗,可行会阴擦洗。⑤产后10天或妇产科手术2周后的病人,若合

并阴道分泌物浑浊、阴道伤口愈合不良等,可行低位灌洗,灌洗筒与床沿距离不超过30 cm,以免污物进入宫腔或损伤阴道伤口。⑥未婚女性可用导尿管灌洗阴道,不能使用窥阴器。⑦月经期、产后10天内或人工流产术后子宫颈内口未关闭、阴道出血者,不宜行阴道灌洗,以防逆行感染。

22-67 会阴湿热敷的目的:①促进局部血液循环,改善组织营养;②增强局部白细胞的吞噬作用,加速组织再生和消炎、止痛;③促进水肿吸收,使陈旧性血肿局限;促进外阴伤口的愈合。

会阴湿热敷的适应证:①会阴水肿及血肿的吸收期;②会阴硬结及早期感染者。

22-68 会阴湿热敷的操作方法:①备齐物品,推治疗车至病人床旁,向病人解释操作的目的;②铺橡胶单及治疗巾,行会阴擦洗,清洁局部;③会阴擦洗后用纱布擦干会阴,撤出便盆;④热敷部位先涂一薄层凡士林,盖上无菌干纱布,再轻轻敷上热敷溶液中的湿纱布,盖上棉垫;⑤每3~5分钟更换热敷1次,亦可将热水袋放在棉垫外,延长更换敷料时间,一次热敷15~30分钟;⑥热敷完毕,更换清洁会阴垫;⑦整理床铺。

会阴湿热敷的护理要点:①会阴湿热敷应该在行会阴擦洗后进行;②湿热敷的温度一般为41~48℃,面积应是病损范围的2倍;③定期检查热水袋的完好性,防止烫伤;④护士应随时评价效果,并为病人提供一切生活护理。

22-69 阴道或子宫颈用药的操作方法:①阴道后穹隆塞药。将药物用长镊子放至阴道后穹隆处,也可指导病人自行放置。②局部用药。非腐蚀性药物用棉球或长棉棍蘸药液直接涂擦;腐蚀性药物则用长棉棍蘸少许溶液涂于子宫颈的糜烂面,并插入宫颈管内约0.5 cm,稍后用0.9%氯化钠溶液棉球擦去表面残余药液,最后用干棉球吸干。③子宫颈棉球上药。窥阴器充分暴露,用长镊子夹持有尾线的棉球蘸药液后塞压至子宫颈处,将窥器退出,然后取出镊

子,将棉球尾线固定于阴阜侧上方。④喷雾器上药。用喷雾器喷射,使药物粉末均匀散布于炎性组织表面。

22-70 阴道或子宫颈用药的护理要点:①上非腐蚀性药物时,应转动阴道窥器,使阴道四壁炎性组织均能涂上药物;②应用腐蚀性药物时,要保护好阴道壁及正常的子宫颈组织;③棉棍上的棉花必须捻紧,涂药时应向同一方向转动;④阴道栓剂宜晚上或休息时上药,避免起床后脱出;⑤给未婚女性上药时不用窥器;⑥经期或子宫出血者不宜阴道给药;⑦用药期间应禁止性生活。

22-71 坐浴的适应证:①外阴、阴道手术或经阴道行子宫切除术前准备;②外阴炎、阴道炎、子宫脱垂;③会阴切口愈合但局部有硬结;④阴道松弛。

22-72 坐浴的操作方法:①核对、解释;②配置好足够量的溶液,将坐浴盆置于坐浴架上;③嘱病人排空膀胱后将全臀和外阴部浸泡于溶液中,一般持续约20分钟;④结束后用消毒小毛巾蘸干外阴部。

坐浴的护理要点:①月经期妇女、阴道流血者、孕妇及产后7天内的产妇禁止坐浴;②坐浴溶液应严格按比例配置;水温适中,以免烫伤。

综合应用题

22-73 (1)硫酸镁湿敷的具体操作:①备齐物品,推治疗车至产妇床旁,向产妇解释操作的目的;②铺橡胶单及治疗巾,行会阴擦洗,清洁局部;③会阴擦洗后用纱布擦干会阴,撤出便盆;④暴露需要湿敷的局部皮肤,选择合适的湿敷体位,将塑料布平铺于需要湿敷的肢体下方;⑤用镊子将纱布挤干至不滴液体为宜,将浸泡药液的纱布平铺在病人局部皮肤上,询问病人局部皮肤有无刺痛等不适感;⑥湿敷结束,取一块纱布蘸清水擦拭湿敷处皮肤,再以干纱布擦干,取下肢体下的塑料布,协助取舒适卧位;⑦整理床铺。

(2)硫酸镁湿敷的注意事项:①操作时注意保暖和遮挡;②严格无菌操作;③湿热敷过程中要注意观察会阴切口及会阴肿胀情况,发现异常应及时告知医生,遵医嘱给予相应处理;④热敷面积应是病损范围的2倍,湿热敷的温度一般为41～48℃或以病人自我感觉舒适为宜,防止烫伤,湿热敷时间为30分钟;⑤对休克、虚脱、昏迷及感觉不敏感的病人尤应警惕烫伤。

(张伊倩)

第二十三章

妇产科诊疗及手术病人的护理

选择题(23-1~23-156)

A1型单项选择题(23-1~23-103)

23-1* 下列对阴道脱落细胞学检查结果的叙述正确的是
A. 正常情况下涂片可以看到底层细胞
B. 卵巢功能低下时出现底层细胞
C. 卵巢功能轻度低下者的底层细胞<10%
D. 卵巢功能中度低下者的底层细胞10%~20%
E. 卵巢功能高度低下者的底层细胞>20%

23-2 阴道镜检查是利用阴道镜将子宫颈的阴道部黏膜放大
A. 5~10倍   B. 10~20倍
C. 10~40倍 D. 30~40倍
E. 40~50倍

23-3* 会阴正中切开拆线的时间为术后
A. 第2天   B. 第3~5天
C. 第5天   D. 第7天
E. 第10天

23-4* 会阴后侧切开缝合完毕,最重要的是
A. 行肛门指诊
B. 行阴道检查
C. 清点器械纱布
D. 消毒皮肤、黏膜
E. 给予抗生素预防感染

23-5 会阴侧切术切口的长度一般为
A. 1~3 cm

B. 2~4 cm
C. 3~5 cm
D. 4~6 cm
E. 5~7 cm

23-6 会阴侧切时可能损伤到的盆底肌肉是
A. 会阴深横肌、球海绵体肌、耻骨尾骨肌
B. 会阴深横肌、坐骨海绵体肌
C. 会阴深横肌、耻骨尾骨肌
D. 会阴深横肌、会阴浅横肌、坐骨海绵体肌
E. 会阴浅横肌、球海绵体肌

23-7* 关于阴道及子宫颈脱落细胞学检查,下列叙述中不正确的是
A. 阴道涂片用于了解卵巢或胎盘功能
B. 阴道涂片一般在阴道后穹隆处取分泌物
C. 子宫颈刮片是筛查早期子宫颈癌的重要方法
D. 宫腔吸片适用于怀疑宫腔内有恶性病变者
E. 宫腔吸片特别适用于绝经后出血妇女

23-8* 阴道及子宫颈脱落细胞学检查的禁忌证为
A. 输卵管肿瘤
B. 慢性子宫颈炎
C. 月经期
D. 子宫颈肿瘤
E. 卵巢功能异常

23-9* 肉眼观察阴道壁有可疑癌变者需做的检查是
   A. 阴道镜   B. 宫腔镜
   C. 腹腔镜   D. B超
   E. 诊断性刮宫

23-10 妇科疾病病人行阴道镜检查前,护士应嘱病人
   A. 术前3天不得性生活
   B. 术前1天行阴道冲洗
   C. 术前1天不要接受阴道检查
   D. 术前应充盈膀胱
   E. 术中取膝胸卧位

23-11* 关于阴道镜检查的护理要点,下列叙述中不正确的是
   A. 检查前24小时内不应有性生活
   B. 检查前嘱病人排空膀胱
   C. 使用阴道窥器时蘸润滑剂
   D. 术中配合医生调整光源
   E. 术后嘱病人休息

23-12* 子宫颈活组织检查病人术后避免性生活的时间是
   A. 7天   B. 15天
   C. 24天   D. 1个月
   E. 3个月

23-13 疑有子宫颈恶变时,宜采用下列哪种取材方法
   A. 阴道涂片   B. 宫腔吸片
   C. 子宫颈刮片 D. 子宫颈刷片
   E. 棉签采取

23-14* 子宫颈细胞学诊断结果为巴氏Ⅲ级,下一步处理是
   A. 3个月后复查子宫颈刮片
   B. 激光治疗
   C. 诊断性子宫颈锥切术
   D. 子宫颈活组织检查
   E. 无须处理

23-15* 以下不属于子宫颈活组织检查适应证的是
   A. 绝经后出血
   B. 子宫颈癌筛选
   C. 重度子宫颈糜烂样改变
   D. 久治不愈的子宫颈炎症
   E. 接触性出血

23-16 关于子宫颈活组织检查的护理要点,下列叙述中正确的是
   A. 月经期不宜检查,月经前期可行检查
   B. 生殖器急性炎症在积极抗感染下可行检查
   C. 在碘着色区钳取子宫颈组织留检
   D. 术后24小时后病人自行取出棉球
   E. 术后禁止性生活和盆浴2周

23-17* 下列哪种情况禁忌子宫颈活组织检查
   A. 生殖道亚急性炎症
   B. 重度子宫颈糜烂样改变
   C. 接触性出血
   D. 绝经后出血
   E. 子宫颈结核

23-18* 子宫颈细胞学诊断报告为巴氏Ⅲ级,考虑为
   A. 正常   B. 炎症
   C. 可疑癌   D. 高度可疑癌
   E. 癌

23-19 子宫颈细胞学诊断报告为巴氏Ⅰ级,考虑为
   A. 正常   B. 炎症
   C. 可疑癌   D. 高度可疑癌
   E. 癌

23-20 子宫颈细胞学诊断报告为巴氏Ⅳ级,考虑为
   A. 正常   B. 炎症
   C. 可疑癌   D. 高度可疑癌
   E. 癌

23-21 子宫颈细胞学诊断报告为巴氏Ⅱ级,考虑为
   A. 正常   B. 炎症
   C. 可疑癌   D. 高度可疑癌
   E. 癌

23-22 有关妇科腹部手术后病人的护理内容,不包括下列哪项
A. 术后疼痛会影响病人各器官的正常功能,应有效止痛
B. 协助病人术后早期下地活动,可以预防或减轻腹胀
C. 病人术后第1天可进半流食
D. 胃肠减压病人应该禁食
E. 术后第1天病人测体温3次

23-23 子宫颈癌的好发部位是
A. 子宫颈阴道部鳞状上皮
B. 子宫颈管柱状上皮
C. 子宫颈鳞-柱状上皮交接处
D. 子宫颈管腺上皮
E. 子宫颈鳞状上皮增生区

23-24 早期诊断子宫颈癌无意义的检查项目是
A. 阴道镜
B. 腹腔镜
C. 子宫颈脱落细胞学检查
D. 子宫颈活组织检查
E. 诊断性子宫颈锥切术

23-25 妇科恶性肿瘤病死率居首位的是
A. 子宫肉瘤   B. 子宫颈癌
C. 子宫内膜癌   D. 卵巢癌
E. 绒癌

23-26 子宫颈癌最好的普查方案是
A. 碘试验阴性区-子宫颈活组织检查
B. 子宫颈脱落细胞学检查-子宫颈活组织检查
C. 阴道镜检查-子宫颈活组织检查
D. 子宫颈脱落细胞学检查-阴道镜检查-子宫颈活组织检查
E. 子宫颈脱落细胞学检查-阴道镜检查-诊断性子宫颈锥形切术

23-27 子宫颈癌的好发部位在
A. 子宫峡部组织学内口
B. 子宫峡部解剖学内口
C. 子宫颈管内
D. 子宫颈阴道部
E. 子宫颈外口移行区

23-28 剖宫产的适应证不包括
A. 骨盆狭窄
B. 巨大胎儿
C. 前置胎盘
D. 妊娠合并心脏病
E. 妊娠合并糖尿病

23-29 下列妇科手术后病人的护理措施中正确的是
A. 术后1~2天体温可升高,可达39℃
B. 妇科阴部手术后48小时取出阴道内纱布块
C. 会阴Ⅲ度裂伤修补术后5天内进少渣半流饮食
D. 一般手术后12小时可拔出导尿管
E. 广泛全子宫切除术后留置导尿管7~8天

23-30 关于宫内节育器放置术术中及术后的处理措施,下列哪项是不正确的
A. 术中随时观察受术者的情况
B. 嘱受术者如有出血多、腹痛、发热等情况随时就诊
C. 术后休息3天
D. 1周内禁止性生活
E. 术后第1年的第1、3、6、12个月进行随访,以后每年随访1次

23-31 施行人工流产负压吸引术是在妊娠
A. 10周内   B. 8周内
C. 6周内   D. 14周内
E. 24周内

23-32 某女性病人在行负压吸引术中突感胸闷、头晕。体格检查:血压70/50 mmHg,脉搏50次/分。首选下列哪种药物治疗
A. 地西泮   B. 阿托品
C. 哌替啶   D. 苯巴比妥钠
E. 氯丙嗪

23-33 人工流产综合反应的发生主要原因是
A. 精神过度紧张
B. 迷走神经反射
C. 疼痛刺激
D. 吸引时负压过大
E. 孕周过大

23-34 人工流产术后12天仍有较多量阴道流血,应首先考虑的是
A. 子宫穿孔
B. 子宫复旧不良
C. 吸宫不全
D. 子宫内膜炎
E. 吸引负压过大

23-35 子宫内膜异位症多见于30～40岁妇女,目前诊断子宫内膜异位症的最可靠的方法是
A. 诊断性刮宫
B. B超检查
C. 腹腔镜检查
D. 妇科检查
E. 子宫输卵管造影

23-36 早期确诊子宫内膜癌最可靠的方法是
A. 子宫颈脱落细胞学检查
B. 妇科内诊
C. 子宫颈活组织检查
D. B超检查
E. 分段诊断性刮宫病理检查

23-37 在妇科常用特殊检查中,防癌普查最常用的检查方法是
A. 双合诊
B. 阴道分泌物悬滴检查
C. B超检查
D. 阴道镜
E. 子宫颈刮片

23-38* 不孕症病人进行输卵管通畅检查,时间应选择在月经干净后
A. 1～3天   B. 3～7天
C. 7～10天   D. 10～14天
E. 14天以后

23-39* 筛查早期子宫颈癌的重要方法是
A. 子宫颈活组织检查
B. 子宫颈刮片
C. 分段诊断性刮宫
D. 子宫颈管刷片
E. 阴道镜

23-40 实施输卵管结扎术的最佳时间是
A. 月经来潮之前3～7天
B. 月经来潮第3～7天
C. 月经干净后3～7天
D. 人工流产术后3～7天
E. 正常分娩后3～7天

23-41* 关于妇科阴式手术病人术前肠道准备,下列叙述中正确的是
A. 术前3天流食
B. 术前2天禁食
C. 术前1天清洁灌肠
D. 术前3天口服庆大霉素
E. 术前1天胃肠减压

23-42 关于输卵管通液术的护理,下列叙述中错误的是
A. 应在月经前3～7天内进行
B. 输卵管黏膜轻度粘连者可行手术
C. 术后观察30分钟,无异常者可回家休息
D. 注意外阴清洁,2周内禁止性生活及盆浴
E. 手术前3天禁止性生活

23-43 做阴道脱落细胞学检查,用刮片在阴道侧壁何处刮取少许分泌物送检
A. 上1/3
B. 中1/3
C. 下1/3
D. 上1/3与中1/3交界处
E. 中1/3与下1/3交界处

23-44 进行阴道脱落细胞学检查,表层细胞百分比越大,表示受其影响程度越大的激素是
A. 孕激素   B. HCG

C. 雄激素　　　D. 雌激素

E. 促性腺激素

23-45 有关诊断性刮宫的说法,下列哪项错误

A. 若疑有子宫颈管病变,应行分段诊断性刮宫

B. 若疑有子宫内膜结核,应注意刮取子宫两角部的组织

C. 若疑有子宫内膜癌,刮时应注意动作轻柔,刮取少许组织送检即可

D. 对不孕症病人进行刮宫,应注意选择月经来潮5～6天刮宫,以便判断有无排卵

E. 病人排尿后取膀胱截石位

23-46 有关子宫颈细胞学诊断标准及临床意义的说法,以下哪项不正确

A. 巴氏Ⅰ级:轻度炎症,部分细胞核增大

B. 巴氏Ⅱ级:炎症,细胞核增大

C. 巴氏Ⅲ级:可疑癌,核异质

D. 巴氏Ⅳ级:高度可疑癌,细胞有恶性特征

E. 巴氏Ⅴ级:癌

23-47 妇科腹部手术备皮范围是

A. 上至脐下,两侧至腋中线下至阴阜

B. 上至剑突下,两侧至腋中线,下至阴阜及大腿上1/3

C. 上至脐下,两侧至腋中线下至阴阜及大腿上1/3

D. 上至剑突下,两侧至腋中线,下至阴阜及大腿上1/3

E. 上至脐下,下至阴阜及大腿上1/3

23-48 妇科阴道手术后取出阴道纱布的时间是

A. 12 小时后　　　B. 18 小时后

C. 24 小时后　　　D. 48 小时后

E. 72 小时后

23-49 阴道脱落细胞的固定液为

A. 75%乙醇溶液

B. 0.5%聚维酮碘溶液

C. 20%乳酸溶液

D. 10%醋酸溶液

E. 95%乙醇溶液

23-50 关于子宫颈活组织检查,下列叙述中正确的是

A. 在子宫颈外口鳞状上皮与柱状上皮交界处取材

B. 在可疑病灶(碘着色区)取材

C. 怀疑有恶变者,在宫腔内刮取组织

D. 钳取组织后,用75%乙醇溶液进行固定

E. 子宫颈局部有出血时,不需止血

23-51 慢性子宫颈炎与子宫颈癌早期肉眼难以鉴别,确诊方法是

A. 子宫颈脱落细胞学检查

B. 子宫颈碘试验

C. 氮激光肿瘤固有荧光法

D. 阴道镜

E. 子宫颈及子宫颈管活组织检查

23-52 下列哪项是确诊子宫内膜癌常用的方法

A. 子宫颈刮片

B. 分段诊断性刮宫

C. 宫腔灌洗法检查

D. 宫腔镜检查

E. B超检查

23-53 常用于普查时发现早期子宫颈癌的方法是

A. 子宫颈碘试验

B. 阴道镜检查

C. 子宫颈活组织检查

D. 子宫颈脱落细胞学检查

E. 宫腔镜检查

23-54 下列哪种情况不适合做诊断性刮宫检查

A. 附件肿物

B. 异常子宫出血

C. 子宫内膜结核

D. 子宫内膜癌
E. 不孕症

23-55 有关阴道镜诊疗技术的叙述,下列哪项不妥
A. 检查前24小时内避免性生活
B. 术前24小时内禁止阴道用药
C. 须在月经干净后3～4天进行
D. 书中协助病人取膀胱截石位
E. 无相对与绝对禁忌证

23-56 有关宫腔镜诊疗技术的护理措施,下列叙述正确的是
A. 术前不必进行肠道准备
B. 协助病人取半坐卧位
C. 病理标本24小时内送检
D. 凡子宫有病变者均可做
E. 2周内禁止性生活与盆浴

23-57 筛查子宫颈癌最常用的方法是
A. 子宫颈碘试验
B. 子宫颈脱落细胞学检查
C. 阴道镜检查
D. 后穹隆涂片检查
E. 子宫颈活组织检查

23-58 确诊子宫内膜癌的可靠依据是
A. 病史
B. 体征
C. 分段诊断性刮宫病理检查
D. 宫腔镜检查
E. 腹腔镜检查

23-59 目前诊断子宫内膜异位症的最佳方法是
A. 诊断性刮宫
B. B超检查
C. 腹腔镜检查
D. 妇科检查
E. 子宫输卵管碘油造影

23-60 了解卵巢有无排卵最简单的方法是
A. 诊断性刮宫
B. 阴道涂片
C. 子宫颈黏液检查
D. 激素水平测定
E. 基础体温测定

23-61 筛查早期子宫颈癌的重要方法是
A. 阴道涂片
B. 子宫颈刮片
C. 子宫颈管刷片
D. 子宫颈活组织检查
E. 诊断性子宫颈锥切术

23-62 生殖道脱落细胞学检查阴道涂片的取材部位在
A. 阴道上1/3段前壁
B. 阴道上1/3段后壁
C. 阴道上1/3段侧壁
D. 阴道下1/3段前壁
E. 阴道下1/3段侧壁

23-63 胎头吸引术助产不应超过
A. 1次   B. 2次
C. 3次   D. 4次
E. 5次

23-64 关于TBS分类法的描述,下列不正确的是
A. 使细胞学诊断与组织病理学术语一致
B. 不是以级别表示细胞改变的程度
C. 内容不包括对标本满意度的评估
D. 内容包括描述有关发现,做出诊断
E. 内容包括对细胞形态特征的描述性诊断

23-65 腹腔穿刺放腹水,一次不应超过
A. 1 000 ml   B. 2 000 ml
C. 3 000 ml   D. 4 000 ml
E. 5 000 ml

23-66 会阴正中切开拆线的时间为术后
A. 第1天   B. 第3天
C. 第5天   D. 第7天
E. 第9天

23-67 会阴侧切切口的长度为
A. 1～2 cm   B. 2～4 cm
C. 3～5 cm   D. 4～6 cm

E. 3～6 cm

23-68 会阴侧切切口与正中线的角度为
A. 30°　　　　B. 40°
C. 45°　　　　D. 50°
E. 55°

23-69 会阴正中切开的切口长度为
A. 1～2 cm　　B. 2～3 cm
C. 3～5 cm　　D. 4～6 cm
E. 3～6 cm

23-70 诊断子宫内膜异位症的"金标准"是
A. 剖腹探查
B. 阴道后穹隆穿刺检查
C. 宫腔镜检查
D. 阴道镜检查
E. 腹腔镜检查

23-71 剖宫产术的禁忌证是
A. 死胎　　　　B. 前置胎盘
C. 头盆不称　　D. 胎盘早剥
E. 胎儿宫内窘迫

23-72 子宫颈刮片检查，若视野中以鳞状上皮表层细胞居多，基本无底层细胞，最常见于
A. 幼女
B. 青春期少女
C. 生育期妇女
D. 绝经过渡期妇女
E. 老年妇女

23-73 诊断子宫内膜癌最常用的方法是
A. 宫腔镜检查
B. 细胞学检查
C. 分段诊断性刮宫
D. B 超检查
E. CT 检查

23-74 护理人员配合医生行胎头吸引术，若需抽吸胎头吸引器内空气使之形成负压，应抽吸空气
A. 100 ml　　B. 150 ml
C. 200 ml　　D. 250 ml
E. 250 ml 以上

23-75 阴道镜检查时，为鉴别子宫颈鳞状上皮与柱状上皮，在子宫颈表面涂以 3% 醋酸溶液，数秒钟后肉眼观察可见
A. 柱状上皮微白，呈葡萄状
B. 鳞状上皮微白，呈葡萄状
C. 柱状上皮呈棕褐色
D. 鳞状上皮呈棕褐色
E. 鳞状上皮与柱状上皮均呈棕褐色

23-76 关于诊断性刮宫的护理，下列叙述中不正确的是
A. 向病人介绍诊断性刮宫的目的和方法
B. 术中密切观察病人变化
C. 术后静卧 1～2 小时，观察出血情况
D. 术后休息 1～2 天
E. 禁止盆浴及性生活 2 周

23-77 剖宫产适应证不包括下列哪项
A. 头盆不称
B. 先兆子宫破裂
C. 胎盘早剥
D. 胎儿宫内窘迫
E. 胎盘功能减退

23-78 关于妇科腹部手术准备，下列叙述中正确的是
A. 一般术前 3 天开始
B. 术前 3 天服药清洁肠道
C. 术前日晚禁止由口进食
D. 术前 4 小时禁水，并进行清洁灌肠
E. 若为妇科恶性肿瘤，术前 1 天禁食并口服庆大霉素

23-79 下列哪项不是诊断性刮宫的适应证
A. 疑子宫内膜异位症
B. 疑子宫内膜癌和子宫颈癌
C. AUB
D. 了解有无排卵
E. 疑有子宫内膜结核

23-80 关于会阴部手术术后护理，下列叙述中不正确的是

A. 留置导尿管 2～10 天，且每天更换尿袋
B. 每天用无菌 0.9%氯化钠溶液冲洗或擦洗外阴 2 次
C. 术后 12～24 小时打开伤口纱布，暴露伤口，应用支架盖被
D. 手术范围大的病人术后进少渣半流质饮食
E. 术后第 5 天给予缓泻剂，防止便秘

23-81 关于妇科腹部手术出院指导，下列叙述中正确的是
A. 一般术后 7～14 天出院
B. 发现阴道有少量粉红色分泌物应就诊
C. 术后 1 个月禁止淋浴
D. 全子宫切除术后 1 个月内禁止盆浴
E. 出院 1 个月至 1 个半月后来医院复查

23-82 关于妇科腹部手术护理措施，下列叙述中不正确的是
A. 术前 1 天病人测体温 3 次
B. 准备各项实验室检查
C. 自手术前 3 天开始连续 3 天皮肤准备
D. 术前 1 天为病人冲洗阴道
E. 未婚者不做阴道冲洗

23-83 关于子宫检查的护理，下列叙述中正确的是
A. 一般于月经干净后 3～7 天内进行
B. 病人采用臀高头低位
C. 术中若有腹痛禁用阿托品
D. 术后观察 1 小时，酌情给予抗生素
E. 告之病人，检查后 3 天内阴道有少量血性分泌物为正常，3 天后仍有需立即检查

23-84 关于钳刮术的护理，下列叙述中错误的是
A. 术后绝对卧床休息
B. 密切观察病人有无腹痛、阴道出血及排液
C. 每天测体温 3 次
D. 常规给予抗生素预防感染
E. 给予生活护理

23-85 关于妇科腹部手术后的护理，下列叙述中不正确的是
A. 让病人去枕平卧，头偏向一侧
B. 腹部压沙袋 12 小时
C. 密切观察引流液的性质及量，并保持引流管通畅
D. 术后 4～6 小时病人会出现伤口剧痛，遵医嘱给予止痛剂
E. 术后鼓励病人早日下床活动，避免腹胀

23-86 下列妇科腹部手术术后的护理诊断中不正确的是
A. 有感染的风险   B. 疼痛
C. 休克   D. 活动无耐力
E. 缺乏自理能力

23-87 关于剖宫产手术后的护理，下列叙述中不正确的是
A. 禁止过早下地活动
B. 鼓励产妇术后做深呼吸，勤翻身
C. 密切观察产妇宫缩及阴道出血情况
D. 指导正确的哺乳姿势
E. 强调避孕措施

23-88 关于剖宫产手术前的护理措施，下列哪项不正确
A. 指导产妇演习术后在病床上翻身、饮食、饮水、用餐、咳嗽、排痰等技巧
B. 安置导尿管
C. 术前半小时注射基础麻醉药和呼吸抑制剂
D. 做好交叉配血试验并联系好血库
E. 产妇取仰卧位或侧卧位

23-89 阴道隔膜取出的时间为

A. 性生活后 5～8 小时
B. 性生活后 8～12 小时
C. 性生活后 12～16 小时
D. 性生活后 16～20 小时
E. 性生活后 24 小时

23-90 对妇科腹部手术,术前首要的护理诊断为
A. 知识缺乏
B. 皮肤完整性受损
C. 自我形态紊乱
D. 排便异常
E. 疼痛

23-91 关于负压吸引术的术前护理措施,下列不正确的是
A. 询问病史及必要检查
B. 排空膀胱
C. 向病人介绍手术过程
D. 提供病人心理支持
E. 术前一餐常规禁食

23-92 关于女性绝育术前的护理措施,下列哪项不正确
A. 术前 24 小时内测体温 3 次
B. 术日晨肥皂水灌肠,术前排空膀胱
C. 术前常规备皮
D. 术前 1 天口服缓泻剂
E. 术前日晚用镇静剂

23-93 常见的妇科腹部手术不包括下列哪项
A. 全子宫切除术
B. 肿瘤细胞减灭术
C. 剖腹探查术
D. 输卵管再通术
E. 阑尾切除术

23-94 节制生育的主要措施是
A. 避孕   B. 优生
C. 人工流产   D. 引产
E. 剖宫产

23-95 妊娠中期(即 14～27 孕周)不合适采用下列哪种引产方式
A. 依沙吖啶引产
B. 剖宫取胎术
C. 缩宫素引产
D. 人工破膜引产法
E. 水囊引产法

23-96 钳刮术与负压吸引术相比,下列叙述中哪项正确
A. 适用范围不同
B. 采取卧位相同
C. 术后护理不同
D. 子宫颈口扩张方法相同
E. 流产术的原理相同

23-97 会阴部术前准备不包括下列哪个方面
A. 肠道准备   B. 阴道准备
C. 膀胱准备   D. 皮肤准备
E. 家属准备

23-98 会阴切开缝合术后常规应做
A. 阴道检查   B. 肛门检查
C. 腹部检查   D. B 超检查
E. X 线检查

23-99 会阴切开缝合术后病人的体位是
A. 平卧位   B. 半坐卧位
C. 头低臀高位 D. 患侧卧位
E. 健侧卧位

23-100 胎头吸引术助产时一般牵引时间不超过
A. 5 分钟   B. 10 分钟
C. 15 分钟   D. 20 分钟
E. 30 分钟

23-101 胎头吸引术助产时一般负压为
A. 100～200 mmHg
B. 200～300 mmHg
C. 300～400 mmHg
D. 400～500 mmHg
E. 500～600 mmHg

23-102 关于胎头吸引助产的新生儿护理措施,下列不正确的是
A. 密切观察颅内出血征象
B. 观察面色、反应、肌张力等
C. 静卧 24 小时

D. 24 小时后沐浴
E. 维生素 K_1 肌内注射

23-103 下列剖宫产术前准备中哪项不正确
A. 禁食、禁水
B. 留置导尿管
C. 准备腹部皮肤
D. 鉴定血型、备血
E. 常规应用吗啡

A2 型单项选择题(23-104~23-135)

23-104 病人,35 岁。向护士咨询生殖道脱落细胞学检查的频率。护士的建议是
A. 1 次/年   B. 2 次/年
C. 3 次/年   D. 4 次/年
E. 5 次/年

23-105 病人,43 岁。患子宫颈癌,行根治术。该病人术后拔除导尿管的时间是
A. 24 小时后   B. 48 小时后
C. 1~2 天后   D. 3~5 天后
E. 10~14 天后

23-106 病人,38 岁。子宫颈活组织检查确诊为子宫颈癌,病灶累及后穹隆,无宫旁浸润。普查该病常用的方法为
A. 子宫颈活组织检查
B. 诊断性刮宫
C. 碘试验
D. 子宫颈脱落细胞学检查
E. 阴道镜检查

23-107 病人,43 岁。患子宫颈癌,行根治术。为该病人提供的下列护理措施中应除外
A. 保持病床单位清洁、舒适
B. 术后每 0.5~1 小时观察并记录生命体征,平稳后改为每 4 小时 1 次
C. 保持导尿管、腹腔引流管通畅
D. 常规阴道灌洗,每天 2 次,保持外阴部清洁
E. 拔导尿管前,定时间段放尿以训练膀胱功能

23-108 病人,46 岁。患子宫颈癌,行根治术。护士于术前 1 天为其做术前准备。内容不包括
A. 阴道冲洗   B. 皮肤准备
C. 灌肠   D. 安置导尿管
E. 术前指导

23-109 病人,55 岁。绝经 6 年,因阴道不规则流血 1 个月收入院。体形肥胖,尿糖(+)。妇科检查:外阴、阴道萎缩不明显,子宫体稍大、软、活动良,附件无异常。最主要的治疗手段为
A. 化疗   B. 手术治疗
C. 放射治疗   D. 中药治疗
E. 激素治疗

23-110 病人,43 岁。患子宫颈癌,行根治术。病人术中阴道内填塞的纱布取出时间是术后
A. 4~6 小时   B. 8~10 小时
C. 12~24 小时 D. 24~36 小时
E. 36~48 小时

23-111 病人,38 岁。子宫颈活组织检查确诊为子宫颈癌,病灶累及后穹隆,无宫旁浸润。该病人早期出现的临床症状最可能的是
A. 接触性出血 B. 脓性白带
C. 下腹痛   D. 腰骶痛
E. 排便困难

23-112 病人,28 岁。G2P1。近 1 周来阴道分泌物增多,黄色,无臭味。妇科检查:子宫颈轻度糜烂样改变,子宫体正常大小,两侧附件无异常。阴道分泌物找滴虫及真菌均为阴性。子宫颈细胞学诊断为巴氏Ⅱ级。提示为
A. 正常   B. 炎症
C. 可疑癌   D. 高度可疑癌
E. 癌

23-113 病人,40 岁。自诉患子宫颈糜烂多年,近 2 个月有性生活后白带中带

血。为进一步确诊,最佳的辅助检查方法是

A. 子宫颈脱落细胞学检查

B. 肿瘤固有荧光诊断法

C. 阴道镜检查及碘试验

D. 子宫颈及子宫颈管活组织检查

E. B超检查

23-114 病人,35岁。因子宫肌瘤入院,准备在硬膜外阻滞麻醉下做全子宫切除术。在术前1天的准备中,下列哪项不正确

A. 皮肤准备

B. 阴道冲洗,并在子宫颈、穹隆部涂1‰甲紫

C. 晚饭减量,进软食,午夜后禁食

D. 晚上可口服镇静剂

E. 睡前给予肥皂水灌肠

23-115 病人,29岁。葡萄胎清宫术后出院,下列嘱其随访的内容中哪项不正确

A. 定期测hCG

B. 妇科检查

C. 胸部X线检查

D. 有无咳嗽、咯血及阴道流血

E. 避孕宜用宫内节育器

23-116* 病人,30岁。发育良好,婚后2年未孕,经检查基础体温呈双相型,子宫内膜病理检查为分泌期改变,男方精液常规检查为正常。若上述检查未发现异常,应继续进行的检查项目是

A. 宫腔镜

B. 性生活后精子穿透力试验

C. 阴道脱落细胞涂片

D. 子宫颈刮片

E. 子宫输卵管造影

23-117 病人,45岁。患子宫肌瘤,拟行经腹全子宫切除术。术前3天应做的护理准备是

A. 皮肤准备　　B. 阴道准备

C. 进少量饮食　　D. 清洁灌肠

E. 禁食

23-118 病人,36岁。阴道分泌物增多已半年,近来出现血性白带。妇科检查:子宫颈重度糜烂样改变,触之易出血;子宫正常大小,附件无异常。为排除子宫颈癌,首先做下列哪项检查

A. 阴道分泌物悬滴检查

B. 子宫颈刮片

C. 子宫颈活组织检查

D. 子宫颈碘试验

E. 宫腔镜

23-119 病人,30岁。停经50天确诊为早孕,要求行人工流产术。术中病人突然出现面色苍白,血压下降,出冷汗,心动过缓,头晕,胸闷。最可能的原因是

A. 羊水栓塞

B. 人工流产综合反应

C. 子宫穿孔

D. 吸宫不全

E. 休克

23-120 病人,29岁。产后10天,血性恶露持续1周后,反复阴道流血,诊断为晚期产后出血,出血原因是胎盘附着部位复旧不全。正确的处理方式为

A. 刮宫术

B. 切除子宫

C. 应用止血药

D. 结扎血管

E. 无需处理,待其自然止血

23-121 病人,40岁。G3P2。白带多,偶伴接触性出血。妇科检查:子宫颈重度糜烂样改变。应首选下列哪项检查排除子宫颈癌

A. 子宫颈活组织检查

B. 子宫颈刮片

C. 阴道镜

D. 碘试验

E. 分段诊断性刮宫

23-122 病人,50岁。绝经4年后出现阴道流血已近1个月。妇科检查:子宫颈光滑,子宫略饱满,两侧附件未触及。为进一步明确诊断,宜选择的检查是

A. 盆腔检查
B. 阴道镜检查后取子宫颈活组织送检
C. 分段诊断性刮宫
D. 阴道脱落细胞学检查
E. 子宫颈脱落细胞学检查

23-123 病人,32岁,已婚。停经45天,突然出现阴道少量出血,伴下腹疼痛,疑似输卵管妊娠破裂。最适宜做的诊断性检查是

A. 宫腔镜
B. 阴道镜
C. B超
D. 尿妊娠试验
E. 阴道后穹隆穿刺

23-124 病人,28岁。行会阴左后侧切开术产后2小时。护士送其回病房休息,应告知其

A. 左侧卧位   B. 右侧卧位
C. 仰卧位   D. 半坐卧位
E. 俯卧位

23-125 病人,31岁。刚在门诊接受了子宫颈锥切术。应告知其术后到门诊探查子宫颈管的时间是

A. 术后2周   B. 术后3周
C. 术后4周   D. 术后5周
E. 术后6周

23-126 病人,27岁,已婚。因异常子宫出血前来就医,医生疑为子宫内膜不规则脱落。应告知病人来门诊行诊断性刮宫的时间是

A. 月经来潮前1周
B. 月经来潮前1天
C. 月经来潮第1~2天
D. 月经来潮第5~6天

E. 月经干净后1周

23-127 病人,32岁。因不孕症来院咨询。做诊断性刮宫的适宜时间应是

A. 月经干净后13天
B. 月经干净后7天
C. 月经来潮后12小时内
D. 月经来潮第5~6天
E. 下次月经来潮前14天

23-128 病人,29岁。生产时胎儿分娩30分钟,阴道流血量较多,无胎盘剥离征象。此时采取的适宜措施是

A. 肌内注射缩宫素
B. 牵拉脐带
C. 按摩子宫
D. 手取胎盘
E. 切除子宫

23-129 病人,46岁。正在应用性激素治疗。准备行诊断性刮宫需了解其卵巢功能,应告知其术前停用性激素至少

A. 3天   B. 1周
C. 2周   D. 3周
E. 1个月

23-130 病人,28岁。子宫下段剖宫产术后24小时,一直未排气,自觉腹胀。护士询问发现其术后一直卧床休息。查体:腹部切口无渗出,子宫硬。为缓解其症状,应采取的最佳措施是

A. 给予口服促进胃肠蠕动的药物
B. 立即导尿
C. 帮助其离床活动
D. 腹部热敷
E. 嘱其进热食

23-131* 病人,35岁。子宫颈糜烂样改变,子宫颈脱落细胞学检查结果为巴氏Ⅲ级。为其预约阴道镜检查,正确的护理是

A. 嘱病人检查前24小时禁阴道检查
B. 嘱病人检查前12小时禁性生活

C. 嘱病人检查前8小时禁阴道冲洗

D. 嘱病人检查前充盈膀胱

E. 检查时用聚维酮碘棉球擦净子宫颈分泌物

23-132* 病人,33岁。生产时接受会阴切开及缝合术。若伤口肿胀、疼痛,可以用来局部湿热敷的是

A. 1%乳酸溶液

B. 75%乙醇溶液

C. 75%硫酸镁溶液

D. 50%硫酸镁溶液

E. 25%硫酸镁溶液

23-133* 病人,30岁。因接触性出血1个月前来进行子宫颈活组织检查。下列术后护理要点中正确的是

A. 12小时后自行取出棉球

B. 避免性生活2周

C. 避免盆浴4周

D. 常规服用抗生素,预防感染

E. 术后1周出血量大于月经量属于正常

23-134* 病人,28岁。因接触性出血入院就诊。下列可行子宫颈活组织检查的情况是

A. 生殖道急性炎症

B. 尖锐湿疣

C. 血液病,有出血倾向

D. 妊娠期

E. 月经期

23-135 病人,29岁。闭经3个月,6个月前行人工流产术,术后月经规则,经量少,闭经后有周期性腹痛。妇科检查:子宫颈光滑,子宫体稍大,附件无异常。尿妊娠试验阴性。应考虑诊断为

A. 闭经

B. 人工流产后月经失调

C. 过期流产

D. 子宫颈粘连

E. 痛经

✎ A3型单项选择题(23-136～23-152)

(23-136～23-137共用题干)

病人,25岁。初产妇。足月妊娠临产,宫口开全2小时,S+3,宫缩持续1分钟,间歇1分钟,胎心率110次/分。

23-136 应采取的措施是

A. 小剂量应用缩宫素

B. 大剂量应用缩宫素

C. 继续观察等待

D. 行产钳术

E. 行剖宫产术

23-137 下列新生儿护理中不正确的是

A. 新生儿应静卧24小时

B. 24小时后方可给新生儿洗头

C. 注射维生素K_1防止出血

D. 注意观察新生儿的面色和肌张力

E. 密切观察头皮产瘤的大小和位置

(23-138～23-139共用题干)

病人,31岁。婚后夫妻关系良好,3年未孕,拟做输卵管通畅检查。

23-138 关于护理措施,下列不正确的是

A. 术前告知其月经干净3～7天来检查

B. 术前告知其检查前3天内禁止性生活

C. 术中采用低温0.9%氯化钠溶液以防止出血

D. 术后2周内禁止盆浴

E. 术后遵医嘱应用抗生素

23-139 若行子宫输卵管造影术,应用40%碘化油造影剂,再次摄盆腔平片时间应在注入造影剂后

A. 4小时 B. 8小时

C. 12小时 D. 18小时

E. 24小时

(23-140～23-142共用题干)

病人,28岁。妊娠10周,下腹部疼痛,少量

阴道出血,护士在为病人行阴道后穹隆穿刺。

23-140 针头已穿过阴道壁,有落空感,此时进针深度约为
A. 0.5 cm   B. 1.0 cm
C. 2.0 cm   D. 3.0 cm
E. 4.0 cm

23-141 进针后若未抽出液体,不正确的做法是
A. 适当改变穿刺针方向
B. 适当调整进针深度
C. 边缓慢退针边抽吸
D. 借助于超声引导
E. 换大号穿刺针重新穿刺

23-142 若未抽出不凝血液,不正确的考虑是
A. 排除异位妊娠
B. 血肿位置较高
C. 血肿与周围组织粘连
D. 内出血量较少
E. 穿刺针未达血肿部位

(23-143~23-145 共用题干)
病人,36岁。非近亲结婚,现妊娠12周,家族中曾有遗传病患儿出生,夫妻俩担心胎儿异常,前来就医咨询。

23-143 若病人要进行出生缺陷儿产前检查,下列可选择的时间是
A. 妊娠2~4周
B. 妊娠6~8周
C. 妊娠10~12周
D. 妊娠13~15周
E. 妊娠16~18周

23-144 若检查发现胎儿异常,需要引产,宜在
A. 妊娠12周   B. 妊娠14周
C. 妊娠20周   D. 妊娠30周
E. 妊娠35周

23-145 引产过程中,在穿刺或拔针前后,若病人出现呼吸困难、发绀等异常,应考虑
A. 哮喘病发作   B. 心脏病发作
C. 胎盘早剥   D. 羊水栓塞
E. 胎膜早破

(23-146~23-147 共用题干)
病人,48岁。月经紊乱近1年,经量时多时少,周期无规律,此次2个月未来潮后出血近半个月。妇科检查:子宫正常大小、软。诊断为无排卵性AUB。

23-146 为了止血和排除癌变,首选的方法是
A. 刮宫术
B. 应用雌激素
C. 应用孕激素
D. 应用雄激素
E. 应用止血药

23-147 下列护理措施中不正确的是
A. 做好手术止血准备
B. 保留会阴垫
C. 刮宫的标本不用行常规病理检查
D. 遵医嘱给予抗生素预防感染
E. 按医嘱应用性激素

(23-148~23-149 共用题干)
病人,26岁。已育1女。现停经56天,出现恶心、呕吐、厌油腻饮食,来医院经检查诊断为早孕,准备进行人工流产加宫内节育器放置术。

23-148 下列哪项不属于术中巡回护士的配合工作
A. 做好心理护理,安抚病人情绪
B. 检查心、肺、肝
C. 供应手术者需要的物品
D. 将吸管接于负压吸引器上
E. 观察病人情况

23-149 人工流产加宫内节育器放置术后,护士告知病人,无异常情况下,宫内节育器可放置的时间为
A. 1~4年   B. 5~8年
C. 9~11年   D. 12~14年
E. 15~20年

(23-150~23-152 共用题干)
病人,45岁,未婚。普查发现:子宫均匀性

增大,如妊娠6周,质硬光滑,活动。追问病史:月经过多4~5年,且经期延长为12天,无痛经史。初步考虑为子宫肌瘤。

23-150 为明确诊断,临床最常用的辅助检查为
A. X线摄片
B. 子宫颈活组织检查
C. 阴道脱落细胞学检查
D. B超检查
E. 诊断性刮宫

23-151 该病人询问治疗方案,护士的回答应该是
A. 转诊另一家医院再复查
B. 立即手术切除
C. 保守治疗
D. 做CT进一步检查
E. 在家休息3个月再复查

23-152 护士向病人解释围绝经期无排卵性AUB的治疗原则是
A. 止血,随访
B. 调整周期,减少经量
C. 全子宫切除
D. 放射治疗照射卵巢
E. 止血,调整周期,促排卵

✎ A4型单项选择题(23-153~23-156)

病人,27岁,已婚。自述停经50天,阴道少量出血5天,2小时前突然下腹疼痛,伴肛门坠胀感,晕厥1次,前来急诊。既往身体健康,月经正常。体格检查:血压80/50 mmHg,脉搏110次/分;痛苦面容,面色苍白;下腹明显压痛、反跳痛。妇科检查:子宫颈口闭合,有明显举痛,后穹隆饱满并触痛,子宫稍大而软,子宫左侧扪到触痛明显的包块。

23-153 对该病人最可能的诊断是
A. 不全流产
B. 异位妊娠
C. 难免流产
D. 稽留流产合并感染

E. 流产合并感染

23-154 下列对病人的护理措施中不正确的是
A. 给予氧气吸入,注意保暖
B. 密切监测生命体征
C. 给病人取半坐卧位,以利于腹腔渗出液的局限
D. 迅速建立静脉通路,同时备血
E. 做好腹部手术常规准备

23-155 根据该病人情况,为进一步确诊最适合的方法是
A. 妊娠试验   B. 血常规检查
C. 阴道镜检查   D. 腹腔镜检查
E. 阴道后穹隆穿刺

23-156 对该病人首要的护理诊断是
A. 疼痛
B. 焦虑
C. 活动无耐力
D. 有感染的风险
E. 潜在并发症:失血性休克

❀ 名词解释题(23-157~23-166)

23-157 子宫颈活组织检查
23-158 胎头吸引术
23-159 经阴道后穹隆穿刺术
23-160 剖宫产术
23-161 人工剥离胎盘术
23-162 阴道镜检查
23-163 腹腔镜检查
23-164 宫腔镜检查
23-165 诊断性刮宫
23-166 分段诊刮

❀ 简述问答题(23-167~23-190)

23-167 简述女性生殖道脱落细胞学检查的临床意义。

23-168 简述宫腔镜检查的禁忌证。

23-169　简述腹腔镜检查的主要并发症。
23-170　简述剖宫产术的种类。
23-171　简述女性生殖道脱落细胞学检查的方法。
23-172　简述女性生殖道脱落细胞学巴氏5级分类法。
23-173　简述TBS分类法及其描述性诊断。
23-174　简述子宫颈活组织检查的适应证。
23-175　简述会阴切开缝合术的适应证与护理要点。
23-176　简述阴道后穹隆穿刺术的护理要点。
23-177　简述胎头吸引术的适应证、禁忌证和护理要点。
23-178　简述产钳术的适应证、禁忌证和护理要点。
23-179　简述剖宫产术的术式种类、适应证、禁忌证。
23-180　简述剖宫产术的术前准备和术后护理要点。
23-181　怎样为剖宫产术的产妇做出院指导？
23-182　简述人工剥离胎盘术的适应证、操作方法和护理要点。
23-183　简述诊断性刮宫的适应证和护理要点。
23-184　简述阴道镜检查的适应证和护理要点。
23-185　简述腹腔镜检查的适应证、禁忌证及并发症。
23-186　简述腹腔镜检查的术前准备和术后护理要点。
23-187　简述宫腔镜检查的适应证和禁忌证。
23-188　何谓输卵管通液？并说出其主要的临床意义。
23-189　简述输卵管通畅检查的适应证、检查时间和护理要点。
23-190　简述妇科腹腔镜手术术后腹胀的护理措施。

综合应用题（23-191～23-194）

23-191　病人，28岁。G1P0。宫内妊娠39周，早上9点因临产收入院，于次日凌晨4点行会阴侧切术，在产钳助产下分娩1男婴，体重3850g，产后保留导尿管，72小时后拔出导尿管。病人一般情况良好，能自解小便，但出现控制不住的溢尿，产后情绪波动较大，住在母婴病房，但拒绝母乳喂养。

请解答：
（1）请根据上述情况列出2个主要的护理诊断。
（2）根据护理诊断，拟定护理目标和相应护理措施。

23-192　病人，43岁。既往月经周期正常，婚后生育1女。近6个月发现性生活后阴道流血。妇科检查：子宫颈前唇可见直径2cm菜花样肿物，触之出血；子宫大小正常，活动度好，无压痛；双附件（一）。子宫颈活组织检查结果提示有细胞异型。收治入院拟行开腹手术。

请解答：
（1）该病人最可能的医疗诊断。
（2）简述该病人术后康复内容。

23-193　病人，44岁。G4P2。采用避孕套避孕，近半年偶有接触性出血。子宫颈刮片结果为不典型鳞状上皮细胞，性质未定。

请解答：
（1）建议该病人应进一步做的检查项目及理由。
（2）写出对该病人上述检查后的护理要点。

23-194　病人，34岁。曾做过2次人工流产，现胎儿娩出30分钟，胎盘尚未娩出。产科检查：子宫底平脐，在耻骨联合上方轻压子宫下段时，外露的脐带随子宫体上升而回缩，阴道出血量多。

请解答：
（1）说明可能的初步临床诊断及依据。
（2）简述胎盘完全剥离的主要征象。
（3）列举应采取的主要诊疗措施。

答案与解析

选择题

A1 型单项选择题

23-1	B	23-2	C	23-3	B	23-4	A
23-5	C	23-6	A	23-7	B	23-8	C
23-9	A	23-10	C	23-11	E	23-12	D
23-13	C	23-14	D	23-15	B	23-16	D
23-17	A	23-18	C	23-19	A	23-20	D
23-21	B	23-22	C	23-23	A	23-24	B
23-25	D	23-26	D	23-27	E	23-28	E
23-29	C	23-30	D	23-31	A	23-32	B
23-33	A	23-34	C	23-35	B	23-36	E
23-37	E	23-38	B	23-39	B	23-40	C
23-41	C	23-42	A	23-43	A	23-44	D
23-45	D	23-46	B	23-47	D	23-48	C
23-49	E	23-50	A	23-51	E	23-52	B
23-53	D	23-54	E	23-55	E	23-56	E
23-57	B	23-58	C	23-59	C	23-60	E
23-61	B	23-62	C	23-63	B	23-64	C
23-65	A	23-66	C	23-67	C	23-68	C
23-69	B	23-70	E	23-71	A	23-72	C
23-73	C	23-74	C	23-75	D	23-76	C
23-77	C	23-78	E	23-79	A	23-80	C
23-81	E	23-82	B	23-83	D	23-84	D
23-85	B	23-86	C	23-87	A	23-88	D
23-89	D	23-90	A	23-91	E	23-92	B
23-93	E	23-94	A	23-95	D	23-96	A
23-97	E	23-98	B	23-99	E	23-100	D
23-101	B	23-102	D	23-103	E		

A2 型单项选择题

23-104	A	23-105	E	23-106	D	23-107	D
23-108	D	23-109	B	23-110	C	23-111	A
23-112	B	23-113	D	23-114	B	23-115	E
23-116	B	23-117	C	23-118	C	23-119	B
23-120	A	23-121	A	23-122	B	23-123	E
23-124	B	23-125	E	23-126	D	23-127	C
23-128	D	23-129	E	23-130	C	23-131	A
23-132	D	23-133	C	23-134	B	23-135	D

A3 型单项选择题

23-136	B	23-137	B	23-138	C	23-139	E
23-140	C	23-141	E	23-142	A	23-143	E
23-144	B	23-145	A	23-146	E	23-147	C
23-148	B	23-149	E	23-150	D	23-151	C
23-152	B						

A4 型单项选择题

23-153 B 23-154 C 23-155 E 23-156 E

部分选择题解析

23-1 解析: 雌激素对阴道上皮的影响程度可以通过计算阴道上皮的底层细胞、中层细胞及表层细胞数的百分比得到。正常情况下阴道涂片看不到底层细胞,全部为表层细胞。卵巢功能低下时出现底层细胞。轻度低下者的底层细胞占 20%以下;中度低下者的底层细胞占 20%~40%;高度低下者则占 40%以上。

23-3 解析: 会阴正中切开病人肌肉的损伤轻,伤口愈合较快,所以一般于术后第 3~5 天拆线。

23-4 解析: 会阴后侧切开缝合的时候最关键的是避免将肛门的前后壁缝合在一起,会影响排便功能,所以应注意进行肛门指诊。

23-7 解析: 阴道涂片通过观察阴道脱落细胞是否受雌激素影响,从而了解卵巢或胎盘功能。阴道涂片一般在阴道侧壁上 1/3 处取分泌物及细胞。

23-8 解析: 阴道及子宫颈脱落细胞学检查禁忌证:①月经期;②生殖器急性炎症。

23-9 解析: 阴道镜检查适应证:①肉眼观察阴道壁有可疑癌变者;②子宫颈脱落细胞学检查

结果巴氏Ⅲ级以上,TBS 分类法无明确诊断意义的不典型鳞状细胞以上或肉眼观察可疑癌变者。

23-11 解析: 使用阴道窥器时不蘸润滑剂,以免影响观察。

23-12 解析: 子宫颈活组织检查病人术后保持外阴清洁,避免性生活和盆浴1个月,防止感染。

23-14 解析: 子宫颈细胞学诊断结果为巴氏Ⅲ级或描述性诊断中出现无明确诊断意义的不典型鳞状细胞以上程度或肉眼观察有可疑病灶,应进一步做子宫颈活组织检查。

23-15 解析: 子宫颈活组织检查适应证:①子宫颈细胞学检查结果为巴氏Ⅲ级或描述性诊断中出现无明确意义的不典型鳞状细胞以上程度或肉眼观察有可疑病灶;②有接触性阴道出血或绝经后出血者;③重度子宫颈糜烂样改变、乳头状增生伴有出血或久治不愈的子宫颈炎症者;④不易与子宫颈癌鉴别的慢性特异性子宫颈炎症,如子宫颈结核、尖锐湿疣等。

23-17 解析: 子宫颈活组织检查禁忌证:①生殖器急性或亚急性炎症;②妊娠期或月经期;③血液病,有出血倾向者。

23-18 解析: 子宫颈细胞学诊断标准及其临床意义:巴氏Ⅰ级为正常;巴氏Ⅱ级为炎症;巴氏Ⅲ级为可疑癌;巴氏Ⅳ级为高度可疑癌;巴氏Ⅴ级为癌。

23-38 解析: 输卵管通畅检查包括输卵管通液术、子宫输卵管造影术等。一般安排在月经干净后3~7天进行。

23-39 解析: 子宫颈脱落细胞学检查是普查常用的方法,也是目前发现子宫颈癌前期病变和早期子宫颈癌的主要方法。

23-41 解析: 妇科阴式手术病人术前的肠道准备:由于解剖位置关系,阴道与肛门很近,术后排便易污染手术视野,肠道准备较严格。从手术前3天开始准备,术前3天半流食;术前2天流食;术前1天禁食,并口服大霉素8万U,每天2次。术前1天给予清洁灌肠。

23-116 解析: 性生活后精子穿透力试验主要是检查精子的活力。

23-131 解析: 阴道镜检查前24小时内不应有性生活、阴道检查、冲洗等操作。检查时嘱病人排空膀胱。应用0.9%氯化钠溶液棉球轻轻擦净子宫颈分泌物而不用聚维酮碘棉球。

23-132 解析: 注意观察外阴伤口有无渗血、红肿、脓性分泌物及硬结等,若有异常及时通知医生处理;若有外阴伤口肿胀疼痛,可用50%硫酸镁溶液或95%乙醇溶液湿热敷。

23-133 解析: 术后健康指导:①行钳取法者,嘱其24小时后自行取出棉球,若出血多,应及时就诊;②行子宫颈锥切术者,嘱其术后保留导尿管24小时持续开放,保持外阴清洁,避免性生活和盆浴1个月,防止感染。

23-134 解析: 慢性特异性子宫颈炎,如尖锐湿疣,不易与子宫颈癌鉴别,为子宫颈活组织检查的适应证。

名词解释题

23-157 子宫颈活组织检查简称宫颈活检,是指自子宫颈病变处或可疑部位取少量组织进行病理学检查,是诊断子宫颈病变最可靠的检查方法。

23-158 胎头吸引术是将胎头吸引器置于胎头,形成一定负压后吸住胎头,通过牵引协助胎儿娩出的一种助产手术。

23-159 经阴道后穹隆穿刺术是用穿刺针经阴道后穹隆刺入直肠子宫凹陷处,抽取血、积液、积脓进行肉眼观察及生物化学、微生物学和病理检查的方法。主要用于了解子宫直肠窝有无积液及其性质;或用于贴近子宫直肠窝肿块内容的性状,借以探究病因,明确诊断。偶尔亦用于某种疾病的治疗。是妇科临床常用的一种操作简便且重要的诊断手术之一。

23-160 剖宫产术是指经腹壁切开子宫取出胎儿及其附属物的手术。

23-161 人工剥离胎盘术是指胎儿娩出后,术者用手剥离并取出滞留胎盘。

第二十三章 妇产科诊疗及手术病人的护理

23-162 阴道镜检查是利用阴道镜,将子宫颈阴道部的上皮放大10~40倍,观察肉眼看不到的微小病变,在可疑部位进行活组织检查,能提高准确率。

23-163 腹腔镜检查是利用腹腔镜观察盆、腹腔内脏器的形态、有无病变,必要时取活组织进行病理学检查,以明确诊断。

23-164 宫腔镜检查是应用膨宫介质扩张宫腔,通过玻璃导光纤维束和柱状透镜将冷光源导入宫腔内,直视下观察子宫颈管、子宫颈内口、子宫内膜和输卵管开口,针对病变组织直接取材。

23-165 诊断性刮宫简称诊刮,是指通过刮取子宫内膜和内膜病灶行活组织检查,以排除子宫内膜器质性病变。

23-166 分段诊刮即分段诊断性刮宫,是指怀疑同时有子宫颈管病变时,先刮取子宫颈管内容物,再取宫腔内容物,分别进行病理检查。

简述问答题

23-167 女性生殖道脱落细胞学检查的意义:①了解女性体内性激素水平;②有助于闭经、异常子宫出血等妇科疾病的诊断;③协助妇科肿瘤的诊断。

23-168 宫腔镜检查的禁忌证:①急性及亚急性生殖器炎症;②严重心肺功能不全或血液疾病;③近期有子宫穿孔或子宫手术史。

23-169 腹腔镜检查的主要并发症:①血管损伤;②脏器损伤;③与气腹相关的并发症;④其他术后并发症,如穿刺口不愈合等。

23-170 剖宫产术的种类:①子宫下段剖宫产术;②子宫体部剖宫产术;③腹膜外剖宫产术。

23-171 女性生殖道脱落细胞学检查的方法:阴道涂片、子宫颈刮片、子宫颈刷片、宫腔吸片。

23-172 生殖道脱落细胞学巴氏5级分类法:巴氏Ⅰ级:正常,为正常子宫颈细胞涂片。巴氏Ⅱ级:炎症。细胞核增大,核染色质较粗。巴氏Ⅲ级:可疑癌,主要是核异质。巴氏Ⅳ级:高度可疑癌,细胞有恶性特征。巴氏Ⅴ级:癌,发现典型的多量癌细胞。

23-173 TBS分类法及其描述性诊断:①未见上皮内病变细胞和恶性细胞,包括细菌、病毒、真菌、原虫等。②非瘤样发现,包括细胞对炎症、损伤、放疗、化疗、激素治疗、宫内节育器的反应性改变。③鳞状上皮细胞异常,包括不典型鳞状细胞、低级别鳞状上皮内病变、高级别鳞状上皮内病变、鳞状细胞癌。④腺上皮细胞改变,包括不典型腺上皮细胞、腺原位癌、腺癌。⑤其他恶性肿瘤。

23-174 子宫颈活组织检查的适应证:①阴道镜检查诊断为子宫颈高级别鳞状上皮内病变或可疑癌者;②阴道镜检查诊断为子宫颈低级别鳞状上皮内病变,但细胞学为不能排除高级别鳞状上皮内病变不典型鳞状细胞及以上或不典型腺上皮细胞及以上,或阴道镜不充分或检查者经验不足;③肉眼检查可疑癌。

23-175 会阴切开缝合术的适应证:①初产妇需行产钳术、胎头吸引术、臀位助产术;②初产妇会阴体较长或会阴部坚韧,有严重撕裂可能;③为缩短第2产程,例如重度子痫前期、继发性子宫收缩乏力、胎儿较大导致第2产程延长者;④预防早产儿因会阴阻力引起颅内出血。

护理要点:①术前向产妇讲清会阴切开术的目的,取得产妇配合;②密切观察产程进展,协助医生掌握会阴切开的时机;③术中指导产妇正确运用腹压,促使胎儿顺利经阴道娩出;④术后嘱产妇取健侧卧位,保持外阴部清洁、干燥,及时更换会阴垫,每天清洁会阴2次,排便后及时清洗会阴;⑤会阴侧切伤口于术后第5天拆线,正中切开则于术后第3天拆线。

23-176 阴道后穹隆穿刺术的护理要点:①向病人介绍后穹隆穿刺的目的、方法、对诊断疾病的意义,减轻病人的心理压力,取得病人的配合。②术中注意观察并记录病人生命体征的变化,了解病人的感受,陪伴在其身边提供心理支持。③若抽出血液,应观察血液静置10分钟左右是否凝集,出现凝集为血管内血液,不凝集为盆、腹腔积血;若不能抽出积液,应分析、寻找原因。④术后安置病人回病房休息,嘱病人注意观察阴道流血情况。⑤将抽出物注明标记,送常规检查、病理检查、细胞培养及药物敏感试验等。

23-177 胎头吸引术的适应证:①心脏病、子痫前期等需缩短第2产程;②子宫收缩乏力致第2产程延长,或胎头拨露达半小时胎儿不能娩出;③有剖宫产史或子宫有瘢痕,不宜过分屏气用力。

禁忌证:①有严重头盆不称、面先露、产道阻塞、尿瘘修补术后等,不能或不宜经阴道分娩;②宫口未开全或胎膜未破;③胎头位置高,未达阴道口。

护理要点:①术前向产妇讲解胎头吸引术助产的目的及方法,取得产妇积极配合;②牵拉胎头吸引器前,检查吸引器有无漏气;③吸引器负压要适当,发生滑脱可重新放置,但不应超过2次,否则改行低位产钳术或剖宫产;④牵引时间不应超过20分钟;⑤术后仔细检查软产道,有撕裂伤应立即缝合。

新生儿护理:①密切观察新生儿头皮产瘤大小、位置,有无头皮血肿及头皮损伤的发生,以便及时处理;②注意观察新生儿面色、反应、肌张力等,警惕发生颅内出血,做好新生儿抢救准备;③新生儿静卧24小时,避免搬动,出生后3天内禁止洗头;④给予新生儿维生素K_1,10 mg肌内注射,防止出血。

23-178 产钳术的适应证:①产妇患心脏病、子痫前期等需缩短第2产程;②宫缩乏力致第2产程延长,或胎头拨露达半小时胎儿不能娩出;③有剖宫产史或子宫有瘢痕,不宜过分屏气用力;④因阻力较大胎头吸引术失败;⑤臀先露后胎头娩出困难;⑥剖宫产娩出胎头困难。

禁忌证:①有严重头盆不称、面先露、产道阻塞、尿瘘修补术后等,不能或不宜经阴道分娩;②宫口未开全或胎膜未破;③胎头位置高,未达阴道口;④胎头颅骨最低点在坐骨棘水平或在坐骨棘以上,有明显头盆不称;⑤确定为死胎、胎儿畸形者应行穿颅术,避免损伤产妇软产道。

护理要点:①术前明确胎位,检查产钳是否完好;②向产妇及家属说明行产钳术的目的,减轻其紧张情绪;③术中观察产妇的宫缩及胎心变化;④术后检查新生儿有无产伤、产妇宫缩、阴道流血、会阴切口。

23-179 剖宫产术的术式种类:子宫下段剖宫产、子宫体部剖宫产、腹膜外剖宫产。适应证:①产力异常,如子宫收缩乏力,发生滞产经处理无效者;②产道异常,如头盆不称者因骨盆狭窄或畸形使产道阻塞(如肿物、发育畸形);③胎儿异常及胎位异常,如巨大胎儿、臀先露、肩先露等异常胎位;④妊娠合并心脏病、重度子痫前期及子痫、胎盘早剥、前置胎盘、瘢痕子宫等妊娠并发症;⑤过期妊娠胎儿、早产儿、临产后出现胎儿窘迫情况等。禁忌证:死胎及胎儿畸形。

23-180 剖宫产术的术前准备包括:①告知产妇剖宫产术的目的,耐心解答有关疑问,缓解其焦虑,做好备皮、药物敏感试验等准备;②术前禁用呼吸抑制剂,以防发生新生儿窒息;③手术当天清晨禁食,留置导尿管,做好输血准备;④密切观察并记录胎心变化,做好新生儿保暖和抢救工作,如氧气、急救药品等;⑤产妇可取侧斜仰卧位,防止仰卧位低血压综合征的发生。

术后护理要点:①在腹部手术后常规护理及产褥期妇女的护理基础上,还应注意观察产妇子宫收缩及阴道流血情况,产后24小时后产妇取半坐卧位,以利恶露排出;②留置导尿管24小时,拔管后注意能否自行排尿;③鼓励产妇做深呼吸、勤翻身并尽早下床活动,根据肠道功能恢复状况,指导产妇进食;④酌情补充液体2~3天,按医嘱应用抗生素预防感染。

23-181 剖宫产术的出院指导:①产后保持外阴部清洁;②落实避孕措施,至少应避孕2年;

③鼓励符合母乳喂养条件的产妇坚持母乳喂养;④摄取营养丰富的食物;⑤做产后保健操,有利于体力恢复、排尿及排便,促进骨盆肌及腹肌张力恢复,避免腹部皮肤过度松弛;⑥产后42天去医院做产后健康检查。

23-182 **人工剥离胎盘术的适应证**:胎盘滞留、胎盘剥离不全者;胎儿娩出后胎盘娩出前有活动性出血者。操作方法:①病人准备,取膀胱截石位,排空膀胱。②术前准备,更换手术衣及手套,用0.5%聚维酮碘消毒外阴,铺巾。③麻醉,子宫颈内口紧时,用哌替啶50~100 mg及阿托品0.5 mg肌内注射。④一手放在腹部向下推压子宫底,另一手手指并拢成圆锥形沿消毒过的脐带伸入宫腔。⑤剥离胎盘,进入宫腔之手沿脐带摸到胎盘边缘,手背紧贴子宫壁,掌面向胎盘的母体面,手指并拢,以手掌的尺侧缘慢慢将胎盘自子宫壁分离。⑥协助胎盘娩出。待胎盘完全剥离后,一手握住全部胎盘,另一手在宫缩时牵拉脐带,协助胎盘缓慢娩出,检查胎盘胎膜是否完整。⑦促进子宫收缩,注射缩宫素。

护理要点:①严密观察产妇的一般情况,及时做好输血准备;②向产妇及家属做好解释,安慰产妇,使其配合手术;③严格执行无菌操作规程,动作轻柔、准确、规范,人工剥离胎盘有困难时,不能用手指强行抠挖胎盘;④术后密切观察子宫收缩及阴道出血情况,如宫缩乏力,应及时按摩子宫并遵医嘱应用宫缩剂;⑤检查胎盘、胎膜是否完整,如有缺损应根据情况决定是否清宫,尽量减少宫腔内操作的次数和时间。

23-183 **诊断性刮宫的适应证**:①异常子宫出血或阴道排液需证实或排除子宫内膜癌、子宫颈癌,或其他病毒如流产、子宫内膜炎等;②判断月经失调类型;③不孕症者有助于了解有无排卵,并能发现子宫内膜病变;④疑有子宫内膜结核;⑤宫腔内有组织残留,反复或多量异常子宫出血时,有助于明确诊断,并可迅速止血。

护理要点:①术前向病人讲解诊断性刮宫的目的、手术过程,解除病人的恐惧情绪,使病人主动配合手术。②做好输液、配血的准备。③根据刮宫目的选择适当的刮宫时间,需了解有无排卵时,应选择月经前或月经来潮12小时内刮宫;诊断子宫内膜脱落不全者,应选择出血第5天诊刮;异常子宫出血量多时刮宫,可起到立即止血的作用;怀疑器质性病变时,一般在月经干净后3~7天刮宫。④术中安抚病人,指导做深呼吸,缓解紧张情绪。⑤将刮出的组织放入已做好标记、装入固定液的小标本瓶内;⑥术后指导病人按医嘱服用抗生素3~5天,保持外阴清洁,禁止性生活和盆浴2周。

23-184 **阴道镜检查的适应证**:①子宫颈细胞学检查低级别鳞状上皮内病变及以上、或无明确诊断意义的不典型鳞状细胞伴高危型HPV阳性或不典型腺上皮细胞;②HPV-16或18型阳性者,或其他高危型HPV阳性持续1年以上者;③子宫颈锥切术前确定切除范围;④可疑外阴皮肤病变,可疑阴道鳞状上皮内病变、阴道恶性肿瘤;⑤子宫颈、阴道及外阴病变治疗后复查和评估。

护理要点:①术前24小时内避免性生活及阴道、子宫颈的操作和治疗;②向病人介绍阴道镜检查的过程及可能出现的不适,减轻其心理压力;③禁止使用涂有润滑剂的阴道窥器,以免影响检查结果;④配合医生调整光源,及时递送所需物品;⑤取出的活组织装入标本瓶中及时送检。

23-185 **腹腔镜检查的适应证**:①怀疑子宫内膜异位症;②原因不明的急、慢性腹痛及盆腔痛及治疗无效的痛经;③不孕症;④急腹症;⑤盆腔包块;⑥计划生育并发症;⑦有手术指征的各种妇科良性疾病;⑧子宫内膜癌分期手术和早期子宫颈癌根治术。

禁忌证:①严重心、肺疾病或膈疝;②盆腔肿块过大,超过脐水平;③弥漫性腹膜炎;④怀疑腹腔内广泛粘连;⑤凝血系统功能障碍。

并发症:①血管损伤,操作中误伤腹膜后

大血管或腹壁下动脉损伤,引起大出血。②脏器损伤,误伤与生殖器官邻近的膀胱、直肠等。③与气腹相关的并发症,出现皮下气肿与气腹针未能正确穿入腹腔有关。④感染由原有的感染灶扩散或术中无菌操作不严所致。

23-186 腹腔镜的术前准备护理要点:①向病人讲解腹腔镜检查的目的、操作方法及注意事项,使其积极配合检查;②腹部皮肤准备时注意脐孔的清洁;③术前应放置导尿管;④病人取头低臀高并倾斜15°～25°,使肠管滑向上腹部,充分暴露盆腔手术野。

术后护理要点:①拔出导尿管,密切观察病人生命体征;②病人出现肩痛及上肢不适等症状,是因腹腔残留气体引起,术后会逐渐缓解直至消失;③观察穿刺口有无红肿渗出,鼓励病人下床活动,以尽快排出腹腔气体;④术后2个月内禁止性生活;⑤按医嘱给予抗生素。

23-187 宫腔镜检查的适应证:①异常子宫出血;②原因不明的不孕或反复流产;③可疑宫腔粘连及畸形;④超声检查评估的宫腔占位性病变;⑤宫内节育器异常。

禁忌证:①急性及亚急性生殖道炎症;②严重心肺功能不全或血液疾病;③近期有子宫穿孔或子宫手术史。

23-188 输卵管通液是利用亚甲蓝溶液或0.9%氯化钠溶液自子宫颈注入宫腔。再从宫腔流入输卵管,根据推注药液时阻力的大小及液体反流的情况,判断输卵管是否通畅。通过液体的一定压力,使梗阻的输卵管恢复通畅。

23-189 输卵管通畅检查的适应证:①原发或继发性不孕症,男方精液正常,疑有输卵管阻塞者;②评价输卵管绝育术、输卵管再通术或输卵管成形术的效果;③疏通输卵管轻度粘连;④防治输卵管再通术后吻合口再粘连。检查时间:一般应在月经干净后3～7天进行输卵管通畅检查,术前3天禁止性生活。

护理要点:①术前向病人讲解手术的目的、步骤,可能出现的意外(如输卵管损伤、心脑综合征、造影剂过敏或栓塞等),以取得病人的合作;②检查所用物品是否完备,所用0.9%氯化钠溶液应加温至接近体温后应用,以免过冷刺激输卵管发生痉挛;③对行输卵管造影术者,应询问有无碘过敏史,并做碘过敏试验;④术中及时了解病人的感受,观察病人下腹部疼痛的性质、程度;⑤注意观察病人有无过敏症状。

23-190 妇科腹腔镜手术术后腹胀的护理措施:①向病人讲述腹胀原因,给氧目的,告知病人是微创手术,可通过自身代谢和吸氧加速二氧化碳排出,腹胀会逐渐缓解或消失;②术后常规吸氧3小时,术后6小时可床上翻身及活动四肢,以增加肠蠕动,术后次日晨鼓励病人下床活动,以促进肠道蠕动,尽早排气,或指导病人顺时针按摩腹部以利于气体排出。

综合应用题

23-191 (1) 护理诊断:①尿失禁,与病人盆底肌的弹性、分娩过程长、胎儿待在产道的时间久、阴道被撑开的时间久等因素有关;②焦虑,与病人出现控制不住的溢尿,引起情绪波动有关。

(2) 护理目标和相应护理措施。①尿失禁护理目标:病人能自行控制排尿。护理措施:多饮水;勤换会阴垫;清洁会阴;留置导尿管,做好导尿管护理;功能训练。②焦虑护理目标:病人情绪稳定,积极配合。护理措施:会阴护理,介绍病情;关心体贴病人,给予病人心理支持;讲解配合方法,注意事项,告诉病人只要积极配合,漏尿是可以治愈的。

23-192 (1) 该病人最可能的医疗诊断是子宫颈癌。

(2) 该病人术后康复措施:①按腹部手术病人护理常规进行护理,重点观察并记录病人的生命体征及液体出入量。②注意保持导尿管、腹腔各种引流管及阴道引流通畅,认真观察引流液性状及量。③通常按医嘱于术后48～72小时取出引流管,术后7～14天拔出导尿管。④指导病人膀胱功能恢复训练。如盆底肌肉的锻炼:在手术前,教会病人进行肛门、阴道肌肉的缩紧与舒张练习,术后第 2 天开始做盆底肌肉的练习。膀胱肌肉的锻炼:拔出导尿管前 3 天开始夹管,每 2 小时开放 1 次,以训练膀胱功能,促使恢复正常排尿功能;病人于拔出导尿管后 1～2 小时排尿 1 次,若不能自解应及时处理,必要时重新留置导尿管,拔出导尿管后 4～6 小时测残余尿量 1 次,若超过 100 ml 则需继续留置导尿管。⑤指导卧床病人进行床上肢体活动,以预防长期卧床并发症的发生,注意渐进性增加活动量,包括参与生活自理。⑥术后需接受放、化疗者按有关内容进行护理。

23-193 (1)病人应进一步做的检查项目为阴道镜。理由:有接触性出血,子宫颈刮片结果为不典型鳞状上皮细胞,性质未定。通过阴道镜可在放大 10～40 倍情况下,观察肉眼看不到的微小病变,并可在可疑部位进行活组织检查送病理,进一步确诊。

(2)上述检查后的护理要点:①注意观察阴道流血;②保持会阴部清洁;③禁止性生活 1 个月;④禁止盆浴 1 个月。

23-194 (1)可能的初步诊断为粘连或植入性胎盘。诊断依据:①胎儿娩出 30 分钟,胎盘尚未娩出;②检查未见胎盘完全剥离征象;③阴道出血量多;④既往曾有过 2 次流产,易发生胎盘粘连。

(2)胎盘剥离的主要征象:①子宫体变硬呈球形,子宫底上升达脐上;②阴道口外露的一段脐带自行延长;③阴道少量流血;④用手掌尺侧在耻骨联合上方轻压子宫下段时,子宫体上升而外露的脐带不回缩。

(3)应采取的主要诊疗措施为徒手剥离胎盘,若剥离确实困难,不可强行剥离,应考虑胎盘植入,做好术前准备,行子宫切除术。

(郑　麟)

主要参考文献

1. 罗先武,王冉.2019全国护士执业资格考试轻松过[M].北京:人民卫生出版社,2019.
2. 全国护士执业资格考试用书编写专家委员会.2019全国护士执业资格考试指导[M].北京:人民卫生出版社,2019.
3. 郑修霞.妇产科护理学(附光盘)[M].5版.北京:人民卫生出版社,2019.
4. 夏海鸥.妇产科护理学[M].4版.北京:人民卫生出版社,2019.
5. 安立彬,陆虹.妇产科护理学[M].6版.北京:人民卫生出版社,2017.
6. 谢幸,苟文丽.妇产科学[M].9版.北京:人民卫生出版社,2015.
7. 张新宇.妇产科护理学学习指导及习题集[M].北京:人民卫生出版社,2007.

图书在版编目(CIP)数据

新编妇产科护理学考题解析/叶萌,姚晓岚,曹雪楠主编. —上海:复旦大学出版社,2021.8
(2023.7重印)
(护理专业教辅系列丛书)
ISBN 978-7-309-15107-7

Ⅰ.①新… Ⅱ.①叶… ②姚… ③曹… Ⅲ.①妇产科学-护理学-高等职业教育-题解
Ⅳ.①R473.71-44

中国版本图书馆 CIP 数据核字(2020)第 100461 号

新编妇产科护理学考题解析
叶 萌 姚晓岚 曹雪楠 主编
责任编辑/肖 芬

复旦大学出版社有限公司出版发行
上海市国权路 579 号 邮编:200433
网址:fupnet@fudanpress.com http://www.fudanpress.com
门市零售:86-21-65102580   团体订购:86-21-65104505
出版部电话:86-21-65642845
上海华业装潢印刷厂有限公司

开本 787×1092 1/16 印张 19.75 字数 493 千
2021 年 8 月第 1 版
2023 年 7 月第 1 版第 2 次印刷

ISBN 978-7-309-15107-7/R·1823
定价:65.00 元

如有印装质量问题,请向复旦大学出版社有限公司出版部调换。
版权所有 侵权必究